现代内科学

主　编　郭希菊　姜　鹤　何峰峰

副主编　陈光远　欧阳威　吴安山　李　林

范　俊　谷　雨　田广兰　郝金小

邓兰兰　伍桂枝　冯存河　杨红霞

中国出版集团公司

世界图书出版公司

广州・上海・西安・北京

图书在版编目（CIP）数据

现代内科学 / 郭希菊，姜鹤，何峰峰主编．-- 广州：世界图书出版广东有限公司，2020.8

ISBN 978-7-5192-7671-3

Ⅰ．①现… Ⅱ．①郭… ②姜… ③何… Ⅲ．①内科学 Ⅳ．①R5

中国版本图书馆 CIP 数据核字（2020）第 136027 号

书　　名	现代内科学 XIANDAI NEIKEXUE
主　　编	郭希菊　姜　鹤　何峰峰
责任编辑	曹桔方
装帧设计	梁浩飞
责任技编	刘上锦
出版发行	世界图书出版广东有限公司
地　　址	广州市新港西路大江冲 25 号
邮　　编	510300
电　　话	020-84460408
网　　址	http://www.gdst.com.cn
邮　　箱	wpc_gdst@163.com
经　　销	各地新华书店
印　　刷	河北文盛印刷有限公司
开　　本	787mm × 1092 mm　1/16
印　　张	26.75
字　　数	438 千字
版　　次	2021 年 3 月第 1 版　　2021 年 3 月第 1 次印刷
国际书号	ISBN 978-7-5192-7671-3
定　　价	158.00 元

咨询、投稿：020-84460408　gdstcjf@126.com

前　言

内科学是临床医学的基础。近年来，随着科学技术的快速发展，临床医学工作的不断进步，诊断技术与治疗方法日新月异。从事临床内科医学的工作者，无疑也必须随着现代医学科学技术的发展不断丰富和更新自己的知识。为了反映当前临床内科常见病的最新研究成果，更好地为临床工作服务，我们在广泛参阅了国内外最新、最权威文献资料基础上，并结合自己的临床工作经验，编撰了《现代内科学》一书。

本书详细阐述了内科常见病、多发病的临床诊疗情况。其编写宗旨是坚持面向临床，注重实用，理论与实践、普及与提高相结合的原则，以临床常见病、多发病为出发点，以诊断和治疗为中心，具体包括以下内容：慢性乙型肝炎、丙型病毒性肝炎、肝硬化、肝硬化急症、原发性肝癌、其他肝病、甲状腺疾病、代谢性疾病、女性内分泌疾病、心功能不全、冠心病和心血管内科其他疾病。本书内容重点突出，简明扼要，条理清楚，实用性强，对临床内科医务工作者、医学院校师生有重要的指导作用。

由于我们的知识水平所限，书中难免存有失误与不足之处，恳请广大读者提出宝贵的意见。

目　录

第一篇　肝功能疾病

第三篇　心血管疾病

第一篇

肝功能疾病

第一章　慢性乙型肝炎

第一节　乙型病毒性肝炎的病理改变

乙型病毒性肝炎基本病理变化包括肝细胞变性、坏死及凋亡，炎细胞浸润，肝细胞再生，Kupffer细胞、小胆管及纤维组织增生。坏死区浸润的淋巴细胞以$CD8^+$细胞居多。

一、急性轻型肝炎

急性黄疸型和急性无黄疸型肝炎肝脏病变只是程度的差别，只是前者可出现肝内淤胆现象。其主要病变如下：

（一）急性肝细胞变性

急性肝细胞病变包括肝细胞质疏松和气球样变，肝细胞嗜酸性变和凋亡小体，点状溶解性肝细胞坏死和灶性坏死。由于肝细胞肿胀，使肝索显著拥挤迂曲。

（二）肝小叶急性炎症反应

肝窦、Disse间隙和肝索间炎细胞浸润呈弥散性分布，浸润细胞主要是淋巴细胞，其次是单核细胞和浆细胞。

此外，还可见双核细胞等肝细胞再生现象及Kupffer细胞增多；上述病变呈弥散性，涉及整个肝小叶，但小叶结构完整；门管区炎症反应较轻。

二、淤胆型肝炎

淤胆型肝炎的病理改变特点：

1. 肝细胞变性坏死较轻。

2．肝细胞质及毛细胆管内明显淤胆。

3．肝细胞排列呈腺状结构。

4．门管区小胆管增生明显。

5．急性型早期炎细胞浸润可见较多的中性粒细胞；慢性型仍以淋巴细胞浸润为主，且伴有慢性肝炎的组织学特点。

三、慢性肝炎

（一）慢性肝炎的基本病变

小叶内除有不同程度肝细胞变性和坏死，门管区及门管区周围炎症常较明显，常伴有不同程度的纤维化，主要病变为炎症坏死及纤维化。

1．炎症坏死　炎症坏死常见有点、灶状坏死，融合坏死，碎屑样坏死及桥接坏死，后两者与预后关系密切，是判断炎症活动度的重要形态学指标。

（1）碎屑样坏死（PN）：又称界面肝炎，系肝实质和门管区或间隔交界带的炎性坏死，特点为单个核细胞浸润，交界带肝细胞坏死，星状细胞增生，可致局部胶原沉积和纤维化。依病变程度可分为轻、中及重度，是判定小叶炎症活动度的重要指标之一。

①轻度：发生于部分门管区，界板破坏范围小，界面肝炎局限。

②中度：大部分门管区受累，界板破坏可达50%，界面肝炎明显。

③重度：炎症致门管区扩大，炎症坏死深达小叶中带，致小叶边界严重参差不齐，可致门管区周围广泛胶原沉积。

（2）桥接坏死（BN）：为较广泛的融合坏死，根据坏死连接部位不同分为3类。

①门管区–门管区（P–P）BN：主要由门管区炎症及PN发展形成。

②门管区–小叶中央（P–C）BN：沿肝腺泡3区小叶中央与门管区炎症、坏死互相融合，常致小叶结构破坏。

③中央–中央（C–C）BN：两个小叶中心带的坏死互相融合。BN常导致桥接纤维化，与预后密切相关。BN的多少是诊断中、重度慢性肝炎的重要依据之一。

2．纤维化　纤维化是指肝内有过多胶原沉积，依其对肝结构破坏范围、程度和对肝微循环影响的大小划分为1～4期（$S_{1\sim4}$）。

（1）S_1期：包括门管区、门管区周围纤维化和局限窦周围纤维化或小叶内纤维瘢痕，两者均不影响小叶结构的完整性。

（2）S_2期：纤维间隔即桥接纤维化，主要由桥接坏死发展而来，S_2虽有纤维间隔形成，但小叶结构大部分仍保留。

（3）S_3期：大量纤维间隔、分隔并破坏肝小叶，致小叶结构紊乱，但尚无肝硬化。此期一部分患者可出现门静脉高压和食管静脉曲张。

（4）S_4期：早期肝硬化，肝实质广泛破坏，弥散性纤维增生，被分隔的肝细胞团呈不同程度的再生及假小叶形成。此期炎症多尚在进行，纤维间隔宽大疏松，改建尚不充分，这与肝硬化不同。在肝硬化中，纤维间隔包绕于假小叶周围，间隔内胶原及弹力纤维已经改建，多环绕假小叶平行排列。

（二）慢性肝炎病变的分级、分期（表1-1）

表1-1　慢性肝炎分级、分期标准

分级	炎症活动度（G）		纤维化程度（S）	
分期	门管区及周围	小叶内	分期	纤维化程度
0	无炎症	变性及少数点、灶状坏死	0	无
1	门管区炎症	变性及少数点、灶状坏死	1	门管区纤维化扩大，局限窦周围及小叶内纤维化
2	轻度PN	变性、点、灶状坏死或嗜酸小体	2	门管区周围纤维化，纤维间隔形成，小叶结构保留
3	中度PN	变性、融合坏死或见BN	3	纤维间隔小叶结构紊乱，无肝硬化
4	重度PN	BN广泛，累及多个小叶（多个小叶坏死）	4	早期肝硬化，或肯定的肝硬化

组织学活性指数（HAL）计分法是用于临床慢性肝炎研究的半定量方法。1981年Knodell等首先应用。

Knodell积分系统：它由代表肝损害的炎症、坏死、纤维化和结构改变四个独立部分组成（表1-2）。

表1-2　Knodell慢性肝炎组织学活性指数（HAL）计分法

计分	界面炎症/桥接坏死	小叶内变性和坏死	门管区炎症	纤维化
1	轻	轻，<1/3小叶	轻，<1/3门管区	门管区纤维化

续表

计分	界面炎症/桥接坏死	小叶内变性和坏死	门管区炎症	纤维化
3	中，>5%，门管区外周	中，1/3～2/3小叶	中，1/3～2/3门管区	桥接纤维化
4	重	重，>2/3小叶	重，>2/3门管区	肝硬化
5	界面炎症中+桥接坏死			
6	界面炎症重+桥接坏死			
10	多腺泡坏死			

慢性肝炎按活动度（G）要分为轻、中、重三度：

（1）门管区周边碎屑样坏死（PN）伴有或无桥形坏死（0～10分）。

（2）小叶内肝细胞变性和灶性坏死（0～4分）。

（3）门管区炎症（0～4分）。

（4）纤维化（0～4分）。

以总积分表示病变的活动程度。其优点为：临床应用十分广泛，积分具有可比性；评价炎症活动的分值范围较宽（0～18分），能提供较为精确的数值。

（三）慢性肝炎的程度划分

1. 轻度慢性肝炎

轻度慢性肝炎（包括慢性迁延性或持续性肝炎，急性肾功能衰竭、慢性小叶性肝炎及轻型慢性活动性肝炎）：表现为G_{1-2}和$S_{0～2}$。

（1）肝细胞变性，点、灶状坏死或凋亡小体。

（2）门管区有（无）炎细胞浸润、扩大，有（无）局限性碎屑样坏死（界面坏死）。

（3）小叶结构完整。

2. 中度慢性肝炎

中度慢性肝炎（相当于原中度慢性活动性肝炎）：表现为G_3和$S_{2～3}$。

（1）门管区炎症明显，伴中度碎屑样坏死。

（2）小叶内炎症严重，融合坏死或伴有少数桥接坏死。

（3）纤维隔形成，小叶结构大部分保存。

3. 重度慢性肝炎（相当于原重型慢性活动性肝炎或侵袭性肝炎）：表现为

G_4和$S_{2\sim4}$。

（1）门管区炎症严重或伴重度碎屑样坏死。

（2）桥接坏死范围广泛，累积多数小叶。

（3）大量纤维隔，小叶结构紊乱，或形成早期肝硬化。

四、重型肝炎

（一）急性重型肝炎

肝细胞呈一次性坏死，坏死面积＞2/3，或亚大块坏死，或桥接坏死，伴存活的肝细胞严重变性；坏死＞2/3者，多不能存活；反之，肝细胞保留50%以上，肝细胞虽有变性及功能障碍，若度过急性阶段，则肝细胞再生迅速，可望恢复。如发生弥散性小泡性脂肪变性，预后往往较差。国外发现肝组织有“暴发性肝细胞凋亡”现象，其与大块肝细胞坏死的相对重要性有待今后评价。

（二）亚急性重型肝炎

肝组织新、旧不一的亚大块坏死（广泛的3区坏死）：

（1）较陈旧的坏死区网状纤维塌陷，并可有胶原纤维沉积。

（2）残存的肝细胞增生成团。

（3）可见小胆管增生及淤胆。

（三）慢性重型肝炎

在肝炎、肝硬化的基础上继发亚大块或大块肝坏死者，即新鲜亚大块或大块坏死有慢性陈旧病变的背景。炎细胞浸润密集，淤胆显著，肝组织结构高度变形。

五、肝硬化

肝硬化主要表现为：

1．活动性肝硬化　肝硬化伴明显炎症，包括纤维隔内炎症，假小叶周围碎屑样坏死再生结节炎症病变。

2．静止性肝硬化　假小叶周围边界清楚，间隔内炎症细胞少，结节内炎症轻。

六、无症状慢性乙型肝炎病毒携带者

无症状慢性乙型肝炎病毒（HBV）携带者，肝组织完全正常者不多，约80%有轻微的慢性炎症改变，其中有小结节性肝硬化。

第二节　乙型病毒性肝炎的临床表现

乙型肝炎病毒感染的疾病比较广谱，至少包括急性乙型肝炎（AHB）、慢性乙型病毒性肝炎（CHB）、无症状慢性乙型肝炎病毒携带者（AsC）、乙型病毒性肝炎肝硬化和原发性肝癌及HBV感染的肝外表现。在我国CHB较多，AHB较少。

一、乙型病毒性肝炎急性黄疸型

急性黄疸型乙型病毒性肝炎的整个病程可分为三个阶段，其临床表现为：

（一）黄疸前期

从患者开始出现症状、出现黄疸这段时间为黄疸前期，持续数日或2周。起病时常有畏寒发热，少数可持续高热数日，并全身乏力，食欲减退，恶心呕吐，厌恶油腻食物。上腹部胀满不适，尿黄如浓茶。在这阶段，病情类似感冒，有的还伴有关节疼痛、头痛、腹痛、肝区痛和荨麻疹。查体时可在肋下触及到肝脏。肝功能试验，谷氨酸丙转氨酶（ALT）、天门冬氨酸氨基转移酶（AST）明显升高。尿胆红素阳性。HBsAg或HBcIgM阳性。此期患者的血液、体液内含有病毒，传染性强。

（二）黄疸期

患者结膜及皮肤黄染，于数日到2周达到高峰。此时发热减退，消化道症状进一步加重，肝大，有压痛感。有的患者脾大，肝功能试验明显异常，血清胆红素明显升高。此期持续2～6周。

（三）恢复期

黄疸渐消退，症状逐步消失，肝脾大逐渐回缩，肝功能趋向恢复正常，此期为4～6周。

黄疸型乙型肝炎的黄疸深浅主要决定于毛细胆管阻塞程度和肝细胞坏死阻塞胆道的情况，大多数黄疸加深与肝细胞坏死程度相平行。黄疸越深，临床症状越重，病情可向急性或亚急性肝坏死发展，但并不意味着传染性强。由此可见，黄疸的深浅只与病情的轻重有关，与传染性没有直接联系。

二、乙型病毒性肝炎急性无黄疸型

急性无黄疸型乙型病毒性肝炎发病较缓慢，患者常讲不清从什么时候发病，有部分患者甚至没有症状，在体检或验血中发现肝功能异常。HBV血清学标志阳性。

近期内感乏力、食欲减退、恶心厌油、腹胀或肝区胀痛，肝区有压痛感。

有的患者因乏力、头晕、失眠、腹胀、消瘦、发热等症状被认为是神经衰弱、消化不良、感冒、风湿疾病等。直到检验肝功能和乙型肝炎特异免疫球蛋白HBcIgM检查后，才确诊为急性无黄疸型HBV。

实验室检查，ALT、AST升高，血清胆红素正常，HBcIgM阳性。

多数患者在3～5个月内逐渐康复，但有10%～20%的患者急性转为慢性。也有一开始就是慢性HBV。同时在急性期虽经治疗有好转或恢复，然而其复发率也很高。尤其是肝功能正常后，HBsAg、HBeAg、HBcAb转阴后在短期内又回升，呈阳性者。

三、慢性乙型病毒性肝炎

慢性乙型病毒性肝炎（CHB）是慢性肝炎之中的一种，慢性肝炎是指患者至少6个月以上有肝脏慢性炎症。慢性肝炎并非是单一临床表现，而是一综合征。临床上慢性肝炎患者既可以无任何症状，也可以出现重症肝炎患者的所有表现。从生化检查方面讲，慢性肝炎患者的转氨酶含量表现为中度或显著增高、而γ球蛋白一般增高。血清胆红素含量轻度或显著增高。组织学上，慢性肝炎患者的炎症活动轻重不一，但各种原因所致慢性肝炎的肝脏活检组织学表现相似。慢性肝炎与病因学之间的关系见图1-1。

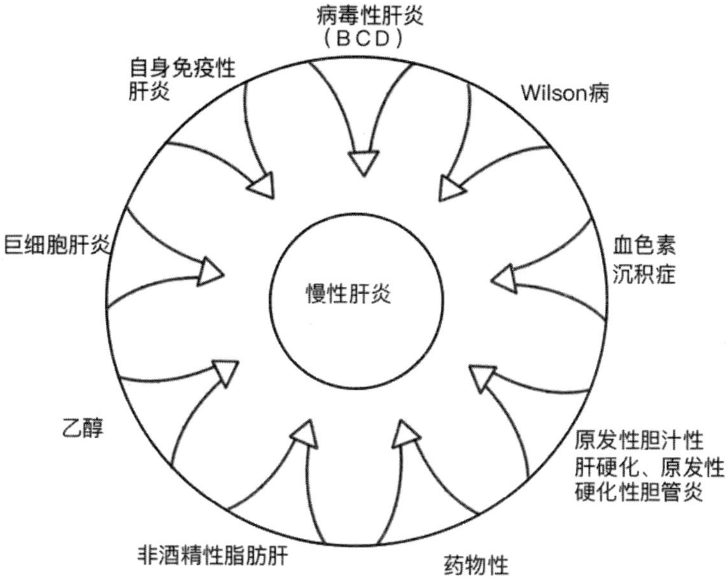

图1-1 能够导致慢性肝炎的疾病及原因

慢性乙型病毒性肝炎发病率较高，流行较广，全世界大约5%的居民罹患CHB。CHB是肝硬化和肝细胞癌的最常见的致病因素。在全世界CHB中位于死亡原因的第9位，紧接慢性肺病之后，但远列于艾滋病之前。

慢性乙型病毒性肝炎的临床表现、病程和后果不尽相同。青壮年男性居多，起病缓慢而隐匿，多无明显AHB病史，常在婴幼儿时期感染引起，少数急性起病而持久不愈。CHB虽倾向于隐匿，症状、体征轻微，但具有HBV感染的血清学和生化证据，以及持续低水平的肝细胞损伤。

慢性乙型病毒性肝炎呈进行性，25%～40%患者进展为肝硬化，但可能需要数年或数十年。许多患者最终进入持续缓解状态，通常伴HBeAg和HBV-DNA的清除和转氨酶的复常。

部分患者HBsAg也被清除，感染似乎彻底消退。半数以上无并发症，患者无肝病症状。最常见的症状是疲乏，一般为轻度和间歇性的。但会因为劳累或剧烈运动而恶化。少见的症状包括恶心、食欲差、腹痛、体重减轻和深色尿。所有症状都有因劳累而加重的倾向。免疫复合物沉积症状，如肌痛、关节痛和一过性皮疹也常见，而且常见于女性。症状与肝病的活动性和转氨酶活性的相关性差。

慢性乙型病毒性肝炎无并发症患者的体征少，部分患者有肝区触痛和蜘蛛痣。较严重患者出现肝脾大。肝硬化时肝脾大、水肿、腹腔积液、肝性脑病和肝掌可变得明显。

慢性乙型病毒性肝炎实验室检查示转氨酶升高，血清ALT和AST活性自发性波动，且ALT略高于AST。除非疾病严重，血清胆红素、碱性磷酸酶（ALP）、谷氨酰转肽酶（GGT）、清蛋白和凝血酶原时间（PT）正常。球蛋白水平略升高，以IgG升高为主。自身抗体阴性。血沉、血细胞计数和补体正常。伴肝硬化者，ALT和AST仍升高，但AST可能高于ALT。ALP和GGT活性轻微升高。发生肝硬化的其他指标包括免疫球蛋白（IgG和IgA）升高、类风湿因子的产生和血细胞计数的减少，尤其是血小板和白细胞。随着疾病的进展，血清胆红素逐渐升高，白细胞逐渐降低，PT逐渐延长。

血清学标志有助于确定感染的时间和预测疾病的后果。感染的开始类似于AHB，HBsAg、HBeAg和HBV-DNA在潜伏期即出现于血清中，并升至高水平。然而，随着血清转氨酶的恢复，这些标志并不开始下降。事实上，感染发作后6周HBeAg和HBV-DNA的存在一般预示慢性感染的发生。在随后的病程中，疾病在临床的、生化的和血清学的后果上差异较大。CHB能持续数年，甚至数十年，转氨酶的活性可波动，但HBsAg、HBeAg和HBV-DNA在血清中可持续存在。尽管疾病是慢性的，但不一定是永久性的。CHB自然史研究表明，在感染存在数年，甚至数十年之后出现疾病的缓解。缓解是自发的，且是难以预测的。缓解的标志是转氨酶活性复常，存在的症状消失；伴随的典型血清学变化是：HBeAg和HBV-DNA从血清中消失，HBeAb产生。HBeAg至HBeAb的血清转换代表肝内活动性病毒复制的停止，证据有肝内HBV-DNA的明显减低、病毒复制的中间体消失和肝细胞内的HBcAg的清除。HBeAg和HBV-DNA从血清中被清除可用作抗病毒治疗的替代标准。

一旦HBeAg和HBV-DNA被清除，转氨酶活性一般持续至症状消失。然而，HBsAg通常在血清中仍然存在，其数量与HBeAg消失前无甚差别。以往认为是由于肝内整合的病毒基因组作为模板表达HBsAg，但不产生病毒颗粒。

尽管HBsAg持续存在，但多数HBsAg阳性和HBV-DNA阴性的患者仅有轻微持续性肝病或无肝病证据。事实上，在一些患者中，部分肝组织学可能正常，以致产生“健康”HBsAg携带状态一词的应用（“非活动性”HBsAg携带一词更恰当）；有些患者显示非活动性肝硬化，其中部分最终发展为肝细胞癌。“非活动性”HBsAg携带状态定义为HBsAg的持续存在，但转氨酶的活性正常，血清中HBeAg、HBV-DNA阴性。少数患者最终清除HBsAg，并产生HBsAb。这种情况西方人比亚洲人、女性比男性更常见。HBsAg的清除，似乎也常见于CHB抗病毒治疗后。在某些患者，病毒持续复制，伴肝细胞进行性损伤，并最终发生肝硬化和终末期肝病。此外，HBeAg的清除并不意味着疾病的完全消退，有些患者HBeAg阴性，但HBV-DNA仍阳性，并存在着不同程度的慢性肝病，即所谓的“HBeAg阴性变异株所致的慢性肝炎”。

在HBeAg清除后，少数患者出现疾病的再活动，伴血清HBV-DNA的再现，偶尔HBcAg也转阳。疾病的再活动可能是严重的，甚至威胁生命。某些患者可出现多次再活动，并快速引起肝硬化和肝功能不全。再活动似乎最常在HBeAg被清除后发生，更常见于肝硬化或免疫抑制患者。HBsAg阴性、HBsAb阳性患者HBsAg和HBV-DNA的重新出现和疾病的再活动已有个案报道，主要发生在因癌症化疗或严重获得性免疫缺陷综合征（AIDS）而存在免疫抑制的患者。提示HBsAb和HBeAb阳性患者肝脏或血液中含有低水平HBV。事实上，在血清中无可检测的HBsAg的患者中，应用分子杂交或PCR技术在其肝脏或血清中能检测到HBV-DNA。

随着HBV-DNA前C基因突变研究的深入，按HBeAg及HBeAb状况将CHB分为两大类。

（一）HBeAg阳性CHB

也称经典型CHB，由野型株HBV感染引起，其自然史分为HBeAg阳性期和HBeAb阳性期。HBeAg阳性期体内HBV复制活跃，血清含有高水平的HBV-DNA。当发生HBeAg向HBeAb转换时，肝功能损害往往一过性加重，血清ALT升高或肝组织学检查有肝炎病变，然后进入HBeAb阳性期，此期体内HBV复制减弱或停止，血清HBV-DNA转阴，HBV-DNA序列常整合入肝细胞基因组，肝脏活动性炎症消散，肝功能恢复正常。仅有少数病例由于艾滋病病毒、丙型肝炎病毒或丁型肝炎病毒重叠感染等因素，而促使HBV复制再活化及肝脏炎症再活动。

（二）HBeAg阴性CHB

也称异型CHB，主要是由前C区基因突变株HBV感染所致。

HBeAg阴性CHB，临床主要表现为患者血清中HBsAg、HBV-DAN阳性，多数患者HBeAb阳性。生化指标ALT反复波动或持续性中等程度升高，无自动缓解趋向；患者的病毒表现为炎症的波动，肝组织学检查有炎性病变，部分时间为病情平静，但相当时间表现为炎症活动，甚至表现为类似急性肝炎的症状。

由于HBeAg阴性CHB，不具有特殊的临床表现，又仅有少数实验室可进行病毒变异的检测，因此对于HBeAg阴性CHB的这一推断性诊断长期追踪性检测是十分必要的。

HBeAg阴性CHB，在CHB患者中所占的相对比例逐年上升。在意大利、西班牙、希腊等国家，HBeAg阴性CHB占全部CHB患者的90%左右，而我国为37%～54%，且有逐年上升的趋势。其原因是多方面的。乙型肝炎疫苗的免疫预防接种使得新发HBV感染者减少，既往的HBV感染者年龄逐渐增大，HBeAg血清转换的比率逐渐升高。这是HBV感染者的一种自然的发展过程。随着干扰素α和拉米夫定的抗病毒治疗，也促进了HBeAg的转阴。

相对于HBeAg阳性CHB患者来说，HBeAg阴性的CHB患者更易发展成为重型肝炎、肝硬化、肝细胞癌。

根据生化学试验及其他临床和辅助检查结果，上述两型CHB可进一步分为轻度、中度和重度（表1-3）。

表1-3　慢性肝炎的实验室检查异常程度参考指标

项目	轻度	中度	重度
ALT和（或）AST（U/L）	≤正常3倍	＞正常3倍	＞正常3倍
胆红素（μmol/L）	＜正常2倍	正常2～3倍	＞正常3倍
清蛋白（g/L）	≥35	＜35～＞32	≤32
A/G	≥1.4	＜1.4～＞1.0	＜1.0
电泳γ球蛋白（%）	＜21	＞21～＜26	＞26
凝血酶原活动度（PTA）（%）	＞70	70～60	＜60～＞40
胆碱酯酶（GHE）（U/L）	＞5400	＜5400～＞4500	＜4500

（1）轻度CHB：临床症状，体征轻微或阙如，肝功能指标仅1或2项轻度异常。

（2）中度CHB：症状、体征、实验室检查居于轻度和重度之间。

（3）重度CHB：有明显或持续的肝炎症状，如乏力、食欲缺乏、腹胀、尿黄、便溏等，伴有肝病面容、肝掌、蜘蛛痣及脾大并排除其他原因，且无门静脉高压者。实验室检查血清ALT和（或）AST反复或持续升高，清蛋白降低或白球比值异常、丙种球蛋白明显升高（2000年全国病毒性肝炎防治方案规定：除前述表现外，凡清蛋白≤32 g/L，胆红素＞5倍正常值上限，凝血酶原的活动度40%～60%，胆碱酯酶＜4500 U/L，四项检测中有一项上述程度者即可诊断为重度慢性肝炎）。

（三）隐匿性CHB

隐匿性CHB患者血清HBsAg阴性，但血清和（或）肝组织中HBV-DNA阳性，并兼有CHB的临床表现。可伴有血清HBsAb、HBeAb和（或）HBcAb阳性。另约20%隐匿性CHB患者除HBV-DNA阳性外，其余HBV血清学标志均为阴性。

四、淤胆型乙型病毒性肝炎

淤胆型肝炎发生率占肝炎的2%～8%。在AHB患者中，肝组织有单一淤胆表现的见于半数以上患者，临床和生化有淤胆表现的见于约1/4患者，但淤胆型肝炎是病毒性肝炎的一个特定类型。AHB或CHB患者淤胆，以老年人和孕妇的发生率较高。

急性淤胆型肝炎起病类似急性黄疸型肝炎，但自觉症状较轻。发病后1～2周出现黄疸，1个月左右达高峰，黄疸2～3周后精神和饮食好转，但黄疸持续2～3个月，甚至更长时间。显著的症状是皮肤瘙痒和腹泻，粪便灰白、溏薄、色浅、量多而有异味。常有明显肝大，肝功能检验血清胆红素明显升高，以直接胆红素为主，TPA＞60%或应用维生素K肌内注射1周后可升至60%以上，血清胆汁酸、γ-谷氨酸转肽酶（GGT）、碱性磷酸酶（ALP）及胆固醇水平明显升高。

急性淤胆型肝炎病情恢复较慢，病程一般在3～4个月，个别患者可迁延6个月以上，但可完全恢复，预后良好，很少复发。

在慢性肝炎基础上发生上述临床表现者，则属慢性淤胆型肝炎。

五、隐匿性乙型肝炎病毒感染

隐匿性乙型肝炎病毒感染是指血清中HBsAg阴性或HBsAb阳性，或HBV血清标志物均阴性，但血清中检出HBV-DNA或肝组织中检测到HBsAg或HBeAg的患者。

隐匿性HBV感染与许多临床情况有关，由于用常规方法难以检出，所以，成为较复杂的流行病学和临床问题。

（一）隐匿性HBV感染的发生因素

隐匿性HBV感染的发生因素目前尚不十分清楚，可能与下列因素有关。

1．HBV低水平复制　HBV复制水平低，感染的肝细胞数量少，而每一细胞感染的病毒数也非常的少，致使血清中的HBsAg含量低于可检出水平。虽然用常规血清学方法不能检测HBV，而聚合酶链式反应（PCR）扩增法却能检测HBV-DNA，尤以近年来检测技术的进步，对HBV-DNA的检测水平可达每毫升$10 \sim 10^2$拷贝。隐匿性HBV病情可以出现波动，甚至发展为肝硬化。

2．HBV基因变异　HBV的前S区、S基因的启动因子、S基因序列、a决定簇、P基因的个别氨基酸替代或短小缺失，致使HBsAg抗原发生改变，常规酶联免疫方法所用的HBsAb不能与变异的HBsAg结合，导致HBsAg不能被检出。

3．HBV与宿主染色体整合　HBV在宿主肝细胞内复制时有一个反转录过程，因此，HBV-DNA复制时可以与宿主细胞染色体发生整合。研究发现，部分隐匿性HBV感染病例，虽血清中HBsAg呈阴性，肝组织中HBsAg、HBeAg也呈阴性，但有时在肝实质细胞中可查见完整的病毒序列，HBV整合宿主染色体中，HBV-DNA的整合导致DNA序列重排，进而影响HBsAg的表达。

4．HBsAg的表达和分泌被抑制　HBV复制及基因表达也可因肝细胞受其他病原体重叠感染而受到抑制。丙型肝炎病毒感染能抑制HBV的复制，并已得到体外试验的证实。丁型肝炎病毒以及血吸虫感染同样能抑制肝实质HBV的活性，从而抑制HBsAg的表达和分泌。

5．宿主免疫应答异常　宿主免疫应答异常也是HBV隐匿性感染的一个因素。一般认为，有力的细胞免疫介导的免疫应答是终止复制的主要机制，但在机体免疫功能低下或免疫耐受状态下，可能无法清除低水平的病毒而出现隐匿性HBV感染。

6. 国产试剂的灵敏度和质量问题　在我国HBV血清学标志检测试剂灵敏度较低可能是出现HBV隐匿性感染的原因之一。

（二）隐匿性HBV感染对患者自身的影响

乙型肝炎疫苗接种人群，一般先做HBV筛选，但不能除去HBsAg阴性的潜在HBV感染。正常人群疫苗无应答占6%～12%，可能HBsAg阴性HBV感染是HBV免疫失败的主要原因之一。Brechotc等对不明原因慢性肝病患者进行肝组织及血清荧光定量PCR检测HBV-DNA，发现隐匿性乙型病毒性肝炎是不明原因肝病的主要病因之一。此外，隐匿性HBV感染病情恶化已有诸多报道。在重型肝炎患者HBVM及HBV-DNA阳性率明显低于慢性肝炎，部分患者HBV水平复制状况远低于CHB患者，甚至全部阴性，HBV复制活跃不一定是重型肝炎发生的因素之一。不论HBsAg阴性或HBsAg阳性，病变越趋向慢性，病毒就越趋向肝内潜伏，HBsAg阳性的慢性肝炎长期病变活动，HBsAg可能阴转，HBcAb滴度可能下降，但病毒仍低水平复制，炎症仍可低水平活动，部分病例可发展至肝细胞癌（HCC），尤其与丙型肝炎病毒（HCV）重叠感染时。

（三）隐匿性HBV感染引发的其他临床后果

隐匿性HBV感染不仅对患者本身的诊断和治疗造成一定的困难，还可引发临床一系列不良后果，包括HBV母婴垂直传播、输血后肝炎、器官移植失败等。

1. HBV垂直传播　HBsAg阳性孕妇生产的婴儿均要进行主动与被动免疫，而HB小时Ag阴性孕妇生产的婴儿是被动免疫。有报道HBsAg阴性HBV自然感染孕妇也可发生宫内感染，高达52. 67%。因此，隐匿性HBV感染是HBV母婴传播途径的重要传染源。

2. 输血后HBV性肝炎　自从筛除HBsAg阳性供血后，HBsAg阴性输血后肝炎仍时有发生。在HBsAg阴性健康献血人员中，血清HBV-DNA检出率高达8. 8%，单一高滴度HBcAb，以PCR检测出血清HBV-DNA阳性者占30%～35%；在HBsAg阴性HBV-DNA阳性的献血人员中，超过30%可检出HBcAb，近70% HBVM全部阴性。

3. 器官移植失败　肝移植是当今肝病治疗的方法之一。植入HBV潜入在感染的供体组织或已是HBV感染的受者移植后接受大剂量的免疫抑制药，可能使

HBV感染发展而使移植失败。

六、无症状慢性乙型肝炎病毒携带者（AsC）

无症状慢性HBV携带者的特征是HBV感染者，其血清学至少6个月以上HBsAg阳性，无明显的肝炎相关症状、体征及肝功能改变。但实际上，这类人群中真正肝组织正常的仅占少数，大多数表现为不同程度的组织学改变。骆抗先等报道，257例无症状慢性HBV携带者中，肝组织正常者占10.5%，灶性炎症和非特异性炎症占45.5%，轻度慢性肝炎占23.7%，有明显小叶病变的慢性肝炎占10.1%，慢活肝及肝硬化占10.1%。虽然有些无症状慢性HBV携带者在经历漫长的携带时期后可能自愈，但有些人因病变活动而发展为慢性肝炎、肝硬化，甚至肝癌。

无症状慢性HBV携带者血清学表现为：HBsAg和HBV-DNA阳性，HBeAg或HBeAb阳性。ALT和AST均正常（1年内连续查3次以上）。

七、非活动性HBsAg携带者

非活动性HBsAg携带者或无症状慢性HBsAg携带者（AsI）是指机体被HBV感染，时间至少6个月以上，临床表现为无肝脏病相关的症状、体征，肝功能正常，肝组织学检查无炎性改变；血清学特征为HBsAg阳性，HBeAg阴性，HBcAb阳性；HBV-DNA PCR法检测不到或低于最低检测限。

第三节　慢性乙型肝炎抗病毒治疗的管理

一、慢性HBV感染者的评估和管理

（一）首次评价

慢性HBV感染者的首次评价应包括详细的病史和体格检查，特别要注意危险因素，如混合感染、酗酒、HBV感染和肝癌的家族史。实验室检查应该包括肝

脏功能的评估，HBV-DNA及其他可能的混合感染病原体如HCV、丁型肝炎病毒（HDV）或者HIV的检测。

（二）HBV-DNA检测

血清HBV-DNA的定量检测是评价慢性HBV感染者和评估抗病毒治疗疗效的非常重要的指标。解释血清HBV-DNA水平的一个主要难点是用来定义治疗和应答的临界值。由于HBV-DNA持续存在，即使在那些已经彻底清除表面抗原的急性乙型肝炎患者体内也可以检测到HBV-DNA，低水平的HBV-DNA或许与肝病进展没有关系，而彻底清除病毒是一个不现实的治疗终点，将>20 000 IU/mL（>每毫升10^5拷贝）的任意值作为诊断的标准是在2000年的美国国立卫生研究院会议上提出的，然而在低水平HRV复制患者中已经发现慢性肝炎、肝硬化和肝细胞癌，并且一部分慢性乙型肝炎患者HBV-DNA水平可以在不可检测至>2 000 000 IU/mL之间波动。因此，连续的HBV-DNA检测远比任意一次的检测在判定预后和决定治疗与否方面更为重要。目前认识到低水平的HBV-DNA（3～5Log_{10} IU/mL）可以与肝病进展相关，特别是那些HBeAg阴性或者已经进展至肝硬化的患者。

（三）肝活检

肝活检可以评价肝损伤的程度，并且排除其他原因造成的肝损伤。肝活检对于没有达到《中国慢性乙型肝炎防治指南》规定的抗病毒治疗标准的患者非常有用。最近的研究表明，ALT正常上限值在男性和女性分别是30 U/L和19 U/L。ALT接近正常值上限的HBV感染的患者肝组织病理可以异常，特别是年龄超过40岁的患者可以增加死亡的风险。所以，肝活检的选择需要考虑年龄，新的推荐ALT正常值上限值，HBeAg状态，HBV-DNA水平和其他慢性肝病临床表现及门静脉高压等。肝活检对于HBeAg阳性，肝功持续正常，年龄<30岁的患者通常不是必须的。

（四）肝癌监测

对于慢性乙型肝炎患者进行肝癌监测是非常必要的，如果有以下情况建议每6～12个月行肝脏超声及AFP检测。

1. 年龄超过40岁的男性和年龄超过50岁的女性HBV携带者。

2．有肝癌家族史的患者。

3．ALT持续或间断增高及HBV-DNA水平＞2000 IU/mL的年龄超过40岁的患者。

二、慢性乙型肝炎治疗前的评估

首先，必须做出HBV感染和肝脏疾病的因果关系，并对肝病的严重程度做出评估。并非所有慢性乙型肝炎患者均出现持续升高的ALT，免疫耐受期的患者转氨酶水平持续正常，而且HBeAg阴性的慢性乙型肝炎也会出现间歇的ALT水平正常，因此适当的长期纵向随访是十分必要的。

（一）病史

详细询问患者病史及家族史，进行体格检查。

（二）肝病严重程度的评估

检测生化指标包括转氨酶ALT和AST、γ-谷氨酰转肽酶（GGT）、碱性磷酸酶、凝血酶原时间及血清胆红素，血细胞计数和肝脏超声或CT，必要时做MRI。通常情况下，ALT水平高于AST，但当疾病进展到肝硬化时，此比值可能倒置。一旦发展到肝硬化，其特征是血清胆红素浓度正常或持续低水平升高，但凝血酶原时间延长常伴有血小板的减少。

（三）HBV-DNA检查和HBV-DNA水平的测定

对于诊断、决定治疗及其后患者的检测都是非常必要的。由于实时定量PCR方法的敏感性、特异性、准确性及较宽的动态范围，该方法被强烈推荐用于患者的随访。WHO已确定HBV-DNA浓度规范化表达的国际标准。为了可比性，血清HBV-DNA水平应该表达为1 U/mL，为评价抗病毒治疗的疗效，对于同一个患者应该使用同一种检验方法。

（四）针对引起慢性肝病的其他原因的确定

应该系统地排查，包括与HDV、HCV和（或）HIV的合并感染；共同疾病包括酒精性、自身免疫性、代谢性肝病所致等。对肝脂肪变性或脂肪肝也应予以评估。

（五）特殊病例处理推荐

对单独ALT升高或HBV-DNA＞2000 IU/mL，或两者均升高的患者进行肝脏或组织检查以确定坏死炎症和肝纤维化程度，因为肝脏组织形态学可以帮助决定是否开始治疗，活组织检查对排查肝病的其他原因如脂肪肝或脂肪型肝炎也有帮助。尽管肝组织活检是一种侵入性操作，但发生严重并发症的概率非常低（1/4000～1/10 000）。足够大的活组织标本对精确判断肝脏损伤和纤维化的程度至关重要。对于有肝硬化临床证据或者不管肝脏炎症分级及肝纤维化分期治疗指征明确的患者，常规进行肝组织活检是没有必要的。目前，越来越多的兴趣集中在非侵入性方法上，包括血清标志物和瞬时弹性图对评估肝纤维化是一个补充或者可以替代肝活检的方法。

三、治疗目标、终点及应答

（一）总体目标

最大限度地长期抑制HBV，减轻肝细胞炎症坏死及肝纤维化，延缓和减少肝脏失代偿、肝硬化、HCC及其并发症的发生，从而改善生活质量和延长存活时间。抗病毒、免疫调节、抗感染和抗氧化、抗纤维化和对症治疗，其中抗病毒治疗是关键。只要有适应证，且条件允许，就应进行规范的抗病毒治疗。

（二）治疗的终点

慢性乙型肝炎患者的抗病毒治疗必须将HBV-DMA降至尽可能低的水平。抑制病毒复制，一方面，可使生物化学指标恢复，组织学改善、预防并发症的发生；另一方面，还能降低核苷（酸）类似物的耐药风险，增加慢性乙型肝炎患者的HBeAg血清学转换率以及HBeAg阳性/HBeAg阴性的慢性乙型肝炎患者HBsAg低于检测下限的可能性。建议尽可能采用敏感的方法检测HBV-DNA。

1．理想的治疗终点　对于HBeAg阳性和HBeAg阴性的患者，理想的治疗终点是持续的HBsAg阴转或向抗-HBs血清学转换，这与慢性乙型肝炎的活动完全彻底的缓解和远期预后的改善密切相关。

2．满意的治疗终点　对于HBeAg阳性的慢性乙型肝炎患者，满意的治疗终点是持续的HBeAg血清学转换，这种转换多伴随预后的改善。

3．基本的治疗终点　对于未能达到HBeAg血清学转换的HBeAg阳性/HBeAg

阴性患者，在核苷（酸）类似物持续治疗或IFNα治疗后维持HBV-DNA低于检测下限，患者仍然可以获益，使疾病进展缓慢。

（三）应答的定义

两类不同的药物可用于慢性乙型肝炎的治疗：α-干扰素和核苷（酸）类似物对抗病毒治疗应答反应的定义因治疗的不同而异。

1. α-干扰素治疗

（1）原发不应答：定义为治疗3个月后，HBV-DNA从基线水平下降小于1log10 IU/mL。

（2）病毒学应答：定义为治疗24周后，HBV-DNA水平降低到2000 IU/mL以下。

（3）血清学应答：定义为HBeAg阳性的慢性乙型肝炎患者出现HBeAg血清学的转换。

2. 核苷（酸）类似物治疗

（1）原发无应答：定义为治疗3个月后，HBV-DNA从基线水平下降小于1log10 IU/mL。

（2）病毒学应答：定义为治疗48周后，HBV-DNA下降到用实时定量PCR法测不到的水平。

（3）部分病毒学应答：定义为HBV-DNA下降超过1log10 IU/mL，但用实时定量PCR法仍能测得到。部分病毒学应答评估时间对于中等强度抗HBV药物或低耐药屏障药物（拉米夫定和替比夫定）应该是24周，对于强效抗病毒作用的药物、高耐药基因屏障药物或耐药发生较晚的药物（恩替卡韦、阿德福韦酯及替诺福韦）应该是48周。

（四）病毒学突破

定义为治疗过程中HBV-DNA从最低水平升高超过1log10 IU/mL。通常发生于以ALT水平升高为特征的生化学突破。核苷（酸）类似物治疗过程中病毒学突破的主要原因是对治疗的依从性差以及选择性的HBV耐药变异的发生。

HBV对核苷（酸）类似物抵抗性的特征HBV变异，氨基酸替换而降低了HBV对服用的核苷（酸）类似物的敏感性。耐药性的发生可以导致原发治疗失败或在治疗过程中发生病毒学突破。

四、抗病毒治疗的一般适应证

一般适应证包括：

1．HBeAg阳性者，HBV-DNA≥每毫升10^5拷贝（相当于20000 IU/mL）；HBeAg阴性者，HBV-DNA≥每毫升10^4拷贝（相当于2000 IU/mL）。

2．ALT≥2×ULN；如用干扰素治疗，ALT应≤10×ULN，血清总胆红素应＜2×ULN。

3．ALT＜2×ULN，但肝组织学显示，Knodell HAI≥4，或炎症坏死≥G2，或纤维化≥S2。

对持续HBV-DNA阳性，达不到上述治疗标准，但有以下情形之一者，亦应考虑给予抗病毒治疗。

（1）对ALT大于正常上限且年龄＞40岁者，也应考虑抗病毒治疗。

（2）对ALT持续正常但年龄较大者（＞40岁），应密切随访，最好进行肝活检；如果肝组织学显示Knodell HAI≥4，或炎症坏死≥G2，或纤维化≥S2，应积极给予抗病毒治疗。

（3）动态观察发现有疾病进展的证据（如脾脏增大）者，建议行肝组织学检查，必要时给予抗病毒治疗。

第四节　慢性乙型肝炎抗病毒治疗的药物

目前已有8种药物可以用于慢性乙型肝炎的治疗，包括普通干扰素、Peg-干扰素以及核苷（酸）类似物，中国已批准拉米夫定、阿德福韦酯、恩替卡韦、替比夫定、替诺福韦用于慢性乙型肝炎的治疗。

核苷（酸）类似物可分为3类：L-核苷类（拉米夫定、替比夫定和恩曲他滨）、脱氧鸟苷类似物（恩替卡韦）以及无环核苷磷酸盐化合物（阿德福韦酯和替诺福韦酯）。

干扰素α可分为两类，即普通IFNα及Peg-IFNα，我国均已批准用于慢性乙型肝炎的治疗。

一、干扰素治疗

干扰素是一个具有多项生物学功能的细胞因子，IFNα有四大生物学作用，包括抗病毒、抗增生、免疫调节和抗肝纤维化。目前我国已批准普通干扰素（α-2a、α-2b和α-lb）和聚乙二醇化干扰素（α-2a和α-2b）用于治疗慢性乙型肝炎。干扰素α（普通干扰素或Peg-干扰素）理论上的优势是没有耐药，而且具有免疫介导HBV感染的控制作用，进而有机会在脱离治疗后获得持续的病毒学应答和HBV-DNA持续测不到的患者的HBsAg阴转。普通干扰素治疗慢性乙型肝炎患者，HBeAg血清转换率、HBsAg清除率、肝硬化发生率、HCC发生率均优于未经干扰素治疗者。婴幼儿期HBV感染的自然史可分为4个阶段：免疫耐受期，免疫清除期，非活动或低（非）复制期和再活动期，干扰素的抗病毒效果与患者的免疫状态相关，干扰素在一部分高度选择性的慢性乙型肝炎患者中具有良好的效果。慢性乙型肝炎发病的基本因素是持续的病毒复制和机体对病毒的免疫反应。免疫功能正常人群感染HBV后能在短时期内有效清除病毒，基本不发展为慢性感染。中国大多数慢性乙型肝炎患者对HBV免疫耐受，难以通过免疫反应清除病毒。病程中患者反复出现肝脏炎性反应、坏死和纤维化，甚至最终进展至肝硬化和肝细胞癌。干扰素是目前公认的治疗慢性乙型肝炎的重要药物。

（一）治疗方案的确定

由于患者的诸多个体因素不同，如感染途径、性别、年龄、遗传背景、病程长短、病情程度、药物敏感性、不良反应耐受力、病毒学等，患者对HBV的免疫反应能力也不相同，按同样治疗方案是否有效或起效时间也不尽一致。因此，在按《中国慢性乙型肝炎防治指南》规范治疗过程中根据患者具体情况实施个体化治疗对取得更好的疗效非常重要，尤其对于基于增强免疫功能的干扰素治疗更为突出。与其他抗病毒治疗药物相比，患者对干扰素治疗反应的个体差异更大、疗效影响因素更复杂，根据病毒学或血清学应答情况和不良反应调整剂量或者疗程，更需要针对患者的具体情况实施个体化治疗方案。

（二）治疗对象的选择

关于干扰素治疗慢性乙型肝炎的对象和适应证，已有明确的界定。美国肝病研究学会和欧洲肝病学会推荐聚乙二醇干扰素α-2a作为优先选择的药物之一。一般认为，相对年轻的患者、希望近年内生育的患者、期望短期完成治疗的患者、初次接受抗病毒治疗的患者，应优先推荐疗程相对较短且相对固定的干扰素治疗。

（三）基本剂量和疗程及个体化调整

聚乙二醇干扰素α-2a治疗HBeAg阳性或HBeAg阴性患者的推荐剂量都是180μg，每周1次皮下注射，推荐疗程都是1年。这种基本剂量和疗程是根据临床试验的设计，即试验结果提出的。由于临床治疗患者和临床试验人选患者的基本情况、药物反应和耐受性不一定相同，针对不同患者的具体情况进行个体化调整剂量和疗程是有必要和有根据的。在对聚乙二醇干扰素α-2a治疗患者个体化剂量调整时，主要根据患者对药物的耐受情况，特别是根据全身不良反应或外周血WBC总数和中性粒细胞计数、血小板（PLT）计数下降情况短时间下调剂量，或者适当延长注射间隔时间，包括暂停用药，同时加强随访观察。一旦不良反应减轻或监测指标有所恢复，再回调至常规剂量或从小剂量开始恢复用药。干扰素治疗应答与治疗时间长短有关，对已发生应答的患者，维持治疗时间长短与持续应答率有关。聚乙二醇干扰素α-2a的推荐疗程是1年，这是根据临床试验设计确定的。但已有初步研究结果显示，适当延长治疗时间可提高应答率。对于已发生治疗应答的患者，适当延长巩固治疗有助于提高持续应答率，减少复发机会。对于部分应答患者，如HBV-DNA明显下降，甚至降低到检测水平之下，但HBeAg不消失或未出现抗-HBe血清转换的患者，延长疗程有助于提高HBeAg血清学转换率。对于治疗一段时间后无应答的患者，经过继续观察治疗后仍无应答，可在未完成1年基本疗程时，改变治疗方案，如联合或改用其他药物治疗。在调整疗程包括改变治疗方法时，应全面综合评价，包括治疗时间是否充足、是否做过剂量或注射间隔时间调整、是否由于剂量调整使总治疗剂量不足、总疗程或维持巩固治疗时间是否足够、患者依从性是否良好等。

（四）干扰素抗病毒治疗推荐意见

1．干扰素用法

（1）普通干扰素3～5 MU，每周3次或隔日1次，皮下注射，一般疗程为6个月。如有应答，为提高疗效亦可延长疗程至1年或更长时间可根据患者的应答和耐受情况适当调整剂量及疗程如治疗6个月仍有应答，可改用或联合其他抗病毒药物。

（2）聚乙二醇IFNα-2a，135 μg或180 μg，每周1次，皮下注射，疗程1年。具体剂量和疗程可根据患者的应答及耐受性等因素进行调整。

（3）聚乙二醇IFNα-2b，1.0～1.5 μg/kg，每周1次，皮下注射，疗程1年。具体剂量和疗程可根据患者的应答及耐受性等因素进行调整。

2．干扰素抗病毒疗效的预测因素

有下列因素者常可取得较好的疗效：①治疗前ALT水平较高；②HBV-DNA＜每毫升2×10^8拷贝（＜10^7 IU/mL）；③女性；④病程短；⑤非母婴传播；⑥肝组织炎症坏死较重，纤维化程度轻；⑦对治疗的依从性好；⑧无HCV、HDV或HIV合并感染；⑨HBV基因A型；⑩治疗12周或24周时，血清HBV-DNA不能检出。其中治疗前ALT、HBV-DNA水平和HBV基因型是预测疗效的重要因素，有研究表明，在PKG-IFNα-2a治疗过程中，定量检测HBsAg水平或HBeAg水平对治疗应答有较好的预测作用。

3．干扰素治疗的监测和随访

治疗前应检查：①生化学指标，包括ALT、AST、胆红素、清蛋白及肾功能；②血常规、尿常规、血糖及甲状腺功能；③病毒学标志，包括HBsAg、HBeAg、抗-HBe和HBV-DNA的基线状态或水平；④对于中年以上患者，应做心电图检查和测血压；⑤排除自身免疫性疾病；⑥尿人绒毛膜促性腺激素（HCG）检测以排除妊娠。

治疗过程中应检查：①开始治疗后的第1个月，应每1～2周检查1次血常规，以后每月检查1次，直至治疗结束；②生化学指标，包括ALT、AST等，治疗开始后每月1次，连续3次，以后随病情改善可每3个月1次；③病毒学标志，治疗开始后每3个月检测1次，包括HBsAg、HBeAg、抗-HBe和HBV-DNA；④其他，每3个月检测1次甲状腺功能、血糖和尿常规等指标；如治疗前就已存在甲状腺功能异常或已患糖尿病者，应先用药物控制甲状腺功能异常或糖尿病，然后再开始使用干扰素治疗，同时应每月检查甲状腺功能和血糖水平；⑤应定期评估精神状态，对出现明显抑郁症和有自杀倾向的患者，应立即停药并密切监护。

4．干扰素的不良反应及其处理

（1）流感样症状：为IFN α应用早期最常见的不良反应，表现为发热、寒战、头痛、乏力、全身不适、心动过速及肌肉关节酸痛。大部分患者可以耐受，在注射数针后会逐渐减轻、消失。可在干扰素注射初期同时口服阿司匹林、对乙酰氨基酚或其他非甾体类解热镇痛药以减轻症状。极个别患者由于高热、全身关节疼痛等持续而严重的流感样症状而终止治疗。

（2）一过性外周血细胞减少：主要表现为外周血白细胞（中性粒细胞）和血小板减少。如中性粒细胞绝对计数 $\leqslant 0.75 \times 10^9/L$ 和（或）血小板 $< 0.5 \times 10^9/L$，应降低IFN α剂量；1～2周后复查，如恢复，则逐渐增加至原量。如中性粒细胞绝对计数 $\leqslant 0.5 \times 10^9/L$ 和（或）血小板 $< 0.3 \times 10^9/L$，则应停药。对中性粒细胞明显降低者，可试用粒细胞集落刺激因子（G-CSF）或粒细胞-巨噬细胞集落刺激因子（GM-CSF）治疗。

（3）精神异常：机制尚不清楚。必要时会同神经精神科医生进一步诊治。可表现为抑郁、妄想、重度焦虑等精神病症状。对症状严重者，应及时停用IFN。

（4）免疫和内分泌系统表现：IFN具有免疫调节作用。在治疗中可出现抗甲状腺球蛋白及抗微粒体抗体等甲状腺抗体。其他的自身免疫性和内分泌系统疾病也会发生，但以甲状腺疾病最重要，甲状腺功能减退最常见，应定期监测甲状腺功能。

（5）其他不良反应：少数患者可出现心律不齐、心脏缺血性疾病和心肌病，对40岁以上和既往有心脏病的患者，IFN治疗期间需加强心脏监护。少数IFN治疗的患者可出现不同程度的肾毒性表现，包括轻度蛋白尿、尿白细胞增多、镜下血尿和轻度肾功能减退，血肌酐水平、尿素氮升高等，大多停用IFN后可自行恢复。在IFN治疗的早、中期，血清转氨酶可有轻、中度升高，随着疗程继续而恢复正常。部分患者可出现胃肠方面的不良反应，如恶心、呕吐、消化不良、腹泻、腹痛等症状。轻微脱发也相对常见，但可以恢复。罕见的其他不良反应还包括视网膜病变甚至视力障碍、间质性肺炎、听力障碍甚至突发性耳聋等，应停止干扰素治疗。

5. 干扰素治疗的禁忌证　干扰素治疗的绝对禁忌证包括：妊娠、精神病史（如严重抑郁症）、未能控制的癫痫、未戒断的酗酒/吸毒者、未经控制的自身免疫性疾病、失代偿期肝硬化、有症状的心脏病，治疗前中性粒细胞计数<1×10^9/L和（或）血小板计数<50×10^9/L。

干扰素治疗的相对禁忌证包括：甲状腺疾病、视网膜病、银屑病、既往抑郁症史，未控制的糖尿病、高血压，总胆红素>51 μmol/L，特别是以间接胆红素为主者。

二、核苷（酸）类似物治疗

（一）核苷（酸）类似物

目前已应用于临床的抗HBV核苷（酸）类似物药物有5种，我国已上市4种。

1. 拉米夫定（LAM）　国内外随机对照临床试验结果表明，每日1次，口服100 mg拉米夫定可明显抑制HBV-DNA水平；HBeAg血清学转换率随治疗时间延长而提高，治疗1年、2年、3年、4年、5年时分别为16%、17%、23%、28%、35%；治疗前ALT水平较高者，其HBeAg血清学转换率较高。随机双盲临床试验表明，慢性乙型肝炎伴明显肝纤维化和代偿期肝硬化患者经拉米夫定治疗3年可延缓疾病进展、降低肝功能失代偿及肝癌的发生率。失代偿期肝硬化患者经拉米夫定治疗后也能改善肝功能，延长生存期。国外研究结果显示，拉米夫定治疗儿童慢性乙型肝炎的疗效与成人相似，安全性良好。我国临床研究也显示相似的临床疗效和安全性。

拉米夫定不良反应发生率低，安全性类似安慰剂。随治疗时间延长，病毒耐药突变的发生率增高，用药后1年、2年、3年、4年耐药发生率分别为14%、38%、49%、66%。

2. 阿德福韦酯（ADV）　国内外随机双盲临床试验表明，HBeAg阳性慢性乙型肝炎患者口服阿德福韦酯可明显抑制HBV-DNA复制、促进ALT复常、改善肝组织炎症坏死和纤维化。对HBeAg阳性患者治疗1年、2年、3年时，HBV-DNA

＜每毫升1000拷贝者分别为28%、45%、56%，HBeAg血清学转换率分别为12%、29%、43%；耐药率分别为0、1.6%、3.1%。对HBeAg阴性患者治疗5年，HBV-DNA＜1000拷贝者为67%、ALT复常率为69%；治疗4年、5年时，有肝脏炎症坏死和纤维化程度改善者分别为83%和73%；治疗5年时患者的累积耐药基因突变发生率为29%、病毒学耐药发生率为20%、临床耐药发生率为11%；轻度肌酐升高者为3%。

阿德福韦酯联合拉米夫定，对于拉米夫定耐药的慢性乙型肝炎能有效抑制HBV-DNA、促进ALT复常，且联合用药者对阿德福韦酯的耐药发生率更低。多项研究结果显示，对发生拉米夫定耐药的代偿期和失代偿期肝硬化患者，联合阿德福韦酯治疗均有效。

3. 恩替卡韦（ETV） 一项随机双盲对照临床试验表明，对于HBeAg阳性慢性乙型肝炎患者，恩替卡韦治疗48周时HBV-DNA下降至每毫升300拷贝以下者为67%、ALT复常率为68%、有肝组织学改善率为72%，均优于接受拉米夫定治疗者；但两组HBeAg血清转换率相似（21%和18%），对于HBeAg阴性患者，恩替卡韦治疗48周时HBV-DNA下降至PCR检测水平以下者为90%、ALT复常率为78%、肝组织学改善率为70%。

长期随访研究表明，对达到病毒学应答者，继续治疗可保持较高的HBV-DNA抑制效果。日本一项研究显示，恩替卡韦3年累积耐药发生率为1.7%～3.3%。研究结果还提示，拉米夫定治疗失败患者使用恩替卡韦每日1.0 mg亦能抑制HBV-DNA，改善生化指标，但疗效较初治者降低，且病毒学突破发生率明显增高，故不宜再提倡。我国的临床试验结果与以上报道基本相似。

4. 替比夫定（LdT） 一项为期2年的全球多中心临床试验表明，HBeAg阳性患者治疗52周时，替比夫定组HBV-DNA下降至PCR法检测水平以下者为60.0%、ALT复常率为77.2%、耐药发生率为5.0%、肝组织学应答率为64.7%，均优于拉米夫定治疗组，但其HBeAg血清转换率（22.5%）与后者相似；HBeAg阴性患者治疗52周时，其HBV-DNA抑制、ALT复常率及耐药发生率亦优于拉米夫定组。治疗2年时，其总体疗效（除HBeAg消失及血清转换率外）和耐药发生率亦优于拉米夫定组。我国的多中心临床试验也表明，其抗病毒活性和耐药发生率均优于拉米夫定。国内外临床研究提示，基线HBV-DNA＜每毫升10^9拷贝，ALT

<2×ULN的HBeAg阳性患者，或HBV-DNA<每毫升10^7拷贝及ALT<2×ULN的阴性患者，经替比夫定治疗24周时如达到HBV-DNA<每毫升300拷贝，治疗到1年、2年时有更好的疗效和较低的耐药发生率。

替比夫定的总体不良事件发生率和拉米夫定相似，但治疗52周和104周时发生3～4级肌酸激酶（CK）升高者分别为7.5%和12.9%，而拉米夫定组分别为3.1%和4.1%。

5．替诺福韦酯（TDF）　替诺福韦酯与阿德福韦酯结构相似，但肾毒性较小，治疗剂量为每日300 mg。在一项随机双盲对照临床试验中，替诺福韦酯或阿德福韦酯治疗HBeAg阳性患者获得HBV-DNA<每毫升400拷贝者分别为76%和13%，ALT复常率分别为68%和54%；对HBeAg阴性慢性乙型肝炎治疗48周时HBV-DNA<每毫升400拷贝者分别为93%和63%。该研究显示抑制HBV的作用优于阿德福韦酯，未发现与替诺福韦酯有关的耐药突变。持续应用替诺福韦酯治疗3年时，72%的HBeAg阳性患者和87%的HBeAg阴性患者血清HBV-DNA<每毫升400拷贝，亦未发现耐药变异。

（二）核苷（酸）类似物治疗的相关问题

1．治疗前相关指标基线检测

（1）生化学指标，主要有ALT、AST、胆红素、白蛋白等。

（2）病毒学标志，主要有HBV-DNA和HBeAg、抗-HBe。

（3）根据病情需要，检测血常规、血清肌酐和肌酸激酶等。如条件允许，治疗前后最好行肝穿刺检查。

2．治疗过程中相关指标定期监测

（1）生化学指标，治疗开始后每月1次、连续3次，以后随病情改善可每3个月1次。

（2）病毒学标志，主要包括HBV-DNA和HBeAg、抗-HBe，一般治疗开始后1～3个月检测1次，以后每3～6个月检测1次。

（3）根据病情需要，定期检测血常规、血清肌酐和肌酸激酶等指标。

3．预测疗效和优化治疗　疗效预测是进行优化治疗的前提。

（1）较高的基线ALT水平：（>3×ULN）和较低的基线HBV-DNA（<10^7拷贝）是应用核苷（酸）类似物治疗时HBeAg血清学转换的预测因素。

（2）HBeAg血清学转换的预测因素：治疗早期病毒学应答情况可预测其长期疗效和耐药发生率。国外据此提出了核苷（酸）类似物治疗慢性乙型肝炎的路线图概念，强调治疗早期病毒学应答的重要性，并提倡根据HBV-DNA监测结果给予优化治疗。但是，各个药物的最佳监测时间点和判断界值可能有所不同。而且，对于应答不充分者，采用何种治疗策略和方法更有效，尚需前瞻性临床研究来验证。

4．药物选择及疗程　欧美将拉米夫定和阿德福韦酯列为二线用药，鉴于中国国情，核苷（酸）类似物均可作为一线治疗药物，但应尽量选择那些抗病毒作用强且耐药变异发生率较低的药物，如替诺福韦酯或恩替卡韦，以减少治疗失败。患者的经济状况和治疗费用也是我国现阶段不容忽视的一个现实问题，选择符合患者经济能力的药物是长期治疗得以持续的前提。

（1）有限疗程治疗：HBeAg阳性慢性乙型肝炎患者获得HBeAg血清学转换后可进行核苷（酸）类似物的有限疗程治疗，但不能预测治疗前的具体疗程，因为这取决于HBeAg血清学转换。基线高水平ALT（$>3\times$ULN）、基线HBV-DNA $<$每毫升10^7拷贝患者中，HBeAg血清学转换较为常见。一旦获得HBeAg血清学转换，核苷（酸）类似物的治疗应继续进行6～12个月，可使80%患者获得持久应答（治疗结束后抗-HBe持续阳性）。

（2）长疗程治疗：适用于那些停止治疗后不能获得持久病毒学应答并需要进一步治疗的患者，即不能获得HBeAg血清学转换的HBeAg阳性和HBeAg阴性患者。肝硬化患者也适用，不论其HBeAg状态或治疗中HBeAg发生血清学转换，单药治疗应该选用那些抗病毒作用强、耐药率相对较低的药物，如替诺福韦酯或恩替卡韦。无论用药与否，保持HBV-DNA低于检测下限是基本的疗效指标。恩替卡韦和替诺福韦酯的远期（如5～10年后）疗效、安全性和耐受性尚不清楚。对于核苷（酸）类似物来说，长期治疗的主要关注点是选择性耐药位点的出现。这与治疗前血清HBV-DNA水平、病毒抑制速度、疗程及是否曾使用过核苷（酸）类似物治疗有关。基因型耐药的发生与耐药突变检测方法的敏感性及所检测的人群有关。

5．治疗中的监测　治疗期间应至少每3个月检测1次ALT、HBeAg和（或）HBV-DNA。如用阿德福韦酯，还应监测患者肾功能（血肌酐、尿素氮）；如应用替比夫定，尚须监测肌酸激酶（CK）。HBeAg和HBsAg定量检测的临床意义及价值有待进一步探讨。

6. 终止治疗　HBeAg阳性的慢性乙型肝炎患者，一旦发生HBeAg血清学转换，应继续使用核苷（酸）类似物治疗6～12个月，可使80%患者获得持久应答（治疗结束后抗-HBe持续阳性，HBV-DNA检测不到）。这类患者在间隔6个月的2次检测结果显示HBeAg发生血清学转换且HBV-DNA检测不到时可停药。

HBeAg阴性慢性乙型肝炎患者的停药标准尚不确定。欧美多主张在PCR方法中不能检出HBV-DNA，并尽可能达到HBsAg消失时方可考虑停止治疗。而亚太地区的停药标准是对HBeAg阴性患者，在间隔6个月的3次HBV-DNA检测均检测不到时可考虑停药。已出现肝硬化的慢性HBV感染者，应用核苷（酸）类似物终身治疗将有助于延缓疾病进展，从而提高生活质量并延长存活时间。

（三）抗病毒治疗推荐意见

1. 慢性HBV携带者和非活动性HBsAg携带者　慢性HBV携带者暂时不需抗病毒治疗。但应每隔3～6个月进行生化学、病毒学、甲胎蛋白和影像学检查，若符合抗病毒治疗适应证，可用IFNα或核苷（酸）类似物治疗。对年龄>30岁，特别是男性或有HCC家族史者，即使ALT正常或轻度升高，也强烈建议做肝组织学检查确定其是否需抗病毒治疗。

非活动性HBsAg携带者一般不需抗病毒治疗，但应每6个月进行1次生化学、HBV-DNA、甲胎蛋白及肝脏超声显像检查。

2. HBeAg阳性慢性乙型肝炎患者

（1）普通IFNα，3～5MU，每周3次或隔日1次，皮下注射，一般疗程为6个月。如有应答，为提高疗效亦可延长疗程至1年或更长。可根据患者的应答和耐受情况适当调整剂量及疗程。如果治疗6个月仍无应答，可改用或联合其他抗病毒药物。

（2）聚乙二醇IFNα-2a，135 μg或180 μg，每周1次，皮下注射，疗程为1年。具体剂量和疗程可根据患者的应答及耐受性等因素进行调整。

（3）聚乙二醇IFNα-2b，1.0～1.5 μg/kg，每周1次，皮下注射，疗程为1年。具体剂量和疗程可根据患者的应答及耐受性等因素进行调整。

（4）拉米夫定100 mg，每日1次，口服。在达到HBV-DNA低于检测下限、

ALT复常、HBeAg血清学转换后，再巩固至少1年（经过至少2次复查，每次间隔6个月）仍保持不变，且总疗程至少已达2年者，可考虑停药，但延长疗程可减少复发。

（5）阿德福韦酯10 mg，每日1次，口服。疗程可参照拉米夫定。

（6）恩替卡韦0.5 mg，每日1次，口服。疗程可参照拉米夫定。

（7）替比夫定600 mg，每日1次，口服。疗程可参照拉米夫定。

3．HBeAg阴性慢性乙型肝炎患者　此类患者复发率高，疗程宜长。最好选用干扰素类或耐药发生率低的核苷（酸）类似物治疗。普通IFN α，剂量用法同前，疗程至少为1年。聚乙二醇IFN α -2a，180 μg，每周1次。具体剂量和疗程可根据患者耐受性等因素进行调整。

拉米夫定、阿德福韦酯、恩替卡韦和替比夫定剂量用法同前，但疗程应更长。在达到HBV-DNA低于检测下限、ALT正常后，至少在巩固1年半（经过至少3次复查，每次间隔6个月）仍保持不变，且总疗程至少已达到2年半者，可考虑停药。由于停药后复发率较高，可以延长疗程。

4．代偿期乙型肝炎肝硬化患者　HBeAg阳性者的治疗指征为HBV-DNA≥每毫升10^5拷贝，HBeAg阴性者为HBV-DNA≥每毫升10^4拷贝，ALT正常或升高。治疗目标是延缓或减少肝功能失代偿和HCC的发生。因需要较长时间治疗，最好选用耐药发生率低的核苷（酸）类似物治疗，其停药标准尚不明确。

干扰素因其有导致肝功能失代偿等并发症的可能，应十分慎重。如认为有必要，宜从小剂量开始，根据患者的耐受情况逐渐增加到预定的治疗剂量。

5．失代偿期乙型肝炎肝硬化患者　对于失代偿期肝硬化患者，只要能检出HBV DNA，不论ALT或AST是否升高，建议在知情同意的基础上，及时应用核苷（酸）类似物抗病毒治疗，以改善肝功能并延缓或减少肝移植的需求。因需要长期治疗，最好选用耐药发生率低的核苷（酸）类似物治疗，不能随意停药，一旦发生耐药变异，应及时加用其他已批准的能治疗耐药变异的核苷（酸）类似物。

干扰素治疗可导致肝衰竭，因此，对失代偿期肝硬化患者属禁忌证。

6．乙型肝炎导致的肝衰竭　由于大部分急性乙型肝炎呈自限性经过，因此不需要常规抗病毒治疗。但对部分重度或迁延、有重症倾向者，应该给予抗病毒治疗。

HBV感染所致的肝衰竭，包括急性、亚急性、慢加急性和慢性肝衰竭，只要HBV-DNA可检出，均应使用核苷（酸）类似物抗病毒治疗。

7. 肝移植患者　对于拟接受肝移植手术的HBV相关疾病患者，如HBV-DNA可检测到，最好于肝移植术前1～3个月开始服用拉米夫定，每日100 mg，口服；术中无肝期给予HBIG；术后长期使用拉米夫定和小剂量HBIG（第1周每日800 IU，以后每周800 IU至每月应用800 IU），并根据抗-HBs水平调整HBIG剂量和用药间隔（一般抗-HBs谷值浓度应大于100～150 mIU/mL，术后半年内最好大于500 mIU/mL），但理想的疗程有待进一步确定。对于发生拉米夫定耐药者，可选用其他已批准的能治疗耐药变异的核苷（酸）类似物。另外，对于复发低危者（肝移植术前HBV-DNA阴性，移植后2年HBV未复发），可考虑采用拉米夫定加阿德福韦酯联合预防。

8. 特殊情况的处理

（1）经过规范的普通干扰素α或聚乙二醇化干扰素α治疗无应答的慢性乙型肝炎患者，若有治疗指征可以选用核苷（酸）类似物再治疗。

（2）对于核苷（酸）类似物规范治疗后原发性无应答的患者，即治疗至少6个月时血清HBV-DNA下降幅度＜$2Log_{10}$，应改变治疗方案继续治疗。

（3）应用化疗和免疫抑制剂治疗的患者：对于因其他疾病而接受化疗、免疫抑制剂治疗的患者，应常规筛查HBsAg，若为阳性，即使HBV-DNA阴性和ALT正常，也应在治疗前1周开始服用拉米夫定或其他核苷（酸）类似物。

对HBsAg阴性、抗-HBc阳性患者，在给予长期或大剂量免疫抑制剂或细胞毒药物（特别是针对B或T淋巴细胞单克隆抗体）治疗时，应密切监测HBV-DNA和HBsAg，若出现阳转则应及时加用抗病毒治疗。

在化疗和免疫抑制剂治疗停止后，应根据患者病情决定停药时间：①对于基线HBV-DNA＜2000 IU/mL的患者，在完成化疗或免疫抑制剂治疗后，应当继续治疗6个月；②基线HBV-DNA水平较高（＞2000 IU/mL）的患者，应当持续治疗到和免疫功能正常、慢性乙型肝炎患者同样的停药标准；③对于预期疗程≤12个月的患者，可以选用拉米夫定或替比夫定；④对于预期疗程更长的患者，应优先选用恩替卡韦或阿德福韦；⑤核苷（酸）类似物停用后可出现复发，甚至病情恶化，应予以高度重视；⑥干扰素有骨髓抑制作用，应当避免选用。

第二章　丙型病毒性肝炎

第一节　丙型肝炎的临床诊断

丙型肝炎对肝细胞的致病机制有两种途径，即HCV的直接破坏和HCV感染引起的免疫损伤。已有研究证实丙型肝炎患者血浆、外周血单个核细胞中只有正链RNA，而在肝组织中正链RNA和负链RNA并存。由于HCV在复制过程中存在中间体负链RNA作为其合成正链RNA的模板，提示肝是HCV复制的重要场所。因此HCV感染符合嗜肝病毒感染特征。

HCV侵入人体后的感染过程，依患者的年龄、免疫状态以及感染方式而不同，其临床表现、病程及转归各不相同。急性感染者HCV可被机体免疫反应清除，病变轻微或呈亚临床经过（隐性感染），或临床上表现为急性肝炎。急性感染暴露于HCV 1～3周，外周血可检测到HCV RNA，出现临床症状时50%～70%患者抗-HCV阳性，3个月后90%患者抗-HCV转阳。HCV进入人体后形成慢性持续性感染的比率为50%～85%。感染后20年，儿童和年轻女性肝硬化发生率为2%～4%；中年因输血感染者为20%～30%，一般人群为10%，40岁以下人群及女性感染HCV后自发清除病毒率较高；感染HCV时年龄在40岁以上、男性及合并感染HIV并导致免疫功能低下者可促进疾病的进展。合并乙型肝炎病毒（HBV）感染、嗜酒（每天50 g以上）、非酒精性脂肪肝（NASH）、肝高铁载量、合并血吸虫感染、肝毒性药物和环境污染所致的有毒物质等也可促进疾病进展。

丙型肝炎的临床症状和其他病毒性肝炎类似，包括乏力、食欲缺乏、恶心、肝区疼痛、黄疸等典型肝病症状。与乙型肝炎相比，丙型肝炎的临床表现轻微，转慢性率高，重型肝炎极为少见。丙型肝炎临床分型基本与乙型肝炎一致，按传播方式可分为输血后丙型肝炎和散发性丙型肝炎，按感染病毒模式分为单纯性丙型肝炎和重叠性感染或混合感染，按有无黄疸分为黄疸型和无黄疸型。

一、急性丙型肝炎的临床诊断

（一）流行病史

HCV感染属全球性的严重问题，尤其在西方国家，是慢性肝疾病的主要病因，对社会及个人经济带来严重影响。据不完全统计，全球约有1.7亿人感染HCV，而每年仍有300万～400万人感染HCV。在我国抗-HCV阳性率约3%，以长江为界，北方（3.6%）高于南方（2.9%）。在许多国家HCV感染是肝病及肝源性死亡的主要原因之一。

丙型肝炎患者和无症状HCV阳性者是主要传染源。因试剂的灵敏性或献血者处于HCV感染窗口期，约20%献血者呈抗-HCV阴性，因此血源性感染仍然是主要传播途径，如输血史、应用血液制品史或明确的HCV暴露史。

不同地区的主要传播方式有一定差异，如西方国家主要是通过静脉吸毒。澳大利亚一项调查研究显示，随着静脉吸毒者的减少HCV发病率有所下降，2005年HCV感染人数约为1999年的2/3。在发展中国家HCV感染以输血为主。应用被抗-HCV阴性的HCV感染者血液污染的血制品及日常生活用品、母婴传播等也是HCV感染的传播途径。输血后急性丙型肝炎的潜伏期为2～26周（平均为7.4周）。输Ⅷ因子引起的丙型肝炎的潜伏期较短，为7～33天，平均为19天。散发性急性丙型肝炎的潜伏期尚待研究。

（二）临床表现

HCV急性感染后大部分患者无明显症状，表现为隐匿性感染，如未进行抗HCV筛查，仅有20%左右的人被诊断为HCV感染。15%～25%的患者有临床不适症状，如全身乏力、食欲减退、恶心、上腹部胀满不适和右季肋部疼痛等，少数伴低热，轻度肝大，部分患者可出现脾大。黄疸型肝炎在急性感染患者中相对少见，可表现为胆红素轻度至中度升高。

HCV急性感染极少发展为暴发性肝衰竭，但慢性化发生率较HBV感染明显升高，约80%患者发展为慢性肝病，其中约15%患者将进展为肝硬化。抗-HCV在感染后7～8周出现，由于试剂灵敏度或感染者处于窗口期等原因，近20%的献血者抗-HCV检测仍会出现假阴性。国外报道在急性感染出现临床不适症状时，约有1/3患者抗-HCV阴性，因此在不同时间段应重复检测。同时，确诊抗-HCV阳性患者应检测HCV RNA监控患者是否发生自发病毒清除。急性丙型肝炎中有症状的患者和女性患者更有可能自发清除病毒。

（三）实验室检查

1．生化检查　血清丙氨酸转氨酶（ALT）和天冬氨酸转氨酶（AST）是肝细胞损害的敏感指标，其血清水平可作为药物治疗和疗效评定的依据。在急性丙型肝炎中，ALT多呈轻度和中度升高，二者水平变化可反映肝细胞损害程度，且较胆红素升高较早，可作为病毒性肝炎的筛查指标，但ALT、AST水平与HCV感染引起的肝组织炎症分度和病情的严重程度不一定平行。肝炎恢复期，血清ALT、AST水平逐步下降恢复正常，如果反复升高或持续不降多提示肝炎症活动或进展为慢性肝炎。

血清清蛋白、凝血酶原活动度和胆碱酯酶活性在急性丙型肝炎患者中降低较少，但在病程较长的慢性肝炎、肝硬化或重型肝炎时可明显降低，其降低程度与疾病的严重程度成正比。

2．抗-HCV检测　抗-HCV是非保护性抗体，外周血检测阳性表明HCV感染。抗-HCV检测采用经批准的第三或第四代抗-HCV酶免疫试验（EIA），适用于高危人群筛查，也可用于HCV感染者的初筛。因其敏感度和特异度可达99%，因此不需要用重组免疫印迹法（RIBA）验证。

在治疗过程中，抗-HCV转阴与否不能作为抗病毒疗效的考核指标。在一些血液透析、免疫功能缺陷和自身免疫性疾病患者可出现抗-HCV假阳性，因此HCV RNA检测有助于确诊这些患者是否合并感染HCV。围生期获得性HCV感染必须在大于18个月龄后检测到抗-HCV才可诊断。此外，不同地区人群（甚至同一地区不同民族）HCV感染者的抗-HCV免疫反应性不同，其对抗-HCV检测的灵敏性和特异性都会造成一定的影响。

当感染肝组织中HCV RNA表达量较低时，HCV特异性分子序列检测存在一定限制，除进行血清学抗-HCV、HCV RNA定量检测外，通过肝活检检测肝组织内HCV抗原的表达可准确进行病原定位和病毒定量。

3．HCV RNA检测　对抗-HCV筛查阳性的感染者，需要通过HCV RNA定性试验确证，抗-HCV抗体（抗-HCV）阳性者中有近90%HCV RNA阳性；此外，大约1/3无症状的HCV感染者在急性期因抗HCV阴性而漏诊。研究表明，在临床怀疑为HCV感染而进行检测的标本中，即使抗-HCV阴性也有25%～30%HCV RNA阳性；一些透析或合并HIV感染的患者可能出现HCV RNA阳性但抗-HCV阴性，在检测HCV RNA阳性标本中只有54%～63%抗-HCV阳性。

（1）定性检测：HCV RNA定性检测的特异度在98%以上，敏感度可达到每毫升（10^2～10^3）拷贝。只要一次病毒定性检测为阳性，即可确证HCV感染，但一次检测阴性并不能完全排除HCV感染，应重复检查。目前临床更多应用HCV RNA定量检测。

（2）定量检测：常用的有两种方法，即目标基因扩增法，包括PCR定时检查和信号扩增法，如定量聚合酶链反应（qPCR）、分支DNA（bDNA）、实时荧光定量PCR法均可检测HCV RNA病毒载量。国外HCV RNA定量检测试剂盒有PCR扩增的Cobas V2.0、SuperQuant，LCx HCV RNA定量分析法等，但bDNA的Versant HCV RNA 2.0和3.0定量分析法应用较为广泛。HCV RNA定量检测法可用每毫升拷贝和U/mL两种方法表示，但两者之间进行换算时应采用不同检测方法的换算公式，如罗氏公司Cobas V2.0的U/mL和美国国立遗传学研究所的SuperQuant的每毫升拷贝换算公式是：U/mL=0.854×每毫升拷贝+0.538。HCV病毒载量的高低与疾病的严重程度和疾病的进展并无绝对相关性，但可作为抗病毒疗效评估的观察指标。在HCV RNA检测中，应注意可能存在假阳性和假阴性结果。

在小于18个月龄的婴儿，可以在出生2个月后进行HCV RNA定量和肝功能试验。HCV RNA阳性有重要提示价值，但如果阴性，应在15个月龄时复查血清学试验，以确认婴儿没有感染HCV。

（3）基因分型：HCV存在多个基因分型系统，包括Simmonds命名系统、Okamoto命名系统、Cha命名系统和Kanazawa命名系统等，其中Simmonds系统是目前普遍接受的一种HCV基因型分类方法。HCV基因型和亚型的分类基础是核苷酸序列差别，按照Simmonds命名系统，每种基因型的氨基酸顺序差异为30%左右，同一基因型不同的基因亚型之间核苷酸同源性为75%～86%（平均80%）。HCV包含至少6种主要的基因型和大量的基因亚型。按照国际通行的方法，以阿拉伯数字表示HCV基因型，以小写的英文字母表示基因亚型（如1a，2b等）。基因型的分布存在地区差异。基因1型呈全球性分布，占所有HCV感染的70%以上。1a型多见于美国，在欧洲和日本以1b型为主，在我国大陆地区，以1b、2a型为主，输血途径感染者多为1b型，中东地区以4型常见，6型主要见于中国香港和澳门地区。基因型的意义在于其与抗病毒治疗效果的相关性十分密切，有助于判定治疗的难易程度及制订抗病毒治疗的个体化方案。干扰素联合利巴韦林是目前公认的抗HCV治疗方法，基因型2和3的感染者联合治疗的效果较基因型1好。也有学者认为HCV基因型与疾病严重性或疾病进程有关，但存在争议。目前大部分的研究集中在基因型1、2、3上，而对于基因型4、5和6感染的患者治疗的报道资料却较少。

4．抗原-抗体联合检测　部分机体免疫力低下的患者，如HIV患者或器官移植应用免疫抑制药患者抗-HCV可表现为假阴性，传统的酶联免疫检测（ELISA）方法检测容易导致漏诊。常规抗体检测方法与新的血清抗原-抗体联合检测序列和核酸检测相比，二者之间的区别人们知之甚少。Nastouli E等对HIV感染急性HCV患者应用核酸检测与抗体和抗原-抗体联合检测的方法进行了比较。他们发现仅有20%的患者HCV RNA与抗-HCV同时阳性；相反，68%患者应用抗原-抗体联合检测方法是阳性的。因此认为与单纯抗-HCV检测相比，血清学抗原-抗体联合检测方法更加敏感。

（四）病理学诊断

急性丙型肝炎的肝组织学改变与其他嗜肝病毒引起的肝病变相似，存在小叶内炎症及汇管区各种病变，除此之外存在其他的一些组织学特征：①肝实质细胞发生脂肪变性，肝细胞内可见大量脂肪滴，胞核被挤到细胞边缘；②肝窦壁细胞活化，炎性细胞浸润，单核细胞增多形成串珠状改变，即“单核细胞增多症样改变”；③胆管损伤伴汇管区大量淋巴细胞浸润，甚至有淋巴滤泡形成。胆管细胞损毁，叶间胆管数量减少，类似于自身免疫性肝炎；④可见界面性炎症；⑤肝细胞质内可见不规则嗜伊红变及嗜伊红小体。

综合流行病学资料、临床表现和病原学相关检测多可诊断丙型肝炎，尤其是HCV RNA阳性患者可明确诊断。如近期有HCV暴露史，可诊断为急性丙型肝炎。

二、慢性丙型肝炎的临床诊断

（一）诊断依据

如HCV感染超过6个月，病情反复发作，可诊断为慢性丙型肝炎。

（二）病理特点

病理组织学检查对丙型肝炎的诊断、衡量炎症和纤维化程度、评估药物疗效，以及预后判断等方面至关重要。慢性丙型肝炎肝组织中常可观察到汇管区淋巴滤泡形成、胆管损伤、小叶内肝细胞脂肪变性、小叶内枯否细胞或淋巴细胞聚集，这些较为特征性的组织学表现，对于慢性丙型肝炎的诊断有一定的参考价值。具体特点如下：

1．汇管区淋巴滤泡形成　在汇管区可见大量淋巴细胞、浆细胞浸润，形成以B细胞围绕形成的淋巴滤泡结构，可夹杂有少量的树突状细胞，这是慢性丙型肝炎的典型病理表现，这种改变反映了慢性丙型肝炎的进行性免疫反应，可能在丙型肝炎早期就形成。B细胞中心的外周有大量T细胞形成T细胞带，其中以CD_4^+T细胞占优势。

2．胆管损伤（小胆管破坏）　汇管区胆管上皮细胞肿胀，形成空泡、细胞核排列不规则和假复层形成，可见基膜断裂，其周围有淋巴样细胞浸润或围绕。这种损伤是由炎性细胞从基膜迁移到上皮细胞、分层和上皮细胞极性丧失、核染色质改变，上皮细胞空泡变性或有丝分裂等这些改变或联合组成的。约1%慢性丙型肝炎患者可见上述病理改变。

3．肝细胞脂肪样改变　30%～70%的患者存在肝细胞气球样变，脂肪变性一般为大空泡性细胞内脂肪聚集，脂肪空泡占肝细胞浆大部分；部分肝细胞内存在小脂肪滴，肝细胞核位置未受影响，仍居中。根据发生脂肪样变肝细胞比例的不同将病变分为无、轻度、中度、重度。

4．碎屑坏死　在肝脏实质和汇管区结缔组织界面肝细胞破坏，伴有淋巴细胞浸润称为碎屑样坏死。变性的肝细胞胞质呈颗粒样改变，聚集在细胞核的周围，出现胞质与胞核分离，成群的索条状或甬行或圆形嗜酸性物质在肝细胞质内出现，尤其是在门脉周围的肝细胞质中，即Malory小体样物质形成。

（三）病变程度

HCV感染后慢性化程度高。在病变初期，增生的纤维组织沉积，或可形成细小的条索样改变，但尚未相互连接形成间隔出现假小叶结构，沉积的纤维可逐渐吸收，病变处于可逆期。如病变反复波动，纤维化持续进展，小叶中央区及汇管区的纤维间隔相互连接，改变小叶结构，并重建血液循环通路，病变发展为不可逆。因此，临床上明确慢性肝炎的炎症活动度、纤维化分期诊断具有重要意义。

我国现行的肝炎分级方案（炎症分期G、纤维化分级S）与传统的组织病理学分类相吻合，能够反映肝组织炎症活动及变性坏死的程度，有利于对其动态变化观察研究。慢性肝炎G和S之间既有联系，又有区别，相互之间不可取代。炎症分级病变重并不完全说明肝纤维化也重，如病程短但在急性炎症期的患者肝脏炎症分级高而肝纤维化程度较轻。同样，肝纤维化病变程度也不能反映肝实质炎症坏死情况，如肝硬化但ALT正常的患者炎症分级很低。

1．以病理表现为依据的分级方法　慢性丙型肝炎的组织学分期分级标准多参照慢性乙型肝炎。根据病变情况分为轻、中、重三度：

（1）轻度（$G_{1\sim2}$，$S_{0\sim2}$），病理特点主要为肝细胞变性、嗜酸性小体形成、点状及灶状坏死，汇管区有轻度炎性细胞浸润，可见轻度碎屑样坏死，小叶结构完整。

（2）中度（G_3，$S_{1\sim3}$），汇管区及肝小叶边缘炎症明显，肝小叶边缘出现明显的碎屑样坏死，肝小叶界板破坏可达50%以上。

（3）重度（G_4，$S_{2\sim4}$），汇管区炎症及纤维组织增生严重，并伴重度碎屑样坏死，多数小叶有范围广泛的桥接样坏死，小叶结构紊乱，有较多的纤维间隔形成。

2．无创肝纤维化检查方法　因病理组织学检查具有一定的局限性，无创性肝纤维化评估系统的研究工作受到了国内外专家的高度关注。目前病理组织学检查仍是判断肝脏纤维化程度的“金标准”。然而，肝穿病理组织学检查亦有其自身的局限性。首先，它是一种有创检查，可以引起疼痛（24.6%）甚至危及生命的并发症。因而其临床应用受到限制且难以重复进行，没有明显临床症状的患者很难接受。因此，当纤维化分级作为随访和疗效观察的重要指标时，肝穿病理检查并非最佳选择。其次，由于肝穿组织只占整个肝脏的1/50 000以及纤维化分布不均匀，导致肝穿活检存在取样误差（10%～45%），也影响了其准确性。最后，病理观察者自身以及观察者之间存在的差异，对纤维化分级和炎症分期也有很大影响。最近一项研究发现即使肝穿标本长度达到25 mm，对慢性肝炎肝纤维化病理分期的误判率仍可达到25%。所以，运用无创检查对肝纤维化进行评价，对病情发展变化进行监测十分必要。

（四）慢性肝炎临床特点

HCV感染后自然清除率较低，多数患者发展为慢性持续性感染，但出现临床症状者相对较少，即多数患者处于无症状携带状态，实验室检查30%ALT水平正常，约40%ALT水平低于2倍正常值上限，病理改变较轻，此状态可持续较长时间。但也有少数患者肝功能持续正常但组织学改变明显，甚至已进展为肝硬化，目前具体机制不明，考虑HCV的高复制状态可能是病情进展因素之一。感染年龄越小，其肝硬化发生率越低。从感染HCV到发展成肝硬化的时间越长。

慢性丙型肝炎急性发作期临床症状与慢性乙型肝炎相似，以乏力、消化道症状（食欲减退、恶心、上腹部胀满不适）、尿黄等为主要表现，伴有右季肋部疼痛等，少数伴低热，轻度肝大，部分患者可出现脾大。在我国，不同年代HCV感染途径不同，病情发展及严重程度亦有差异。部分学者对输血后HCV感染进行了研究。刘姮姮等采用回顾性调查与前瞻性研究相结合的方法对89例输血后HCV感染者进行了研究，其中70例诊断为慢性丙型肝炎，16例诊断为肝硬化，3例诊断为肝细胞癌，发现其输血时间主要集中在1987—1995年（67%），其中以1990—1994年为最多（48%），1995年以后输血后丙型肝炎感染率明显下降（0.9%）；输血距离首次诊断时间为1～21年，平均为11.5年。索雨田等观察了99例广州地区经单次输血感染HCV的慢性HCV感染者。在未采取干扰素等抗病毒治疗的情况下，发现9.1%（9/99）的慢性HCV感染者在感染HCV 13（12.7±5.8）年左右已进展为肝硬化（代偿期），但未发生肝癌。

除HCV RNA阳性和（或）肝功能异常的HCV感染者之外，部分HCV感染者表现为抗-HCV阳性但血清HCV RNA阴性且肝功持续正常。对此类型表现为“既往感染”者仍应进行定期检查，因为其肝脏内或外周血单核细胞内仍能检测到HCV RNA，提示感染持续存在。

（五）慢性丙型肝炎肝外临床表现

HCV感染不仅引起慢性肝炎、肝硬化以及肝癌等肝病，还可导致许多肝外疾病。肝外临床表现或综合征可能是机体异常免疫反应所致，免疫复合物的沉积被认为是主要发病机制之一，主要表现有皮疹、扁平苔藓、肾小球肾炎、混合型冷球蛋白血症、B细胞淋巴瘤和迟发性皮肤卟啉症等，对有症状的混合型冷球蛋白血症、肾小球性肾炎、神经疾病或血管炎的患者，应进行HCV感染的筛查。

（六）隐匿性丙型肝炎病毒感染

隐匿性丙型肝炎病毒（OHCV）感染是指血清中的抗-HCV和HCV RNA均阴性，肝功能异常，但肝活体组织中可检测到HCV RNA的疾病状态。对于病因不明的持续肝功能异常者应考虑OHCV感染的存在。OHCV感染是通过血液或血液制品感染的输血后丙型肝炎未能防治的主要原因之一。

（七）肝硬化

肝纤维化和肝硬化是病毒性或非病毒性肝炎、酒精性、铁或铜过度沉积和胆道疾病等因素致病的共同结果，其共同形成机制是纤维形成和溶解的失衡。病毒持续感染过程中，在肝门静脉周围，稠密的网状细胞外基质生成增多，同时对相关酶产生抵抗作用，降解下降，这些是大量细胞外基质沉积的始动因素。肝脏纤维化组织弥散性增生，形成再生小结节和假小叶，肝内血管结构发生改变，最终发展为肝硬化。

丙型肝炎肝硬化患者中肝功能失代偿的发生率为每年3%～4%，代偿期丙型肝炎肝硬化患者，10年存活率约为80%；一旦出现失代偿，存活率将明显降低，10年的存活率仅约为25%。肝硬化起病时可无症状，随着病毒的持续感染，肝功能从代偿期发展至失代偿期，最终发展为肝衰竭，这一发展过程可经历数年至数十年。

（八）肝癌

嗜肝病毒虽无直接的致癌作用，但多数肝癌患者有嗜肝病毒慢性感染病史。丙型肝炎肝硬化患者中肝癌（HCC）发生率为每年1.4%～6.9%，是威胁生命的常见并发症。一项关于27 881例肝细胞肝癌患者中血清HBsAg或抗-HCV流行性荟萃分析发现，HBsAg阳性者在亚洲、非洲、拉丁美洲居多，而抗-HCV阳性者在欧洲、北美、日本、巴基斯坦、蒙古、埃及等地居多。在我国HCC患者中HCV感染率为7.5%～42.9%，日益受到研究者的重视。McDonald等对苏格兰近15年来的22 073例肝癌患者进行研究，发现源于HCV感染的HCC患者逐年增加，呈上升趋势。

嗜肝病毒感染导致肝癌与病毒和宿主两方面因素有关。HCV的某些结构和非结构蛋白有重要的致HCC作用，如核心抗原C、NS5A和NS3蛋白等。HCV可能通过其编码的病毒蛋白调节细胞多种癌基因和抑癌基因，在HCC发病中发挥一定作用。HCV慢性感染后机体的免疫失调和持续的肝功能损伤是HCC的重要诱因，大量炎症递质和病毒相关蛋白可影响肝细胞内信号通路和基因表达，从而加快细胞周期，导致HCC发生与恶化。而HCV相关性肝癌的主要危险因素还包括肝硬化、HCV与其他病毒的混合感染以及酗酒等。

（九）混合感染

HCV与其他病毒的重叠、合并感染统称为混合感染。我国HCV与HBV或HIV混合感染较为多见。

1. HCV与HBV混合感染　HBV与HCV同为嗜肝病毒，感染后临床特点不同。二者共感染发生率较低，多表现为重叠感染，其中慢性HBV感染者重叠HCV感染最多见。两种病毒可共存于同一肝细胞。HBV/HCV混合感染较HCV或HBV单独感染导致的肝损伤严重，发展为肝硬化、肝功能失代偿或肝癌的概率更高。此外HCV感染者合并隐匿性HBV感染亦不容忽视，其发生与机体免疫反应有关。HCV/HBV急性混合感染后发展为慢性乙型肝炎的可能主要原因之一是感染早期存在CD_4和CD_8功能缺陷。在抗病毒治疗前对血清学和病毒学指标进行详细评估是非常必要的。既往观点认为HBV/HCV混合感染者对干扰素的应答率较低，但目前部分学者认为以HCV感染为主、HBV-DNA复制较低（$<10^4$ U/mL）的患者仍可应用干扰素治疗，并可获得较稳定的病毒持续应答。两种病毒间可相互影响，最终导致肝功能进一步恶化。

2. HCV与HIV混合感染　HCV传播途径与人类免疫缺陷病毒（HIV）传播途径相似，因此HIV感染者同时感染丙型肝炎较为常见，世界范围内有超过4200万HIV/AIDS中有近50%是HIV/HCV双重感染。

由于HIV具有侵犯CD_4^+T细胞的特性，而CD_4^+辅助性T细胞应答在清除HCV

病毒血症及防止HCV急性感染发展为慢性感染具有重要作用，因此HIV的感染会对HCV的自然感染进程造成较大影响。双重感染将加快丙型肝炎的进程，其发展成肝硬化、肝细胞癌的机会远远大于单纯感染丙型肝炎病毒；且CD_4^+T细胞越低，病情发展越快。

（十）肝脏移植后HCV感染的复发

丙型肝炎相关终末期肝病肝移植后常复发丙型肝炎，第1年复发率为50%，术后5年的复发率为100%。肝移植后HCV复发最早可以发生在手术的再灌注阶段，大多数患者在移植后第4天血清病毒载量达到移植前水平，大约在移植后1个月病毒量增高达到一个稳定的水平。有不到10%的患者肝损伤表现为胆汁淤积性肝炎，常于移植后1个月开始，并在3～6个月内进展为肝衰竭。

丙型肝炎复发后其病程的进展速度明显快于免疫功能正常的丙型肝炎患者。有9%～28%的患者移植5年后再次发生肝硬化，5年生存率要明显偏低于HCV阴性的肝移植患者。一旦移植的肝脏发生肝硬化，出现并发症的危险性将高于免疫功能正常的肝硬化患者。

肝移植后丙型肝炎复发与移植时HCV RNA水平、移植后免疫抑制程度、供肝质量等有关。具体如下：

（1）移植后早期即出现肝病变严重者预后差。

（2）移植后HCV感染复发越早的患者预后越差。

（3）HCV RNA复制活跃者预后差。

（4）供体的年龄大或合并脂肪肝者预后差。

（5）免疫抑制药物的使用是移植后HCV复发的重要因素。

免疫抑制药物的应用可以导致病毒大量复制，应用剂量较大者，作用较强者复发率高。免疫抑制药物的种类和数量同样影响丙型肝炎的复发。对于HCV基因型对病情复发的影响目前存在一定争议。

第二节　丙型肝炎的母婴传播

丙型肝炎病毒感染人体后，60%～80%将发展为慢性感染。丙型肝炎是导致慢性肝病、肝硬化、肝细胞癌的主要原因之一。妊娠合并丙型肝炎发病率逐渐升高，大约1%的孕妇合并有慢性丙肝，可能引起丙型肝炎病毒的母婴传播。丙型肝炎主要通过输血、输血制品及母婴垂直传播。随供血者筛查计划的实施，与输血及血制品相关的HCV感染已经下降，HCV的母婴传播即在围生期经孕产妇传播给胎儿和新生儿的危险性逐渐增加，严重影响孕产妇、胎儿、新生儿及儿童的健康。而HCV感染后的母婴传播日益受到重视。

一、母婴传播的诊断

近年来发现，抗-HCV阳性，HCV RNA阴性母亲所生新生儿的脐血，可检出HCV抗体。婴儿血清HCV抗体于生后12个月内会逐渐转阴，推测孕妇的HCV抗体属IgG型，可通过胎盘被动传递给胎儿；由于胎儿抗-HCV产生水平低下、母体抗-HCV的被动输入和不同检测方法的影响，提出新生儿血清抗-HCV阳性不能作为感染HCV的依据，用婴儿血清HCV RNA阳性来判断母婴传播是更可靠的指标。还有研究提出，部分被母亲传染HCV的新生儿，HCV病毒血症在生后6～30个月会逐渐阴转。Thomas等认为，应以随访3个月HCV RNA阳性为指标，确定婴儿感染，至于未感染婴儿也应追踪检测HCV抗体18个月。最近，也有学者主张应将出生18个月后HCV抗体阳性，出生6个月或12个月后，HCV RNA2次或2次以上阳性的婴儿确定为感染HCV。

目前国际上对HCV母婴传播的诊断尚未标准化，是导致统计结果差异较大的主要原因，另外还可能与下列因素有关：

（1）母体血中HCV RNA水平不同，抗-HCV水平太低无法检测。

（2）婴儿追踪观察的时间不同。

（3）研究方法不同，有的是前瞻性的，有的是回顾性的。

（4）与收集标本是否及时分离贮存有关。

（5）由于试验方法、试剂、引物、仪器等差别导致PCR的灵敏度、特异性不同。

（6）用了不同的抗体检测手段，早期的抗体检测方法灵敏度有限。

（7）有些报道例数太少，难以说明问题。

诊断标准的问题目前亟待解决。例如，孕妇被感染是以抗-HCV抗体还是HCV RNA为标准？婴儿被感染如何确认？以婴儿出生后多久确认感染为妥当？HCV抗体仅仅说明曾经的感染，现有感染的确认应以HCV RNA阳性为准。新生儿血液或脐静脉血HCV抗体阳性可能是IgG型抗体经胎盘进入胎儿体内，但是出生后可逐渐消失。所以新生儿HCV感染的确认以HCV RNA阳性为宜，但是脐静脉血很难排除母血的污染。考虑到地区具体条件，出生后6个月如果HCV抗体及ALT仍为异常，也可以确认。在报道HCV母婴感染率时，不仅应说明检测的人群和检测方法，对婴儿的随访也应说明，以便于比较。

二、母婴传播的途径

（一）HCV宫内传播

从脐带血或生后48小时内从新生儿外周血检测出HCV RNA被认为是宫内感染。基因检测已经证实HCV的宫内传播途径。Sitia等采用PCR及单链构象多态性分析法（SSCP）分析一对母婴HCV感染患者血清中HCV RNAE_2区序列，婴儿血样本采集自婴儿出生时的外周静脉，以避免母血污染。结果显示，婴儿优势毒株的序列与其母亲的密切相关，但又不完全相同。婴儿体内的HCV优势毒株在其母亲分娩时的血清中并不占优势，婴儿出生时的准毒株模式与其母亲分娩时的准毒株模式不同。婴儿血内可检测到两种HCV突变体，而其母亲血中仅有一种，可能由于HVR-1在慢性感染患者的免疫压力下很快发生变异，孕妇在妊娠过程中可能感染了不同的HCV准种，在免疫压力作用下选择性地丢失。这些结果显示该婴儿HCV感染发生于宫内。Rapicetta等运用种系发生学分析一对HCV感染母婴的HCV E_1序列，提示婴儿HCV基因组来源于其母亲，并且该婴儿在出生时和24个月的随访过程中均可检测到HCV RNA，说明感染发生于宫内。

有研究发现，在感染HCV的母婴间，比较HCV高变区E_2/NS_1、E_1、HVR-l序列，母子间几乎完全同源，并与HCV基因库或家系cDNA克隆同源。既往资料提示HCV的母婴传播，宫内感染为主要途径之一，可能是通过胎盘感染。

（二）出生时传播

因分娩时胎儿直接暴露于母血及污染的分泌物中，因而产道应是HCV感染的途径之一。Conte等认为出生时检测脐血中HCV RNA不能作为筛选婴儿感染HCV的指标，因为在取样过程中很难避免母血的污染，但在研究中发现一些感染了HCV的新生儿出生时脐血中HCV RNA阴性，说明存在出生时婴儿通过与母血接触而感染HCV的可能。Goncales等研究了一对生于HCV慢性感染母亲所生的单卵双胎儿，其中一名在出生12小时检测到HCV RNA阳性，而另一名直到出生后3个月时才检测到HCV RNA，因此他们认为前者的感染发生于子宫内，而后者的感染发生于围生期。Murakami等检测了4名出生后2个月内HCV RNA阳性婴儿（HCV RNA＞每毫升10^9拷贝）HCV高变区，发现他们的高变区克隆分别与各自母亲的高变区克隆密切相关，这些传播给婴儿的克隆在母亲体内并不是单一选择性克隆，提示这些婴儿的HCV感染发生在围生期。

（三）出生后传播

目前有关HCV通过HCV RNA阳性母亲的密切接触（如母乳喂养等）途径垂直传播的危险性尚无定论。多数学者认为HCV感染的母亲进行母乳喂养是安全的。

有报道指出，抗-HCV和HCV RNA阳性无症状母亲，检出初乳抗-HCV滴度上清液1∶1～1∶20，沉淀0～1∶2，比母体血清抗HCV滴度1∶40～1∶30 000或1∶80～1∶40 000低很多，初乳上清液和沉淀的HCV cDNA滴度也明显低于母亲血清的滴度（$P<0.0001$），所生婴儿母乳喂养，随访1～18个月，婴儿血清HCV RNA阴性，无1例感染HCV，推测这可能是由于初乳中HCV量少，小剂量的HCV在胃肠道失活及口腔胃肠黏膜完整可防止HCV感染。表明这些母亲的母乳喂养安全。但有5例剖宫产母亲，产后3个月时出现症状，抗-HCV和HCV RNA滴度升高，其中3例婴儿母乳喂养5～6个月时，婴儿抗HCV水平升高，HCV RNA变为阳性。因此提出对有症状母亲，尤其是病毒负荷量高或乳头破损者，应避免母乳喂

养。还有研究发现36%肝功能异常者，唾液中可检出HCV RNA，唾液HCV RNA与血清中HCV RNA相关，提示应避免将食物咀嚼后再喂给孩子。

第三节　慢性丙型肝炎的治疗

机体急性感染丙型肝炎病毒（HCV）后，50%～80%的被感染者会发生慢性化。慢性丙型肝炎病毒感染者未经治疗，出现自发性清除病毒的很少见，除非机体免疫系统发生了改变。慢性丙型肝炎病毒感染常合并有其他疾病，其死亡原因并不完全由肝病所致。有资料表明，输血后丙型肝炎的病死率不超过10%～15%。

据估计，世界上约有2.2%的人口即1.3亿人感染丙型肝炎病毒。绝大多数人是通过肠道外暴露感染，其他可能通过非法注射毒品或污染注射，也可能是通过输入血制品（医源性原因）而感染。大多数被感染人群是很难接近的，因此初级预防很难。二级预防是预防急性感染转为慢性感染，方法有效；但是实际操作困难，只有密切监测或由职业暴露引起的感染才有可能实施有效的二级预防。

聚乙二醇干扰素（PEG-IFN-α）（每周一次）联合利巴韦林（每天）是目前丙型肝炎的标准治疗方案。

一、急性丙型肝炎的治疗

多数急性丙型肝炎病毒感染者，要么是无症状，要么即使有症状，也伴有其他更严重的健康问题。职业暴露或对静脉注射毒品者的严密监测有助于判断是否存在急性丙型肝炎病毒感染。最近的研究数据表明，这两类特殊人群因为反复暴露于少量丙型肝炎病毒，在没有病毒血症或抗体存在的情况下，可能有细胞介导的免疫，提示感染过病毒的人群比预料的要多，而且机体已经自发清除了病毒；然而，重新暴露可能让他们短时间再次感染或变成慢性感染。

应该对已经明确的急性丙型肝炎病毒感染者进行12周内密切观察，以确定是否可以发生病毒自发性清除。血清HCV RNA定量检测非常敏感，需要尽可能早地进行检测，并应该在12周内反复进行。急性丙型肝炎病毒感染后，病毒载量的快速下降预示可能发生自发性病毒清除，但这并不是100%可靠。在最初的血清学转换后12周仍检测有病毒血症者，如果没有禁忌证，建议进行抗病毒治疗。大规模的非对照研究表明，采用普通干扰素（INF-α-2b）诱导剂量进行抗病毒治疗，95%的治疗患者通过6个月的治疗可获得持续性病毒学应答，尚无证据表明PEG-INF-α联合利巴韦林治疗效果更好。

二、慢性丙型肝炎病毒的抗病毒治疗

标准的治疗方案为2002年的PEG干扰素-α联合利巴韦林，但是最佳的治疗疗程尚不确定。两个大规模的Ⅲ期药物临床试验，一项是PEG-IFN-α-2b联合利巴韦林，另一项是PEG-INF-α-2a联合利巴韦林，两者给药时间都是48周，和早期的标准治疗方案如INF-α-2b（每周3次）联合利巴韦林（每日口服）相比，PEG干扰素-α联合利巴韦林疗效更好。这两组的持续病毒学应答（SVR，即停药6个月后HCV RNA定量检测仍阴性）分别为54%和56%，但这两种形式的PEG-IFN-α对于不同的基因型，疗效有所不同。这些不同可能源于PEG-IFN-α-2b联合利巴韦林治疗基因1型患者时，每日给予800 mg的利巴韦林而剂量不足所致。所以在PEG-INF-α-2b联合利巴韦林治疗48周的试验中，低剂量和高剂量干扰素治疗基因1型患者的疗效分别为34%和42%。而基因2和3型则是82%和80%（基因4/5/6型，持续病毒学应答分别为33%和50%）。

在48周的PEG-IFN-α-2a联合利巴韦林组的Ⅲ期药物临床试验中，针对一个剂量的干扰素——180 μg/周的干扰素和1000～1200 mg/日的利巴韦林进行评估。对于基因1型患者，高病毒载量（＞每毫升2×10^6拷贝）的持续病毒学应答是41%（而普通IFN-α-2b联合利巴韦林治疗组为33%）；对于基因2和3型，持续病毒学应答为76%，而接受IFN-α-2b联合利巴韦林的治疗组，这个数值是61%。

对于基因2和3型的感染者，目前推荐的是24周的疗程。因为观察数量较少，对于基因4、5、6型的治疗的最佳疗程尚不清楚，而对于基因1型者，48周的治疗是必要的。由于病毒学应答的持久性很好，除非治疗前患者存在肝硬化，否则获得持续病毒学应答后的长期随访是必要的。

三、什么样的慢性丙型肝炎患者需要治疗

应用PEG-INF-α联合利巴韦林治疗，仅仅有50%的患者可以治愈，而且这样的治疗具有很多不良反应，所以并不是推荐所有感染人群使用干扰素进行治疗。对于轻、中度慢性丙型肝炎，这些患者可根据丙氨酸转氨酶升高和肝脏活检显示有肝脏纤维化等进展性肝病的征象进行判断，如果没有抗病毒治疗的禁忌证，可进行初始治疗。

但是有很多人不符合上述标准却希望得到治疗，例如，尽管有慢性感染，但是丙氨酸转氨酶持续不高，其治疗效果与其他丙氨酸转氨酶持续升高者相同。对于同时患有其他疾病的患者，例如，合并有活动性血管炎，继发于冷球蛋白血症者治疗血管炎比治疗其肝病更加迫切。其他的情况就是，若感染患者将来并不适合治疗，则可以尽早治疗。例如，若患者有轻度肾脏损伤，预测到患者可能会发展到肾脏衰竭，则将来有效的抗病毒治疗会更困难，应尽早治疗。

HIV和HCV的感染途径相似，因此两者合并感染十分常见。鸡尾酒疗法的出现大大改善了HIV的疾病进展，因而，合并的丙型肝炎病毒感染显得更为突出。两种病毒合并感染时，疾病发展迅速，而且不管是否控制HIV感染，患者经常死于肝脏衰竭，合并两种病毒感染的患者迫切需要紧急治疗，这种治疗需要考虑各个方面的事宜，通常需要不同领域的专家意见，如感染疾病、肝病、毒麻类药物方面的专家。

四、抗病毒治疗前对慢性丙型病毒性肝炎患者的评估

干扰素和（或）利巴韦林治疗有一些绝对禁忌证和相对禁忌证（相对禁忌证如果可以改善，是可以进行抗病毒治疗的）。也有一些治疗前的情况会影响治疗效果和抗病毒的应答。其中，病毒的基因型——这是不能改变的，但是其他可能可以改变，例如，体重、酒精摄入等。因此，对慢性丙型肝炎患者治疗前的评价不仅仅包括绝对禁忌证，也应包括对患者的教育，从而达到最好的治疗效果。

五、PEG-INF-α和（或）利巴韦林治疗的绝对禁忌证（表2-1）

表2-1　丙型肝炎抗病毒治疗的绝对禁忌证

干扰素
肝功能失代偿期
心律失常
未控制的癫痫和抑郁
精神疾病
自身免疫疾病（甲状腺疾病除外）
血小板＜70，ANC＜1500
利巴韦林
肾衰竭
缺血性血管/心脏疾病
不愿意生育控制的人群

（一）肝功能失代偿期

任何提示肝功能失代偿期的证据都不建议干扰素联合利巴韦林的治疗（除外肝脏移植前的特殊情况）。医生关注肝功能失代偿期的任何表现都是非常重要的，例如，血清胆红素升高（除外溶血或Gilbert综合征），INR的增高或血清蛋白低于正常值下限。若出现肝衰竭的征象，如黄疸、曲张静脉出血、肝性脑病和腹腔积液，如果他们是合适的肝脏移植候选者，可以推荐他们去肝脏移植中心。

（二）自身免疫性疾病

干扰素和利巴韦林都可以改变免疫反应，这可能是干扰素（利巴韦林作用小些）的抗病毒作用联合刺激免疫系统反应，从而促进病毒清除，因此，如果患有自身免疫病的患者，干扰素和利巴韦林的治疗可能会加重自身免疫性疾病的状况。所以不建议有活动性自身免疫性疾病的患者行抗病毒治疗，除非在简单药物治疗的情况下，例如，甲状腺素替代疗法，也就是说必须控制自身免疫性疾病的活动方可进行抗病毒治疗。此外，治疗自身免疫性疾病的免疫抑制药物可能会引起HCV RNA滴度过高，从而减少达到持续病毒学应答的机会。因此，抗病毒治疗前要对自身免疫性疾病患者进行充分的评估。

（三）心律失常

尽管少见，但是干扰素可以引起可逆性的心律失常或心肌病，所以如果有室性心律失常或其他形式的明显的心脏病患者，不建议应用干扰素治疗；这样的患者如进行干扰素治疗，其心脏疾病要比丙型病毒性肝炎更易导致死亡。

（四）贫血/缺血性血管病

在接受联合治疗的患者中，至少1/3由于利巴韦林的作用会伴有不同程度的溶血，这可能会引起血红蛋白突然下降。干扰素具有骨髓抑制作用，其也可以逐渐引起血红蛋白下降，因此，所有贫血的患者在抗病毒治疗前应该纠正贫血。利巴韦林可以引起血红蛋白突然下降，所以缺血性血管病（尤其心脏）的慢性丙型肝炎患者，应用利巴韦林治疗是不明智的。

（五）肾脏衰竭

利巴韦林通过肾脏排泄，所以肾脏功能不全会增加血液中的药物浓度（尤其红细胞内）。另外，利巴韦林的半衰期为120天，肾脏衰竭会促进溶血，因而肾脏衰竭是禁忌用药的。仅有几个试验曾对终末期肾病患者应用低剂量的利巴韦林进行研究。PEG-IFN，因为其分子量要远远大于普通干扰素，所以肾脏排泌很少，可能终末期肾病患者对此有更好的耐受。通过对不同程度肾脏损伤患者的药代动力学研究显示，当肌酐清除率小于30 mL/min时，PEG-IFN-α-2a具有更高的血液内浓度（PEG-IFN-α的分子量更大）。

（六）妊娠

对于男性或女性服用者，利巴韦林均具有致畸形，所以治疗期间，所有患者及其性伴侣应该实行安全性生活，直至服药结束后6个月，因为利巴韦林的半衰期时间较长。

六、PEG-INF-α和利巴韦林治疗的相对禁忌证

（一）全血细胞减少

干扰素具有骨髓抑制作用，可以引起剂量相关的中性粒细胞减少、血小板减少和贫血，对于需要进行高剂量干扰素治疗的患者，如基线时中性粒细胞绝对值减少和（或）血红蛋白减少，可给予输注相应的血液成分但是没有数据表明这个高昂的治疗可以增强抗病毒治疗的反应性，对于HIV/HCV合并感染者和肝硬化合并脾功能亢进的患者，血液成分辅助治疗是必须的。尽管粒细胞集落刺激因子

（G-CSF）可以明显提高外周血粒细胞的数量，但是否可以有效抗细菌感染还没见到。在已经揭晓的Ⅲ期临床试验中，对于进行PEG-INF-α联合利巴韦林治疗的患者，很少合并脓毒症，当中性粒绝对值低于1.5×10^7 mm^3时没有患者获得脓毒症。慢性肾脏衰竭患者或鸡尾酒疗法的艾滋病患者，促红细胞生成素可以增加贫血患者的血红蛋白量。另一类经常合并丙型肝炎病毒感染的人群就是先天性血红蛋白病的患者，如地中海贫血这样的患者抗病毒治疗时需要输血维持治疗。

（二）精神障碍

干扰素是一种细胞因子，可以引起流感样症状、乏力、情绪改变和抑郁。所以，如果患者在丙型肝炎抗病毒治疗前已经有情绪不稳定，该治疗可能加重病情。过去，抑郁是干扰素抗病毒治疗的绝对禁忌证，在一项干扰素治疗黑色素瘤患者的大型研究中，随机对照的临床试验结果表明，应用帕罗西汀（一个选择性的5-羟色胺再摄取抑制剂）可以预防干扰素相关性抑郁。该药物的应用使得过去有抑郁症的患者可以获得成功的抗病毒治疗，而不会出现可怕的后果。有报道，除精神分裂症和双相情感障碍之外，其他一些精神障碍患者也可能进行安全的抗肝炎病毒治疗。

（三）癫痫

干扰素治疗可能加重癫痫发作，对于非常好的药物控制的癫痫患者，若非常必要行丙型肝炎的抗病毒治疗，则可安全进行。

七、目前治疗的障碍

（一）影响性

在全世界范围内，大多数丙肝患者很难接近，如无家可归者、发展中国家的穷人或在监狱服刑的被社会忽视的人群。同样，在世界上有此患者则为其保险并没有覆盖到相关的花费，其个人也不能负担抗病毒治疗的费用。

另外，由于需要反复的注射和定期的血液学指标监控，及根据变化需要调整药物剂量或停用药物，许多患者的生活确实受到了影响。必须控制大量的潜在传播的可能性，我们才有希望减轻丙型肝炎造成的负担。因此，在许多城市已经开展了清洁针头的替换工作。许多国家的政府也认识到，对于在押犯不进行抗病毒治疗是失策的。在这样一个可控的环境下，抗病毒治疗一定会成功。

（二）目前治疗的禁忌证

目前，仍有许多患者因为合并有其他疾病而影响抗病毒治疗，如未得到良好控制的严重的癫痫发学者，或不能耐受由于治疗导致的不良反应者，希望第二代抗病毒药物酶抑制剂可以对这部分人群成功治疗。部分人群因为其肝脏病情较重而不能进行抗病毒治疗，这种情况，如果没有其他并发症，肝脏移植可能是最好的方法。

（三）辅助治疗的需要

适当的辅助及支持疗法是必要的。随着抗抑郁药物与补充血液成分制剂的应用，先前因并发症而不能采用抗病毒治疗的患者人数明显下降。

八、需要抗病毒治疗的丙型肝炎特殊患者群

（一）肝硬化患者

丙型肝炎肝硬化患者若能成功进行抗病毒治疗，则获得短期甚至长期收益的可能性是最大的。然而，单用普通干扰素治疗的效果，尤其是对肝硬化患者而言令人失望，PEG-IFN-α联合利巴韦林治疗获得持续性病毒应答的机会有所提高，达到40%～50%。感染丙型肝炎病毒的患者多数死于肝硬化。当抗病毒治疗获得持续性病毒学应答时，早期和长期随访的肝脏活检数据显示肝脏纤维化有所减轻。若需要肝脏移植，对于丙型肝炎病毒定量阴性的患者，则移植后丙型肝炎复发的概率减小。

通过对大量接受各种形式抗病毒治疗的丙型肝炎患者进行分析，肝脏纤维化分期3期（按4期分期）接受治疗的患者出现继发性肝脏细胞癌的机会减小。然而，日本患慢性丙型肝炎并发癌变的可能性更大，所以这些患者通过治疗获益更大。对于白种人的肝癌大大减低的说法还有争论，关于日本人和白种人成功抗病毒治疗后，肝功能失代偿概率明显减低的说法也有报道，但是所有的数据都来自观察病例，这部分患者中少有严重的患者接受治疗。逻辑上，当刺激性因子去除后，就像肝豆状核变性病和血色病去除过量的铜、铁，可能获得长期收益。

（二）HIV/HCV合并感染

随着有效的抗HIV的治疗药物的出现，HIV、HCV合并感染患者的肝脏相关性病死率变得明显。尽管HIV未治疗患者的肝脏原因病死率仍然是合并感染者死亡中最高的，但是HIV病情受到良好控制患者的肝脏疾病也是大问题。HIV和HCV合并感染者的丙型肝炎发展速度是单独HCV感染者的两倍，因此为合并感染者寻找有效的治疗方法是非常急迫的。

因为HIV患者免疫抑制背景，HCV RMA滴度趋向很高，对HIV患者进行抗HCV治疗时，会遇到很多问题。利巴韦林和鸡尾酒疗法中的多种成分有不良的相互作用，尤其是“d”药物，可能与细胞内的代谢竞争有关。这样的药物相互作用可能引起严重的线粒体严重损伤、肝脏脂肪变性，甚至肝脏衰竭。因为很多的合并感染患者已经或目前处于经静脉注毒状态，所以对HIV、HCV两者的抗病毒治疗仍然是有问题。

对于合并感染患者，其首诊医生经常并不熟悉肝脏疾病，也不熟练肝脏活检，如果没有肝脏活检，肝硬化患者可能就漏诊，因为如果代偿期肝硬化没有侵入性检查是很难诊断的，对于合并感染HCV和HIV的肝硬化患者，即使只有轻度的血清胆红素和（或）低蛋白血症，进行抗病毒治疗也可能引起急性肝功能失代偿和死亡。因此，建议这类患者应该通过多个临床学科包括感染、肝病、药物成瘾方面的专家进行共同治疗。

（三）合并HIV感染的丙型肝炎患者的抗病毒治疗的时机

HIV/HCV感染患者的治疗指南建议，最好先进行抗HIV治疗，如果不需要抗反转录病毒治疗，这就是治疗丙型肝炎的理想时机；如果抗反转录病毒治疗是必须的，这个治疗必须在任何抗丙型肝炎病毒治疗前进行。HIV的病情在进行干扰素和利巴韦林治疗前应该是稳定的。

（四）ALT正常患者伴或不伴非肝性、丙型肝炎相关性的合并症

至少25%的丙型肝炎患者在数年内保持持续性或间断性的正常ALT水平，有些患者在肝脏活检时可能已存在明显肝脏纤维化，提示其疾病可能处于进展中，需要抗病毒治疗。PEG–INF–α–2a 180 μg/周，联合利巴韦林（800 mg/d）治疗48周的持续病毒学应答和ALT增高患者的治疗效果相似。

有些患者其肝外表现的合并症与丙型肝炎病毒有关，清除病毒能改善。即使这类患者的血清ALT正常，肝脏活检显示轻度病变，治疗还是需要的，尤其对于患有冷球蛋白血症引起的系统性血管炎者，不管是否合并非霍奇金淋巴瘤。最近的荟萃分析表明，丙型肝炎和非霍奇金淋巴瘤的发生确有关系。

血管炎引起的冷球蛋白血症常常累及皮肤、肾脏或外周神经，接受抗病毒治疗的此类患者的70%上述症状可以得到控制，有时甚至病毒血症持续时，症状仍可改善。治疗结束后，如未能达到病毒清除，病情可复发，但是即使在持续病毒血症患者中，这些症状仍可以得到控制，不需要免疫抑制和（或）血浆置换。这个特殊的并发症是在持续病毒血症存在的情况下，仍进行抗病毒治疗的为数不多的适应证中的一个。

对于慢性丙型肝炎病毒感染引起的脾脏淋巴瘤，若能获得持续病毒学应答则可完全消退，否则并不如此。

终末期肾病患者的丙型肝炎感染率是非常高的，不建议肾脏移植患者应用干扰素，因为该药物可能加重器官排斥。抗病毒治疗应尽早在慢性肾病患者的病程中进行，因为终末期肾病患者对抗病毒治疗耐受差。然而，PEG-INF-α-2a的药物动力学特点使其比普通INF-α患者的耐受性可能好些。

（五）肝脏移植患者

在欧洲和北美，丙型肝炎引起的终末期肝病是肝脏移植的适应证，如果没有积极干预，移植肝脏再感染是不可避免的。在抗排斥的情况下，可以发生疾病的迅速进展，影响移植物和患者的生存率。

1．移植前　从理论上讲，医生应该在移植前行清除病毒的治疗，但是实际上很难实行，因为患者经常有肝功失代偿，而且肝癌患者需要肝脏移植的急迫性限制了移植前有效的抗病毒治疗。

通过严密的监测和药物剂量调整可以使一些患者在肝脏移植前受益。

2．移植后　尽管干扰素具有免疫刺激作用，在理论上具有诱发移植排斥的风险，但是干扰素还是成功应用于很多肝脏移植患者的治疗，一些已经发表的研究多集中在应用普通干扰素和利巴韦林治疗上，长效干扰素和利巴韦林的治疗也逐渐增加。总之，移植后患者的抗病毒成功率较低，而且中断治疗率要高于非移植患者。

在一项法国的研究中将52个肝脏移植患者随机分为安慰剂组和普通干扰素联合利巴韦林治疗组，抗病毒治疗组的持续病毒学应答是21%，而安慰剂组是0。由于显著的不良反应，尤其是严重的贫血，导致43%的患者中断治疗。

另一项治疗是关于应用干扰素和利巴韦林治疗6个月和12个月的对比，57%的患者（68%的患者为基因1型）接受治疗，疗程为6个月者的持续病毒学应答是22%，而12个月者是17%，提示某些患者可能受益于短程治疗。该研究也提示，病毒学无应答而生化有应答的患者也有组织学的改善。因此，其也可能成为这组患者维持治疗方案的一部分。

考虑到这类患者对抗病毒治疗的耐受性差，且病毒应答低的情况，其他抗病毒方法也在尝试。如单用利巴韦林治疗可以引起生化学应答和肝组织炎症积分的下降，但是其是否能减缓肝脏纤维化进展尚需要长期的随访来确定。

近期的多数试验都着眼于PEG干扰素和利巴韦林。一项前期研究发现，43.6%的患者因为不良反应中断治疗，但完成疗程者，66.7%获得持续病毒学应答。

对于不能耐受干扰素和利巴韦林治疗的患者，将来有希望使用蛋白酶抑制剂和解旋酶抑制剂，或抗纤维化治疗。

（六）滥用药物

继续应用毒品的患者既包括应用监督的美沙酮和海洛因计划的患者，又包括偶然注射海洛因的患者和与其他人共用针头注射器的患者。这类患者的治疗是一个很大的挑战，需要大量的资源，他们在治疗期间的任何时候都存在漏服药、监测失访和再感染的风险。因此，多学科共同协作是非常必要的。大多数医生会建议这些患者在开始治疗丙型肝炎之前，首先去毒品治疗中心，再接受处方药物计划。这类群体普遍存在酗酒、应用多种毒品、营养缺乏、焦虑和抑郁等问题，因此精神治疗是必须的。许多研究表明，IFN和利巴韦林能给毒品应用者带来益处，其中不包括那些正在应用毒品和酗酒者。在Norwegian的研究中随访了27例曾静脉应用毒品并成功治疗了其丙型肝炎者。尽管其中33%继续注射毒品，但是仅有1名再次感染，这说明他们的生活方式改善了很多。同样也说明，治疗这些患者，不仅仅给个人带来了益处，同时由于病毒载量的降低也减少了传染给他人的机会。

针对早期应用毒品者所提出的指南治疗意见，其涉及的行为伦理遭到了Edlin等的质疑。他们强调，很多慢性疾病患者的治疗依从性降低，必须对每个患者的不良反应、风险效益比、再次感染的风险和治疗时机进行评估。

药物监督治疗方案可能包括每日随访，并与丙肝治疗方案相互结合。这种方法同样适用于监狱环境。PEG-IFN半衰期长适用于每周随访的治疗者。

（七）儿童

早期的经验发现，儿童慢性乙型肝炎患者能够很好耐受大剂量IFN。然而，缺乏大量的临床数据。许多接受治疗的儿童患者都患有以下疾病：血友病、地中海贫血或者恶性疾病等，这些疾病可能影响治疗的反应，减少抗病毒的耐受性。一项包括41名儿童的研究发现，经过1年标准IFN和利巴韦林治疗后持续应答率达到61%。但是，对于应用PEG-IFN的临床数据仍十分有限。

（八）地中海贫血和铁负荷过程

对合并丙型肝炎的地中海贫血患者进行抗病毒治疗非常困难，因为他们可能不能耐受利巴韦林带来的贫血，肝病进行性发展，基线铁负荷过量——这些都可能影响抗病毒治疗效果。

在一个IFN单药治疗的研究中，13名儿童患者中有6名治疗应答较好，他们的肝病并不严重，而且基线铁蛋白较低。然而，在澳大利亚的一项研究中发现，基线肝脏铁含量与持续抗病毒疗效无关。

在一个初步试验研究中，有11位合并地中海贫血患者联合应用IFN和利巴韦林治疗，尽管有5名患者可能因为应用利巴韦林而发生持续应答反应，但在治疗期间仍然需要增加输血和铁螯合剂。在另外一项研究中，18名（其中14名为基因型lb）患者接受了为期12个月的IFN和利巴韦林联合治疗，持续应答率为72.2%，支持性输血治疗率增加了30%。

目前正在对PEG-IFN和利巴韦林联合治疗进行研究，对于不能耐受利巴韦林的患者来说，PEG-INF单药治疗也是一种选择。

九、对普通干扰素单药治疗或与利巴韦林联合治疗无应答者和复发者

数个研究发现，某些患者对干扰素单药治疗无应答，但有可能对联合治疗有反应。

收益最大的是那些初始治疗失败而后复发的患者。在一项345名应用干扰素单药治疗后复发的患者参与的研究中发现，接受干扰素和利巴韦林联合治疗的持续应答率为49%，而干扰素单药治疗为5%。

之前无应答者的此次应答率较低，仅为15%~20%。其他研究企图尝试在诱导期应用大剂量IFN。

另一种方法是加用金刚烷胺。在一项纳入225名非应答者的大型试验中，将干扰素和利巴韦林联合治疗与干扰素、利巴韦林和金刚烷胺联合治疗相比较。接受3种药物联合治疗者的应答率高（18%和25%）。

这组患者也应用其他类型的干扰素。在采用复合干扰素和利巴韦林治疗对标准干扰素和利巴韦林无反应患者的初步研究中，发现之前无反应者的持续应答率为33%，复发者的持续应答率为42%。

关于应用PEG-IFN联合利巴韦林重新治疗丙肝的资料有限，但是初步的资料显示，曾接受干扰素单药治疗的患者获益很大，而且已经接受干扰素和利巴韦林联合治疗的患者也受益很大。早期的病毒学应答反应可以很好地预测持续应答反应率，但是需要大量数据证明曾接受治疗的患者在复治时预测因子仍然有效。

总之，与治疗有效相关的因素包括：曾经复发（而不是无反应）、基因2型和3型、低水平HCV RNA和对治疗的早期病毒学应答。负面因素包括非裔美洲人和（或）肝硬化。

轻度肝损伤的患者可以等待新型抗病毒药物的出现，但是对于肝脏损伤重的患者，更现实的优先选择是延缓肝硬化的发展及维持肝功能正常，并且可以考虑长期应用维持药物。

第三章　肝硬化

第一节　肝硬化的诊断与鉴别诊断

一、诊断

（一）诊断方法

1．病史和症状体征　采集病史以助于了解肝硬化的病因。应详细询问肝炎史、饮酒史、药物史、输血史及家族遗传性疾病史。

早期或代偿期肝硬化患者表现为厌食、消瘦、乏力、疲劳，甚至是维生素D缺乏引起的骨质疏松。失代偿期肝硬化患者可导致腹腔积液、自发性腹膜炎、肝性脑病、食管、胃底静脉曲张出血等并发症。临床表现为黄疸、消化道出血、凝血功能障碍、腹围增大和精神状态改变。

慢性肝病或肝硬化患者具有特定的体征。包括手部及指甲特征（如由于低蛋白血症引起的白色指甲、肝掌、蜘蛛痣）、脸部特征（如毛细血管扩张、蜘蛛痣、脂溢性皮炎、巩膜黄染、原发性胆汁性肝硬化患者出现黄瘤）、胸壁特征（男性乳房发育或女性乳房萎缩）及腹部特征（如腹壁皮下静脉可显露或曲张，甚至在脐周静脉突起形成水母头状、静脉上可听到静脉杂音肝脾大、腹部移动性浊音阳性）。其他一些体征包括肝臭、肌肉萎缩、周围性水肿、颈静脉怒张等。

2．生化检查

（1）血清胆红素：失代偿期可出现结合胆红素和总胆红素升高，胆红素的持续升高是预后不良的重要指标。

（2）人血清蛋白、球蛋白及其比值：人血清蛋白正常值为35～55 g/L，球蛋白为20～30 g/L，A/G比例为1.5～2.5∶1。肝硬化时血清总蛋白正常、降低或可增高，但清蛋白降低，球蛋白增高，清/球蛋白比值降低或倒置。肝是合成清蛋白的唯一场所，在没有蛋白丢失的情况（如尿蛋白）时，人血清蛋白量常可反应肝储备功能。在肝功能明显减退时，清蛋白合成减少。肝硬化时常有球蛋白升高，蛋白电泳也可显示γ球蛋白显著增高和β球蛋白轻度升高。

（3）凝血酶原时间（PT）：是反应肝储备功能的重要预后指标，晚期肝硬化及肝细胞损害时明显延长，如用维生素K后不能纠正，更说明有功能的肝细胞减少。

（4）ALT和AST：是反应肝损害的敏感指标，但缺乏病因的特异性。其升高程度不一定与肝损害程度一致。据研究，ALT在细胞胞质内合成，AST则在线粒体内合成。如线粒体也遭受严重损伤，AST逸出多而增高明显。当慢性肝炎演变至肝硬化时，往往AST＞ALT，故AST/ALT比值增大，反应肝细胞损伤的严重程度。

（5）γ-谷氨酰转肽酶（γ-GT）：90%肝硬化患者可升高，尤其以PBC和酒精性肝硬化升高更明显，合并肝癌时，明显升高。

（6）碱性磷酸酶（AKP）：70%的肝硬化患者可升高，合并肝癌时明显升高。

3. 反映肝纤维化的血清学指标　经过动物实验和临床-病理对照研究发现了不少对判断肝纤维增生有一定价值的血清指标。国内应用较多的有血清Ⅲ型前胶原氨基端肽（PⅢNP）、Ⅳ型胶原（CⅣ）、层连蛋白P1（Lam）、透明质酸（HA）。总的来说，在动物实验中这些指标和肝中相应的细胞外基质成分有良好的相关性；在临床研究中这些指标和肝组织病理学纤维化程度也有较好的相关性，由慢性肝炎、肝纤维化到肝硬化逐步升高，如能除去肝外疾病及肝炎症活动的影响，对诊断肝纤维化有一定帮助。但是动物实验各组之间有较多的重叠，仅凭一次结果难以做出肯定的诊断，而且目前国内此类试剂盒亟需标准化并提高其稳定性，联合应用多项指标综合判断、并进行动态测定可能更有助于判断肝纤维增生变化趋势和治疗效果。

4. 影像学诊断

（1）超声检查：是一种简单而廉价的手段，是怀疑肝硬化患者的首选检查。B超检查可以提供肝大小、肝实质回声强弱、肝叶形态、腹腔积液、门静脉血栓等信息。对门静脉血栓形成及肝癌等肝硬化的并发症有较高的诊断价值。

（2）CT：肝硬化的影像学改变与B超检查所见相似，但诊断早期肝硬化相关形态学变化的作用欠佳。用于诊断肝硬化的最重要的CT表现包括由于肝细胞再生导致的再生结节、肝叶非均匀性萎缩、肝裂增宽等。此外，还可见脾大、门静脉扩张和腹腔积液等门静脉高压症表现。

（3）MRA：尽管较少应用，但是MRA清楚地显示门脉系统血管的情况，包括门静脉血流和方向及门静脉血栓。

5. 肝组织检查　肝组织活检仍然是肝硬化诊断的金标准。肝活检可以通过经皮、经颈静脉、腹腔镜、开放手术或B超、CT引导下细针穿刺的方法进行。有益于无任何临床症状及实验室检查异常的“早期”代偿期肝硬化患者的诊断。但是对于晚期肝病及具有典型临床表现、实验室结果及影像学发现的患者没有必要进行该项检查，除非为了明确炎症的程度。肝活检不仅可以明确诊断，还有助于确定肝疾病的病因。但这也不是绝对的，原发性损伤（如非酒精性脂肪性肝病和自身免疫性肝炎）可能在检查时无阳性发现。另外肝活检有助于两种以上病因共存的肝疾病（脂肪肝和病毒性肝炎，血色病和病毒性肝炎）及自身免疫重叠综合征、传染性疾病的诊断。

尽管肝活检优势不言而喻，但也存在其局限性。肝活组织检查的主要局限性为存在抽样误差和不同观察者间的变异，虽然可以通过获得足够长度的肝组织和由经验丰富的病理学家来减少这些误差，但仍然存在分级错误的风险。因此，最近有欧洲学者撰文称应该把肝穿刺活组织检查称作最好的分级标准而不是金标准。另外，由于该检查是一项有创性操作，因而难以在临床普遍开展。

6. 非创伤性血清学模型

（1）血清学模型：心肌灌注储备（APRI）指数（AST×100/血小板计数）的检测手段便捷、数据来源简单。作为血清学模型诊断肝硬化，开拓了新纪元。类似的血清学模型还包括Fibrotest（α2-巨球蛋白、结合珠蛋白、γ-GT、总胆固醇、血小板计数）、Fibrometer（透明质酸、凝血酶原时间、血小板计数、AST、α_2-巨球蛋白、尿素、年龄）、Forns指数（年龄、y-GT、总胆固醇、血小板计数），这些模型在最佳阈值下的AUROC值达0.78～0.88。可使约1/3的患者避免肝穿刺活检，但评估肝硬化分期尚有难度，也不能保证在其他阈值下同样保持良好的敏感性、特异性。因此并不能准确广泛应用于临床。

（2）影像学检查：超声弹性成像（UE）可全面了解整个肝脏实质，弥补了肝穿刺活检的局限性。UE通过测量肝僵硬度（LSM）来反映肝硬化程度。然而UE诊断肝硬化受多种因素的影响，如性别、BMI、全身代谢性疾病等。目前约1/7的TE诊断结果与肝穿刺活检结果不一致，磁共振弹性成像（MRE）的应用前景值得期待，MRE可完整评估肝实质的病变，且不受肥胖、腹腔积液的影响。肝实质的僵硬度本身并不等同于肝硬化，其他原因如炎症、脂肪变、血管充血、胆汁淤积、门静脉高压等亦可导致肝僵硬度增加，从而使MRE评估纤维化受到干扰。声频辐射加压脉冲影像技术（ARFI）亦是一种测定肝硬化程度的影像学技术，初步研究结果显示ARFI评估肝硬化的效果与UE相似。

（二）肝功能的综合评估

1. 肝硬化代偿与失代偿

（1）代偿性肝硬化：指早期肝硬化，一般属Child-Pugh A级。虽可有轻度乏力、食欲减少或腹胀症状，但无明显肝衰竭表现。血清蛋白降低，但仍≥35 g/L，胆红素＜35 μmol/L，凝血酶原活动度多＞60%。血清ALT及AST轻度升高，AST可高于ALT，γ-谷氨酰转肽酶可轻度升高，可有门静脉高压症，如轻度食管静脉曲张，但无腹腔积液、肝性脑病或上消化道出血。

（2）失代偿性肝硬化：指中晚期肝硬化，一般属Child-Pugh B、C级。有明显肝功能异常及失代偿征象，如人血清蛋白＜35 g，A/G＜1.0，明显黄疸，胆红素＞35 μmol/L，ALT和AST升高，凝血酶原活动度＜60%。患者可出现腹腔积液、肝性脑病及门静脉高压症引起的食管、胃底静脉明显曲张或破裂出血。

2. 肝功能分级　20世纪60年代以来，为了指导门脉高压的手术治疗，提出了肝功能分级标准。1964年美国的两位外科医生Child及Turcotte将肝硬化患者的肝功能分为三级，简称CTC分级（表3-1）。1966年Treu等提出的标准见表3-2。

表3-1　肝功能CTC分级标准

肝功指标	A	B	C
血清胆红素（μmol/L）	＜34.2	34.2～51.3	＞51.3

续表

肝功指标	A	B	C
人血清蛋白（g/L）	＞35	30～35	＜30
腹腔积液	无	易控制	难控制
神经系统状态异常	无	轻	重
营养状态	佳	良	差（消瘦）

表3-2 1966Treu、Buvns、Saunders标准

临床生化指标	分数		
	1	2	3
肝性脑病	无	1～2	3～4
腹腔积液	无	轻度	中重度
胆红素（μmol/L）	＜34.2	34.2～51.3	＞51.3
清蛋白	＞35	30～35	＜30
凝血酶原时间（INR）	＜1.3	1.3～1.5	＞1.5
PBC时胆红素（mg/dl）	1～4	4～10	＞10

1973年英国King's College的外科医生R.N.H.Pugh等发表文章，提出他们对Child分级的修正。他们将营养状况一项取消代之以凝血酶原测定结果，并将原发性胆汁性肝硬化患者（PBC）的胆红素标准另设。以1、2、3分计其程度，这样，每一患者的计分，最低为5分，最高15分，又设定5～6分属A级，7～9分为B级，10～15分为C级。A级手术风险最小，B级中等，C级风险最大。这个修正方案较之CTC更为合理、易用。所以人们一直以Child-Pugh分级命名而沿用之。

1983年中华医学会外科学会曾再次修订，增加谷丙转氨酶一项（＜40、40～80、＞80）。钱林学医师等曾随访住院肝硬化患者832例，对临床、实验室检测各项指标进行与生存时间相关分析，以Kaplan-Meier法行单变量分析，再以COX回归模型为变量分析，结果有7个指标对生存有独立预后意义：清蛋白、腹腔积液、脑病、总胆红素、出血次数、血小板和年龄。如患者出现3～4级脑病，大量难控的腹腔积液、清蛋白＜25 g/L，血清总胆红素＞2.0 mg/dl中任何一个，中位生存时间小于1年；如出血次数＞2次，年龄＞60岁，中位生存时间为2～3年或以下。在单变量伴发肝硬化患者，如伴发大块性（全小叶性）或亚大块肝实质

性坏死者，依全国病毒性肝炎防治方案之规定，属于伴发慢性重型肝炎，依据临床表现又可分为早、中、晚期。

二、鉴别诊断

（一）与表现为肝脾大的疾病鉴别

1. 慢性肝炎　肝硬化代偿期主要应与慢性肝炎进行鉴别。二者临床表现相同，但后者肝质地中等，表面光滑，B超等影像学检查有辅助鉴别诊断意义。

2. 原发性肝癌　原发性肝癌多发生在肝硬化的基础上，二者的鉴别常有困难。该病肝多明显增大，表面凸凹不平，有质地坚硬的结节形成，碱性磷酸酶升高，影像学检查发现占位性病变，尤其CT常示不完全强化和边缘强化。反复检测AFP，如AFP为800～1000 μg/L，首先考虑肝癌。动态监测ALT与AFP更具临床意义，若AFP持续升高（＞8周）而ALT逐渐下降，多考虑肝癌。必要时行选择性肝动脉造影或B超引导下肝穿刺活检。

3. 某些累及肝的血液病　如慢性溶血性贫血、特发性血小板减少性紫癜、淋巴瘤等，实验室检查及影像学检查可协助鉴别，并不困难。

（二）与引起腹腔积液疾病的鉴别

1. 结核性腹膜炎　该病患者常有结核病史，有其他器官结核病灶、结核中毒症状，腹腔积液出现前先有腹痛，伴肠结核者常有腹泻及腹内肿块，腹壁增厚柔韧感，具有腹部深压痛，缺乏门脉高压表现，腹腔积液为渗出性，腺苷脱氨酶（ADA）明显增高。

肝硬化腹腔积液合并结核性腹膜炎时，因结核性腹膜炎的临床表现不典型且腹腔积液可接近漏出液，则容易漏诊。如患者腹腔积液以淋巴细胞为主，一般细菌培养阴性，ADA增高，特别是有结核病史或接触史，伴腹膜外结核病灶者，应注意肝硬化合并结核性腹膜炎的可能，必要时行腹腔镜检查。

2. 癌性腹腔积液　腹内脏器癌肿均可转移至腹膜产生大量腹腔积液，临床中时常见到肿瘤原发灶相当隐蔽而已有广泛腹膜转移的病例。该病腹腔积液发展迅速，多为血性，腹腔积液中纤维连接蛋白（FN）增高，乳酸脱氢酶（LDH）较血清中为高，如腹腔积液中找到癌细胞，腹膜转移癌可确诊。原发性肝癌或肝转移癌、恶性淋巴瘤在未有腹膜转移时，腹腔积液细胞学检查为阴性，此时主要靠B超、CT等检查寻找原发灶。对鉴别非常困难者，腹腔镜检查可明确诊断。

3．缩窄性心包炎　该病继发于急性心包炎，多有结核病史，有劳力性呼吸困难，可见颈静脉怒张、Kussmaul征、心率快、心音弱，可闻及心包叩击音，脉搏细弱无力，奇脉，患本病时肝多明显肿大。

4．巨大卵巢囊肿　所谓腹腔积液实为巨大卵巢囊肿，故平卧时腹部中间隆起而非蛙腹，测量脐耻径多大于剑脐径，叩诊腹部两侧鼓音，中间浊音，移动性浊音阴性，下腹部块状物边界清楚，B超检查见圆球形液性暗区，边界整齐光滑，液平面不随体位移动，妇科检查可协助诊断。

5．Budd-Chiari综合征　突发性肝区痛，肝呈进行性肿大，腹腔积液增长迅速，蛋白含量高。慢性者肝区疼痛可不显著；侧胸、腹壁有明显静脉曲张，特点是血流方向异常；肝功能多无明显损害。B超与CT可发现肝尾叶肿大，MRI显示肝静脉及下腔静脉部位有狭窄，必要时可做下腔静脉造影明确诊断。

6．巨大肾盂积水　较为少见。发病缓慢，一般状况多较好，无肝病史，腹大似有腹腔积液，但无移动性浊音，肾盂造影可以确诊。

第二节　肝硬化的氨基酸疗法

一、肝硬化的氨基酸代谢失衡

肝硬化患者往往存在严重的营养不良，尽管营养不良并不包含在Child-Pugh分级的内容中，但营养不良往往成为影响其临床预后的一个重要因素。其中氨基酸失衡是晚期肝硬化代谢紊乱的重要组成部分。

在人体中氨基酸不仅是各种代谢途径的重要底物，还能协同胰岛素活化营养敏感的信号转导通路。晚期肝硬化患者往往出现严重的氨基酸代谢紊乱，特别是支链氨基酸（BCAAs）与芳香族氨基酸（AAAs）比例失调，进而引起免疫功能受损并出现各种严重并发症。

正常人血浆BCAA（主要是亮氨酸、异亮氨酸和缬氨酸）与AAA（主要是苯丙氨酸、酪氨酸和色氨酸）成一定比例，即BCAA/AAA=3：3.5。AAA主要在肝内分解代谢。在肝功能不全的情况下，芳香族氨基酸和蛋氨酸不能被肝细胞分解而积聚，致使血浆中芳香族氨基酸增加。由于血浆氨基酸浓度增加兴奋，胰岛α细胞以及肝对胰高血糖素的降解减少，血浆胰高血糖素浓度增高刺激肌肉的分解代谢，并释放氨基酸，使大量AAA进入血中。当肝无力将其分解时，致血中AAA浓度升高，可比正常增高2～4倍。BCAA不经肝代谢而是由肌肉和脂肪组织分解，故肝功能障碍不会使其堆积。但肝功能障碍时，胰岛素在肝内的灭活减少引起高胰岛素血症，可促进骨骼肌和脂肪组织对BCAA的摄取，使其血浆浓度下降。结果BCAA下降，AAA上升，BCAA/AAA比值下降至1或以下。此外，肝功能障碍，体内色氨酸代谢障碍，游离色氨酸浓度升高而总色氨酸浓度减少。肝硬化患者人血清蛋白下降，导致非结合型色氨酸增多，同时肝对脂肪酸的酯化障碍，非酯化的脂肪酸置换色氨酸并与人血清蛋白的结合，致使血浆游离色氨酸浓度增加。

AAA与BCAA系中性氨基酸，由共同载体转运竞争性通过血脑屏障。BCAA/AAA比值下降，有利于AAA进入血脑屏障而造成苯丙氨酸、酪氨酸和色氨酸在脑脊液中的蓄积。

正常神经递质多巴胺和去甲基肾上腺素是由酪氨酸经酪氨酸羟化酶作用形成多巴，再经多巴脱羧酶脱羧基而成多巴胺，然后再经羟化形成去甲基肾上腺素和肾上腺素。多巴胺和去甲基肾上腺素起神经传导的递质作用。肝功能障碍时，由于AAA增多，苯丙氨酸和酪氨酸浓度升高，二者竞争酪氨酸羟化酶致多巴胺产生减少。而且分别经过脱羧酶的作用，脱羧基后形成苯乙胺和酪胺，再经羟化酶的作用，衍变为苯乙醇胺和鳟胺。苯乙醇胺和鳟胺的结构与正常神经递质多巴胺和去甲基肾上腺素极相似，但其效能远不及正常神经递质。有研究认为只有去甲基肾上腺素的1%，故称为假性神经递质。当假性神经递质增多时，竞争性替代正常神经递质。使大脑冲动受阻而发生抑制，出现意识障碍甚至昏迷。

此外，色氨酸在色氨酸羟化酶作用下，生成5–羟色氨酸，再经5–羟色氨酸脱羧酶作用形成5–羟色胺，后者系神经递质。但肝功能障碍时色氨酸代谢为血清素起生理性神经抑制作用。

因此，氨基酸代谢失衡，假性神经递质替代多巴胺和去甲基肾上腺素的位置以及血清素对神经的抑制作用已成为慢性肝性脑病发病的主要机制之一。

二、氨基酸治疗的机制

自从Fischer等发现苯乙醇胺和鳟胺在血中浓度增高会导致肝性脑病并在1976年用主要含丰富支链氨基酸的复方氨基酸（FO-80）治疗家犬肝性脑病模型以来，氨基酸治疗肝硬化引起的肝性脑病和亚临床型（潜在型）肝性脑病受到重视。综合研究显示，BCAA补充对肝的有益作用包括：

1. 可以有效降低肝硬化患者的蛋白质代谢，刺激肝蛋白合成，纠正负氮平衡，改善营养状况，促进好的临床结局。

2. BCAA可以不通过肝代谢，血清中含量少由此减轻肝负担。

3. 应用BCAA制剂在提高肝硬化患者血清蛋白水平的同时可使其血糖水平下降，但不会加重胰岛素抵抗。

4. 膳食中补充BCAA不但未见肝性脑病发生，相反通过饮食补充蛋白增加了氮含量。补充BCAA可通过增高血浆中BCAA浓度，降低血浆中AAA水平，并竞争性阻止其通过血-脑屏障。

5. BCAAs对肝硬化患者的免疫功能尤其是CD细胞、NK细胞和肝相关淋巴细胞（LAL）有免疫增强作用，其中亮氨酸可能起重要作用。在生理浓度下，亮氨酸可刺激胰岛素分泌，与空腹胰岛素（FINS）浓度呈量效关系。还可通过星状细胞刺激肝细胞生长因子的合成。高BCAA配方的理论优势包括高亮氨酸可增加蛋白质合成而降低其分解；BCAAs可为脑、心脏、肌肉提供能量；在分解代谢和血胰岛素低下时，可调节肌肉中氨基酸的外流；改善骨骼肌对氨的代谢；增加脑中去甲基肾上腺素合成；降低芳香族氨基酸对脑的损伤。

此外，口服BCAA还能减少肝衰竭和静脉曲张出血的发生，降低Child-Pugh A级肝硬化患者肝细胞癌的发生率，预防肝病相关事件的发生，并能改善乏力和失眠等症状，提高患者的生活质量。Kawaguchi等所进行的一项前瞻性研究表明，氨基酸失衡是肝硬化患者发生HCC的一个重要危险因素。补充BCAA可降低HCC风险并延长肝硬化患者的生存期。

BCAA参与葡萄糖-丙氨酸循环（肌-肝能源循环），在糖与脂肪不足情况下，BCAA提供的能源占全量的20%～30%；BCAA促进肝和肌蛋白合成，抑制蛋白分解，使血中AAA下降；在骨骼肌中，三种BCAA参与谷氨酰胺的合成以对氨起解毒作用。

三、氨基酸治疗方法与疗效评价

临床常用的治疗肝硬化的复方氨基酸主要是含三种支链氨基酸浓度较高者。分为口服制剂和注射制剂两类。前者包括六合氨基酸颗粒和复方氨基酸颗粒剂等，后者包括六合氨基酸注射液和复方氨基酸（3AA）注射液等。这些制剂主要含亮氨酸、异亮氨酸及缬氨酸等3种支链氨基酸，可补给支链氨基酸，调节肝病患者氨基酸代谢紊乱及支链氨基酸与芳香族氨基酸比例失调引起的假性神经递质出现的肝性脑病。

（一）BCAA口服制剂

口服的BCAA或以BCAA为主的复合BCAA均在小肠内被吸收，不能到达大肠，因此不会被细菌分解而增加肠道氨的生成，有一定的降氨作用。口服BCAA补充剂尚可致正氮平衡，促进人血清蛋白的升高，促进蛋白质的合成，纠正或改善血浆中BCAA/AAA的比例失调。

其作用相似于等量的饮食中蛋白质，但不会引起脑病。因此口服BCAA不但对肝性脑病有良效，且可使血浆氨基酸长期平衡在正常或接近正常的范围，阻断慢性肝病氨基酸代谢失衡的恶性循环。特别是在限制蛋白质摄入的患者，为了纠正氮的平衡、改善营养，是采用口服BCAA补充剂的指征。口服用量，一般每日10～30 g，7～14天为1个疗程。影响口服BCAA补充剂疗效的原因之一是其味苦，这往往造成患者对服用富含BCAA补充剂的依从性较差。由于温度是影响口感的重要因素，Itou等探讨了加热对BCAA稳定性和对肝硬化患者服用富含BCAA补充剂依从性的影响。结果显示，在BCAA加热至80℃后，缬氨酸、亮氨酸或异亮氨酸水平无明显下降。与服用时温度为25℃的相比，加热到60℃后才服用的富含BCAA补充剂的热量摄入明显增加。此外，加热后的富含BCAA补充剂能明显增加血液淋巴细胞计数。提示加热对BCAA的稳定性无影响，并可提高患者服用富含BCAA补充剂的依从性。结果可能使肝硬化患者的营养状况得到改善。也有研究认为，白天给予的BCAAs主要用于合成能量，不能有效刺激肝合成清蛋白，因此建议睡前口服。

（二）BCAA注射制剂

与口服制剂主要用于预防和改善肝性脑病相比，BCAA注射制剂不受肠道吸收能力的影响，治疗肝性脑病和促苏醒的作用更大。有研究表明，BCAA注射液（250～500 mL/d）联合乙酰谷酰胺或纳洛酮治疗肝性脑病效果较好，促苏醒时间短，疗效明显优于单用BCAA的对照组。乙酰谷酰胺可改善神经细胞代谢，维持神经应激能力，是BCAA进入脑细胞的载体，且其本身具有降氨作用，尤其在患者内环境偏于酸中毒时效果尤佳。纳洛酮也具有纠正肝性脑病血流动力学紊乱，改善低氧血症及其所致的脑缺血区微循环障碍，抑制中性粒细胞释放氧自由基及细胞内钙离子超载，稳定缺血神经膜上Na^{+}–K^{+}–ATP酶活性，改善脑细胞代谢，从而保护脑细胞的正常功能，最终达到对肝性昏迷患者的催醒作用。特别是肝性脑病患者β–内啡呔含量超过正常人体内水平，其升高水平与肝性脑病严重程度呈正相关。纳洛酮是阿片受体拮抗药，能迅速通过血脑屏障。其与阿片受体亲和力远高于β–内啡呔等吗啡样物质，从而阻断了β–内啡呔对意识的影响。故认为对肝硬化和肝性脑病的治疗，氨基酸疗法是主要的一种。其对纠正负氮平衡，促进蛋白合成或贮存，提高血浆蛋白的含量，降低血浆非蛋白氮和尿素氮的含量及改善患者的营养状况是有益的。但仍不能忽视针对诱因的治疗和其他对症处理。特别是对HE复发危险因子的确认可能有助于发展新的预防策略，从而减少因HE反复发作引起的脑损伤。

总之，BCAA治疗肝衰竭是基于其独特的药理学特性。BCAA对氨解毒成为谷氨酰胺（GLN）有促进作用，可降低肝硬化的血氨浓度。许多证据显示，在肝硬化时BCAA不足的主要原因是BCAA在骨骼肌中被不断用于合成谷氨酸，后者可作为使氨解毒成为GLN的底物。BCAA治疗肝衰竭患者时可能发挥了一些积极作用，这在BCAA水平明显下降的患者中可能更明显。但另一方面，由于BCAA对GLN合成有刺激作用，BCAA补充可能会促进肠道和肾GLN的分解而增强氨的产生，从而对肝性脑病的发展起了有害影响。因此，为了提高BCAA对肝病患者的治疗效果，应避免其对氨产生的有害影响，虽然这种有害影响在健康者和（或）其他疾病患者中是微乎其微的。在治疗肝性脑病时，建议同时给予BCAA（纠正氨基酸失衡，促进氨解毒成为GLN）和α–酮戊二酸（抑制GLN在肠细胞分解成氨）以及（或）苯丁酸（促进GLN经肾排泄）。

第四章　肝硬化急症

第一节　肝硬化合并感染

感染是肝硬化常见的并发症，如不能及时诊断和治疗，会迅速发展为感染性休克和肝肾衰竭，是导致患者死亡的常见原因。在感染的细菌中，多数为肠道菌群，大肠埃希菌是主要的病原菌，也可有真菌感染。

一、救治流程

（一）临床特征

1．患者既往有肝炎肝硬化史，近期有消化道出血史或抗生素使用史。

2．主诉无特异性，常根据感染的部位及病原体的变化而有较大的个体差异。

（二）临床评估

1．感染部位。

2．有无感染性休克、合并肝肾衰竭，有无合并呼吸窘迫综合征，有无合并肝性脑病等并发症。

3．病原学检查。

（三）低危

1．普通病房观察。

2．根据病原体种类选择敏感抗生素。

3．护肝治疗。

（四）高危

1. 转重症监护病房（ICU）。

2. 根据典型的临床症状，特征性的实验室检查及病原学检查诊断感染的部位及病原体种类。

二、救治关键

（一）病情判断

大部分患者表现无特异性，常根据感染的部位及病原体的变化而有较大的个体差异。

（二）病原学检查

早期诊断，早期治疗将极大地降低肝硬化合并感染的病死率，因此早期、多次的病原学检查以确定敏感抗生素非常关键。

1. 自发性细菌性腹膜炎（SBP）　是指在没有任何明显的外部或腹腔感染灶的情况下突然发生的细菌性腹膜炎，最常见于肝硬化患者。伴腹腔积液的住院患者中，SBP的发生率为7%～23%。肝硬化易于发生SBP的情况有上消化道出血、暴发性肝衰竭、侵入性（检查或治疗）操作，以及血中胆红素浓度高等。

（1）SBP的典型临床特征为发热、寒战、腹痛、腹胀，以及腹腔积液增长，可能伴有腹肌紧张、腹压痛、反跳痛等腹膜刺激征或肝性脑病。约1/3的患者不出现腹部症状，而仅表现为肝性脑病、上消化道出血或肾功能不全加重。因此，对腹腔积液在短期内突然增加，对利尿剂反应差者也应怀疑SBP，必要时可常规进行诊断性腹腔穿刺，以明确诊断。SBP的诊断主要依靠临床症状、体征和（或）腹腔积液多形核白细胞计数。有时需要结合腹腔积液培养结果（在床边将腹腔积液直接种入血培养基中可提高阳性率）。在1/2～3/4的SBP病例中，腹腔积液培养结果阳性。诊断SBP最敏感的标志物是血清前降钙素＞0.75 ng/mL，敏感度为95%，特异度为98%，故血清前降钙素可能会成为诊断肝硬化合并SBP的敏感指标。SBP最常见的病原体为需氧革兰阴性杆菌，大多数为大肠埃希菌。

（2）SBP治愈率为70%～90%，院内生存率为50%～70%，病死率为30%～50%，1年复发率为30%～70%。早期诊断和应用强有效的抗生素是近10年来改善SBP预后的最有效办法。常用的抗生素有第三代头孢菌素、喹诺酮类、氨苄西林–克拉维酸钾等，氨基糖苷类因可导致肾功能不全应避免使用。第三代头孢菌素是首选的抗生素。80%以上患者可获得治愈。但近年来由于广泛大量应用第三代头孢菌素以及产超广谱β–内酰胺酶（ESBLs）菌株的出现，其耐药性逐年增加。对耐药菌株感染者可选用派拉西林–舒巴坦或亚胺培南治疗。尽管炎症可得到控制，但SBP能引发严重的并发症，如肾功能受损、上消化道出血和肝功能恶化，导致病死率增加。

2. 肺部感染　诱因为腹腔积液压迫肺部、长期卧床引起痰液引流不畅、三腔二囊管压迫和鼻饲管吸入等。酗酒可能是发展为肺炎最重要的易患因素。在出现抗生素前的数十年以及最近所进行的研究提示，酗酒可影响肺炎的预后和增加病死率。在一般人群和酗酒人群中，肺炎球菌是最常见的肺炎病原体，临床表现包括突发高热，常伴寒战、咳嗽、咳铁锈色痰等。并发症包括脓胸、空洞形成、心内膜炎和骨髓炎，革兰阴性菌肺炎由大肠埃希菌、肺炎克雷伯杆菌所致，厌氧菌引起的胸膜、肺部感染常发生在吸入口咽部内容物后，严重的牙周疾病的存在易诱发厌氧菌感染。住院的肝硬化患者常发生机会性的肺部感染，治疗上宜选用广谱抗生素，推荐联合用药，且疗程相应延长。

3. 胆道系统感染　胆道系统感染的发生可能与胆汁生成少、排泄障碍、胆汁成分改变、胆管和胆囊上皮抵抗力下降等因素有关。临床表现以右上腹痛为最常见的症状，多为持续性胀痛或局部不适，多与劳累及多食脂肪类食物有关，不规则发热或长期低热，部分表现为突然高热，伴畏寒或寒战。黄疸为较常见的体征，多数患者有右上腹压痛或Murphy征阳性，若无临床症状的患者，Murphy征阳性常为提示胆囊炎的唯一体征。B超对诊断的帮助较大，胆管或胆囊壁增厚和模糊是炎症的常见表现。治疗上宜选用强有效的抗生素。

4. 菌血症　大约70%的肝硬化患者可发生菌血症，其发生率随肝病严重程度递增，失代偿期肝病患者菌血症发生率明显高于代偿期肝病患者，存在菌血症则提示预后较差。由于肝脏在防御细菌感染中起重要作用，所以在正常情况下，进入血流的细菌在经肝脏时被库普弗细胞清除，但是肝硬化和门静脉高压症患者血流可经旁路即侧支循环绕过肝脏而形成菌血症；其次，慢性肝病后引起严重营养不良，导致多核细胞趋化作用减弱，调理作用及吞噬作用缺乏；再者，肝病加剧及多种侵入性操作增多，造成细菌感染机会增加。菌血症以革兰阴性菌感染最常见，其中以大肠埃希菌、肺炎克雷伯杆菌和嗜水气单胞菌为主，部分菌血症患者可检测到革兰阳性菌，以链球菌属和金黄色葡萄球菌为主。菌血症的主要来源是胃肠道，继发于大肠埃希菌和其他小肠细菌的菌血症发生率高也证明了这一点。其他重要的菌血症来源包括尿路、呼吸道、胆道及血管内器械。

5. 尿路感染　肝硬化患者经常发生尿路感染，它是发生菌血症的一个重要危险因素。尿路感染女性比男性常见，值得注意的是，菌尿在患原发性胆汁性肝硬化的女性较其他肝病发生率更高，合并SBP者菌尿的发生率（61.4%）较不合并SBP者（7.3%）高得多。无症状性菌尿很常见，留置尿管易于发生尿路感染。导致尿路感染的微生物与非肝硬化人群相似，多数由革兰阴性杆菌引起，可给予第三代喹诺酮类药物（诺氟沙星、氧氟沙星、环丙沙星），因为这些药物能明显抵抗革兰阴性菌，并在尿液的浓度较高。泌尿系感染也可用其他抗菌药物，包括阿莫西林钠–克拉维酸钾或口服头孢菌素治疗。

6. 结核　免疫功能减弱或营养不良的宿主是肺结核高发人群，慢性肝病尤其是失代偿期肝硬化是感染结核的高危人群之一。常见的症状有发热、体重下降、夜间盗汗和咳嗽。结核性腹膜炎临床表现类似SBP，腹腔积液乳酸脱氢酶>90 U/L是筛选的有用指标，最准确的诊断需要通过腹腔镜进行腹膜活检和结核分枝杆菌培养。由于药物的代谢可引起肝功能损害，应用抗结核药时应慎重。除失代偿期肝硬化患者外，几乎所有患者都可耐受标准的抗结核药物联合治疗，且能治愈。

7. 真菌感染　肝硬化患者的免疫功能尤其是细胞免疫功能低下是其诱因，内分泌紊乱（如存在糖尿病）亦为其原因之一。此外，肾上腺皮质激素的应用及广谱抗生素的应用而破坏正常菌群，从而使真菌二重感染发生。最常引起二重感染的广谱抗生素为第三代头孢菌素（如头孢甲肟、头孢曲松等）和硫霉素类（如西司他丁制剂）。

（1）感染部位：以肺部最常见，其次为口腔黏膜、肠道、腹腔、泌尿道、中枢神经系统和血液等。

①浅表性真菌感染：主要以局部表现为主，如瘙痒、发红，表面有白色或其他颜色的分泌物或覆盖物，涂片或培养检出真菌。

②深部或内脏真菌感染：临床表现视感染的脏器和感染阶段而异，真菌性

肺炎的发热一般为低热或弛张热，轻咳伴血丝痰，继而咳铁锈色痰，胸闷、胸痛、气促等为早期症状；肺部体征不明显，可有少许细湿啰音，X线检查呈浸润性淡片状阴影、圆形结节阴影或纹理增粗，痰涂片或培养可查出真菌。

③隐球菌性脑膜炎：发热多为不规则，伴剧烈头痛、呕吐。呕吐可为喷射状，有脑膜刺激征，腰椎穿刺发现颅内压升高，脑脊液可找到新型隐球菌，脑脊液培养出新型隐球菌。

④真菌性肠炎：早期症状不明显，可有腹泻、大便带泡沫、镜检可有少量红细胞、白细胞；大便培养出真菌，大便镜检有真菌孢子体和菌丝。

⑤泌尿系真菌感染：早期可无症状，仅在尿液中发现有少量红细胞、白细胞及微量蛋白，尿培养出真菌。

（2）主要治疗：抗真菌类药物有大蒜素、达克宁、氟康唑、两性霉素B等。

（3）预防：

①合理使用抗生素是控制真菌感染的重要因素，应严格掌握用药和停药的指征、时机、剂量和疗程。

②重视病原培养及药敏，尽可能选用窄谱抗生素，一旦用药不宜频频更换。

③给予免疫增强剂，维持正常菌群，已成为预防真菌感染的重要措施。

（三）治疗关键

肝病时抗菌药物的应用应注意根据药物的药代动力学合理调整剂量，具体如下。

1. 药物主要由肾脏排泄，肝功能减退时不需要调整剂量，氨基糖苷类，如庆大霉素、阿米卡星等，青霉素、头孢唑啉、头孢他啶、头孢吡肟、万古霉素、多黏菌素等。

2. 药物经肝、肾两种途径清除，肝功能减退时血药浓度升高，若同时有肾功能损害时，则血药浓度升高尤为明显，故严重肝病时需减量。脲基青霉素类，如美洛西林钠、阿洛西林钠、哌拉西林钠，经肾清除50%～75%，肝功能减退时清除减少，需减量应用，严重肝病时阿洛西林钠需减量50%。头孢菌素类中的头孢哌酮、头孢曲松、头孢噻肟及单酰胺类的氨曲南等也经肝、肾排泄，前两者经肝胆系统排出＞40%，严重肝病时，尤其是肝肾功能均减退时需减量应用。

氟喹诺酮类，如氧氟沙星、左氧氟沙星主要经肾排泄，但严重肝功能不全者仍需减量应用。环丙沙星仅在重度肝功能减退时药物清除减少，通常可正常剂量使用，重度肝功能减退时减量慎用。培氟沙星、氟罗沙星在肝硬化患者中清除减少，需减量使用。

3．药物主要由肝脏清除，肝功能减退时清除明显减少，但并无明显毒性反应发生，故肝病患者仍可应用，但需谨慎，必要时减量给药。大环内酯类如红霉素可按原剂量谨慎应用或略减量应用。阿奇霉素、罗红霉素在肝硬化患者中消除半衰期延长，肝功能减退者减量使用，并密切观察。克拉霉素可正常剂量给药，同时伴肾功能损害时需调整剂量。克林霉素在肝病时消除半衰期自正常的3小时延长至6小时，血药浓度升高，可引起血清氨基转移酶升高，需减量谨慎应用；林可霉素在肝病时清除减少，也宜减量使用。

4．主要经肝或有相当量药物经肝清除，肝功能减退时药物清除或代谢减少，导致毒性反应发生，肝病时宜避免应用。如红霉素酯化物、氯霉素、四环素类、磺胺类、利福平、异烟肼、两性霉素、酮康唑、硝酸咪康唑等。

总之，肝硬化患者因其免疫力低下等因素易于合并各种细菌感染。早期诊断治疗细菌感染，是提高肝硬化患者的生存率和生活质量的关键。而肝病时抗菌药物在体内代谢又有其特殊性，不合理的抗菌药物应用不但不能控制感染，还会进一步损害肝脏功能。因此，对肝硬化合并细菌感染，应结合肝硬化时药物在体内的代谢特点，选择抗生素控制感染。科学合理地选择和应用抗菌药物，才能有效地控制感染，真正提高肝硬化患者的生存率和生活质量。

三、救治方案

（一）一般治疗

1．休息　肝硬化合并感染的患者应以卧床休息为主。

2．饮食　一般以高热量、高蛋白质、维生素丰富而可口的食物为宜。同时注意限钠饮食（88 mmol/d＝2000 mg/d），外加口服螺内酯和利尿剂，合并肝性脑病者应注意限制蛋白质的摄入。

3．支持疗法及保护肾功能　慢性肝病合并感染时，不但使患者消耗大量营养，还可引起免疫功能低下，进一步加重肝肾功能损坏，因此要避免应用有害药物，还要采取综合措施，加强支持治疗，给予多种维生素、清蛋白、复方氨基酸或新鲜全血。

（二）护肝治疗

不宜滥用药物，否则，将加重肝脏负担而适得其反。

1. 保护肝细胞的药物　如肝泰乐、维丙胺、肝宁、益肝灵（水飞蓟素片）、肌苷等，10%葡萄糖液内加入维生素C、维生素B_6、氯化钾、可溶性胰岛素。

2. 降低门脉压　如特利加压素（TER）及生长抑素（SST）及其衍生物，可以有效改善肠道淤血、水肿、缺氧、减少淋巴液的生成和回流，降低门体分流量。

3. 减少肠道内毒素的生成和吸收　保持大便通畅和清洁灌肠，有利于肠道内毒素排除而减少吸收。合理应用乳果糖，减少内毒素吸收。

（三）抗感染治疗

1. 革兰阴性杆菌败血症的治疗　一般应以药敏结果选择用药，配伍合理，剂量充足，多主张联合用药。但尽量少用肝、肾毒性大的抗生素，常用的抗生素如下。

（1）广谱青霉素类：包括氨苄青霉素、羧苄青霉素、羟氨苄青霉素、磺苄青霉素、呋苄青霉素、氧哌嗪青霉素等。目前认为氧哌嗪青霉素、羟氨苄青霉素及呋苄青霉素是抗革兰阴性杆菌作用最好、最有应用价值的广谱青霉素。

剂量：氧哌嗪青霉素1 g，每8小时1次，缓慢静脉滴注；羟氨苄青霉素0.5～1 g，每日4次，肌内注射或缓慢静脉滴注；羧苄青霉素常用剂量为2 g，每日2～4次，缓慢静脉滴注。

（2）头孢菌素类：第二代头孢菌素类除有一定的抗革兰阳性球菌外，对革兰阴性杆菌也有作用，如头孢呋肟（西力欣）及头孢羟唑。第三代头孢菌素中的头孢噻甲羧肟（复达欣）、头孢三嗪噻肟（菌必治）、头孢哌酮钠（先锋必）及头孢氨噻肟等多种阴性杆菌包括铜绿假单胞菌在内有强大抗菌作用。

常用量：头孢呋肟1.5 g，每8小时1次，缓慢静脉滴注；头孢三嗪噻肟2～4

g，加入液体内静脉滴注，每日1次；头孢哌酮0.5～1 g，每12小时1次，静脉滴注；头孢噻肟3 g，每日2次，缓慢静脉滴注。

（3）喹诺酮类：为新的一类革兰阴性杆菌抗生素，常用氧氟沙星及环丙沙星，剂量视病情而定。

2. 金黄色葡萄球菌败血症的治疗 应根据药敏结果选择用药，选用敏感抗生素及早控制败血症，避免发生迁徙化脓灶。常用抗生素如下：

（1）青霉素：对敏感菌株需大剂量静脉滴注。

剂量：苯唑青霉素4～6 g，邻氯青霉素2～3 g/d，分次静脉滴注或肌内注射。

（2）头孢菌素类：常用于治疗金黄色葡萄球菌感染败血症。

剂量：头孢噻吩4～6 g，分次静脉滴注；头孢呋肟1.5 g，每8小时1次缓慢静脉滴注；头孢唑啉6～9 g，每日1次，静脉滴注。

（四）其他药物疗法

目前临床常见的如内毒素抗体、抗肿瘤坏死因子抗体、内毒素解毒物质等药物，但因缺乏更多的临床证据，争议较大。

第二节 肝硬化并自发性细菌性腹膜炎

自发性细菌性腹膜炎（SBP）是指在无腹腔及邻近器官直接细菌感染来源（如肠穿孔、肠脓肿）的情况下发生的腹腔积液感染，是肝硬化腹腔积液患者的一种常见而严重的并发症，是由致病菌经肠道、血液或淋巴结系统引起的腹腔感染。

SBP是肝硬化腹腔积液患者的一种常见而严重的并发症，也可见于重症肝炎、暴发性肝衰竭患者等。此外也可见于肾病综合征、结缔组织病、心源性腹腔积液及恶性肿瘤等。SBP是导致肝硬化腹腔积液患者死亡的主要原因之一。近10年来，随着对SBP早期诊断和治疗水平的提高，其病死率有所下降，但院内病死率仍在20%～40%。SBP有明显腹膜炎症状者较少，而无症状者却较多，正因SBP其症状不典型，在临床工作中对SBP常有漏诊、误诊及误治。

一、救治流程

（一）临床特征

1．病史　多有肝功能减退和门静脉高压症的基础，临床上表现出肝硬化和腹膜炎两部分症状。

2．症状　发热、腹痛与腹部压痛、原有的腹腔积液、黄疸等肝硬化表现加重等。

3．诱因　如上消化道出血、血管加压素的应用、肺部或泌尿系统感染、腹泻以及各种诊疗性技术操作等。

4．实验室检查　血常规、血小板、凝血功能、肝功能、电解质、腹腔B超、诊断性腹腔积液穿刺。

（二）临床评估

1．明确病因及诱因。

2．进一步对不典型病例出现难以解释的临床表现或症状加重者，亦应高度怀疑SBP，需尽早作腹腔积液检查。

3．对SBP进行临床分型。

4．评估肝性脑病、肝肾综合征、休克等并发症。

（三）治疗原则

1．一般支持治疗。

2．输注清蛋白，改善有效血容量。

3．抗生素治疗：早期、正确、合理运用抗生素，无论是确诊病例还是疑似病例都应该积极治疗。

4．腹腔积液的处理：限制水、钠盐摄入及利尿剂的应用等。

5．积极治疗肝性脑病、肝肾综合征、休克等并发症。

6．预防复发。

二、救治关键

（一）明确诊断、鉴定病原菌

1. SBP诊断标准

（1）确诊标准：

①不同程度的发热、腹痛、腹胀。

②腹部张力增高，轻重不等的压痛、反跳痛。

③腹腔积液量迅速增多，利尿效果差。

④血常规：白细胞总数可升高，分类可增加。

⑤腹腔积液培养发现致病菌。

（2）疑诊标准：以上标准①～④中符合2条或以上，但腹腔积液培养未发现致病菌者。

2. 分析感染途径　SBP的感染途径有以下四种：

（1）血源性感染。

（2）经肠壁直接感染：即透壁假说也逐渐被认同，肠道细菌经肠壁直接感染腹腔积液是常见原因。

（3）胸腔内感染：可通过横隔淋巴管到达腹腔，较为少见。

（4）外源性感染：腹腔穿刺抽取腹腔积液或反复排放腹腔积液，腹部巨大脐疝伴糜烂渗出及动静脉插管术等，有可能致SBP。

3. 了解诱因　部分肝硬化患者发生SBP前可能存在一些诱因或加重的因素，如上消化道出血、血管加压素的应用、肺部或泌尿系感染、腹泻，以及各种诊疗性技术操作等。

4. 病原菌培养、鉴定

（1）血培养：约50%SBP患者血培养可检出与腹腔积液培养相同的细菌，有1/3腹腔积液培养阴性的患者，血培养可呈阳性。

（2）腹腔积液培养：腹腔积液培养阳性对SBP有确诊意义并可指导治疗，但SBP患者腹腔积液中并不一定能培养出细菌，相当部分SBP患者腹腔积液培养为阴性。为提高腹腔积液培养阳性率，在抽取腹腔积液后立即将腹腔积液接种至血培养瓶中，所接种的腹腔积液量至少为10 mL。

腹腔积液细菌培养以大肠埃希菌为主，其次为肺炎克雷伯杆菌、铜绿假单胞菌、阴沟肠杆菌、粪肠球菌、金黄色葡萄球菌。

（二）进行临床分型、判断预后

1. 依据临床表现不同将SBP分为五型

（1）急腹症型（普通型）：急性起病，突然腹痛，继而发热或先有不规则热而后腹痛。检查全腹有压痛，腹壁轻、中度紧张，有反跳痛。腹腔积液常规检查符合急性炎症改变。

（2）腹腔积液骤增型：以腹腔积液迅速增多为特征，尿少，腹围每日可增加1～3 cm。但缺乏典型腹膜炎体征，腹痛较轻，或仅感腹胀加重，腹膜刺激征不明显，无发热或低热。

（3）休克型：常有剧烈腹痛或急性发热后不久，数小时至14日内迅速出现循环衰竭。休克发生后体温不升，一般情况危重，唇指发绀，休克不易纠正。腹部检查可发生压痛，诊断有赖于腹腔积液检查。

（4）肝性脑病型：常无发热、腹痛等主述，表现为早起出现神经、精神症状，迅速进入昏迷。黄疸很深，肝功能损害严重。若仔细检查腹部，仍可发现疼痛表情，若不做腹腔积液常规检查，容易漏诊。

（5）隐匿型（无症状型）：属感染较轻、原本体质和肝功能均较良好患者。多不能明确叙述发病日期，除可有轻微腹胀或偶尔低热外，平时可自由走动。仔细检查腹部，深触诊时方可发现有轻度压痛，若不做腹腔积液常规检查，极容易漏诊。

2. 预后　失代偿期肝硬化预后较差，70%～95%的患者在5年内死亡，肝硬化往往因并发症而死亡。近10年来，随着内镜下治疗、介入治疗的开展和生长抑素等药物的使用，肝硬化并食管胃底静脉破裂出血引起的病死率有所下降；而与感染相关的肝硬化并自发性腹膜炎已成为肝硬化死亡的主要并发症之一。肝硬化并自发性腹膜炎患者病程中发生上消化道出血或肝性脑病者预后差，病死率高。腹腔感染常加重肝性脑病和上消化道出血的发生，而上消化道出血、肝性脑病也进一步加重肝脏功能损害。细菌生长活跃，肝库普弗细胞吞噬活性降低，因而对同时并发上消化道出血、肝性脑病的肝硬化患者应加强自发性腹膜炎的早期诊断和积极治疗。对肝硬化并自发性腹膜炎患者要采取措施预防和治疗上消化道出血和肝性脑病。早期诊断和有效抗感染对本病的预后至关重要。对同时伴有肝肾功能不全、低T_3综合征、上消化道出血或肝性脑病等高危因素者应加强监测和预防。

（三）诊断中的注意事项及鉴别诊断

1. 临床表现 值得注意的是晚期肝硬化或重症肝病患者并发SBP时临床表现大多不典型，由于全身反应较差，体温可正常或仅有发热无腹痛或仅有低热或仅有腹泻；同时由于腹肌衰弱，并且有大量腹腔积液，致使腹膜刺激征不明显，约有1/3的病例无腹部症状和体征。此外，由于脾功能亢进，周围血白细胞计数可不高，甚至偏低。约10%的患者无任何症状，仅表现为肝功能损害或一般情况进行性加重。

为了早期明确诊断并及时治疗，许多学者提出肝硬化腹腔积液患者如出现以下情况：

（1）不明原因发热或不同程度腹痛。

（2）肝硬化腹腔积液在短期内迅速增加、用利尿剂无效的顽固性腹腔积液。

（3）短期内出现黄疸或原有黄疸迅速加深。

（4）顽固性腹胀。

（5）无诱因的肝性脑病、突然出现的休克、上消化道出血等。即使患者无典型腹膜炎表现，亦应高度怀疑SBP，须尽早做腹腔积液检查。

2. 注意与以下情况鉴别 外科急腹症（继发性腹膜炎）；其他感染性疾病所致持续性发热、结核性腹膜炎、肿瘤。

（四）治疗关键

迅速有效地控制感染；预防和治疗并发症；积极保护重要脏器的功能，预防和纠正水、电解质紊乱，加强支持治疗等。

三、救治方案

肝硬化腹腔积液SBP的治疗是复杂的综合治疗，主要包括迅速有效地控制感染；预防和治疗肝性脑病、肝肾综合征、休克等并发症；积极保护肝、肾、心脏等重要脏器的功能，预防和纠正水、电解质紊乱，加强支持治疗等。

（一）抗生素治疗

无论是确诊病例还是疑似病例都应该积极治疗，早期、正确、合理运用抗生素。采取抗菌、增强免疫和对症等综合治疗，因人而异选用抗菌药物非常重要。另外，在输注血浆、清蛋白或成分输血的基础上，给予免疫增强剂都是应考虑的治疗方法。

1．头孢菌素类　对β-多种内酰胺酶稳定，对革兰阴性菌的抗菌活性甚强，且不良反应少，肝、肾毒性小。随着传统的庆大霉素、氨苄青霉素耐药率逐年上升、第三代喹诺酮类因临床滥用致耐药率亦逐年上升，第三代头孢菌素成为目前治疗SBP的首选药物。

第二代、第三代头孢菌素的抗菌谱广、肾毒性小，治疗剂量与中毒剂量之间的距离大，且能迅速进入腹腔积液，在腹腔内达到杀菌浓度。临床常用药物有头孢噻肟、头孢他啶、头孢曲松、头孢哌酮等。常用剂量：2.0 g，每8～12小时一次，静脉滴注。

2．新型半合成青霉素　包括羧噻吩青霉素、氧哌嗪青霉素、磺唑氨苄青霉素等。此类药物对铜绿假单胞菌、大肠埃希菌、吲哚阳性变形菌有显著抗菌效果，还能抑制厌氧菌生长。与氨基糖苷类有协同作用，肝、肾、骨髓无明显毒性，其他不良反应亦少。

新型合成青霉素常用药物有替卡西林、哌拉西林。常用剂量为2～6 g/d，分4次肌内注射，或12～16 g/d，分2～4次静脉滴注。

3．氟喹诺酮类　广谱、生物利用度高，使用方便、价廉，但近年来临床上无指征滥用此类药物，使得大肠埃希菌对该类药物的耐药株明显增多。因此，对于重症肝病的严重腹腔感染患者不提倡首选此类药物。由于对幼龄动物的软骨有毒性，故婴幼儿慎用此类药物。

氟喹诺酮类常用左氧氟沙星、依诺沙星等。常用剂量：0.4 g，每日1次，静脉滴注。

4．氨基糖苷类　对葡萄球菌属及革兰阴性杆菌均有良好抗菌活性，有肾毒性和耳毒性。丁胺卡那霉素较庆大霉素耐酶性能强，对细菌的敏感性较庆大霉素高。因而，对肾功能正常的腹腔感染可作为选择治疗药物。

新型氨基糖苷类常用阿米卡星。常用剂量：0.4 g，每日1次，静脉滴注。

5．调整肠道菌群　主要选择肠道不吸收或仅少量吸收的口服抗生素，它们能清除或降低胃肠革兰阴性菌浓度，对革兰阳性菌和厌氧菌无明显影响，也就是通常所说的选择性胃肠道净化。诺氟沙星不易被肠道吸收，目前仍被列为首选药物，它对革兰阴性菌有高度活性，在抑制肠道细菌的同时，可显著增加患者腹腔积液和血清中补体C3的浓度，增加杀菌能力，而且不良反应较少。临床实践显示，肝硬化腹腔积液合并胃肠道出血的患者更易发生SBP和其他细菌感染。短期（7日）抗生素及早治疗不仅能减少SBP的发生，而且能显著提高患者的存活率，而在抗生素的使用途径上，静脉使用抗生素或口服胃肠道完全吸收的抗生素与口服胃肠道不吸收的抗生素有同等效果。所以对于消化道出血的肝硬化腹腔积液患者，短期的预防性治疗是必须的，对于不能口服或经胃管用药者，也可经静脉应用敏感性较好的抗生素。

6．非抗生素防止细菌易位　肠道微生态制剂，如乳酸杆菌、酪酸菌、双歧杆菌对预防SBP的发生有一定作用。另外，最近对肝硬化鼠的研究表明，运用普萘洛尔和西沙必利等药物能有效降低细菌的过度繁殖和易位。

（二）腹腔积液的处理

1．限制水、钠盐摄入　应给予无盐或低盐饮食，限制钠的摄入。一般每日水的总入量应限制在1000～1500 mL，如有严重低钠血症，应限制在500 mL。

2．利尿剂的应用　通过利尿可以增加腹腔积液中的蛋白浓度，从而增加腹腔积液中的免疫调理素活性，有利于感染的控制。

3．腹腔引流与灌洗　腹腔穿刺液、灌洗和注射抗生素被认为是治疗肝硬化腹腔积液合并SBP的有效方法。通过大量输入无菌平衡液放出炎性腹腔积液，可少量清除腹腔中的炎性渗出物、坏死组织并减少毒性物质和内毒素的吸收，术后应注入敏感抗生素。

（三）对症支持治疗

1．一般支持治疗　应卧床休息，给予高热量、富含维生素且易于消化食物为宜。对重症恶心、呕吐、进食少者，可静脉补充高渗葡萄糖和氨基酸，以补充机体必须的热量。注意纠正水、电解质紊乱与酸碱平衡失调，必要时反复输少量新鲜血浆。

2. 输注清蛋白　约1/3的肝硬化腹腔积液患者会发生肾功能损害，肾功能损害的程度及其进展速度对肝硬化腹腔积液SBP患者的预后和死亡有重要影响。肾功能损害往往好发于那些血清和腹腔积液中细胞因子（如肿瘤坏死因子-α、白细胞介素-6）浓度很高的患者，并且与肾素-血管紧张素-醛固酮系统的活性有关。因此，可以说SBP患者的肾损害是由于细胞因子介导的血管舒张加重，导致有效循环血量不足所致。大剂量输注清蛋白可以提高血清蛋白浓度，改善有效血容量，降低肾素浓度，可明显预防肝肾综合征的发生。

（四）对以上药物治疗效果不佳的可考虑以下治疗

1. 由于肠杆菌科细菌目前仍是SBP的主要致病菌，而产ESBLs的肠杆菌科细菌有逐渐增多的趋势，因此，当第三代头孢菌素的治疗效果不佳时，应考虑产ESBLs细菌感染，需改换碳青霉烯类抗菌药物治疗。

（1）氨曲南：一般感染成人每日3～4 g，分2～3次给药；铜绿假单胞菌及其他严重感染每次2 g，每日3～4次。每天最大剂量不宜超过8 g。

（2）亚胺培南（泰能）：静脉滴注或肌内注射，推荐剂量按亚胺培南计，成人1～2 g/d，每次3～4次。重症可增加剂量，但一日不宜超过4 g或50 mg/kg。

2. 对于经上述治疗疗效仍然不佳的SBP患者，还应考虑高度耐药的粪肠球菌或表皮葡萄球菌感染，可选用多肽类抗菌药物治疗。对于接受万古霉素或去甲万古霉素治疗者，应密切监测患者的肾功能。

（1）万古霉素：成人每日常用静脉滴注剂量为2 g，可分为每6小时500 mg或每12小时1 g。每次剂量至少用60分钟以上的时间或不高于10 mg/min的速度给药。

（2）去甲万古霉素：成人每日0.8～1.6 g（80万～160万U），分2～3次缓慢静脉滴注。

（五）预防复发

口服喹诺酮类抗生素能明显降低SBP复发率，因为喹诺酮类药物不易被肠道吸收，对革兰阳性和阴性菌均具有抗菌作用，对革兰阴性菌尤其有强大杀菌作用，抑制肠道细菌的同时可显著增加患者腹腔积液和血清中补体C3的浓度，增加杀菌能力，而且不良反应较少。另外，腹腔积液低蛋白、高血清胆红素水平、有消化道出血、严重肝功能损害等为SBP的易患因素，通过降低这些易患因素能有效防止SBP的发生。

目前肝硬化患者预防性应用抗生素的适应证：

1. 合并消化道出血。

2. 伴有SBP发作史。

3. 不伴有SBP发作史的肝硬化腹腔积液患者。

目前不推荐预防性应用抗生素，因为其益处还未被证明。

第三节 肝性脑病

肝性脑病（HE）是由临床上各种严重肝脏疾病引起的以代谢紊乱为基础的，以意识障碍、行为异常、昏迷为主要表现的中枢神经系统功能失调综合征。其临床表现还有扑翼样震颤、构音障碍、出现病理反射、脑电图异常、血氨升高等。

2002年，国际消化病学大会（WCOG）工作小组将HE分为A、B、C三型：A型为急性肝衰竭相关的HE（ALFA-HE），它不包括慢性肝病伴发的急性HE；B型为不伴有内在肝病的严重门体分流，并需肝活检组织检查提示肝组织学正常，故此型不易明确诊断，且少见于肝病内外科；C型指在慢性肝病或肝硬化基础上发生的HE，不论其临床表现是否急性。C型发生的主要因素是肝功能不全，循环分流居于次要地位，但两者可协同作用。其中，C型又可分成不同层次亚型：①发作性HE：又分为诱发型、自发型（无明显诱因）和复发型；②持续性HE：又可分为轻型、重型和治疗依赖型，其中轻型和重型的差异在于前者为HEⅠ级，而后者为Ⅱ～Ⅳ级；③轻微HE（MHE）：相当于亚临床HE或隐性HE。

一、救治流程

（一）临床特征

1. 病史　各型肝硬化、门静脉高压门体分流手术、重症病毒性肝炎、中毒性肝炎、药物性肝炎，少见的原发性肝癌、妊娠期急性脂肪肝、严重胆道感染。

2. 症状　性格改变、精神欣快、智力减退、睡眠习惯改变、说话缓慢而含糊、发音单调而低弱，以及不适当的行为等。

3. 体征　体检可发现共济失调步态；最具特征性的神经系统体征“扑翼样震颤”；还可以出现一种特异性气味——肝臭等。

4. 实验室检查　血常规、血小板、凝血功能、肝功能、电解质、血浆氨。

（二）临床评估

1. 明确病因及诱因。

2. 完善相关体检及血生化、心理智能测验、脑电图等检查。

3. 与引起昏迷的其他疾病进行鉴别。

4. 对肝性脑病的病情进行分期。

（三）治疗原则

1. 立即进行严密监护与积极防治可能发生或已发生的诱因外，强调采取综合治疗措施。

2. 加强基础治疗，保持热量平衡、水电解质及酸碱平衡，以维持内环境稳定。

3. 净化肠道，抑制毒物的生成与吸收。

4. 促进有毒物质的代谢清除，纠正代谢紊乱。

5. GABA/Bz复合受体拮抗剂与阿片受体拮抗剂的应用。

6. 预防并发症，尤其是脑水肿、消化道出血与感染等。

二、救治关键

（一）尽早明确诊断

肝性脑病的诊断是以临床诊断为主，主要依据为：

1. 严重肝病和（或）广泛门体侧支循环。

2. 精神紊乱、昏睡或昏迷。

3. 肝性脑病的诱因。

4. 明显肝功能损害或血浆氨增高。

扑翼样震颤和典型的脑电图改变有参考价值。

（二）准确分析诱因

肝性脑病特别是门体分流性肝性脑病常有明显的诱因，分析它们可能在肝性脑病的发病机制和发展环节中起到的作用，进行相应的处理，以有利于肝性脑病的综合治疗和促进疾病向好的方向转归。

（三）准确进行肝性脑病的临床分期

肝性脑病的临床表现常因原有肝病的性质、肝细胞损害的轻重缓急以及诱因的不同而临床表现波动很大。为了观察肝性脑病的动态变化，利于早期诊断、处理、分析疗效及判断预后，根据神经精神症状、体征和脑电图改变，将肝性脑病自轻微的精神改变到深昏迷分为四期（表4-1）。但各期之间分期界限不一定明显，常有前后各期交错重叠。肝功损害严重的肝性脑病常有明显黄疸、出血倾向和肝臭，易并发各种感染、脑水肿和肝肾综合征等情况，使临床表现更加复杂。

表4-1　肝性脑病的分期

分期	精神（意识）	神经症（征）	脑电图
Ⅰ期（前驱期）	性格改变：抑郁或欣快	震颤或抖动	对称性θ慢波（每秒4～7次）
	行为改变：无意识动作	正常反射存在	
	睡眠节律：昼夜颠倒	病理反射（-）	
Ⅱ期（昏迷前期）	定向障碍	震颤或抖动	同上
	定时障碍	正常反射存在	
	简单计数错误		
	书写缭乱	病理反射（＋）	
	语言断续不清	肌张力可增强	
	人物概念模糊		

续表

分期	精神（意识）	神经症（征）	脑电图
Ⅲ期（昏睡期）	昏睡状态	震颤或抖动	同上
	反应存在	正常反射存在	
	（包括能叫醒）	病理反射（＋）	
	狂躁扰动	肌张力明显增高	
Ⅳ期（昏迷期）	完全昏迷	震颤或抖动（－）	极慢θ波（每秒1～3次）
	反应消失	正常反射消失病	
	阵发性抽搐	理反射（±）	

（四）鉴别诊断

典型HE的诊断一般并不困难，但应与下列疾病相鉴别。

1．出现精神症状时应与精神病鉴别：凡有精神症状应注意检查有无肝病体征（如黄疸、腹腔积液），以免漏诊、误诊。

2．有扑翼样震颤时，应辨别尿毒症、呼吸衰竭、严重心力衰竭和低钾性昏迷。

3．已陷入昏迷的HE，应与引起昏迷的其他常见疾病，如脑卒中、颅内感染、尿毒症、糖尿病高渗性昏迷、低血糖昏迷及镇静药中毒等鉴别。

4．有锥体束征或截瘫时，还应与脑或脊髓肿瘤、脊髓炎鉴别。

（五）治疗关键

强调采取综合措施：加强基础治疗，维持内环境稳定；抑制毒物的生成与吸收；促进有毒物质的代谢清除；GABA/Bz复合受体拮抗剂与阿片受体拮抗剂的应用；预防并发症等。

三、救治方案

肝性脑病目前尚无特效疗法，立即进行严密监护与积极防治可能发生或已发生的诱因外，强调采取综合治疗措施：

1．加强基础治疗，保持热量平衡、水电解质及酸碱平衡，以维持内环境稳定。

2. 净化肠道，抑制毒物的生成与吸收。

3. 促进有毒物质的代谢清除，纠正代谢紊乱。

4. GABA/Bz复合受体拮抗剂与阿片受体拮抗剂的应用。

5. 预防并发症，尤其是脑水肿、消化道出血与感染等。

（一）消除诱因

1. 积极治疗上消化道出血和清除肠道积血。

2. 限制蛋白质摄入量，禁用含氨药物（如氯化铵）及水解蛋白等药物。

3. 积极控制感染。

4. 慎用利尿剂，禁止大量放腹腔积液，预防或纠正水电解质紊乱和酸碱平衡失调。

5. 慎用或禁用镇静药物，如患者出现躁狂，应以异丙嗪、氯苯那敏等抗组胺药代替镇静药。

6. 注意防治顽固性便秘等。

（二）维持内环境稳定

1. 维持正氮平衡　开始数日内禁食蛋白质，每日供给热量5024～6700 kJ，以碳水化合物为主要食物，昏迷不能进食者可经鼻胃管供食。脂肪可延缓胃的排空宜少用。鼻饲液最好用25%的蔗糖或葡萄糖液，每毫升产热4.2 kJ，每日可进3～6 g必需氨基酸。胃不能排空时应停鼻饲，改用深静脉管滴注25%葡萄糖液维持营养，入液量限于1500～2500 mL/d。在大量输注葡萄糖的过程中，必须警惕低钾血症、心力衰竭和脑水肿。意识清楚后，可逐日增加蛋白质至40～60 g/d。供给足够的热量，对维持正氮平衡极为重要，可使机体蛋白质分解减少而合成增加，并使血浆芳香族氨基酸浓度降低。

2. 维持水电解质及酸碱平衡　水的输入以满足生理需要为度，在无额外液体丧失情况下，一般为前一日尿量加500～700 mL。每日入液总量以不超过2500 mL为宜。肝硬化腹腔积液患者的入液量应加以控制，以免血液稀释、血钠过低而加重昏迷。及时纠正低钾和碱中毒，低钾者补充氯化钾；碱中毒者可用精氨酸盐溶液静脉滴注，切忌过量，以避免脑水肿。

3. 控制与调整食物中的蛋白质　Ⅲ～Ⅳ期患者应禁止从肠道补充蛋白质，

可鼻饲或静脉注射25%葡萄糖液。昏迷超过2～3日应予静脉内补充含氨基酸溶液（70 g/d）。Ⅰ～Ⅱ期患者开始数日应限制蛋白质，控制在20 g/d之内。随着症状的改善，每3～5日可增加10 g蛋白质，但以不发生HE为度。逐渐增加患者对蛋白质摄入的耐受性，直到60～80 g/d，以维持患者基本的正氮平衡。植物蛋白优于动物蛋白，因植物蛋白产氨少；能增加非吸收性纤维含量从而增加粪便细菌对氮的结合和清除；植物蛋白被肠菌酵解产酸有利于氨的排除。需注意的是，对于慢性HE患者，鼓励少食多餐（5～6次/日），摄入蛋白量宜个体化，逐渐增加蛋白总量，不能用限制蛋白方法预防HE的发生，否则会使营养状况恶化。

4．输注血制品　急性HE患者，病情变化急剧，给予有力的全身支持治疗，其中以输新鲜血或新鲜血浆尤为重要，一般每日输入100～200 mL。新鲜血或新鲜血浆可提供凝血因子，防治出血；可补充血清调理素，增强机体免疫力，有助于防治感染；低蛋白血症者，宜少量多次输注清蛋白。

5．补充足量维生素　急、慢性严重肝病均有凝血机制障碍，应常规补充维生素K_1，此外补充维生素C及B族维生素对机体均有益处。

（三）抑制毒素的生成和吸收

1．清洁肠道　尤其对由消化道出血和便秘所致的肝性脑病，通过灌肠或导泻等措施清洁肠道，减少肠道氨的吸收具有有益的作用。可采用以下措施：口服或鼻饲缓泻剂，如乳果糖（10～30 mL）、山梨醇、25%硫酸镁（30～60 mL），以每日排出软便2～3次为宜；用生理盐水或醋酸液灌肠，一方面排出积血，另一方面使肠道保持酸性状态减少氨的吸收。

2．抑制肠道菌群　口服肠道不易吸收的抗生素能有效抑制肠道产尿素酶的细菌，减少氨的生成。常用新霉素、甲硝唑、万古霉素、利福昔明等。长期服用新霉素者可出现听力或肾功能损伤，甲硝唑或利福昔明的疗效与新霉素相似。但由于这些药物潜在的毒性和导致耐药菌株的产生危险，目前多不主张长期应用。抗生素使用期不宜超过1个月，其中急性HE以1～2周为宜，以免引起二重感染等不良反应。服用不产生尿素酶的微生态制剂：如乳酸杆菌、肠球菌、双歧杆菌、酪酸杆菌等，可抑制产生尿素酶细菌的生长，并酸化肠道，对防止氨和有毒物质的吸收有一定作用。

3．改变肠道pH　常用乳果糖，它是人工合成的含酮双糖，口服不吸收，口服后在结肠内被乳酸菌、厌氧菌等分解为乳酸和醋酸，有利于乳酸杆菌等有益菌大量生长。其对肝性脑病的治疗作用如下：

（1）降低结肠pH，使肠腔呈酸性，从而减少氨的形成与吸收。

（2）其轻泻作用有助于肠内含氮毒性物质的排出。

（3）肠道酸化后，促进乳酸杆菌等有益菌大量繁殖，抑制产氨细菌生长，氨生成减少。

（4）使体内尿素、尿内尿素含量降低，粪内氮质排出增加。

（5）本品具有细菌的碳水化合物的底物作用，能增加细菌对氧的利用，使氨进入细菌的蛋白质中，从而使氨降低。

（6）在降低血氨时，可允许机体摄取较多的蛋白质，维持全身营养。剂量30 mL，每日3～4次，口服，也可鼻饲。乳果糖无毒性，常见不良反应为饱胀，有时出现腹痛、恶心、呕吐等。

（四）促进有毒物质的代谢清除，纠正代谢紊乱

1．降氨药物

（1）鸟氨酸–门冬氨酸：是一种鸟氨酸和门冬氨酸的混合制剂，是激活尿素合成过程的关键酶，提供尿素生成和谷氨酰胺合成的反应底物鸟氨酸和门冬氨酸，增加尿素合成和促进谷氨酰胺生成，从而清除肝脏门脉血流中的氨。对防止急性HE在氮负荷过重时的血氨水平升高有效。加入葡萄糖液内静脉滴注20～40 g/d。严重肾衰竭者禁用。

（2）鸟氨酸铜戊二酸：鸟氨酸的作用机制如上所述。α–酮戊二酸可增加谷氨酰胺合成酶活性，其本身还是三羧酸循环上的重要物质，能与氨结合形成谷氨酸。其疗效不如鸟氨酸–门冬氨酸。

（3）锌制剂：锌是参与尿素循环有关酶的必须辅酶，而在肝硬化时因从尿中排泄过多和营养不良，体内的锌往往是不足的。有报道每日补充600 mg锌可降低HE患者血氨水平。

（4）其他药物：如谷氨酸、精氨酸、苯甲酸钠等，实际作用有限，临床上很少使用。

2．纠正假性神经递质的药物　支链氨基酸：口服或静脉滴注以支链氨基酸为主的氨基酸混合液，在理论上可纠正氨基酸代谢的不平衡，减少大脑中假性神

经递质的形成，但对门体分流性脑病的疗效尚有争议。另外，供给肌肉氨基酸也减少了肌蛋白分解，有利于氨的代谢。支链氨基酸比一般食用蛋白质的致昏迷作用较少，如患者不能耐受蛋白食物，摄入足量富含支链氨基酸的混合液，这对恢复患者的正氮平衡是有效和安全的。但目前已完成的随机对照试验，仍未能证实支链氨基酸有长期疗效。

其他药物，如左旋多巴、溴隐亭等，由于对其疗效的评价持否定态度的居多，疗效未得到肯定，且具有不同程度的不良反应，故目前临床上少用。

（五）GABA/Bz复合受体拮抗剂

氟马西尼为Bz受体拮抗剂，可以使内源性Bz衍生物导致的神经传导抑制得到短期改善。氟马西尼可能对部分急性肝性脑病患者有利。推荐用法为：0.5 mg加入生理盐水10 mL于5分钟内静脉注射完毕，续以1.0 mg加入生理盐水250 mL中静脉滴注约30分钟。

（六）阿片受体拮抗剂

纳洛酮能促进HE患者苏醒，可减少长期昏迷所导致的并发症，并且不良反应少，是治疗HE的有效药物。推荐用法：可先静脉注射0.4 mg，后以2 mg加入生理盐水100 mL中静脉滴注。

（七）其他治疗

1. 人工肝支持治疗　清除体内积聚的毒物，提供正常的由肝合成的物质，是人工肝支持的目的，它还能提供肝细胞再生的条件和时间，也是等待肝移植患者的过渡疗法。非生物型人工肝以解毒功能为主，已取得良好效果。生物型人工肝以培养肝细胞为基础的体外生物型人工肝支持系统，动物实验和临床个例报道疗效良好。

2. 促使肝细胞再生　肝细胞生长因子或肝细胞再生刺激因子能促进肝细胞生长，增强库普弗细胞功能，稳定肝细胞膜，对于急性重症肝炎及其引起的肝性脑病有一定的疗效。

3. 堵塞或减少门体分流　可采用介入疗法或直接手术的方法，永久性地或暂时性地堵塞门体分流管道或缩小管径以减少分流。

4. 肝移植　对于许多目前尚无其他满意治疗方法可以逆转的慢性肝病，肝移植是一种公认有效的治疗。由于移植操作过程的改良和标准化，供肝保存方法和手术技术上的进步，以及抗排异的低毒免疫抑制剂的应用，患者在移植后的生存率已明显提高。

（八）对症治疗及预防并发症

1．纠正水电解质紊乱和酸碱平衡失调，维持内环境稳定。

2．保护脑细胞功能、防治脑水肿　用冰帽降低颅内温度，以减少能量消耗，保护脑细胞功能；静脉滴注高渗葡萄糖、甘露醇等脱水剂以防治脑水肿。

3．保持呼吸道通畅　深昏迷者，应作气管切开给氧。

4．抗感染、控制内毒素血症。

5．防止出血与休克　有出血倾向者，可静脉滴注维生素K_1或输鲜血、凝血因子或血小板，以纠正休克、缺氧和肾前性尿毒症。

6．预防和治疗　肾功能、呼吸和心力衰竭等。

7．腹膜或血液透析　如氮质血症是肝性脑病的原因，腹膜透析或血液透析可能有用。

四、预后

HE的预后主要取决于肝细胞衰竭的程度和诱因是否可以去除。诱因明确且容易消除者（如出血、缺钾等）的预后较好。肝功能较好，作过分流手术，由于进食高蛋白而引起的门体分流性脑病预后较好。有腹腔积液、黄疸、出血倾向的患者提示肝功能很差，其预后也差。暴发性肝衰竭所致的肝性脑病预后最差。

第四节　肝肾综合征

肝肾综合征（HRS）是严重肝病尤其是肝硬化腹腔积液患者病程后期出现的以少尿（<500 mL/d）、血肌酐升高（>133 μmol/L）、稀释性低血钠（<130 mmol/L）等为主要表现的功能性肾衰竭综合征。1996年国际腹腔积液研究小组推荐了关于

肝肾综合征的新定义，即发生于慢性肝病患者出现进展肝衰竭和门静脉高压时，以肾功能损害、肾血流灌注减少和内源性血管活性系统异常为特征的一种综合征。肾动脉显著收缩导致肾小球滤过率减低。肾外循环以动脉扩张为主，导致全身血管阻力下降和低动脉压。相似的综合征也发生于急性肝衰竭情况下。

必须强调的是，在面临一个同时存在肝肾衰竭的具体患者时，临床医生应不仅仅只考虑到HRS，而应首先排除许多同时影响肝肾功能的疾病，包括毒物、血液病、肿瘤、血流动力学异常、感染等，认识这些疾病相当重要，因为若早期识别和恰当治疗，可能逆转所引起的肾衰竭。

一、救治流程

（一）临床特征

1．病史　肝硬化失代偿，如门静脉高压症、高度腹腔积液、钠潴留、低蛋白血症、肝性脑病等，也见于急性重型肝炎和原发性肝癌。

2．症状　早期表现主要是少尿、血压下降。后期主要表现为氮质血症，如恶心呕吐、食欲下降、口干、嗜睡、由少尿渐至无尿，腹腔积液增多，出现肝性脑病。

3．实验室检查　血清肌酐与肌酐清除率、尿钠及血钠、肾脏多普勒超声等。

（二）临床评估

1．明确病因及诱因。

2．完善相关检查。

3．与引起肾衰竭的其他疾病进行鉴别。

4．临床分型。

（三）治疗

1．一般治疗。

2．扩容治疗。

3．药物治疗。

4．血液透析或连续肾脏替代治疗（CRRT）。

5．经颈静脉肝内门体静脉支架分流术（TIPSS）。

6．肝移植。

二、救治关键

（一）准确诊断HRS及临床分型，判断预后

急慢性肝病进展至晚期肝衰竭和（或）门脉高压症的患者，如血清肌酐＞133 μmol/L，应怀疑HRS的可能性；出现稀释性低血钠、血浆肾素活性增加、肝脏体积缩小时，发生HRS的危险度增加；肝病的病原学及Child-Pugh记分对预测HRS无明显价值。国际腹腔积液俱乐部于1994年制订了HRS的诊断标准，于2005年进行了修订。

1．新标准如下

（1）肝硬化伴有腹腔积液。

（2）血肌酐＞133 μmol/L。

（3）应用清蛋白扩容并停用利尿剂至少2日后，血肌酐值无改善，未降至133 μmol/L以下，清蛋白推荐剂量为1 g/（kg·d），最大可达100 g/d。

（4）无休克的临床表现。

（5）当前或近期未使用肾毒性药物。

（6）不存在肾实质性疾病及尿蛋白＜500 mg/d，无镜下血尿（红细胞＜50个/HP）和（或）肾脏超声检查无异常表现。

2．临床上根据HRS的病情进展、严重程度及预后等，将其分为两型：

Ⅰ型HRS：以快速进展的肾功能减退为特征，在2周内血清肌酐水平升高至最初的两倍（高于221 μmol/L），或24小时肌酐清除率下降50%（低于20 mL/min）。Ⅰ型HRS病情进展速度快，预后差，发病后平均存活期少于2周。

Ⅱ型HRS：表现为进展缓慢稳定的中度肾衰竭，循环功能紊乱，难治性腹腔积液为其突出表现。此型患者血肌酐值为133～221 μmol/L，或肌酐清除率少于40%，多为自发性起病，亦可由自发性腹膜炎等诱发。其存活期较Ⅰ型HRS长，但较无氮质血症的肝硬化腹腔积液者生存期短。

尽管HRS诊断标准十分明确，但由于HRS的诊断是一种排除性诊断，缺乏特异的诊断指标，故临床诊断仍较困难。有研究显示在肝硬化腹腔积液患者出现

急性肾衰竭的病因中，42%为肾前性因素，38%为急性肾小管坏死，而HRS仅占20%。因此，当严重肝病患者出现血肌酐升高时，首先要排除肾脏病变、肾毒性药物、感染，尤其是自发性细菌性腹膜炎（SBP）等情况，并静脉补充清蛋白排除低血容量后方能考虑HRS。临床上还常遇见HRS合并肾脏病变的情况，这更增加了诊断难度。慢性肝病常合并肾脏疾病（如糖尿病肾病、慢性肾小球肾炎和高血压肾病等），另外慢性肝病也容易在某些诱因下并发急性肾小管坏死，合并肾病的肝硬化也容易并发HRS，当严重肝病合并肾病的患者出现血肌酐升高时，应认真分析肾病是唯一的原因，或HRS也是一个参与因素。另外在临床上还可见高尿钠型和非少尿型等少见的HRS（尿量＞500 mL/24小时），其诊断更为困难。根据HRS诊断标准，合并肾脏病变的HRS不属于Ⅰ型和Ⅱ型，在HRS临床研究时也往往被排除在外，因此对合并肾脏病变的HRS有必要单独分类（如分为Ⅲ型），这在制订治疗方案时尤为重要，因为这种类型HRS需要肝肾联合移植而不仅仅是肝移植。另外，临床上常见的暴发性肝衰竭引起的HRS，这种HRS的发病机制、临床过程和预后等方面与肝硬化引起的HRS存在较大差异，故治疗方法也应有侧重，但国内外对这方面的研究不多，需进一步加强。

（二）尽量避免肾衰竭的诱发因素，把握治疗难点，寻找积极的治疗对策

在慢性肝病患者中避免肾衰竭的诱发因素显然很重要，以下几点能减少HRS的发生：

1. 对以前发生过自发性腹膜炎的患者进行预防性抗生素治疗。
2. 在大量腹穿放液的患者使用低盐清蛋白作为扩容剂。
3. 谨慎使用利尿剂。
4. 避免肾毒性药物（庆大霉素、NSAIDs、X线造影剂等）。
5. 合理补液。

HRS迄今仍是内科治疗的一大难题，一切治疗措施旨在延长患者生存时间，等待进行肝移植，这是目前唯一希望提高HRS生存率的治疗措施，宜争取尽早实施。临床上亟待解决的是HRS前期、早期同时存在的难治性腹腔积液/张力性腹腔积液的处理问题。难治性腹腔积液首选扩容和（或）大量腹腔穿刺放液。张力性腹腔积液宜首选大量腹腔穿刺放液，恢复其对利尿剂的敏感性。HRS患者在严密监护、支持治疗基础上，在等待肝移植期间，首先以扩容为基础，加用小剂量血管收缩药和（或）肾血管扩张药；或N-乙酰半胱氨酸；有条件者试用V_2型血管加压素受体拮抗剂，仍未能实行肝移植，则考虑血液透析，最终考虑经颈静脉肝内门体支架分流（TIPS）。

三、救治方案

（一）一般治疗

1. 营养原则　少尿阶段宜低容量、高热量、高维生素、低盐、低钾、高糖、适量的优质蛋白质。当尿素氮升高时，蛋白质的摄入，还有钾和磷的摄入应控制。

2. 限制水和钠的摄入　每天进水量不超过1000 mL，液体中不应有钠，以免原有稀释性低钠血症患者因补钠而造成血容量过度增加引起肺水肿。钠盐限制每日2 g左右，少尿期钠盐不超过0.5 g/d。对长期使用强利尿剂或腹腔大量放液引起真性低钠血症，应补充高渗盐水。少尿或无尿时，每日进液量（包括输液、饮入）等于前一天出量（包括尿、大便、呕吐量）加500 mL。

3. 纠正低血压　针对导致低血压的因素，如血容量不足、感染等给予对症治疗。

4. 纠正代谢性酸中毒　轻中度酸中毒一般不需纠正，当二氧化碳结合力（CO_2CP）低于13.5 mmol/L时可考虑补充碳酸氢钠，可按5%碳酸氢钠6 mL/kg给予。

5. 纠正电解质紊乱　重要的是高钾的处理。当血钾高于6 mmol/L时立即用10%葡萄糖酸钙10～20 mL或3%氯化钠200 mL静脉滴注，亦可用胰岛素静脉滴注。也可采用血液透析或腹膜透析。

（二）扩容治疗

HRS扩容较多采用新鲜冻干血浆600～1000 mL/d或清蛋白30～40 g/d，连续4日，曾有报道肾血流量、稀释性低血钠及血清肌肝及其清除率有明显改善。扩容治疗常与药物治疗联合应用。虽然许多患者直接地对扩容治疗有反应而出现利尿和血清肌酐下降，但是肝硬化患者全身血管扩张的特点常使扩容治疗不能改善系统循环及肾血流动力学，不过可作为HRS的基础治疗，并与其他措施联合应用。如果扩容后排尿未改善，容量负荷的进一步扩张导致细胞外体液容积的扩张，有产生肺衰竭的危险，因此在部分患者中需监测中心静脉压。

（三）药物治疗

1. 小剂量多巴胺、小剂量8-鸟氨酸加压素、特利加压素

（1）小剂量多巴胺：非升压剂量多巴胺2～3 μg/（kg·min）持续静脉滴注，能选择性扩张肾血管，对全身血流动力学无明显影响，可改善血流动力学、GFR及促进钠、水排泄，早期报道有一定疗效，多数报道单独应用无效，多与呋塞米或小剂量血管加压素合用。

（2）8-鸟氨酸加压素：系统循环较强的缩血管药物，但对肾动脉及心冠状动脉无明显收缩作用，它能改善外周血管阻力降低及封闭其动静脉分流，从而改善系统循环、肾血流动力学变化及肾功能异常。

（3）三甘氨酸赖氨酸加压素（特利加压素）：合成的血管加压素类似物，该药作用与鸟氨酸加压素相同，但在体内作用时间长，一次注射后其作用时间约为后者的10倍。早年已有去甲肾上腺素联合静脉滴注清蛋白治疗HRS，可以改善肾血流的研究报道，但心脏缺血的不良反应限制了其应用，而特利加压素的半衰期较长、心脏缺血不良反应较少，是治疗HRS的有效药物。特利加压素治疗Ⅰ型HRS的研究报道较多，可以有效改善肾功能，联合静脉滴注清蛋白能提高疗效，严重不良反应较少。此药能够改善患者近期存活率，但对长期存活率的研究报道尚少。特利加压素的用法：每次0.5～1 mg，4～6小时1次，治疗2日血肌酐下降<25%时，每2日加倍量，直至最大剂量为每日12 mg，疗程为HRS恢复或用至14日，若治疗3日无效或最大剂量治疗7日血肌酐下降<50%则停用。应用特利加压素的同时联合静脉滴注清蛋白，第1日1 g/（kg·d），随后每日20～40 g，血清清蛋白>45 g/L或出现肺水肿时则停止滴注清蛋白。

2. 甲氧氨福林联合奥曲肽　甲氧氨福林是一种α肾上腺素口服用药，可作用于相应受体而引起血管平滑肌收缩。奥曲肽是一种长效的生长抑素衍生物，可降低门静脉高压，抑制胰高血糖素合成或直接作用于血管平滑肌，引起内脏血管收缩。奥曲肽剂量：100 μg皮下注射，每日3次，然后增至200 μg，每日3次；甲氧氨福林初剂量：7.5 mg，每日3次，然后增至12.5 mg，每日3次，口服。上述两者单用时对HRS都无明显作用，但是联合应用时似乎效果较好。一项回顾性对照研究对甲氧氨福林联合奥曲肽的治疗效果进行了评价，结果显示联合用药组相

对于安慰剂组肾功能改善较明显，30日病死率相对减少，且甲氧氨福林在大剂量（15 mg）使用时，治疗效果似乎明显优于小剂量（5 mg）者。

3．乙酰半胱氨酸　是一种含巯基的氨基酸，能促进还原型谷胱甘肽的合成，具有清除自由基、抗氧化应激反应的作用。Holt报道：用该药治疗12例早期HRS患者，开始剂量150 mg/kg，静脉滴注，于2小时滴完后，继以维持量100 mg/（kg·d），持续静脉滴注，连续用药5日。疗程结束后，血清肌酐水平下降，肌酐清除率增加，尿量及尿钠排泄量增加，肝功能及动脉压无明显变化，1个月、3个月生存率分别为67%（8/12）及58%（7/12），其中2例肾功能改善后结束肝移植术。以上结果表明，乙酰半胱氨酸治疗早期HRS，在提高生存率方面，优于现已报道的其他药物，但其作用机制不明。

4．ADH/AVP-V_2型血管加压素受体拮抗剂及K阿片样激动剂　这两种药物有希望成为治疗稀释性低钠及HRS的新型药物。ADH/AVP-V_2型血管加压素受体拮抗剂与肾集合管上皮细胞表面的AVP-V_2受体结合，选择性地拮抗AVP的抗利尿作用，阻断水的重吸收。K阿片样激动剂抑制神经垂体，减少AVP的释放，又直接作用于肾集合管，抑制水的重吸收。

这两类药不同于传统的排钠利尿药，它们具有高度的选择性，只促进水的排泄，对钠的排泄无作用或作用甚微，动物实验或健康自愿受试者试验证明：其排水作用呈剂量依赖关系，以用于肝硬化腹腔积液稀释性低血钠。现已证明与血浆扩容及缩血管药物联合应用，可使HRS逆转。

（四）肾替代疗法（RRTs）

使用持续性或间断性RRTs，如血液透析、连续性静脉内血滤等，可以对HRS患者提供肾功能支持，适用于等待肝移植的患者。然而，血液透析过程中易发生并发症，如低血压、出血及感染等。关于评价RRTs在治疗HRS上作用的研究仍很少，该如何选择最佳的肾替代疗法、RRTs能否改善非肝移植候选患者的预后等都是未知数。因此，除非HRS患者临床上存在急需血液透析的情况（如高钾血症、代谢性酸中毒或容量超负荷），否则对选择RRTs需慎之又慎。

（五）经颈静脉肝内门体分流（TIPS）

经颈静脉肝内门体分流（TIPS）可以直接降低门静脉压力，因此理论上TIPS对治疗Ⅰ型HRS是一种非常值得尝试的治疗方法。虽然目前TIPS应用于HRS的研究报道不太多，但是根据目前研究的结果已可看出，TIPS可以改善Ⅰ型HRS患者的肾功能，减少腹腔积液，延长患者的生存期，并且获得疗效后HRS较少复发。另外，继用血管收缩药和清蛋白之后若用TIPS治疗，Ⅰ型HRS患者有望获得长期的治疗效果。然而由于多数HRS患者有不间断电源（UPS）的禁忌证，如肝功能差、胆红素过高、肝性脑病等，因此限制了TIPS在Ⅰ型HRS治疗中的应用，目前仅作为二线治疗。随着此方面研究的增加，将来TIPS或许可以得到更广泛的应用。

目前研究发现，TIPS治疗对Ⅱ型HRS患者的腹腔积液和血肌酐过度具有较好的改善作用，但对HRS的逆转率、患者生存率及成功过渡至肝移植的治疗效果尚不能肯定。然而，难治性腹腔积液是Ⅱ型HRS的主要表现，目前有充分的证据证实TIPS比大量放腹腔积液更能提高难治性腹腔积液患者生存率并减少HRS等并发症的发生率，因此可推测UPS对Ⅱ型HRS有直接或间接的治疗意义。

（六）肝移植

迄今为止，肝移植是彻底治愈HRS的唯一方法，没有肝移植的HRS病程短，预后极差，因此所有HRS患者一经诊断，需尽早评估肝移植可能性，并应优先接受供肝。HRS患者肝移植后3年生存率稍低于无HRS的肝硬化患者（60%VS70%～80%），但在围肝移植期HRS患者需要透析的时间、并发症发生率和病死率高于对照，预后明显较无HRS的肝硬化患者为差，移植前经特利加压素与清蛋白联合治疗后，HRS患者肝移植的预后明显好于不用特利加压素与清蛋白联合治疗者，与无HRS的肝硬化患者几乎无差异。由于免疫抑制剂环孢素或他克莫司对肾脏具有一定的损伤作用，因此推荐在移植48小时后，肾功能部分恢复时开始应用。

肝移植后，部分Ⅰ型HRS患者肾功能仍未完全恢复，甚或有严重肾衰竭，对此需要肝肾联合移植。然而，目前还不能准确判定哪些Ⅰ型HRS患者需要肝肾联合移植。根据现有的资料，已有指南提示肝肾联合移植的指征。如肝硬化伴肝肾综合征，血清肌酐水平＞177 μmol/L，透析不超过8周等。

虽然肝移植疗效肯定，但临床上Ⅰ型HRS常存在肝移植的禁忌证，如肝功能极差或合并感染等，另外Ⅰ型HRS的病程仅2周，没有足够的时间等待供肝，且手术费用高昂，非每例患者所能承受。因此，仍需寻找其他替代治疗方案。

第五章　原发性肝癌

第一节　病因学与病理学

一、肝癌的病因学

可致肝癌的因素很多，最主要的有3个因素，并非单一因素起作用。

（一）病毒性肝炎

已确认与肝癌的发生有密切的联系，且涉及乙型、丙型与丁型3种。病毒性肝炎可能是80%以上肝癌的主要致病原因。其导致肝癌的机制尚不清楚，可能与病毒DNA插入到宿主基因有关。

（二）黄曲霉毒素

有证据表明与肝癌的发病有关，且与乙型肝炎有协同作用。

（三）饮水污染

与肝癌的发生关系密切。此外，酗酒、吸烟、亚硝胺、口服避孕药、微量元素、遗传等因素与肝癌的发生有关。

二、肝癌的病理学

（一）大体分型

1．弥散型　癌结节小，自绿豆至黄豆大小不等，弥散分布于全肝。

2．块状型　癌肿的直径>5 cm，其中>10 cm的为巨块型。亚型有：

（1）单块状：单个癌块边界清楚或不规则，包膜完整或不完整。

（2）融合块状：相邻癌肿融合成块，直径多>5 cm，周围肝组织中常有散在卫星癌结节。

（3）多块状：由多个单块或融合块癌肿形成。

3．结节型　癌结节一般>5 cm。亚型有：

（1）单结节：单个癌结节边界清楚，有包膜，周边常见小的卫星结节。

（2）融合结节：边界不规则，周围卫星结节散在。

（3）多结节：分散在肝脏各处，边界清楚或不规则。

（二）组织学分型

1．肝细胞癌　最常见，约占90%以上，常合并肝硬化，且有明显的地理分布。近年来新认识一种特殊组织学亚型——纤维板层型肝癌，其手术切除率高，预后较好。

2．胆管细胞癌　占5%～10%。

3．混合性癌　包含肝细胞癌和胆管细胞癌，占1%～5%。

（三）病理分级标准

1．Ⅰ级　癌细胞的形态与正常肝细胞相似，胞质嗜酸性着色明显，核圆而规则，核仁明显，核分裂少；细胞排列呈索状，索间血窦明显，衬以单层内皮细胞。

2．Ⅱ级　癌细胞胞质嗜酸性和颗粒性强，略有形态异形，胞核较大，着色深浅不一，核仁明显，核浆比例增大；细胞多呈腺泡状排列，胞质中有较多胆汁小滴。

3．Ⅲ级　癌细胞异形明显，胞质呈嗜碱性着色，核大而不规则，染色质粗，着色不一致，核仁明显，核浆比例明显增大；出现瘤巨细胞，胞质中胆汁小滴少见。

4．Ⅳ级　癌细胞有明显的异形性，胞质少，核大着色不均匀，核仁不规则，核浆比例显著增大；细胞排列松散，无一定的结构，偶见血窦。

（四）小肝癌的病理特点

小肝癌是指单个癌结节直径<3 cm者，相邻2个癌结节直径之和<3 cm者属此型。小肝癌边界清楚，常有明显包膜。

其一般特点有：

1．单个结节。

2．有包膜。

3．细胞分化较好。

（五）生物学特性

肝癌中DNA的分析能较好地反映其生物学特性，为估价恶性程度、判断预后提供依据，并提示癌肿直径＞3 cm是肝癌出现明显生物学特性改变的界限。此外，肝癌容易侵犯肝静脉，导致肺转移、旁癌综合征。甲胎蛋白（AFP）阳性肝癌多属分化Ⅱ、Ⅲ级，AFP阴性肝癌多属分化Ⅰ、Ⅳ级。

第二节　肝癌的临床表现

肝癌被分为亚临床期和临床期。亚临床期的临床表现多不明显，有临床症状多为肝病所致或旁癌综合征。

一、症状

肝癌的症状多种多样，如常见的腹痛、腹部肿块或腹胀、乏力、发热、消瘦、食欲缺乏或餐后上腹饱胀，以及少见的黄疸、急腹症、呕血、骨痛等，皆无特异性。症状发展较迅速，程度轻重不等，一般治疗无缓解。

（一）肝区疼痛

绝大多数中晚期肝癌患者以肝区疼痛为首发症状，发生率超过50%。肝区疼痛一般位于右肋部或剑突下，疼痛性质为间歇性或持续性隐痛、钝痛或刺痛，疼痛前一段时间内，患者可感到右上腹不适。疼痛可时轻时重，或短期自行缓解。疼痛产生的原因主要是肿瘤迅速增大，压迫肝包膜，产生牵拉痛，也可因肿瘤的坏死物刺激肝包膜所致。少数患者自发地或于肝穿刺后突然出现肝区剧烈疼痛，多是由于位于肝脏表面的癌结节破裂出血所致。若同时伴有血压下降、休克的表现，腹腔穿刺有血性液体，则说明癌结节破裂出血严重，需紧急抢救。若无上述伴发症状，疼痛较为局限，则表明出血位于肝包膜下。疼痛可因肿瘤生长的部位不同而有所变化，位于左叶的肿瘤，常引起中上腹疼痛；位于右叶的肿瘤，疼痛在右季肋部；肿瘤累及横膈时，疼痛放射至右肩或右背部，易被误认为肩关节炎；肿瘤位于右叶后段时，有时可引起腰痛；肿瘤位于肝实质深部者，一般很少感到疼痛。

（二）消化道症状

食欲下降、饭后上腹饱胀、嗳气、消化不良、恶心等是肝癌常见的消化道症状，其中以食欲减退和腹胀最为常见。腹泻也是肝癌较为常见的消化道症状，国内外均有报道，发生率较高，易被误认为慢性肠炎。门静脉或肝静脉癌栓所致的门静脉高压及肠功能紊乱可致腹胀、大便次数增多，腹胀也可因腹腔积液所致。胃肠功能紊乱还可导致消化不良、嗳气、恶心等症状。

（三）发热

相当一部分的肝癌患者会出现出汗、发热。多数发热为中低度发热，少数患者可为高热，在39℃以上，一般不伴有寒战。肝癌的发热多为癌性热，这是因为肿瘤组织坏死后释放致热源进入血液循环所致。肿瘤患者由于抵抗力低下，很容易合并感染，也可出现发热，与肝癌的癌性发热有时不易区别，需结合血常规并观察抗菌治疗是否有效才能判定。

（四）消瘦和乏力

肝癌患者常较其他肿瘤患者更感乏力，此与慢性肝炎患者相似。乏力的原因不明，可能由于消化功能紊乱、营养吸收障碍导致能量不足，或肝细胞受损，肝功能下降，使得代谢障碍、某些毒素不能及时灭活，或由于肝癌组织坏死释放有毒物质。消瘦也是肝癌患者的常见症状，系由肝功能受损、消化吸收功能下降所致。随着病情的发展，消瘦程度可加重，严重时出现恶病质。

（五）出血倾向

肝癌患者常有牙龈出血、皮下瘀斑等出血倾向，主要是由于肝功能受损、凝血功能异常所致，它在肝癌合并肝硬化的患者中尤为多见。消化道出血较为常见，主要是由于门静脉高压导致食管胃底静脉曲张所致。事实上，消化道出血也是导致肝癌患者死亡的最主要原因。

（六）下肢水肿

肝癌伴腹腔积液的患者，常有下肢水肿，轻者发生在踝部，严重者可蔓延至整个下肢。临床上曾见到有的患者下肢高度水肿，水液能从大腿皮肤渗出。造成下肢水肿的主要原因是腹腔积液压迫下肢静脉或癌栓阻塞，使静脉回流受阻。轻度水肿也可因血浆清蛋白过低导致。

（七）急腹症

癌结节破裂通常引起肝区疼痛，体检时肝区有明显压痛，为肝包膜刺激症状。部分患者癌结节破裂后，表现为急性腹痛，伴有腹膜刺激症状，易被误诊为急性腹膜炎。癌结节破裂引起的腹痛通常伴有血压下降甚至休克的表现，与一般急性腹膜炎不同。

二、体征

肝癌的体征有肝肿大或肝区肿块，且常呈巨块型、质地坚硬，有时可扪及多个结节或巨块兼有较小的结节，一般在结节部位并无明显压痛，除非已有癌肿包膜下破裂或肝包膜浸润。腹腔积液，多呈血性。产生腹腔积液的机制是门脉高压和癌肿腹膜浸润，门脉高压可继发于长期肝硬化，或肝癌侵犯门脉或肝静脉分支引起的。脾大由门脉高压引起。黄疸通常发生较晚，呈轻中度，随病程的进展可逐渐加深。合并肝硬化者更易出现黄疸。此外，有消瘦、腹壁静脉曲张、肝动脉杂音等。

原发性肝癌多是在慢性肝炎、肝硬化的基础上发展而来的，因此，不少患者常有慢性肝病及肝硬化的一些体征，如慢性肝病面容、肝掌、蜘蛛痣、腹壁静脉曲张、体质虚弱、男性乳房发育、下肢水肿等。除此之外，肝癌患者还可以出现以下特殊体征。

（一）肝大

进行性肝大是肝癌最常见的体征，约有90%的患者就因自己扪及上腹部肿块前来就诊。部分弥散性肝癌患者的肝癌可不肿大。癌肿位于肝右叶近膈面时，可使膈肌上抬，活动受限，肝上界上移，但肿块不易被扪及；癌肿位于右叶下段时，常可直接扪及肿块；肿块位于左叶时，可在剑突下扪及肿块。触诊时肝脏质地较为坚硬，表面不光滑，有或无结节感，肝边缘较为锐利。少数较大的肿块发生液化坏死时，肿块质地变软。

（二）腹腔积液

腹腔积液是中晚期肝癌的常见体征，主要是由于慢性肝功能受损使清蛋白合成减少或门静脉高压等原因所致。腹腔积液一般为淡黄色，不易查到癌细胞。少数为血性腹腔积液，血性腹腔积液多因癌结节破裂出血所致，是诊断肝破裂的主要证据。若患者同时伴有急性剧痛、血压下降，则肝破裂可立即诊断。部分血性腹腔积液也可因肿瘤细胞脱落引起腹腔种植转移所致，此时腹腔积液中易查到癌细胞。若患者腹腔积液同时伴有下肢水肿，则要考虑下腔静脉阻塞的可能性。

（三）黄疸

黄疸是中晚期肝癌的常见体征，弥散性肝癌及胆管细胞癌最易出现黄疸。黄疸多因胆管受压或癌肿侵入胆管致胆管阻塞，也可因肝门转移淋巴结肿大压迫胆管所致。少数患者因肝癌组织向胆管内生长，肿块将胆管堵塞，引起阻塞性黄疸。肝细胞癌侵犯胆管可能有以下途径：肿瘤直接浸润进入肝内胆管；癌细胞侵入静脉或淋巴管，逆行侵入肝管；肿瘤细胞沿神经末梢的间隙侵入肝管。肿瘤细胞进入肝内胆管后，继续生长阻塞胆总管或是脱落的肿块进入肝外胆管造成填塞。当肿瘤阻塞一侧肝管时，通常不会发生黄疸，若同时阻塞左右肝管，或是阻塞胆总管则会引起黄疸。患者出现黄疸时，可伴有皮肤瘙痒、大便间歇呈陶土色、食欲下降，少数患者可表现为右上腹绞痛、畏寒、发热、黄疸，极个别人出现重症胆管炎的症状。肝癌患者伴发阻塞性黄疸临床并不少见，但其临床表现并无特殊之处，因此临床上误诊率较高，可高达75%。慢性肝病患者出现阻塞性黄疸时，要想到肝癌的可能性。部分患者的黄疸也可因肝功能损害所致，此种黄疸经保肝治疗后，可得到部分缓解；而癌肿所致的黄疸，保肝治疗对消退黄疸无效。

（四）脾大

肝癌患者多在肝硬化的基础上发生，所以部分患者出现脾大。单纯因肝癌所致的脾大少见，主要是肿瘤转移至脾脏所致，也可因癌栓进入脾静脉使之栓塞而导致脾瘀血、肿大。

（五）肝区血管杂音

一些巨大的肝癌可压迫或扭曲肝总动脉或腹腔动脉，导致肝区出现吹风样血管杂音，它是肝癌的特殊体征。血管杂音的发生率国内报道较低，而国外报道则较高。

（六）Budd-Chiari综合征

Budd-Chiari综合征是肝静脉流出道被阻塞后引起的肝窦扩张、瘀血伴有肝大及大量腹腔积液的综合征。Budd-Chiari综合征分为四型：

1. Ⅰ型　下腔静脉隔膜阻塞，肝静脉主干通畅，有一支或两支肝静脉阻塞。

2. Ⅱ型　肝静脉主干开口处闭塞、腔静脉无病变。

3. Ⅲ型　下腔静脉纤维化狭窄、肝静脉通畅。

4. Ⅳ型　下腔静脉狭窄、血栓形成或闭塞、肝静脉闭塞。

Budd-Chiari综合征临床表现为：

（1）肝静脉回流障碍：脾大、食管下段静脉曲张、胃肠道出血、腹腔积液积聚快而多，蛋白含量低，与肝硬化相似，黄疸不明显，腹腔积液偶可呈血性。

（2）下腔静脉回流障碍：下肢水肿、浅表静脉曲张、皮肤色素沉着或有小腿溃疡、胸腹壁及背部浅表静脉曲张、血流方向向上为其特征。

当原发性肝癌患者发生血行转移，在肝静脉或下腔静脉形成癌栓时，就会出现Budd-Chiari综合征。有时症状不太典型，无明显的肝脾大、浅表静脉曲张或下肢水肿及色素沉着等，但腹腔积液急剧增多是常见的表现。在这种情况下，常需通过选择性肝静脉造影方能明确。在肝静脉受累的患者中，约2/3的病例癌栓可沿肝静脉生长侵入下腔静脉，造成严重的下肢凹陷性水肿。癌栓也可沿下腔静脉侵入右心房，引起心力衰竭或心律失常。右心房内的癌栓或由下腔静脉脱落的大癌栓可以栓塞三尖瓣，导致猝死。

（七）癌旁综合征

癌旁综合征是指由于肝癌组织本身分泌某些具有特殊生理活性的物质（如性激素等）而引起的一组特殊症状群。这些症状群有的伴随肝癌的临床症状出现，有的则在肝癌表现出临床症状之前就可以出现。因此，认识这些特殊的癌旁综合征，有助于肝癌的早期诊断。此外，对这些综合征的合理处理，也有助于减轻患者痛苦、提高生活质量、延长患者生命。

1．低血糖症　低血糖症是最常见的癌旁综合征，发生率为8%～30%。低血糖症常发生在清晨，患者突感头晕眼花、全身无力、出虚汗。根据低血糖临床表现的不同，可将其分为A、B两型。

A型：临床较常见，肿瘤细胞分化较差，生长速度快，此类低血糖多发生在肝癌的晚期，但较易控制。低血糖为中度，空腹血糖降低，临床症状不明显，一般通过生化检查才能发现患者有低血糖。

B型：此种类型以严重的低血糖为特点，较少见，肿瘤细胞分化较好，生长速度缓慢，部分患者以低血糖为首发症状。此类患者对血糖低下的耐受性较强，血糖水平很低时，仍可无明显的低血糖症状，但症状一旦出现后，往往很严重，不易控制，预后极差。临床上可表现为抽搐、昏迷或木僵，有些重度低血糖患者可突然死亡。

肝癌低血糖的机制尚不清楚，推测可能与以下因素有关：肿瘤细胞异位分泌胰岛素或胰岛素样物质，使血中胰岛素含量增加导致低血糖。有报道从肿瘤中提取了胰岛素样生长因子，发现该因子与低血糖有一定关系；肿瘤释放胰岛细胞刺激因子，使胰岛增生，胰岛素含量增加；肿瘤巨大，使剩余的正常组织不能产生足够的葡萄糖来满足机体的需要；肝功能受损，对胰岛素的灭活能力下降，导致胰岛素含量增加；肝癌患者消化系统功能紊乱，吸收障碍，不能摄取足够的营养物质；肝癌巨大、生长迅速，对葡萄糖的需求量增加，导致低血糖。

2．红细胞增多症　红细胞增多症是肝癌患者常见的癌旁综合征，发生率为10%左右，患者血红蛋白最高可达280 g/L。这种红细胞增多症与真性红细胞增多症不同，患者一般无明显的临床症状，无肿大的脾脏，外周血中白细胞、血小板均在正常范围内，骨髓象中仅见红细胞系列增生。而真性红细胞增多症除红细胞增多外，尚有约2/3患者白细胞增多伴中性粒细胞相对和绝对数增加及核左移，约50%患者血小板增多；3/4的患者存在脾大；40%～70%患者血压增高；促红细胞生成素水平多正常。肝癌患者红细胞增多的程度与AFP浓度及肿瘤的大小有关，红细胞增多症的患者，肿瘤往往较大且AFP含量较高；治疗好转后，红细胞增多症可减轻；肿瘤完全切除者，红细胞可恢复至正常水平；肿瘤复发时，红细胞数可再度增高。因此，该指标也是了解肿瘤有无复发的指标。肝癌患者红细胞增多症的发病机制不清楚，可能与以下因素有关：肿瘤生长迅速，导致相邻正常肝组织缺氧，刺激肾脏分泌促红细胞生成素；肿瘤可产生大量球蛋白，与肾脏红细胞刺激因子相互作用，生成大量的促红细胞生成素；肿瘤自身合成及分泌具有促红细胞生成素样物质；肿瘤侵犯正常组织，患者肝功能受损，对促红细胞生成素的灭活能力下降，导致促红细胞生成素含量增加。有报道，肝硬化发生癌变时，常见红细胞数增加，因此，可以通过观察该指标了解肝硬化患者是否有癌变。

3. 血小板增多症　血小板增多症在恶性肿瘤中是一种常见的癌旁综合征，但在肝癌中则不多见。国内报道发生率约为2%。肝癌伴血小板增多症多见于肝母细胞瘤患者，发生率可高达60%以上，对此种血小板增多症要与特发性血小板增多症进行鉴别。特发性血小板增多症是一种少见的出血血栓性疾病，其特点为：血小板持续增多；可有反复自发性出血倾向；血栓形成；半数以上有脾大；血小板形态和功能常异常；90%患者白细胞计数升高。而肝癌继发的血小板增多症：血栓栓塞和出血不常见；无脾大，如有肝硬化，则也可出现脾大；血小板形态和功能一般正常；白细胞计数一般正常。血小板增多症的发生机制目前尚不清楚，有人曾在肝癌组织中发现有较高的血小板生成素，因此推测血小板增多与促血小板生成素增加有关。血小板增多症可随肝癌的治疗而发生改变，肿瘤好转后，血小板也可降低或恢复正常。

4. 高钙血症　高钙血症是癌旁综合征中最为严重的一种。患者临床表现差别很大，轻症时仅在验血时发现，患者毫无不适；但血钙过高者，则会出现严重的临床表现，发生高血钙危象，表现为顽固性恶心、呕吐、便秘、腹痛、烦渴、多尿、脱水、易激动、嗜睡、无力、高热、谵妄、昏迷，并可发生心律失常，导致猝死。对血钙较高的患者，应采取降钙治疗，否则有生命危险。高钙血症出现的精神异常、嗜睡等与肝性脑病的一些临床表现颇为相似，要注意鉴别。高钙血症的发病机制不清楚，推测可能与下列因素有关：肝癌组织异位分泌甲状旁腺素或甲状旁腺样物质，影响钙、磷代谢，导致血钙升高。有报道：伴高钙血症的肝癌患者血中甲状旁腺激素升高，当肿瘤切除后，甲状旁腺激素降至正常，血钙也恢复正常；肝癌出现骨转移后，破骨细胞活性增加，产生骨质溶解，骨中钙质进入血液，此时多伴有血磷降低；维生素D样物质增加，机体对钙的吸收增强；肿瘤组织分泌前列腺素E、白介素-1、转化生长因子等，促进对骨骼的吸收，导致血钙升高，有些动物实验已经证实，这些体液因子可以导致血钙升高。

5．男性乳房发育　男性乳房发育在慢性肝病和肝硬化的患者中也可见到，主要表现为男性乳房胀疼、增大和乳房肿块。男性乳房发育的机制十分复杂，一般认为肝癌患者出现男性乳房发育是因为肝硬化后肝功能不全，使得肝脏灭活雌激素能力下降，导致雌激素过多所致，也有可能是雌激素增多通过负反馈机制抑制腺垂体功能，进而影响垂体—性腺轴及肾上腺轴的功能，使雄激素减少，也有部分无肝硬化的肝癌患者出现乳房发育或是在肝癌切除后，乳房发育症状消失，性激素水平恢复正常，这提示肝癌与男性乳房发育之间可能也有一定的关系，肝癌细胞可能有合成和分泌雌激素的能力。

6．高纤维蛋白原血症　肝癌伴高纤维蛋白原血症国外报道较少，多为个案报道，而国内报道发生率较高。有报道指出，患者血浆纤维蛋白原的含量与肿瘤有关，肿瘤切除后，血浆纤维蛋白原可以降低，恢复至正常，而肿瘤复发时，该指标再次升高。因此，有人认为血浆纤维蛋白原可以作为肿瘤疗效的观察指标。高纤维蛋白原血症的机制不清楚，推测可能与下列因素有关：肝癌组织合成异常纤维蛋白，肝癌释放生物活性物质抑制纤维蛋白原的降解，故其含量增加。

7．高胆固醇血症　肝癌伴高胆固醇血症的国外报道发生率高达11%～38%。高胆固醇血症的发生机制尚不完全清楚，推测可能与以下因素有关：肝癌细胞本身可以合成胆固醇，实验研究已证明这一点。

8．皮肤卟啉病　皮肤卟啉病较为罕见，患者可在尿中查出过量的尿卟啉，手术切除肿瘤后，卟啉病缓解，尿卟啉正常。

9．高血压病　肝癌伴有高血压病仅有个案报道，发生率很低，患者血管紧张素浓度及血管紧张素酶混合物均升高，因此，推测血压升高与肝癌异位分泌血管紧张素有关，患者在肿瘤切除后，血压可完全恢复正常。

10．高血糖症　肝癌伴高血糖症国外文献罕见报道。国内报道，肝癌伴高血糖65例，患者均合并肝硬化，部分患者在肿瘤切除一段时间后，血糖降至正常范围。血糖含量增高可能与肝硬化引起肝糖原合成降低、分解代谢加速有关，也可能与肝癌分泌某种活性物质抑制胰岛素的功能或与胰岛素竞争性结合胰岛素受体，而使胰岛素不能有效地发挥作用，导致血糖升高有关。

11．血管活性肠肽异常分泌　在肝癌组织中，免疫组化法显示有血管活性肠肽细胞，因此，推测肝癌细胞、睾丸间质细胞增生，儿童患者血清睾酮可达成人水平。推测性早熟的原因为肝癌细胞异位分泌促性腺激素，该激素刺激睾丸间质细胞释放雄激素，从而导致性早熟。

12．女性化　文献报道过几例肝癌伴女性化的病例，患者均无肝硬化背景。1例儿童肝癌患者出现女性化，其血中雌激素水平明显升高，睾酮却降低，该患者的肿瘤组织行为类似滋养层组织，能将雄激素转化为雌激素。该患者切除肿瘤后，血清性激素水平恢复正常，女性特征消失。另1例患者血、尿雌激素升高，经过化疗后，性激素水平恢复正常，女性化体征消失。

（八）类癌综合征

类癌综合征较为罕见，仅见个案报道，患者主要表现为发作性腹泻，腹部包块和昏厥，实验室检查发现尿中5-羟吲哚乙酸、5-羟色胺和总5-羟吲哚浓度增高，肿瘤组织不仅有肝细胞癌的组织特征，还具有类癌的生化特征，肿瘤组织含有吲哚衍生物，色氨酸水解酶活性增高。

三、肝癌并发症

肝癌常先发生肝内弥散。若肝静脉受累，癌肿可弥散至全身各部，肺、骨和淋巴结最为常见。常见并发症有上消化道出血、肝癌破裂致腹腔出血、肝昏迷和肝肾综合征。

（一）上消化道出血

上消化道出血是肝癌最常见的严重并发症，也是导致肝癌死亡最主要原因。导致上消化道出血的原因：

1．食管、胃底静脉曲张是导致肝癌上消化道出血的最主要原因。其发生的主要机制为：80%以上的肝癌患者伴有肝硬化，肝硬化可导致门静脉压力增高，食管、胃底静脉曲张，当门静脉或肝静脉阻塞，可加剧门静脉高压，导致已曲张的食管、胃底静脉破裂出血，引起上消化道出血；肝癌可加重肝功能损害，使肝硬化程度加重，导致门静脉高压加剧；当肝癌病灶位于肝门部时，可压迫门静脉主干，也可使门静脉压升高。

2. 肝癌患者由于正常肝组织减少，肝脏合成的凝血因子减少，凝血机制发生障碍。由于脾功能亢进，血小板破坏增加，凝血机制也会发生障碍。此外，癌栓进入血液后，很容易引起急性弥散性血管内凝血（DIC），引起消化道出血。

3. 肝癌患者由于门静脉高压，常造成胃肠道瘀血、黏膜水肿糜烂，引起出血。此外，介入治疗如果误栓胃十二指肠动脉也会导致急性胃黏膜糜烂、溃疡，出现消化道出血。

（二）肝癌结节破裂

原发性肝癌自发性破裂出血是肝癌较常见的严重并发症，发生率为9%～22.6%，发病较急，病情凶险，预后较差，早期诊断、及时治疗对改善患者的预后有一定帮助。肝癌自发性破裂出血的机制尚不完全明确，多数学者认为是由于肿瘤直接侵犯，使静脉流出道梗阻，引起静脉高压，从而引起出血和破裂。总的来说，可能与下列因素有关：肝癌恶性程度高，生长迅速，因而导致肿瘤相对供血不足，以致出现中心缺血、坏死及液化。若此时肿块体积增大过快，而肿瘤被膜不能伸展，则可导致肿瘤表面溃破，引起出血；肝癌缺血、坏死并继发感染，也可导致破裂出血；肿瘤直接侵犯肝内血管，导致血管破裂出血；门静脉被癌栓栓塞后，表浅的肿瘤周边部分出现营养障碍性坏死、溃破，也可导致出血。肿瘤位于肝膈面的表浅位置时，易受外力冲击，肿瘤包膜菲薄与癌组织极脆弱也是构成破裂出血的原因。患者多以急性上腹痛就诊，开始多为上腹疼痛，突发者占95%左右，随着病情发展，可逐渐发展到全腹，同时多伴有头昏、出冷汗、恶心、呕吐等表现。在肝癌自发性破裂出血时，也有腹痛仅局限于上腹部者，且较轻微，这可能是位于肝脏浅表位置的较小癌结节破裂，出血较少，出血仅局限于肝包膜下，称肝包膜下出血。大多数患者可有面色苍白、四肢凉、出冷汗、脉搏细数、血压下降。腹部压痛视癌肿破裂程度而异，破裂口小、出血量小者，腹部压痛可局限在病灶处或压痛不明显；破裂口大，出血量多者，可有全腹压痛，部分患者可有反跳痛及腹肌紧张，其原因可能是有小胆管破裂，部分胆汁流入腹腔刺激腹膜所致。出血量较大时，可见腹部膨隆，腹部叩诊呈实音，移动性浊音阳性，肠鸣音减轻或消失，血常规检查可有血红蛋白降低、白细胞计数及中性粒细胞升高。诊断性腹穿对肝癌破裂出血的确诊有着重要意义，常可穿到不凝固的鲜血。B超对那些一时难以确诊的病例有着极其重要的作用，可以明确诊断。

（三）肝性脑病

肝性脑病是肝癌终末期的表现，是导致肝癌死亡的主要原因（约为35%）。肝性脑病常系癌组织严重损害肝实质或同时合并肝硬化导致肝实质广泛破坏所致。上消化道出血、感染、低钾血症、手术、抽放腹腔积液不当及应用大量利尿剂和有损于肝脏的药物是肝性脑病的常见诱因。目前仅能针对其诱因防治，仍缺乏有效的疗法。因病情较晚，治疗成功者鲜见。

（四）血性胸腹腔积液

肝癌患者由于肝功能损害严重，清蛋白合成能力下降，加上门静脉高压常可导致腹腔积液；当肿瘤细胞种植到腹膜时，也可产生腹腔积液，此时腹腔积液多为血性；肝癌结节破裂出血时，也可使腹腔积液变为血性；靠近横膈的肝癌直接浸润横膈及胸膜，可引起血性胸腔积液；肿瘤转移至胸膜，也可引起血性胸腔积液。

（五）感染及癌性发热

肝癌患者由于抵抗力低下，常可出现感染。感染的主要部位为呼吸道、肠道、胆系及腹腔。感染的症状因部位不同而表现不同，如呼吸道感染，则主要表现为咳嗽、气急、发热；肠道感染主要表现为腹痛、腹泻；腹腔感染可有腹痛、发热。感染主要由细菌所致，真菌感染也不少见。

肝癌癌性发热在肝癌患者中较为常见，多为持续低度到中度的发热。癌性发热的主要原因是肝癌坏死后释放致热源进入血液循环所致。对癌性发热要与感染所致的发热相鉴别，前者抗菌治疗无效且除发热外并无其他明显不适症状，患者对解热镇痛药反应良好。

（六）肝肾综合征

肝癌患者多伴有肝硬化，肝硬化在肝功能失代偿时，常会突然或逐渐发生少尿或无尿、氮质血症等功能性肾衰竭的表现，而此时肾脏并无器质性病变，称此为肝肾综合征。此类患者大多数有进行性加深的黄疸、肝脾大、低蛋白血症及顽固性腹腔积液等肝衰竭的表现，疾病末期的特点是深昏迷、严重少尿和血压进行性下降。

肝性功能性肾衰竭患者起病时肾并无器质性病变，但肾血流量和肾小球滤过率严重低下，与此同时肾血管阻力明显增大。因此设想，这种肾血流量与肾小球滤过率的严重降低很可能是肾血管持续收缩的结果。有研究认为，肝功能不全引起的肾血管收缩是导致肝性肾衰竭的关键环节。

（七）胆道大出血

各种原因引起肝内或肝外动脉、静脉与胆管或胆囊相通，引起上消化道出血，称为胆道出血，肝癌引起的胆道出血不多见，约占5%肝癌引起的胆道出血的原因主要有以下几点：肿瘤呈浸润性生长，入肝内胆管，当肿块溃破时出血，血液流入胆管，发生胆道出血；肿瘤侵蚀肝内大血管及肝内胆管，形成血管胆管瘘，导致胆道大出血；来源于胆道上皮的胆管细胞癌发生坏死后，肿块向肝内胆管腔内破溃出血，出现胆道大出血。

肝癌引起的胆道出血极为少见，故易被忽略或误诊，其临床表现与肝癌其他原因所致的上消化道出血表现有不同之处。胆道出血除有黑便外，多有急性上腹部剧烈绞痛，这是因为血流以很快的速度流入胆总管时，使胆管内压骤然升高，引起胆管及括约肌强烈痉挛，这与食管、胃底静脉破裂出血有所不同。出血量大时，也可出现休克。有的患者也可出现黄疸，这是因为胆总管内潴留的血液形成血凝块堵塞胆总管所致。当肝癌患者同时出现腹痛、黑便及黄疸时，要考虑胆道出血的可能性。可行B超及CT检查，以进一步明确诊断。一般B超检查可以明确诊断，若B超不能明确时，可用CT检查。

（八）恶病质

恶病质状态是肝癌的晚期临床表现，主要是因为肝功能受损，胃肠功能紊乱，使得营养吸收障碍，加之肿瘤的消耗等原因所致，主要表现为明显消瘦、体重迅速下降。

第三节　肝癌的临床诊断

对疑有肝癌者应在最短的时间内作出诊断，以免贻误手术治疗时机。

一、肝癌的诊断原则

1. 先定性诊断，后定位诊断。
2. 先做无创伤检查，必要时才行损伤性检查。
3. 对经各种检查后还无法作出诊断的患者进行严密随访复查。
4. 对个别高度怀疑者可慎重考虑剖腹探查，明确诊断。

二、诊断步骤

1. 采集病史，进行详细的体格检查。
2. 进行肝功能、乙肝等常规检查。
3. AFP及其他肝癌标志物等检查。
4. 常规B超检查多能作出临床诊断。
5. 根据诊断、治疗需要，再进一步选择CT、MRI、核素扫描、血管造影等，此时绝大多数患者均能作出诊断。
6. 根据临床特殊需要，也可进行肝穿刺活检，获取细胞学和病理学诊断。
7. 手术探查取病理诊断。

三、诊断标准

（一）病理学诊断

1. 肝组织学检查证实为肝癌者。
2. 肝外组织的组织学检查证实为肝癌者。

（二）临床诊断

1．AFP对流法阳性或放射免疫法＞400 ng/ mL，持续4周以上，并能排除妊娠、活动性肝病、生殖腺胚胎源性肿瘤及转移性肝癌者。

2．影像学检查有明确肝内实质性占位性病变，能排除肝血管瘤和转移性肝癌，并具有下列条件之一者：AFP＞200 ng/mL；典型的原发性肝癌影像学表现；无黄疸而碱性磷酸酶（AKP）或γ-谷氨酰胺转肽酶（γ-GT）明显增高；远处有明确的转移性病灶或有血性腹腔积液，或在腹腔积液中找到癌细胞；明确的乙型肝炎标志阳性的肝硬化。

第四节　射频消融治疗肝癌术

一、肝脏的解剖基础

（一）肝脏的解剖

1．肝脏表面解剖　肝脏为人体最大的腺体，位于右上腹和中上腹部，大部分居右季肋区，小部分居于左腹上区和左季肋区。肝脏分上、下两面，上面为凸面，与横膈和前腹壁紧贴，称为膈面，由镰状韧带从矢状位将肝分成左、右部分，但镰状韧带并非左右两叶的分界标志。肝脏的下面为凹面称脏面，有两条纵沟和一条横沟通过，呈H形。左纵沟内有肝圆韧带和静脉韧带；右纵沟的前部为胆囊，后部为下腔静脉，横沟即肝门，内有门静脉，肝动脉和肝管等结构出入肝脏。

2．肝脏的裂隙和叶、段的划分　肝脏被叶间裂和段裂分成如下若干叶和段：

（1）主叶间裂或正中裂：此裂基本呈矢状位，将肝脏分成左、右两叶。在肝的脏面，该裂相当于胆囊窝中点到下腔静脉左壁的连线，中肝静脉的主干位于该裂隙内。

（2）左叶间裂：呈矢状位，将肝左叶分成内侧段和外侧段。该裂即圆韧带裂隙在肝脏的脏面，左纵沟CT片上可清晰显示。在裂的上部有左肝静脉干通过，内含多量脂肪。尾叶相当于肝脏后部一个凸出的部分，以下腔静脉窝为后界，以静脉韧带裂隙为前界。静脉韧带裂隙将尾状叶与前方的左叶外侧段隔开，尾叶与右叶之间由峡部相连。有时尾叶呈舌状突起自内伸入到门静脉和下腔静脉之间，称为尾叶突。来自左叶和右叶的肝动脉和肝静脉分支同时供应尾叶，尾叶的静脉直接回流到下腔静脉内。尾叶的血供特点和自成体系的解剖结构，可以解释该部分肝脏很少罹患某些弥散性实质性病变的原因，如肝硬化病例，右叶往往萎缩，而尾叶却代偿性增大。

（3）背裂：呈冠状位，偏于肝脏的后部，背裂内含有左、中、右肝静脉的根部。背裂的后方为尾状叶，正中裂把尾叶分隔成内、外两段。

（4）右叶间裂：基本上呈冠状位，把右叶分成前段和后段。该裂在肝脏表面较难确定，有右肝静脉经过，故右肝静脉主干可作为右叶分段的标记。

（5）左外叶段间裂：基本上呈冠状位，将左叶外侧段分成上、下两段。根据以上解剖裂隙，肝脏共分成3叶和8段，即左叶、右叶和尾叶。每叶又分成段和亚段，即右叶的前段和后段（上段加下段），左叶的内侧段和外侧段（上段加下段）和尾叶的内段和外段。

3．脉管系统解剖　肝脏内部的管道系统包括门静脉、肝动脉、肝管、淋巴管和肝静脉等，其中门静脉、肝动脉和肝管及其肝内分支相伴而行，行径一致，共同包在结缔组织鞘内，称为脉管系或Gllsson系。门静脉及其分支较粗大，构成支架；而相伴行的肝动脉及肝管支较细小；前者在CT图像上清晰可见，后者肝内分支一般不能显示。脉管系统经肝门（或称第一肝门）出入肝脏。肝静脉引流肝内血液经第二肝门汇入下腔静脉内。肝内淋巴管分别随脉管系和肝静脉出肝，但在CT图像上不能显示。

（1）门静脉及其分支门静脉主干由脾静脉和肠系膜上静脉汇合而成，在肝十二指肠韧带内向上向右偏后，经过肝门或近肝门处；门静脉与下腔静脉毗邻。在肝内门静脉主干分成左、右两支：左支较长，向上向前向左行走；右支较短，向上向后向右行走。上述类型为两分支型，占90%以上；少数为三分支型，即门静脉右前支或右后支直接由门静脉主干发出。

（2）肝动脉位于门静脉的前内侧，肝右动脉从门静脉和肝臂之间进入肝内。

（3）肝管左、右肝管汇合处即肝总管。它是肝内、肝外胆管的分界，位于门静脉的前外侧。正常肝内肝管在CT图像上一般不能显示。如有扩张，即表现为与门静脉平行的双套管状阴影。

（4）肝静脉几乎完全位于肝内，起于小叶的中央静脉，逐级汇合，最后形成三大支，即左肝静脉、中肝静脉和右肝静脉。位于肝脏的较高层面，即近膈面处汇入下腔静脉，肝静脉在叶间裂和段裂内通过。血管结构较以肝脏表面标记划分的叶和段更具有临床意义。按新的体系（血管标记）划分，做肝叶和肝段切除时，不会损害血管。在高的层面，以肝静脉为主要标记，中肝静脉经过正中裂（主叶裂）将肝脏分成右叶和左叶，左肝静脉将左叶分成内、外两段，而右肝静脉将右叶分成前、后两段。在肝脏的其他层面，以门静脉为标记，划分肝叶、肝段，但不及肝静脉标记那么明确。

4. 肝脏正常变异　肝叶和肝段的形态和大小个体差异明显，正常变异甚多。如一叶或段显示相对小些，另一叶或段相对大些。而一般情况下左右体积大致相仿，通常右叶较左叶大。右叶向下伸展的距离不一，可长可短，有时呈球状突起，形成所谓的Reidel叶。在系列扫描上可见到右叶向下逐渐缩小，继续向下时又扩大呈球状。该变异在放射性核素扫描图上更为清楚，左叶的大小和形态变化更多见，右叶多数超过中线，有时可达上腹部左外侧壁与脾脏接近或重叠。有时左叶外侧段甚小；或整个左叶很小，不超过中线；或为先天阙如。左叶厚薄也不一致，有的很厚，有的很薄，前后间距为1～10 cm。尾叶大小也不一致，有的很小，有的向内明显凸出，称为尾叶乳状突。由尾叶突（峡部）与右叶相连，在非连续扫描图上，乳状突与肝脏不连，貌似腹腔内肿块。在系列连续扫描图上观察上、下层面，其连续性不难确定。

5. 肝脏CT解剖　未经增强的肝实质密度，即CT值个体差异较大，一般稍高于上腹部其他脏器如脾脏，在40～70Hu范围内。有人认为肝脏密度主要与糖原储量有关，糖原储量高，脂肪含量少，则肝密度偏高；反之，则低。除肝血管影外，正常肝实质密度相对均匀。肝内血管如肝静脉和门静脉近中线区域较粗大，血液密度低于正常肝实质，表现为条状、分支状或圆点状低密度影，越近肝门区或下腔静脉平面越粗大。严重脂肪浸润时，血管反而成为相对高密度影。静脉内团注法注入碘对比剂（经尿路排泄）后，肝实质和血管得到强化，CT值升高。

峰值期，肝实质的CT值可达140～150Hu，视对比剂的注入量和速度而异。在血管期，血管的强化高于肝实质，血管造影成为高密度，在CT图像上显示十分清楚。在较高的平面上，肝静脉接近下腔静脉，比较粗大，且以条状影分布为主。在肝门层面上，门静脉接近主干，较粗大，故两者可以区分。肝静脉跨越肝叶裂和段裂，而门静脉和与其伴行的肝动脉、胆管在叶和段内走行，不跨越叶裂和段裂，所以按血管标记做肝叶、肝段的楔形切除时，一般不会损伤血管，体现了以血管分叶、分段的新标准的合理性。

（二）肝脏的相关解剖

1．肝外胆道解剖　胆汁由肝细胞产生，经肝内各级胆管收集，经肝外胆道输送到十二指肠。肝外胆道包括左肝管、右肝管、肝总管与胆总管。出肝门后，再经胆囊管、胆囊到十二指肠。

（1）肝总管长2～4 cm，由左肝管与右肝管汇合而成。肝总管位于肝十二指肠韧带内，其下端与胆囊管汇合成胆总管。

（2）胆囊为储存和浓缩胆汁的器官，呈长梨形，长8～12 cm，宽35 cm，容量40～60 mL，位于肝的胆囊窝内，借结缔组织与肝相连。胆囊分底、体、颈3部。胆囊底是胆囊的盲端，圆钝而略膨大。胆囊底指向下前方，多露出于肝下缘，并与腹前壁的内面接触。胆囊底的体表投影位置在右腹直肌外侧，缘与右侧肋弓（第9肋软骨）相交。胆囊体与底无明显分界，胆囊体向后逐渐变细为胆囊颈。胆囊颈细而弯曲，然后急转向后下方，与胆囊管相续。胆囊管长3～4 cm，直径约0.3 cm，近胆囊颈的一段，其黏膜形成螺旋状的皱襞称螺旋臂，胆结石常嵌顿于此处。胆囊管、肝总管和肝的脏面围成的三角形区域称胆囊三角，是胆囊手术中寻找胆囊动脉的标志，因为胆囊动脉一般在此三角内经过（占61.67%），经胆囊颈左缘至胆囊。

（3）胆总管起自肝总管与胆囊管的汇合点，向下与胰管相汇合，长4～8 cm，管径3～6 mm。胆总管起始段位于十二指肠上部上方，在肝十二指肠韧带内，然后于十二指肠上部后方，再向下，在胰头与十二指肠降部之间或经胰头之后，最后穿入十二指肠降部后侧壁中，在此处与胰管汇合，形成略膨大的肝胰壶腹，开口于十二指肠乳头，在肝胰壶腹周围有肝胰壶腹括约肌包绕。在胆总管与胰管的末段也均有少量平滑肌包绕，分别称胆总管括约肌和胰臂括约肌。肝胰壶腹括约肌保持收缩状态，由肝分泌的胆汁，经左、右肝管，肝总管和胆囊管进入胆囊储存。进食后，尤其进高脂肪食物后，胆囊收缩，肝胰壶腹括约肌舒张，胆囊内的胆汁经胆囊管、胆总管排入肠道。

2. 脾脏解剖　脾脏位于左上腹，其长轴与第10后肋平行，上缘凸面正好与左膈的凹面相吻合，因此左侧后肋膈角和左肺底部与脾脏紧密相连。脾脏的下缘与左肾上腺和左肾毗邻，前缘与结肠脾曲相邻，并由脾结肠韧带相连接。此外，脾膈韧带、脾肾韧带，以及脾胃韧带将脾脏的位置固定，脾的内缘除了与左肾和结肠相邻近，还与胃和胰尾相邻。脾脏由脏层腹膜包绕，为腹膜腔内结构。脏层腹膜在脾门处反折，形成脾胃韧带和脾肾韧带。胰尾位于脾肾韧带内，脾血管、淋巴管和神经在其内行走。脾动脉由腹腔动脉发出，然后向左横行，沿胰腺上缘曲折行走到达脾门，再分成5支或5支以上的血管进入脾内。脾静脉在脾门处形成，在左肾、左膈角和腹主动脉前方及胰腺后方行走于脾肾韧带中。先与肠系膜下静脉汇合，然后再与肠系膜上静脉在胰头后方汇合成门静脉。

正常脾脏可以有分叶或有切迹，明显的分叶常可凸入到胰尾和左肾之间，有时被误认为是脾脏增大，也可能会误诊为左肾、左肾上腺或胰尾部的肿瘤。脾脏的下缘也可有切迹；在横断面CT检查中这些切迹表现为脾实质的裂口，不要把这些表现误认为是脾脏的撕裂或梗死。脾脏的大小除与年龄、身材有关外，个体差异较大。一般成人脾脏平均长度为12 cm，宽为7 cm，厚为3～4 cm；脾脏的重量为50～250 g，平均为150 g。

3. 胰腺解剖

（1）胰腺的解剖：位置胰腺在腹后壁横过第1～2腰椎前方，其右侧端嵌于十二指肠降部与水平部所形成的凹陷内；左侧端靠近脾门。前面隔后腹膜为小网膜囊后壁的一部分，再前即为胃后壁，后面为腹主动脉、下腔静脉、腹腔神经丛，以及胸导管的起始部等结构。根据胰腺在前腹壁体表投影，其下缘约相当于脐上5 cm，上缘为脐上10 cm处。

（2）胰腺的形态和大小：胰腺质地柔软，呈灰红色。人胰腺长17～19.5 cm，宽1.5～5 cm，厚0.5～2 cm，重88～98 g。胰腺各部分之间并无明确界限，主要根据它们的毗邻关系和外形粗略地划分。胰头、颈部位于脊柱中线的右侧，而体尾部位于左侧。由十二指肠上曲向肠系膜上血管画一线，此线就代表胰头、颈部分界线；胰尾各面均有腹膜覆盖，略可翻动；可翻动与不翻动的交界处即为胰体、尾部的交界。一般胰颈部最短，尾部较短，体部较长，头部最宽。

①胰头部：胰头是胰腺最宽大的部分，位于第2腰椎的右前方，它的上下及右侧，均被十二指肠所包绕，紧贴于十二指肠壁上，有时甚至十二指肠降部的内侧壁部分地被包在胰腺组织内，胰头的后面无腹膜，主要与下腔静脉、门静脉、肝外部，右肾静脉末端邻近。胰头的下部为一钩状突起，称胰头钩突。钩突位置较深。呈楔形，其一部分位于肠系膜上血管的右后方；也有的生长异常，从右、后、左三面包绕肠系膜上血管。

②胰颈部：胰颈是连接胰头和胰体的狭窄扁薄部分，长2～2.5 cm。位于幽门和十二指肠球部的右下方。其上方是胆总管，后面有一沟，有肠系膜上静脉经过，该静脉穿行胰后与脾静脉汇合成门静脉主干。肠系膜上静脉在胰颈后面的沟中经过时，无胰腺的小静脉进入其中。

③胰体部：胰体部较长，一部分位于脊柱前方，故该处稍向前凸起。前面由小网膜囊后部的腹膜覆盖，与胃后壁相邻。胰体背面无腹膜，与腹主动脉，肠系膜上动脉的起始部、膈肌左脚，左肾上腺，左肾以及它们所属的血管相邻；胰体上缘紧贴于腹腔动脉及其分支。脾动脉自腹腔动脉发出后沿胰腺上缘向左走行。脾静脉紧贴胰腺的后缘。胰体的下面自左向右依次为结肠脾曲、十二指肠空肠曲和空肠袢等，其前缘是横结肠系膜上下两叶的分界处。

④胰尾部：胰尾部是胰左端变细的部分，与脾门相接。

（3）胰腺管

①主胰管：主胰管位于胰腺中心后侧面，起自于胰尾部，横贯胰腺全长，沿途收纳许多小分支，所以管径自左向右逐渐增加。主胰管到达胰头右缘时，通常与胆总管吻合，并穿过十二指肠降部的内侧肠壁，开口于十二指肠乳头。正常的主胰管直径为2～3 mm，壶腹部是主胰管和胆总管下端汇合后进入十二指肠乳头前的扩大部分。70%～85.5%的人其胆总管与主胰管有共同的壶腹和开口，即所谓的“共同通道”，其长小于0.5 cm；此外有30%左右的人虽有共同的出口，但无此共同的壶腹部，胆总管与主胰管之间分隔较完整；主胰管与胆总管分别进入十二指肠者，约占5%；有时主胰管和胆总管在十二指肠两个开口之间的距离较远，约占9%。

②副胰管：副胰管短小，位于主胰管的上前方，大都与主胰管相通，不相通者占20%～30%。副胰管的开口直接入十二指肠副乳头或乳头部的上2 cm处，主要引流胰头上部和腹侧之外的分泌液，但也有10%的正常人副胰管成为胰腺的主要排泌管。主胰管和副胰管的关系，根据Millbourn的研究，有以下5种类型：①主胰管粗大，副胰管细小，两者相互交通，此类占60%；②主、副胰管两者互不交通，此类占20%；③副胰管粗大，主胰管相对细小，两者有交通，此类占10%；④副胰管细小，与主胰管互不交通，此类占9%；⑤无副胰管，此类占1%。

4. 胃解剖　胃从左膈下自左向右横跨上腹部，其形态、体积和位置的变异很大，取决于体型、体位、胃壁张力、胃的膨胀度，以及邻近器官（如肝、脾、左侧结肠等）对胃的压迫。空腹时，胃呈“丁”形；当胃内充满时，胃的长度为25～30 cm，最大的横径约为12 cm。正常人的胃容量为1～2升。贲门位于第十一胸椎水平的中线左旁2.5 cm，离膈下约3 cm，在左侧第二肋软骨的后面。幽门位于第一腰椎水平的中线右旁1 cm处。在胃大弯侧胃短动脉与胃网膜左动脉的分支因走向胃壁的方向不同在胃壁上形成一“无血管区”，是胃造瘘的穿刺部分。

5. 小肠解剖　空肠及回肠的位置改变，在临床上具有一定的应用价值。X线检查，通常将小肠分为6组，第1组是十二指肠，由于大部分在腹膜外位，其位置较恒定。而第2组至第6组的小肠属腹膜内位，肠系膜宽大，肠袢的活动度较大。当体位改变、肠管蠕动或肠内容和膀胱的充盈程度改变时，空肠和回肠的排列和位置随之有所变化。在肠旋转异常或内旋转位等病变时，小肠位置改变有助于诊断。钡剂肠管造影显示空肠蠕动较快，皱襞粗大，钡影呈分散的羽絮状，回肠蠕动慢，皱襞细而少，回肠上段钡影呈细羽状，回肠末段呈均匀的团块状，并有纵向皱襞状黏膜钡影。

6. 大肠解剖　盲肠的各面都有腹膜包裹，并且可有部分系膜，故有系膜过长、活动度过大，称“游离盲肠”，可引起盲肠移动症的升结肠的前面及两侧被腹膜覆盖，后面借疏松结缔组织和腹后壁相连，使肠管被固定于腹后壁；因此在钡剂造影片上，升结肠的位置是比较恒定的。脾曲位置比肝曲略高，并且更贴近腹后壁。在钡剂造影时，脾曲的位置也比较恒定。又因脾曲弯曲的角度一般要比肝曲大，故在试放支架时，脾曲比肝曲更难通过，除横结肠右端仅部分被腹膜遮盖外，其他各部直到脾曲，都完全被腹膜包裹并形成较宽的横结肠系膜。该系膜向肝曲及脾曲逐渐变短，而中间较长，因此整个横结肠呈弓状下垂。降结肠管径较升结肠小，位置也较深。腹膜覆盖其前面及两侧，后面借结缔组织连于腹后壁，因此位置也比较恒定。由于乙状结肠系膜在乙状结肠肠管中段较长，两端较短，因此乙状结肠与降结肠和直肠相连处固定而不能移动，只有中段有较大活动。

二、B超、CT、MRI引导下经皮射频消融治疗肝癌

越来越多的医师采用在B超、CT、MRI引导下经皮肝脏穿刺射频消融治疗肝癌术，越来越多的患者接受此项治疗。射频消融治疗肝癌术已有几十年的历史，该手术已非常成功。在这3种引导方法中，B超比其他2种引导方法用得比较多。其主要原因在于它比较容易、经济、方便和准确。在此，仅介绍B超引导下经皮肝脏穿刺射频消融治疗肝癌术。

（一）手术适应证

1. 原发性肝癌；原发性肝癌切除术后复发。
2. 转移性肝癌。
3. 单发病灶或多发病灶者。
4. 肝癌伴肝硬化者或伴门静脉栓塞者等。

（二）手术禁忌证

凝血功能障碍；相对禁忌证有近期发生的急性心肌梗死、不稳定型心绞痛、严重的急性感染。

（三）手术前的准备工作

患者手术前行肝功能、肾功能、心电图、出凝血时间和胸部X线检查，患者上述指标都正常时才能进行治疗。

（四）与射频消融治疗术匹配的穿刺针与辅助器械

1. 术中超声采用SonositeTitan彩色多普勒超声诊断仪，HST/10-5型术中探头，频率10 MHz，最大探测深度5.0 cm。探头置入消毒无菌套后，直接置于脏器表面进行扫查。

2. 射频系统采用美国Radionics公司生产的冷循环射频肿瘤治疗系统，它包括射频发生器和一个冷循环泵。射频仪可连续监测电阻、电流、能量和温度。

3. 射频电极有单个电极和集束电极2种，根据病灶大小的不同而定。

（五）手术过程

1. 手术前半小时给患者肌内注射50～100 mg哌替啶或术前5分钟静脉推注10 mg安定。将腹部消毒以后，用手术方巾覆盖，并留有一方洞。将利多卡因注入患者皮下进行局部麻醉。

2. 将B超探头消毒后，放在患者腹部，对穿刺针进行引导。穿刺路径的选择原则上应取最短途径，这有利于提高命中率，降低并发症。一般选取腹前壁肋间的常规入路，对于右肝后叶的肿瘤，也可选取左侧卧位。肝左叶的肿瘤，可取剑突下为进针点，但务必小心谨慎。穿刺路径上，应避开大的门静脉和肝静脉分支。第一肝门附近的肿瘤，要防止灼伤胆囊引起胆瘘。对于不同的肿瘤，应设计相应的穿刺方案。一般来说，小肝癌直接穿刺入瘤体中心即可治疗；对于较大范围的肿瘤，射频治疗不可能使瘤体完全坏死，其目的在于减少肿瘤负荷，减轻肿瘤对机体的影响。因此，治疗时需着重于肿瘤生长旺盛的部位，即彩色多普勒上血流信号丰富的区域，并采用多点分次治疗的方案。

3. 依次开启冷循环泵及射频发生器，冷循环泵持续地将冰水泵入电极的内置管中，使针尖温度保持在16～20℃。行射频消融一个周期（12～18分钟），治疗结束后组织温度升至60℃以上，可保证杀死肿瘤细胞。单针电极的凝固灶可达3 cm，集束电极可产生约6 cm的球形凝固灶。必要时可以单针多次消融。

调节输出功率使针尖温度保持90～100℃，持续10秒，从而使针道碳化止血。对于凝血功能欠佳及针道较长者，可分次碳化，同时也可防止针道转移。

每针治疗时间根据瘤体大小选择为12～18分钟，每次射频后常规予以针道碳化。射频治疗时超声可观察到围绕针尖的部分呈云雾状强回声。根据肿瘤的大小和个数确定治疗的次数，如果肿瘤较大或较多，应进行多次治疗。

4. 治疗完毕后，拔出治疗针（即射频电极），穿刺点压迫止血。

（六）手术后的处理

术后常规抗感染、补液支持治疗。

（七）B超引导下经皮射频消融治疗肝癌术的评价

在B超或CT引导下，采用多电极射频治疗肝癌，与手术相比具有以下优点：

1. 操作方便、简单，手术时间短。多电极射频治疗过程与经皮肝穿刺瘤内注射无水乙醇几乎相同，易于掌握。一次治疗仅需30～160分钟，较手术切除时间大为缩短。

2. 创伤小，准确性高，安全性好。该操作属于微创治疗，在B超或CT准确引导下可避开重要血管和胆管，术中又不需阻断肝门，因而对肝组织损害轻。由于大血管内快速血流能迅速带走热量，即使多电极射频针尖插入血管内也不会烧坏血管导致大出血。另外，多电极射频治疗能在短时间内使治疗区温度升至90℃以上，使针周围组织发生凝固，有利于防止针道出血，因此多电极射频治疗尤其适合于肿瘤位于肝门大血管旁无法行手术切除患者，较手术切除更为安全可靠。国内一位学者报道，6例患者肿瘤位于肝门或紧贴下腔静脉无法行手术切除，行多电极射频治疗后顺利出院，未出现大出血等严重并发症。

3. 疗效显著。由于多电极射频治疗区温度在90℃以上，因此治疗区肿瘤组织均已发生凝固性坏死，其杀死肿瘤组织的效果显著。

4. 可反复多次进行。对肝内2～4个位于不同部位的孤立小病灶，特别对术后复发性肝癌，行手术切除或再次手术相对困难，或不宜进行。

5. 国内外研究资料表明，肿瘤组织经高温烧灼后留在体内，尚可作为抗原不断刺激机体，有利于增强机体细胞免疫功能。由于直径<5.0 cm的小肝癌体积小，外形规则，包膜大多完整，因此只要使用得当，多电极射频治疗应可达到消灭肿瘤组织的目的，取得与手术相同的疗效。直径>5.0 cm的肝癌，则由于其体积大，生长不规则，需采用多点多次多平面治疗。但即使如此，有时也难以将肿瘤完全消灭。因此，对此类肿瘤，只要条件允许手术仍是首选。但对于不适合手术切除，特别当肿瘤位于大血管旁，患者全身情况较差，手术危险性大者，多电极射频治疗配合肝动脉栓塞化疗（TAE）是目前较理想的选择。通常选择术前术后均行TAE治疗的方案，在多电极射频治疗前行TAE，使肿瘤缩小以便射频治疗能杀死尽量多的癌组织。在射频治疗后行TAE，一方面通过肝动脉造影可以了解射频治疗效果，另一方面可杀死残留癌组织以及肝内可能存在的潜伏灶。一位学者报道14例大肝癌患者均在行TAE 1～2次，2～3周后行多电极射频治疗，射频治疗后4～6周再行TAE 1～2次。其中7例肿瘤体积缩小25%以上，4例肿瘤体积缩小在25%以下或无明显变化，有效率为50.0%，短期疗效尚属满意，但远不及小肝癌治疗组。肿瘤大小直接影响多电极射频治疗效果，并由于大肝癌常伴随门脉侵蚀，易于在肝内形成弥散，故其远期疗效不容乐观。

综上所述，多电极射频治疗肝癌的适应证主要为：

（1）由于各种原因而无法行手术切除的小肝癌，包括孤立转移性小肝癌。

（2）术后复发性小肝癌。

（3）对于直径＞5.0 cm而又无法行手术切除的孤立大肝癌，与TAE联合应用可能会延缓肿瘤的发展。但对有大量腹腔积液形成、严重黄疸、出凝血障碍患者，此治疗应列为禁忌。

B超引导下多电极射频治疗作为肝癌的一种新型治疗方法，还有许多值得改进和总结的地方。但就目前临床情况而言，其在方法的合理性、科学性及近期疗效方面均不亚于手术切除或激光、微波等其他非手术疗法，其远期疗效尚有待进一步观察。我们相信随着临床病例不断积累及技术上的不断完善和创新，多电极射频治疗肝癌将得到越来越多的医师和患者的接受。

三、术中在B超引导下射频消融治疗肝癌术

由于B超引导下经皮射频消融治疗肝癌术存在一些无法治疗的解剖死角，许多学者开展了在术中或在腹腔镜下射频消融治疗肝癌术。此种治疗方法，可以治疗前者无法治疗的生长在经皮不容易穿刺到的肝癌。在手术中，再采用B超引导，进行肝脏穿刺射频消融治疗肝癌术，它有其独特的优势，使穿刺准确率大为提高。在此，仅介绍术中在B超引导下肝脏穿刺射频消融治疗肝癌术。

（一）手术适应证

同本节“B超、CT、MRI引导下经皮射频消融治疗肝癌术”。

（二）手术禁忌证

同本节“B超、CT、MRI引导下经皮射频消融治疗肝癌术”。

（三）手术前的准备工作

同本节“B超、CT、MRI引导下经皮射频消融治疗肝癌术”。

（四）与射频消融治疗术匹配的穿刺针与辅助器械

同本节“B超、CT、MRI引导下经皮射频消融治疗肝癌术”。

（五）手术过程

打开患者腹腔后，探头置入消毒无菌套后，直接置于脏器表面进行扫查。首先检查肝静脉与腔静脉的汇合处，指引声束平行于肝静脉走行方向。其次探查肝蒂。检查从近圆韧带左侧开始，向右越过肝门到肝的右侧，在此可分辨出肝蒂各支并予观察。最后检查肝实质。重点在于有顺序地按肝内解剖标志追踪各个肝段。尤其应注意术前常规超声检查易漏诊的部位，如：肝膈顶部、右后叶下缘角、左外叶等处。发现肿瘤后观察瘤体的大小、部位，与血管的毗邻关系，是否侵犯相邻血管或胆管等。在诊断明了的情况下再进行射频治疗。

在超声引导下，活检后将射频电极针穿刺入肿瘤内。体积较大的肿瘤，采用多点分次穿刺治疗的方法，尽可能地扩大凝固范围，并着重固化瘤体的周边部位和滋养血管。靠近第一肝门的肿瘤，则先切除胆囊再射频治疗。

依次开启冷循环泵及射频发生器，冷循环泵持续地将冰水泵入电极的内置管中，使针尖温度保持在16～20℃。行射频消融一个周期（12～18分钟），治疗结束后组织温度升至60℃以上，可保证杀死肿瘤细胞。单针电极的凝固灶可达3 cm，集束电极可产生约6 cm的球形凝固灶。必要时可以单针多次消融。调节输出功率使针尖温度保持90～100℃，持续10秒，从而使针道碳化止血。对于凝血功能欠佳及针道较长者，可分次碳化，同时也可防止针道转移。

每针治疗时间根据瘤体大小选择为12～18分钟。每次射频后常规予以针道碳化。射频治疗时超声可观察到围绕针尖的部分呈云雾状强回声。根据肿瘤的大小和个数确定治疗的次数，如果肿瘤较大或较多，应进行多次治疗，最后关腹。

（六）手术后的处理

术后常规抗感染、补液支持治疗。

第五节　原发性肝癌的综合治疗原则

一、早期有效治疗、综合治疗、反复治疗

早期有效治疗、综合治疗、反复治疗是肝癌治疗的三个重要原则。

（一）早期有效治疗

肿瘤越早期，治疗效果越好，小肝癌手术切除后的5年生存率为60%～70%，而大肝癌仅20%左右。有效治疗要求尽可能采取最佳的治疗手段作首次治疗。手术切除、肝移植和局部治疗是肝癌治疗的三大根治性治疗手段，早期肝癌的治疗应该以达到“根治性治疗”为目的，尽量选择根治性的治疗手段。

（二）综合治疗

肝癌尚无特效的治疗方法，目前最好的手术切除也未达到满意的治疗效果，手术切除、介入治疗和局部治疗是肝癌治疗的三大治疗手段，各有所长，应根据不同患者的不同情况而灵活运用，互相组合，取长补短，以达到最大限度地消灭和控制肿瘤，又最大限度保存机体，延长生存期。多学科综合治疗是目前肝癌治疗的最主要原则之一。

（三）反复治疗

由于肝癌的生物学特性，肝癌的一次性治疗常不能达到理想的疗效，常需进行多次、再次的反复治疗。如多次经皮肝动脉栓塞化疗，多次瘤内无水酒精注射术，术后复发的再次手术切除等。对术后复发病例的反复的、积极的、综合的治疗，以及带瘤生存是近年来肝癌治疗疗效提高的重要原因之一。

二、肝癌的多学科综合治疗模式

（一）以手术为主的综合治疗模式

手术切除是肝癌获得治愈的最主要手段，但是在肝癌的确诊患者中，只有15%～30%的患者能够行手术切除，而肝癌的术后复发率高达36%～66%，疗效并不让人满意。因此，在手术切除后或前采用其他手段进行综合治疗是很有必要的。

1. 手术切除＋术后辅助治疗　肝癌根治性切除术后是否行辅助治疗，尚缺乏足够的循证医学的证据。目前得到较多学者认同的是术后高危复发的患者，辅助性TACE有助于降低复发率，提高生存率。1992年1月至1995年12月，中山大学肿瘤防治中心根治性手术切除原发性肝癌217例，对其中139例被认为复发高危险的病例，作前瞻性的治疗，其中53例术后3～4周辅加TACE。一般作1～3次，每次间隔为4～6周。随诊至1998年12月，在86例单纯行根治性切除术的病例中，肝内总复发率为56.3%，术后1、3、5年生存率分别为75.4%、42.4%、30.5%；在53例术后辅加肝动脉栓塞化疗病例中，肝内复发率为27.5%，其术后1、3、5年生存率分别为89.1%、61.2%、53.7%，差异有显著性。目前的争议主要是高危复发人群的确定和术后TACE的时机。

姑息切除术后的辅助治疗具有重要的作用。术后辅助治疗可以控制或者杀灭姑息切除术后残存的癌细胞，从而达到延长生存甚至治愈的目的。如术中发现肿瘤多发子灶，无法根治性切除时，可以先切除大部分病灶，然后采用PEI、RFA、MCT、冷冻治疗的手段治疗残存的病灶，达到“肉眼根治”；对于巨大肿瘤并有多发肝内转移时，可以先行切除主瘤，术后再行TACE或其他方法治疗肝内转移病灶，也可以达到延长生存的目的。

2. 降期治疗＋手术切除　即所谓的“二期切除”。对于不能手术切除的肝癌，先采用各种方法多学科综合治疗，待肿瘤缩小或降期达到能够手术切除的程度，再行手术治疗。降期治疗的方法很多，目前最为常用的有：TACE、局部治疗（包括PE1、RFA、MCT、放疗等）、TACE联合局部治疗、各种局部治疗的联合应用等。研究证明，多学科的综合治疗优于单一的治疗手段。

（二）TACE联合局部治疗

TACE联合局部治疗是目前应用最为广泛的综合治疗模式之一，其疗效也获得一致的认同。先行TACE可以栓塞肿瘤的供血动脉，减少肿瘤内的血液流动，从而减少“热流失效应”，提高随后的局部治疗的效果。同时，TACE术后肿瘤的边界更加清晰，有利于局部治疗的进行。TACE还可以控制一些潜在的微小病灶，减少局部治疗后的复发，而局部治疗可以最大限度地杀灭TACE术后残存的肿瘤组织，起到1＋1＞2的作用。

（三）各种局部治疗的联合应用

各种局部消融治疗的原理不尽一致，适当的联合应用可以起到相互补充、相互增强的作用，提高治疗效果。目前，有不少文献报道了RFA联合PEI、MCT、冷冻治疗等，MCT联合PEI、冷冻治疗、UTT等，以及立体放射治疗联合局部消融治疗等的应用，均取得了比单一治疗更好的效果。

总之，目前肝癌的治疗强调联合多学科的各种治疗方法的综合治疗。

第六节　原发性肝癌的化学治疗和靶向治疗

肝癌的发病率在全世界范围内不断地升高，目前其发病率在所有癌症中列第五位，病死率列第三位。由于肝癌发病隐蔽，大多数肝癌患者确诊时已经是中晚期，据统计分析，仅有10%～20%的患者在确诊时能够获得根治性治疗（手术切除、肝移植、局部治疗）的机会，其余的只能够获得姑息性的治疗；而在获得根治性治疗的患者中，复发率极高，根治性手术切除后3年累计复发率可达80%。因此，肝癌的治疗强调综合治疗。化疗在其他实体肿瘤的姑息治疗和辅助治疗中占有重要的地位，能够不同程度地提高生存期或治愈率。但是由于肝癌细胞对化疗药物不敏感及多耐药问题，肝癌的化疗效果欠佳。肝癌全身化疗（不包括基于肝动脉的化疗）的研究还有待更进一步的突破。

一、肝癌的姑息性全身化疗

（一）单药化疗

肝癌的单药全身化疗结果令人失望，几乎没有单药有效率可以超过20%。目前的研究认为多柔比星类、5-氟尿嘧啶（5-FU）类、铂类是对肝癌治疗较为有效的药物。自1970年以来，多柔比星被认为是治疗肝癌最为有效的化疗药物，早期Ⅱ期临床试验单药有效率（RR）可达25%～100%，但是后来的研究结果都没有超过20%。

文献报道5-FU静脉推注的客观有效率为10%～28%，联合亚叶酸钙（CF）并不能提高疗效。有研究认为持续静脉灌注5-FU能够提高疗效，而5-FU的口服制剂有相同的疗效。Ishikawa等2001年报道口服优福定（UFT）治疗Ⅳa期的HCC，中位生存期为12个月，高于对照组的6个月（$P<0.01$），且毒性反应低。

目前，有不少的新药都尝试应用于肝癌的治疗，但是疗效并不肯定。胞嘧啶核酸类似物吉西他滨在体外对人肝癌细胞有抑制作用，但吉西他滨Ⅱ期临床试验的结果令人失望，该方案不宜应用于晚期HCC的治疗。Strumberg等的Ⅰ期临床试验表明，紫杉醇单药治疗有很好的耐受性。而伊立替康（CPT-11）则显示出较大的毒性，抗肿瘤作用轻微。

（二）联合化疗

目前尚未有治疗HCC理想的化疗方案，但是也不少的文献报道显示了疗效有所提高。Leung等2002年报道由α-干扰素（5 MU/m^2，皮下注射，第1天），多柔比星（40 mg/m^2，第1天）和5-FU（400 mg/m^2，第1天）构成的PIAF方案有效率达16.8%，中位生存期为30.9周；随后在2005年他们报道PAIF方案的Ⅲ期试验结果：与多柔比星单药方案比较，PAIF组的RR（20.9%vs.10.9%）和中位生存期（8.67个月vs.6.83个月）稍好，但是没有统计学差异，而PAIF的毒性也高于多柔比星组。

国内秦叔逵等提出了奥沙利铂联合5-FU/CF的FOLFOX4方案用于肝癌的化疗。他们采用此方案对亚洲271例局部晚期/转移性HCC患者随机给予FOLFOX4（184例）或者EADM（187例）治疗至疾病进展或者不能耐受毒性反应或者降低手术。主要终点为OS，次要终点为TTP、缓解率（RR）和安全性。结果FOLFOX4

组和EADM组患者的中位OS分别为6.4月和4.9月（P=0.0859），中位TTP分别为2.9月和1.8月（P<0.0001），RR分别为8.2%和2.7%（P=0.0233）。两组的严重不良反应率相似，FOLFOX4的毒性反应和既往报道大致相同。该研究是亚太地区迄今为止规模最大的肝癌化疗的ID期研究，虽然研究结果显示OS统计学未有显著性差异，但是FOL-FOX4可显著延长HCC患者的TTP，而且毒性反应可以耐受。FOLFOX4值得在肝癌的全身化疗中进一步研究。

总之，虽然现在有不少新药、新的化疗方案、Ⅱ期和少数的Ⅲ期试验，但是均没有明确的证据表明全身化疗能够提高晚期肝癌的生存率，而且由于每个试验的入组标准存在很大的差异、病例数大多较小，所得的试验结果相差也很大，循证医学证据级别较低，难以进行有效的meta分析，肝癌的全身姑息化疗还有待于更多的研究。

（三）分子靶向治疗

所谓分子靶向治疗就是针对肿瘤发生、发展过程中的关键大分子，包括参与肿瘤发生、发展过程中的细胞信号传导和其他生物学途径的重要靶点（参与肿瘤细胞分化、周期调控、凋亡、浸润和转移等过程中，从DNA至蛋白、酶水平的任何亚细胞分子），通过特异性阻断肿瘤细胞的信号转导，来控制其基因表达和改变生物学行为，或是通过强力阻止肿瘤血管生成，从而抑制肿瘤细胞的生长和增生，积极发挥抗肿瘤作用。相对于手术、放疗、化疗三大传统治疗手段，分子靶向药物的选择性高，广谱有效，不易发生耐药，同时安全性优于细胞毒性化疗药物，是目前肿瘤治疗领域发展的新方向。

肝癌的形成、进展及其转移与多种基因突变和细胞信号传导通路密切相关，包括：异常的生长因子激活，细胞分裂信号途径持续活化（如Raf/MEK/ERK，PBK/AKT/mTOR和Wnt/β-catenin通路），抗细胞凋亡信号途径失调（如P53和PTEN基因）和新生血管异常增生等。其中可能存在着多个潜在的治疗靶点，这就是进行分子靶向治疗的理论基础。

1．针对表皮生长因子受体（EGFR）传导通路的靶向治疗　EGFR传导路径是目前研究最彻底的路径之一。它在细胞生长、移动、凋亡和肿瘤血管生成等调控机制中起重要作用。EGFR通过与相应配体如EGF、TGF-α等结合，激活Ras蛋白，并主要通过Ras-Raf-MAPK通路将信号传递至细胞核内，抑制肿瘤细胞凋亡、引起肿瘤细胞增生、增加新生血管生成、促进肿瘤浸润及转移。临床试验已证实：肝癌细胞内普遍存在EGFR的过度表达，这可能与肿瘤进展及预后不良相关。作用于EGFR的分子靶向药物目前主要包括小分子的化合物和大分子的单克隆抗体。

2．针对血管生成的靶向治疗　肝细胞癌是血管丰富的实体肿瘤，大多数肝癌有血管异常增生的现象。在肝癌细胞及其周边的间质中经常发现多种促血管生成的因子过度表达，血管内皮生长因子（VEGF）、碱性纤维母细胞生长因子（bF-GF）、血小板相关生长因子（PDGF）、血管生成蛋白和间质金属蛋白酶等。因此，VEGF及其受体可能是肝细胞癌的有效治疗靶点。

贝伐单抗是一种针对VEGF的149KD的重组人单克隆1gGl抗体，由93%人源和7%的鼠源部分组成。贝伐单抗能选择性地抑制VEGF，从而阻止VEGF与VEGFR-1、VEGFR-2受体结合而激活下游信号，抑制新生血管形成。临床前动物模型证实贝伐单抗能直接抑制VEGF，抑制鼠移植人类肿瘤生长，减少肿瘤的大小和数目；而且联合应用化疗要比单用化疗或单用抗体效果更好。

3．多靶点药物　索拉非尼是一种口服的多激酶抑制剂，靶向作用于肿瘤细胞及肿瘤血管上的丝氨酸/苏氨酸激酶及受体酪氨酸激酶，包括RAF激酶、VEGFR-2、VEGFR-3、血小板源性生长因子受体β（PDGFR-β）、干细胞因子受体（KIT）、Fms样酪氨酸激酶3（FLT-3）和神经胶质细胞系来源的亲神经因子受体（RET）等。因此，一方面可以抑制受体酪氨酸激酶KIT和FLT-3以及Raf/MEK/ERK途径中丝氨酸/苏氨酸激酶，抑制肿瘤细胞增生；另一方面，通过上游抑制受体酪氨酸激酶VEGFR和PDGFR及下游抑制Raf/MEK/ERK途径中丝氨酸/苏氨酸激酶，抑制肿瘤血管生成，因此，可同时起到抗血管生成和抗肿瘤细胞增生的双重作用。

Liu等通过体外研究发现：索拉非尼能抑制PLC/PRF/5和HepG2细胞中的Raf激酶，进而阻断MEK/ERK信号传导途径，并可降低这两种细胞系的cyclinD1水平，从而抑制肝癌细胞增生。此外，索拉非尼也能通过抑制Raf/MEK/ERK信号传导通路、降低eIF4E磷酸化水平，并下调Mcl-1蛋白表达水平，从而诱导HCC细胞凋亡；并且在SCID小鼠人类HCC模型中具有明显疗效。

拉帕替尼是一种可逆的酪氨酸激酶抑制剂，能够同时有效地抑制ErbBl和

ErbB2酪氨酸激酶活性。其作用的机制为抑制细胞内的EGFR和HER2的ATP位点，阻止肿瘤细胞磷酸化和激活，通过EGFR和HER2的同质和异质二聚体阻断下调信号，起到抑制肿瘤细胞生长的作用。

4．其他信息传导路的靶向治疗　（NF-κB）通路的持续活化是肝细胞肝癌进展的早期事件之一，针对这一通路的靶向治疗药物能够只消灭肿瘤细胞而不损害正常的细胞。针对这一通路的靶向治疗代表药物的作用机制是通过预防I-kappaB（抑制NF-κB活化的蛋白质）在细胞内的分解，抑制NF-κB通路的信息传递，达到引发细胞凋亡并增加肝癌细胞对化疗药物的敏感性。

Hegewisch-Becker等在一个肝细胞癌的Ⅰ/Ⅱ期临床试验中初步探索了Bortezomib对不可切除晚期肝癌的有效性。尽管耐受性良好，但15例患者仅见7例SD，没有CR和PR的患者。

PI3K/AKT/mTOR信号通路在多种肿瘤细胞中有异常的表达，在肿瘤的发生发展中扮演了重要的角色，阻断该信号通路，特别是抑制了mTOR的活性，就有可能特异地抑制肿瘤细胞的生长，PI3K-mTOR信号转导通路已成为一个有希望的抗肿瘤治疗靶点。

第七节　肝内胆管细胞癌的化学治疗

肝内胆管细胞癌是一种起源于胆管上皮的恶性肿瘤，在我国占原发性肝癌的3%左右。组织学上胆管细胞癌呈柱状或立方形，胞浆呈嗜酸性，无胆汁小滴，偶有黏液分布，排列成腺泡状、囊状或乳头状，间质结缔组织多，血管丰富。其发病因素、临床表现及治疗与肝细胞肝癌有明显不同，目前一般将其视为不同的两种疾病。

治疗方面，尽管手术切除仍是胆管细胞癌唯一可能治愈的手段，但大多数患者发现时均为晚期，失去手术治疗的机会，因此，化疗成为目前胆管细胞癌主要的治疗手段。目前以吉西他滨、氟尿嘧啶类药物及铂类药物为主，反应率在

20%～30%。胆管细胞癌辅助化疗及新辅助化疗目前未被证实能延长患者生存时间，临床上不主张推荐，目前主要应用于进展期胆管细胞癌的治疗。

一、单药治疗

由于肝内胆管细胞癌与肝外胆管癌都属于胆管癌，虽然化疗疗效有差别，但化疗方案基本一致。早在20世纪70年代，人们就开始尝试用治疗胃癌或肠癌的化疗方案应用于胆道系统的恶性肿瘤。常用的药物有5-FU、丝裂霉素（MMC）、多柔比星等。5-FU单药有效率为0～40%，中位生存期为2～12个月，5-FU与MMC、多柔比星联合应用在有效率及生存时间上均未见提高。近年来，随着化疗药物的发展，卡培他滨、吉西他滨、伊立替康、奥沙利铂等药物的问世，给胆管细胞癌的治疗带来了希望。

二、联合治疗

虽然胆管细胞癌的单药化疗取得一定疗效，但临床应用上大都以联合化疗为主。国外有研究用MMC联合卡培他滨或高剂量吉西他滨治疗进展期胆道肿瘤，分别获得较好疗效。总生存时间分别达到6.7个月和9.25个月。另外还有采用卡培他滨联合奥沙利铂一线治疗晚期胆道系统恶性肿瘤的多中心Ⅱ期前瞻性研究，47例患者接受奥沙利铂130 mg/m^2，d1，卡培他滨1000 mg/m^2，bid，d1～d14，每3周重复。结果中位生存期为12.8个月。DKim等报告的一项临床研究，S-1联合DDP治疗转移或复发的胆道系统肿瘤，共入组51例患者，给予S-140 mg/m^2，bid，d1～d14，DDP60 mg/m^2，d1，q3w，结果CR4%，PR26%，SD42%，PD18%，中位生存期为8.7个月。Cho等报告卡培他滨联合吉西他滨治疗进展期胆囊癌的临床研究，吉西他滨1000 mg/m^2，iv，d1、d8，卡培他滨，1000 mg/m^2，bid，d1～d14，每3周重复。入组24例患者，结果8例达到PR，10例SD，1年生存率为58%。此外，还有多项临床研究评估联合化疗对胆管细胞癌的疗效。但有效率均不能取得满意效果。

三、分子靶向治疗

分子靶向治疗应用于胆管细胞癌目前研究较少，临床应用不多。虽然目前仍在尝试阶段，效果仍需进一步研究证实，但为我们胆管细胞癌的治疗指明了方向。目前主要有Vandetanib（ZD6474）、索拉非尼、厄洛替尼等，初步研究证实了其有效性，但临床收益较小，仍需探索新的治疗药物和联合治疗方案。

总之，根据目前的研究文献结果，有几种方案可供进展期胆管癌患者选择：一般状况好的患者可以从联合化疗中获益，主要为以下药物的联合：吉西他滨、氟尿嘧啶类药物及顺铂，反应率为20%～30%，中位生存期为8～12个月。一般情况略差或高龄的患者可以考虑给予氟尿嘧啶类或吉西他滨单药化疗。

目前，不论在胆管癌的辅助、新辅助还是姑息化疗方面，都缺乏大样本量、前瞻性的随机对照研究，这一方面与胆管癌发病率较低有关，另一方面反映了人们对胆管癌的化疗缺乏信心，故至今仍无标准的化疗方案。美国NCCN指南亦只是笼统地推荐可以使用氟尿嘧啶类药物或吉西他滨为基础的化疗方案进行治疗，而未进一步明确具体方案。一些新药的问世可能会给胆管癌的化疗带来更好的疗效，希望未来关于胆管癌的研究能有所突破。分子靶向药物治疗目前只是显示出初步效果，未来还有很长路走。然而，化疗联合靶向药物治疗可能是胆管细胞癌治疗今后的方向。

第八节　肝癌的微创治疗

一、超声引导下经皮微波凝固治疗肝脏肿瘤

微波治疗是指利用多种电磁波，使用频率达900 kHz以上的仪器，破坏肿瘤组织。微波通过细胞或其他含水组织时，使单分子快速振荡，产生均匀分布的热能。这种热能是瞬间产生的，持续到治疗结束为止。18例小肝癌的微波治疗研究证实89%完全消融，细胞核淡染、胞浆呈嗜酸性改变是凝固性坏死灶内主要的变化，坏死灶内肿瘤尚保持原有的形态特征。关于微波治疗肝转移瘤的数据有限，一项30例直肠癌（CRC）伴多发性肝转移，有手术切除可能的患者，随机分为微波治疗组（14例），肝切除组（16例），1年、3年生存率和平均生存时间在微波

治疗组分别是71%、14%和27个月，肝切除组分别是69%、23%和25个月，这两种疗法无统计学差别。上述研究证实，微波治疗原发性肝癌和转移性肝癌的疗效是肯定的。20世纪90年代初，学者开始使用超声引导下经皮微波固化治疗肝脏肿瘤取得较好临床效果。目前这一技术已在全国多家医院开展。

超声引导下经皮微波治疗肝脏肿瘤技术是应用超声定位靶目标，确定进针路径后，在超声引导下将微波针经皮穿刺至靶目标实施消融。

（一）适应证

1．原发性单发肝癌≤10 cm或多发性肝癌、肝血管瘤。

2．肝癌切除术后肝内肿瘤复发、不宜再进行手术切除者。

3．老年患者或全身状态差，不能耐受手术者。

4．转移性肝脏肿瘤，原发灶已切除者。

5．位于大血管或胆管旁手术切除困难者。

6．肝移植术后供肝内出现肿瘤，不宜再移植者。

（二）禁忌证

1．巨块型肝脏肿瘤≥10 cm者。

2．严重凝血机制障碍或严重黄疸、肝功能失代偿大量腹腔积液、肝功能储备R15≥20%者。

3．弥散型肝脏肿瘤者。

（三）超声引导下经皮微波凝固肝脏肿瘤操作方法

1．结合CT、B超定位肝脏肿瘤（靶目标），确定穿刺进针路径，路径中避开大血管和胆管。设计消融次数和点位。

2．局部消毒、铺巾，穿刺点局麻，切开皮肤约0.2～0.3 cm。

3．B超引导下将微波针按预设计的路线穿刺进入靶目标底部边缘，连接冷循环和微波输出线。一般在5 cm的肿瘤，输出功率60 W，时间10～15分钟，B超可显示靶目标灰白色强回声影。操作中一次不能将靶目标覆盖完全者可在B超引导下调整微波针位置，反复消融，使之能完全覆盖靶目标，并且要超过靶目标边缘约1.0 cm。对于大血管和胆管旁的肿瘤，操作时应注意微波作用DL、DS和DF的距离，功率在50 W，避免损伤血管和胆管。另外，对于肝右叶巨块型肝癌，微波消融肝癌组织前，应在肝癌近端排列微波凝固一道隔离带后再微波消融肝癌组织，以防止肝癌的肝内扩散。操作完成后，针道和进针点都应再凝固一次，防止肿瘤扩散和出血。

（四）并发症

出血和漏胆是严重的并发症，但报道尚少。也有学者把局部疼痛、低热和一过性肝功能损害认为是并发症。微波凝固和射频消融肝脏肿瘤都是通过热效应达到杀灭肿瘤组织的目的，所以并发症方面也有相似之处。

二、超声引导下经皮穿刺肝脏肿瘤缓释化疗药置入术

对于已失去手术时机的原发性肝癌和部分转移性肝癌、手术切除后复发的病灶，选择超声引导下经皮穿刺肿瘤，内置入化疗药物，是目前较好的治疗手段。20世纪90年代初期提出间质化疗的概念，即将抗癌药物制备成具有缓释作用的给药系统，经不同方式置入肿瘤组织、瘤周组织的间质中或肿瘤切除前、后的瘤床，从而达到局部持久化疗的目的。置入用缓释氟尿嘧啶是其代表性药物之一，它是采用氟尿嘧啶做原料、生物组织相容性好的医用高分子聚合物做骨架制成的新型固体缓释植入剂，通过特制穿刺、注射针在超声引导下将药物置入肿瘤病灶。既改变了药物代谢动力学特点，又改变了给药途径。药物进入肿瘤组织后，扩散特点是以置入点为中心在周围组织中逐渐递减，扩散半径3～7 cm，形成肿瘤组织区域药物浓度高，全身药物浓度低，既达到了靶目标持久高浓度的药物剂量，有效杀伤肿瘤细胞，又降低了化疗药物的全身毒副反应。氟尿嘧啶的释放度为24小时释放20%左右，120小时释放40%～60%，360小时释放75%以上。

（一）适应证

1. 不能切除的肝癌，转移性肝癌。
2. 肝癌切除术后复发。
3. 全身情况差（心、肺、肝、肾功能不全）不能耐受手术者。

（二）禁忌或相对禁忌证

1. 全身多处或多脏器转移已出现恶病质表现。
2. 严重凝血机制障碍。

3. 大量腹腔积液。

（三）具体操作（以置入中人氟安为例）

禁食、禁水6小时，平卧或右侧卧位（根据病灶部位决定）。超声定位，根据病灶大小、多少确定穿刺点数和穿刺路径。局麻后，超声引导下穿刺针直进至路径病灶最低点（避开胆管和血管），拔出针芯，置入药物，边置药物边向外拔穿刺针，每置入一管中人氟安穿刺针向外拔出0.3 ~ 0.5 cm，直至病灶边缘，使置入药物成一线。根据病灶形态，将药物放置成扇形排列或平行排列均匀分布。植入药物剂量100 mg/cm^3。操作完成后，局部消毒。平卧、禁食12小时，对症处理。严密观察腹部体征、生命体征。

（四）并发症

出血、漏胆、感染是此治疗方法的并发症，但发生率低，报道尚少。超声引导下经皮靶目标植入化疗药物方法简单，安全有效，延长生存率，提高生存质量，不仅应用于肝癌，对脑胶质瘤、黑色素瘤、胃癌、胰腺肿瘤、妇科肿瘤、恶性胸腔积液、腹腔积液等都有应用。

三、超声引导下经皮穿刺冷冻治疗术

肝切除术无疑是治疗能够手术切除的原发性肝癌和局限性的转移性肿瘤的标准治疗方法，但因为患者的自身功能状态，肿瘤的解剖部位及预后因素等原因致部分患者不宜或不能施行手术切除。然而，许多研究表明，肿瘤的快速生长、进行性的肝功能损害和肝衰竭是这部分不能手术切除患者最终死亡的常见因素。如何能控制肿瘤生长，提高生存质量和生存时间是众多医生面临和需要解决的问题。灭活技术的发展，包括药物、射频、微波固化和冷冻等技术的临床应用，在一定程度上取得了可喜的成就。在美国一个研究中心的结果显示，79%的肝癌患者病变局限于肝内，但仅有24%的患者适宜于手术切除，超过一半的肝癌患者适合做肝局部治疗。这些患者中很大部分可采用灭活技术。以下介绍灭活技术中的冷冻疗法，超声引导下经皮穿刺冷冻治疗术，不仅达到了局部灭活效果，而且微创下操作，最大限度减低患者机体创伤。

（一）冷冻治疗的病理生理改变

正常组织和肿瘤对低温都是敏感的，通过一系列物理及化学机制，包括冷却的速度、温度降低的绝对值、融化的速度、采用的冻融周期数和融化后缺血的延迟效应，最终导致细胞死亡。冷冻研究中发现，当冷冻探针插入肝组织，在形成的冰球内有三个相互重叠的损伤区，即在距离探针最近的区域——快速凝结区，凝结区域和速度与探针的距离增大而相应减低，即中速冷凝区和快速冷凝区。相似的，冰球内部的温度随着与探针距离的增大，下降3～10℃/mm，从探针附近-170℃到仅低于0℃的冷冻区周边部。所以，探针周围的损伤区域也随温度的升高而减低。不同温度下细胞死亡的数量也不完全相同。快速冷凝区组织细胞所遭受的破坏是由不同机制共同引起的。当冷却速度为50℃/min时，在紧邻冷冻探针附近的组织细胞中，细胞脱水尚未发生，其内水分已凝结，细胞内冰晶尤其致命，小的冰晶融合时，产生物理的研磨作用。损伤细胞膜和细胞器导致细胞彻底死亡。中度冷凝（1～10℃/min）随着细胞外液转变成冰、细胞脱水、温度下降很快。在细胞脱水到一定程度前，细胞内水分凝结，引起不可逆的细胞损伤、细胞内冰晶形成溶质沉淀，细胞内渗透压升高和跨膜渗透压梯度平衡时，细胞内不再进一步脱水，结果是细胞脱水未能达到一定的程度。解冻期内，无溶质流动，细胞免遭第二次致命性损伤，这些损伤继发于解冻期内等渗性再脱水引起的水分内流，在中速冷凝区内的细胞未遭其厄运，所以它们的存活率提高了。在低速冷凝区域内，由于细胞内外成分有显著的差别，细胞内为凝结的水顺渗透压梯度外流，导致细胞内脱水。脱水的后果导致胞内pH及离子浓度改变，蛋白质变性，细胞膜和膜联酶系统破坏，直接导致一些细胞死亡。当冷冻损伤区解冻时，细胞外液首先融化，很快产生一个相对低渗的环境，水向高渗的细胞内流动，引起细胞肿胀、破裂或死亡，这种损伤主要发生在低速冷凝区外周的损伤区内。

温度对组织细胞的损伤，不同的组织和温度的敏感性变化相当大，研究表明：当温度低于 - 40℃时，细胞内水分几乎都是凝固的，组织完全灭活。大多数正常的肝细胞在 - 15～ - 20℃间死亡。而 - 10℃时大多数肝细胞存活。而肝脏的肿瘤细胞倾向于在更低的温度甚至达到 - 40℃时才能彻底的死亡。冷冻治疗中，-40℃的同步低温大体位于从探针到冰球边缘的3/4距离内，为了达到这种低温水平，可靠的灭活病灶边缘的肿瘤组织，冰球常扩大到肿瘤边缘外1 cm的范围。

（二）手术前准备

应该在冷冻治疗前通过术前仔细地影像学检查，明确肝脏肿瘤的范围、部位与肝血管和胆管的位置关系。因为冷冻治疗过程中，冰球周围血流将带走部位低温，对全身其他脏器也造成低温状态。所以，如果肝脏体积的40%被肿瘤占据的患者不宜做冷冻治疗，以免造成冷冻性休克综合征和术中低体温的严重并发症。对于靠近大血管旁（如肝门静脉、肝静脉）冷冻式也要特别谨慎。超声引导医生和穿刺操作医生应该在治疗前会诊，充分掌握需要冷冻的肿瘤解剖部位和数量、范围及体积大小，是否需要分次冷冻治疗等。

（三）操作

超声定位后，确定进穿路径，局部消毒、铺手术巾，用0.2%利多卡因在穿刺点进行局部麻醉后，再在超声引导下按预定路径进针至肿瘤部位（靶目标），启动冷冻装置。通常采用液氮冷却液冷冻治疗。冷冻开始后，超声实时监测凝结过程，凝结的边界呈高回声带伴后方声影。冷冻持续到凝结的边界超出超声下肿瘤边缘1 cm为止。根据冷冻治疗系统的工作效率及肿瘤的大小，典型的凝结过程需要8 ~ 15分钟。动物实验证明，超声显示的凝结范围其组织学活性完全丧失。冷冻结束后让冰球自然复温5 ~ 10分钟再拔去探针。如需多部位冷冻治疗，按上述操作再行冷冻治疗。

四、超声引导下经皮穿刺无水乙醇、醋酸注射治疗术

超声引导下经皮穿刺无水乙醇（PEI）、醋酸（PAI）注射治疗术，为超声介入治疗实体肿瘤的一部分。在临床应用中，经过超声介入将外源性化学药物、物理能量等引入肿瘤组织，以达到抑制肿瘤生长、杀死肿瘤细胞、破坏肿瘤组织的目的。自1983年Sugiura首先报道超声引导下经皮穿刺无水乙醇肿瘤内注射法治疗肝癌的临床应用及疗效之后，国内外相继有大批科研工作人员、临床工作者进行实验性研究和临床治疗观察。从而超声引导下肿瘤内注射法的不断改进、提升；疗效不断提高；在临床应用的范围也逐渐地扩大。本节主要在于探讨超声引导下经皮穿刺无水乙醇、醋酸注射治疗术在治疗肝癌的方法、安全性、适应证、

疗效及并发症。

（一）适应证与禁忌证

1．适应证

国外认为在单个肝癌结节<3 cm的患者中应用超声引导下经皮无水乙醇注射法效果最好；当患者癌肿结节>5 cm或数量>3个，该技术只能起到姑息治疗的作用，当然该治疗措施可同时应用于其他部位的肿瘤或转移性病灶。国内基本也以此标准指导治疗。

（1）小肝癌（<3 cm）因合并以下情况不能采取手术切除可选择无水乙醇注射法：

①重度肝硬化或伴有其他脏器（心、肺、肾）功能不全等疾病，经评估后不能经受手术治疗及麻醉者。

②癌灶位于肝门区解剖结构复杂位置，无法切除或位置过深，估计手术将导致肝功能损害及其所带来的并发症，其他严重后果（如肝门及毗邻大血管、肝门胆管损伤等）。

③多发的癌结节，但仅散发于左或右肝叶内，或同一肝叶的某个肝段内。

④肝癌手术切除后复发，不能再次接受手术者或患者不愿接受手术治疗者。

（2）大肝癌（>5 cm）：

①与其他非手术治疗措施联合应用，提高对肝癌的治疗效果。

②各种影像学检查提示肝癌结节占肝脏体积60%以下，或肿瘤具有比较完整的包膜及影像学提示癌肿周围有水肿暗环带者。

③一般情况较好，心、肝、肺、肾功能基本正常或轻度损害者，无明显恶病质，以及影像学排除大血管内肿瘤栓塞且肝内未发现确切肿瘤转移灶者。

④对于存在门静脉内癌栓，但癌栓仅存在于门静脉2级分支以下；且癌结节在2个以下（如有2个结节，应同时对门静脉癌栓及癌结节行无水酒精瘤内注射），最大直径小于<5 cm者。

⑤造血系统受抑制或脾功能亢进，不能接受放射治疗、全身化疗和肝动脉栓塞灌注化疗者。大肝癌且具有以上任何一项条件患者可采取无水酒精注射术。

2．禁忌证

（1）乙醇过敏者。

（2）巨大型肝癌，影像学提示肿瘤体积超过肝脏60%以上者；肿瘤呈弥散性浸润生长，且无明显包膜者；或小肝癌结节超过5个，且不局限在某一肝段或肝叶内。

（3）肿瘤生长位置特殊，预判操作困难或极易损伤肺组织及其他重要脏器者，如肿瘤位于膈顶或与肾脏毗邻；也有学者报道结节过小、位置过深时，超声下穿刺将会因超声发生折射而定位不好，导致穿刺行无水乙醇注射难以成功。

（4）一般情况差，肝脏功能明显减退或具有肝衰竭倾向者；肝脏严重萎缩或伴有明显恶病质者。

（5）肝癌生长于肝脏包膜下，无水乙醇注射后极易渗入腹腔者。

（6）肝内、外大血管已被癌栓填充，或全身多处有转移灶患者。

（二）操作步骤与治疗要点

1．操作步骤

（1）选择无水乙醇注射法的患者术前需常规检查：了解凝血机制，肝、肾功能，电解质，心脏一般情况；选用增强CT，初步了解癌肿大小、数量、位置，并进行穿刺路径的初步选择及预算穿刺针道数，以及风险评估。

（2）在超声引导穿刺前与超声医师共同商讨确认穿刺路径及针道数，并选择最佳穿刺体位，一般肝左叶肿瘤选择仰卧位，右前叶选择仰卧位或左斜卧位，右后叶选择左侧卧位。一般穿刺路径选择穿刺靶点（即肿瘤）距离皮肤最近距离为穿刺路径，针道数视肿瘤大小及数量而定。

（3）确定穿刺点并体表标记后，准备好一次性穿刺包，20～22G穿刺针，常规消毒、铺巾；2%盐酸利多卡因5 mL局部麻醉；麻醉生效后，用穿刺针穿刺突破前鞘或肋间隙后在超声引导下突破腹壁直至进针至靶点，注射无水乙醇时采取单针道单层面注射（小的癌结节）；单针道多层面注射（单发的较大的癌结节）；多针道、多层面注射（单发较大的癌结节或散发的小的癌结节）；必要时多次注射。

2．操作及治疗要点

（1）操作时每次穿刺应保持负压进针，除了需行门静脉注射外，应尽量避免无水乙醇直接注入小、中血管及肝内胆管。

（2）超声实时监测穿刺至无水乙醇注射及退针全过程，以及达到足量注射，避免无水乙醇进入血管、胆管以及经针道渗漏。

（3）当穿刺靶点位于膈顶时，穿刺应谨慎，避免穿刺针刺入膈肌及胸腔引起严重并发症；肝门穿刺也应避免多次穿刺。

（4）注射剂量：一般小肝癌每次注入2～5 mL无水乙醇；大肝癌每次注入少于9 mL；对于肝内有转移的患者，单次治疗剂量不超过50 mL。

（5）疗程：目前尚无公认的细则。目前认为每周注射2～3次，4～6周为1个疗程。

（6）如术中患者出现剧烈疼痛，应立即停止注射，并监测患者生命体征。

3. 术后处理

（1）密切观察患者生命体征：由于大部分患者在术后出现不同程度的皮肤潮红、醉酒貌，甚至嗜睡等不良反应，一般术后3小时后，症状将自行缓解；除上述症状外，多数患者会出现不同程度的发热、疼痛等症状，对症处理即可。

（2）肝功能损害：多为轻、中度肝功能损害，血清胆红素、转氨酶、乳酸脱氢酶可有升高，必要时可给予静脉滴注用保肝药物。

（3）其他方面：术后防止并处理并发症、给予膳食指导、加强医患交流等。

4. 并发症

一般较少发生。

（1）肝内出血：多为穿刺时损伤血管或血管变性破溃所致，少量出血可积极保守治疗，应用止血类药物；当出血量较大或怀疑有动脉出血时，必要时急诊行超选择性肝动脉造影并栓塞。

（2）化学性腹膜炎：可为酒精渗漏造成。

（3）肝脓肿。

（4）迷走神经反应。

（5）昏厥等。

五、超声或CT引导下经皮穿刺放射性粒子植入术

放射治疗是治疗恶性肿瘤的主要手段之一，始于19世纪末期，放射性粒子组织间近距离放疗距今也有近100年的历史。近20多年来，随着新型、低能放射性粒子研制成功，计算机三维治疗计划系统的出现及超声、CT引导下定位系统

的发展，使放射性粒子治疗肿瘤的技术获得了新的活力，得到了快速发展和广泛应用。目前，在美国，已成为前列腺癌的标准治疗手段。对一些临床现存治疗手段疗效不佳的肿瘤，如前列腺癌和头颈部肿瘤等，也取得了令人满意的疗效。

放射性粒子组织内植入治疗属于放射治疗的一种，那么不可避免的是放射计量的考量。在临床实践中，临床计量学原则要求：

1. 肿瘤剂量要求准确。

2. 治疗的肿瘤区域内计量分部要求均匀。

3. 尽量提高治疗区域剂量。

4. 保护肿瘤周围重要器官免受照射。

要达到这四条原则，关键是布种到位，提高植入布种命中率。放射性粒子组织间种植治疗肿瘤需多层面、多角度、多方向甚至高深度。

作为永久植入物，必须有其在安全、疗效和方便使用方面的要求：

1. 能发射低能量光子，穿透力弱，临床容易防护，植入后不易产生过热点而损伤主要脏器，保护正常细胞。

2. 作用方式为永久存留在瘤体内，直接杀伤肿瘤细胞，从放射生物学角度看，低剂量率，较长时间连续放射更易杀灭肿瘤细胞。

3. 使用方便，能通过多种方式（CT、B超、内镜引导或直视下）植入。

^{125}I粒子半衰期：59.43天，γ射线能量：27 ~ 35 keV，组织穿透距离：1.7 cm，半价层（铅）：0.025 mm。其优点是：靶器官准确，正常组织损伤小；低剂量（每小时10 u）、长时间（60天）连续放射，疗效高；放射能量得到完全利用；多种植入方式（经皮穿刺、腔镜、手术中），满足不同患者的需求；适应证广，外科手术的同时与放射疗法综合，可将局部控制率大大提高。治疗费用低廉、生活质量高、住院时间短等优点。

（一）适应证

未经治疗的原发癌症；需保留重要功能性组织，或手术将累及重要脏器，如脑深部的肿瘤；不宜或患者不愿行根治性手术；手术中癌症累及重要组织，只能行姑息手术的病例；为预防癌症局部或区域性扩散，增强根治效果的病例，可以进行预防性植入；转移性肿瘤病灶或术后孤立性肿瘤转移病灶而失去手术价值者；外放疗后因剂量或组织耐受等原因致癌灶局部残留的病例；无法手术的原发病例，如巨块型肝癌、鼻咽癌等；应用于三维立体定向脑功能核损毁术治疗癫痫、帕金森氏病等；其他部位某些不能切除的良性肿瘤。

（二）方法

所有患者治疗前均进行安全评估，内容为侵入性治疗前常规项目。

1. 制订治疗计划　依据患者最新CT或MRI影像检查，将影像资料输入治疗计划系统（TPS）的软件系统，勾画肿瘤形态大小，建立三维立体图像，同时应勾画出局部靶器官和邻近重要的器官及大血管，规避血管和重要器官。确定靶区直径，制订出植入微粒区域。根据肿瘤体积、位置及与邻近重要器官的关系，依据TPS设计完成肿瘤中心、边缘剂量及微粒空间分布，精确制订绘出立体图标、等剂量曲线、吸收剂量指标，制订临床需要的放射源初始剂量率，并打印出详尽的治疗计划报告。

2. 碘籽的消毒方法　采用高压蒸气消毒或戊二醛液体浸泡消毒。放射检测：采用Radiometer及普通X线检查对碘籽进行定量及定位监测，必要时采用照相追踪。放射防护：铅帽、铅面罩、铅围脖、铅衣、铅手套等。

（三）操作要点

永久性组织间植入放疗，一般采用人工放射源粒子（0.8 mm × 4.5 mm）植入组织中或淋巴引流区。因其为低剂量、持续性放疗，放射源半衰期较短，一般在该放射源的5 ~ 10个半衰期后，其放射性已接近本底而无放射性损伤。植入方法是本疗法的重要操作步骤，其要点为：将放射源准确地植入到靶组织内，并防止其移动。根据靶组织的体积、密度（半价层）以及其邻近重要脏器的关系进行合理布源，达到“定向爆破”，最大限度杀灭癌细胞，最小限度损伤正常组织及其功能的目的。欲达此目的，必须有丰富的放射物理学及放射生物学基础，结合临床癌症学经验，特别是癌症外科学经验，不但要在术中判断残留癌灶的范围以进行“定向爆破”，而且要根据癌症生物学知识，在残癌扩散的途径上“布雷”，才能提高局部扩散性癌症（Ⅱ ~ Ⅲ期）的治愈率。不同的解剖部位有不同的植入法。操作中必须轻柔准确，避免损坏粒子外壳引起放射泄漏。植入完成后，应行X线摄片，为粒子定位及计数。手术敷料及手术室垃圾均应用放射探测仪，检测其有否放射源失散。

根据病灶周围脏器组织特点，制订了安全进针路径的标准：无非实质组织内的大血管；无胆囊和肝实质外的胆管；避开大的神经组织；尽量避开空腔脏器和正常的胰腺组织；尽量避开容易出血的实质组织，如肾脏、脾脏。根据此标准，判断大致的穿刺进针区域。

CT下定位，要先根据之前的CT片判定穿刺点区域，将定位网架放置于穿刺点区域，再根据网架标记点和断层进行三维坐标定位，确定进针点、进针角度和深度；B超为实时定位，但也要在穿刺前先进行穿刺点区域，穿刺目标的判断。穿刺点区域进行消毒铺巾，局部浸润麻醉，用18G穿刺针（或切割活检针）在B超或CT引导下边验证角度和深度，边进针，直至穿刺针尖到达肿瘤目标。将针尖直接穿刺到肿瘤的远端，然后边退针边植入粒子。穿刺结束后，再检查有无出血、漏气等迹象。穿刺后常规给予抗生素和止血药预防感染和出血。

观察并发症、粒子分布情况，随访进行疗效观察，1月后复查CT，了解粒子分布，根据RECIST了解肿瘤变化。

（四）关于穿刺针规格

很多文献显示病灶穿刺基本都是使用21G、22G的细针，目的是为了减少脏器组织创伤，减少消化液漏的发生，在诊断性穿刺多数为针吸，获取组织少，诊断准确率低，而治疗性穿刺因为穿刺针管径细，只能注入一些液体药物，可供选择的药物也受限，所以无论是诊断活检还是治疗注药，过细的穿刺针难于达到目的。

18G穿刺针是诊断治疗最常用的穿刺针，缓释的化疗颗粒、放疗的^{125}I粒子都得用18G穿刺针植入，资料显示，只要充分考虑了穿刺路径中相关的脏器组织结构和特点，采取必要的措施，不会造成穿刺路径上脏器组织的严重损伤，对于胰腺自身组织，尽量避开影像学上正常的胰腺组织，就不会造成难于处理的胰漏。如果确实不能避开正常组织，穿刺前后使用生长抑素，减少胰液分泌，也能很好地预防胰漏。治疗性穿刺针道相对诊断性穿刺多，是为了使药物或粒子分布得更均匀，达到最佳剂量范围或场。

（五）关于CT或B超的引导

B超和CT引导的穿刺是胰腺和壶腹区病变诊断和治疗的重要手段，目的都是为了准确、安全地对病灶进行穿刺，各自有其特点。CT分辨率高，对比度好，可清楚显示病变位置、大小以及相邻结构的关系，又可精确地确定进针点、进针行径、角度和深度。尤其胰腺为腹膜后器官，位置深，相邻器官复杂而重要，所以CT的特点是精准，如果是治疗，药物的注入或植入分布更均匀。但CT引导相对烦琐，占时较多，实时监测对CT机的要求很高，价格昂贵。

B超引导相对来说操作便利，实时引导，可以时刻监测针尖的位置，穿刺部位和方向相对较多。但由于超声成像的特点，对某些部位的病灶的引导成像不清楚或存在盲区：

1. 多气脏器或多气脏器临近脏器（肺、纵隔、膈肌、肝脾上部靠近膈肌处等）。

2. 骨骼组织或贴近骨骼的组织（髂骨、椎骨等）。

3. 特别深在的、周围结构复杂的部位（门静脉下腔静脉间隙病灶——此处周围有胆道系统、胃十二指肠、胰腺等，肾上腺，肾门与下腔静脉或腹主动脉间三角区域等）。另外，B超引导的粒子植入对于较大的肿瘤来说，粒子分布没有CT引导穿刺植入均匀。

穿刺前B超和CT的联合检查可以增加病灶信息的反映，穿刺后又可相互验证穿刺部位有无出血、空腔脏器漏和粒子的分布情况等。

尽管B超和CT各自的优缺点，但只要能清楚地显示病灶，穿刺的准确率都很高，并无多大差异。

（六）关于进针方向

我们主张尽管不经正常胰腺组织穿刺，若病灶深埋于胰腺内，则尽量避开胰管的解剖位置，胰腺管的解剖位置一般位于胰腺的前侧。胰头颈部可以从前方穿刺，胰腺钩突、胰后方的淋巴结应从侧方经文氏孔穿刺，也可从后方进针，这两个方向的进针穿刺，在B超引导下难以完成，因为距离长，超声波衰减使组织分辨困难，所以一般需要在CT引导下完成，后进针因为有下腔静脉的阻挡，所以很多病例不易完成。关于经正常胰腺，亦有人用细针（22G）经下腔静脉穿刺胰头，但胰头肿瘤常常引起阻塞性黄疸，而黄疸患者又常常发生凝血机制异常，所以实质外大血管的直接穿刺，尤其用较粗的穿刺针穿刺是一个非常危险的操作，应慎重施行。

（七）关于经空腔脏器

空腔脏器如果能避开就尽量避开，如果像胃肠等脏器避开不了，穿刺也不可怕，Tseng等曾为8例患者进行了9次CT引导的经皮经胃胰腺穿刺，均获成功，且无并发症。根据术前影像资料，若估计须胃肠道穿刺，就必须进行了充分的穿刺前胃肠道准备，准备包括口服肠道菌抗生素，洗肠，禁食10小时和插置胃管等。

（八）关于生长抑素的使用

目前生长抑素的价格较高，如果仅从预防胰、胃、肠漏的角度来说，预防性生长抑素的使用不是常规必须的，但在危险病例中则应使用，危险病例包括：经胃肠道的穿刺，经正常胰腺组织的穿刺，有可能穿刺到主胰管或大分支胰管，有研究证明生长抑素有抑制胰腺癌的作用，从这个角度来说，对那些已经确定为胰腺癌的病例，生长抑素的使用是有益的。

六、超声引导下经皮穿刺门静脉癌栓化疗药物置入术

超声引导下经皮穿刺门静脉癌栓化疗药物置入术是肝癌微创介入治疗的一部分，主要是在超声监视下经皮穿刺门静脉癌栓通过穿刺针建立的通道置入肿瘤化疗药物。

（一）禁忌证与适应证

1．适应证　适应证较广泛，只要患者一般情况良好，且能够耐受，均可考虑采取该治疗方法。原发性肝癌或继发性肝癌合并门静脉癌栓的患者；肝功能较差，一般情况较差的患者；肝癌术后复发或与其他治疗措施联合应用于门静脉癌栓的治疗；手术或其他治疗措施治疗前的准备，以达到缩小瘤灶的目的。门静脉癌栓严重堵塞门静脉主干或某分支，重度门脉高压者应慎用，其并发症出现概率高。

2．禁忌证　肝癌晚期的患者情况较差，有全身性感染，或有重度黄疸、腹腔积液和肝功能严重损害；有严重凝血功能障碍或先天性血管功能异常。

（二）设备要求

1．超声设备　一般选用高频率多普勒超声仪，此类超声仪器目前在大、

中、小型医院均普遍应用。高频率超声具有成像清晰，精确定位病灶，精确放置穿刺针，满足术者的操作要求，最好的超声仪器精确度可控制在5 mm之内；并且多普勒超声系统具有辨别血流方向的功能，辅助门静脉的确认及定位，避免造成不必要的损伤。目前已有不少大型综合性医院使用三维多普勒超声仪，其精确度及定位效果优于二维超声。

2．穿刺材料及药物　一般选用18～19G穿刺细针，该针不仅对组织损伤较小，且在超声下容易辨别。常用的置入性抗肿瘤药物有5-氟尿嘧啶缓释针型剂、羟基喜树碱缓释微粒，放射类置入性药物^{125}I粒子。植入性化疗药物缓释剂比起传统化疗药物具有诸多优点，其可保持瘤内局部有效的化疗药物浓度、全身不良反应小、持续时间长且半衰期相对较长、首关效应的消除等优点。相关多种新型化疗缓释剂型如微粒类、微球类、凝胶类等均有报道，临床应用甚少。

（三）治疗方法

1．术前准备　入院期间常规完善增强CT，初步判断是否有门静脉癌栓形成，如有癌栓，应注意癌栓的大小、癌栓层面周围邻近器官组织等结构情况。如条件允许，可使用计算机治疗计划系统（TPS）初步形成治疗方案。治疗方面应积极给予保肝、降酶、增强免疫等对症治疗，取得患者及家属知情同意。

2．操作过程

（1）多选择侧卧位或俯卧位，很少选择卧位。

（2）常规超声检查，结合CT确定穿刺点、穿刺路径，穿刺点多选择在右侧腋后线及稍靠后的位置。

（3）消毒、铺巾、局麻，若需使用置入导管性药盒系统，应做皮肤切开。

（4）在超声引导下持穿刺针垂直于皮肤进针，当穿刺针突破腹壁时，应再次调整进针方向，以确保穿刺可尽量一针穿刺至癌栓。

（5）当针尖穿刺进入癌栓时，由于患者呼吸运动，可使穿刺针摆动，操作时应嘱患者配合；于癌栓中置入化疗药物，常用的用5-氟尿嘧啶缓释植入剂。根据TPS系统计算出化疗药物剂量。在化疗药物置入的同时可以行射频消融、无水乙醇注射等治疗，以增强对癌栓癌细胞的杀伤。也可于住院期间同期行肝动脉或肝门静脉血管介入化疗栓塞术。

3．术后处理　平卧休息，严密监测生命体征，积极给予止血药物、保肝药物等对症治疗；定期复查，必要时综合采取多种微创介入治疗措施。

4．并发症及其处理

（1）腹腔出血：由于门静脉的特殊解剖位置和解剖结构，以及穿刺过程中患者呼吸运动的影响可导致门静脉损伤而出现腹腔内出血，如血红蛋白持续下降，可行输血并应用止血类药物，必要时行急诊外科手术止血。在选择穿刺治疗前应严格地把握适应证，操作过程中做到精确定位、仔细操作，与患者、超声医师密切配合。

（2）肝衰竭，在行超声穿刺门静脉癌栓单纯化疗药物置入极少见，如出现应积极给予内科对症处理。

七、超声聚焦刀治疗术

超声聚焦刀是利用高强度聚焦超声（HIFU）良好的组织穿透性、瞬间产生高温、方向性及其聚焦性质来治疗肿瘤一门新技术。HIFU技术主要将高强度的超声汇聚于某一靶区，从而使靶区高强度超声的汇聚达到能量的汇聚、靶区温度急剧升高（10～20秒钟可升高至80℃以上）并产生机械效应、物理效应、空化效应，使靶区组织蛋白质结构破坏、变性，染色体损伤，细胞失去活性，组织凝固性坏死；而对靶区以外的组织不产生损害或轻微热损害。由于坏死组织逐渐被机体溶解、机化、吸收，从而达到类似于外科手术切除的治疗目的，故又称其为超声聚焦刀或HIFU刀。最近几年来，超声聚焦刀在治疗肿瘤中的作用越来越受临床工作者重视，常应用于实质性脏器肿瘤尤其深部肿瘤病灶的无创治疗，如早晚期肝癌、前列腺癌等的治疗。

（一）超声聚焦刀治疗肿瘤的基本原理

我们常说的声波是指振动频率在20～20 000 Hz可以被听到。而超声波振动频率在20 000 Hz以上，甚至更高，我们是无法听到的。超声具有在同种递质中直线传播、良好的穿透性能等特性，由于其振动频率高，所传播的机械能也较大，而机械能可向热能转化。超声聚焦刀治疗肿瘤的原理是正是利用了超声波高能量、良好的组织穿透性、同递质中直线传播及聚焦性能等物理特性，再利用特殊装置将电能转换为多束超声波并聚焦于某一感兴趣区域即靶区，使靶区组织温度短时间内升高至65～100℃并出现凝固性坏死。其主要作用机制有高热效应、空化效应、机械效应、破坏肿瘤血供、声化学效应、免疫效应等。

1. 高热效应　当超声在传播过程中能量不断地被传播媒介吸收变为热能，导致媒介的温度有所升高，即超声热效应。当超声聚焦于靶点时，可短时间内使靶区温度上升至65～100℃，而肿瘤细胞致死的临界点温度在42.5～43.0℃，正常细胞在45℃，当达到58℃时肝脏细胞即可出现凝固性坏死，如将HIFU聚焦某一点或区域保持一段时间后，可使靶区组织的蛋白变性，产生不可逆的凝固性坏死，从而达到杀伤靶区组织。

2. 空化效应　高强度的聚焦超声可使局部肿瘤组织产生高频率的振动，使肿瘤组织内广泛处于瞬间稀松状态，细胞间产生瞬时压力，形成许多小空穴，产生空化效应。空化效应造成大量微小气泡的产生，这些微小气泡在高强度超声下极不稳定而瞬间破裂，这种作用直接导致肿瘤细胞破裂损伤而失去增殖、浸润、转移的能力，甚至使肿瘤细胞裂解、死亡。

3. 机械效应　超声具有快的振动频率，可使肿瘤细胞甚至大分子物质高速的振动，其直接效应导致蛋白质、DNA、RNA等分子结构破坏，失去生物活性及功能。

4. 破坏肿瘤血供　上述作用亦可导致肿瘤血供血管的损伤、破坏并失去作用，继发性地使肿瘤组织血供减少并坏死。

其他效应包括声化学效应、免疫效应等也见有文献报道。声化学效应是指高强度聚焦超声可使水分子解离为H^+和OH^-而损伤肿瘤细胞。免疫效应是在高强度聚焦超声治疗后，机体的NK细胞比例明显增高。而在动物研究实验中发现高强度聚焦刀治疗后外周血CD_4^+细胞数量增多，由于肿瘤免疫主要是细胞免疫起作用，导致机体免疫功能呈正向调节状态。而在HIFU治疗过的肿瘤患者中发现CD_4^+/CD_8^+和CD_8^+均较治疗前明显升高，说明高强度聚焦超声具有免疫正向调节效应，有利于防止肿瘤的复发和转移。

（三）超声聚焦刀一般设备

目前超声聚焦刀治疗设备分为体外型和体内型。体内型主要用于前列腺增生及前列腺肿瘤的治疗。肝癌的治疗使用体外型超声聚焦治疗系统，主要由组合探头、定位监视仪、治疗床、超声转化设备、媒介系统、计算机治疗计划系统（TPS）等组成。

1. 超声探头与治疗探头　超声探头主要用于肿瘤定位及治疗过程中的实时监视，正确地引导焦点至靶区。超声治疗探头为超声聚焦刀的关键部分，不同型号的治疗探头有着其不同的聚焦范围及深度，其主要作用为将高强度超声聚焦至靶区，使靶区温度迅速上升而对肿瘤细胞杀伤，以达到治疗效果，回声增强是治疗后肿瘤组织凝固性坏死的特征超声图像表现。

2. 超声转化设备　即超声功能源，在工作电源下的高频发生器，输出高频连续的正弦波，经超声探头转变后可发出治疗肿瘤需要的高强度高频率超声。

3. 媒介系统　为减少超声发生折射、反射，需要声耦合剂作为中间媒介连接于皮肤与探头间，保证超声聚焦的准确性，并对皮肤有一定保护作用。

4. TPS治疗系统　确定肿瘤深度、治疗范围，拟订超声强度、治疗时间、治疗次数、治疗体位等。该系统可根据瘤灶图像和治疗方案来选择扫描方式、控制扫描精度，并通过计算机程序自动处理采集的图像信息并进行文字处理。

（四）适应证与禁忌证

1. 适应证　位置特殊、手术风险较大、肝功能差而不宜手术切除以及术后复发的小肝癌（<3 cm）；全身情况差、不能耐受手术及其他微创治疗措施的患者；晚期肝癌的姑息治疗；某些单发，不愿接受手术治疗的3～10 cm肝癌结节的患者。甚至某些巨大肝癌，但肝功能Child分级为A、B级的患者仍可选择此治疗方法。

2. 禁忌证　肝内多发性肝癌或全身多处转移；有严重器官功能损害者；全身情况差、恶病质或有严重感染伴中毒症状者；治疗区域有严重皮肤破溃者；肝脏多发囊肿，超声无法聚焦于靶区者；有严重凝血功能障碍或有明确出血倾向患者。

（五）临床治疗应用

1. 术前常规准备　了解患者一般情况，完善CT或MR等相关检查；给予保肝、平衡内环境、纠正凝血功能等治疗；预先使用TPS系统制订超声聚焦刀治疗计划；告知相关风险，取得患者及家属同意；术前禁食水，做好皮肤清洁准备，必要时给予镇静、镇痛处理。

2. 治疗方法

（1）根据病变位置选择治疗体位，体位要适宜且容易固定，方便操作和观察。

（2）通过超声图像定位，确定癌肿大小、形态、边界，以确定瘤灶与邻近组织的密切程度，调整探头确定聚焦区域的范围。

（3）有序地对每一层面聚焦治疗，破坏各个层面的肿瘤组织，并从实时监测的超声回声变化中做出超声治疗量的调整。治疗有效的超声图像特征为治疗后聚焦区域的癌组织回声明显增强，而后逐渐降低，最后呈现不均匀增强的表现，可见到坏死液化暗区或钙化灶图像；且复查治疗区域的肿瘤组织体积逐渐减小，肿瘤中心及边缘无血供表现。

（4）对于位置较深、较高的肿瘤灶，某些患者需要术前麻醉下行部分肋骨切除后，再行超声聚焦刀治疗。

3. 术后处理

（1）术后注意监测生命体征，少数患者会出现体温升高，多为吸收热，对症处理即可，积极护肝治疗、补液并防止其他并发症。

（2）部分患者术后会出现食欲缺乏、腹胀、腹痛等不适，症状一般较轻，多可自行缓解。

（3）少见的还有皮肤烧伤、骨膜刺激反应、胸腔积液等，均应给予相应处理。

4. 注意事项　术前保持禁食水，减少肠道气体干扰；由于超声聚焦刀使用的超声频率高，能量强度大，术中注意超声强度选择及作用时间，避免引起皮肤烧伤、骨膜反应等症状；术中应仔细，避免有层面遗漏，对肿瘤病灶要有充分聚焦时间、聚焦范围。只有治疗时尽可能地选择较大的超声窗，这样可以保证最大范围的治疗肿瘤。一般在对瘤灶治疗后，再向周围扩展1～2 cm。而且最好超声通过的区域不要有骨骼存在。一般治疗时输入的电功率为1～2 kW，治疗时间一般为30～60分钟，靶区超声强度控制在700～1500 W/cm^{2}之间，时间过长或强度过大容易造成相应的并发症。

5. 临床治疗应用　由于超声聚焦刀具有无创、不流血、无辐射的治疗措施的特点，国外临床主要应用于体表肿瘤或前列腺肿瘤，对机体深部肿瘤的治疗应用不多。主要限于深部肿瘤治疗时，由于聚焦区域可能落于靶区外而造成更多的损伤和并发症，且易受其他器官组织的干扰，特别对于邻近膈顶的肝肿瘤，极易受含气的肺部组织影响。同时该技术于其他治疗技术结合治疗肿瘤也屡见报道，但缺乏严密的前瞻性随机对照大宗病例研究报道。

八、腹腔镜肝癌切除术

早期腹腔镜主要应用于妇科检查，随着光学、电子学技术和材料的发展，医生和物理学家们逐步将腹腔镜应用于腹腔内脏器疾病的诊断，而腹腔镜真正的蓬勃发展是从20世纪80年代成功实施腹腔镜胆囊切除术开始的，至此腹腔镜的发展一发而不可收，思维敏锐、开放的医生们马上意识到这将为外科界带来革命性的促进，但由于其发展太快且推广也过于迅猛，使相当多的外科医生在腔镜手术面前措手不及，思维的惯性难以扭转，使当时的外科界分成坚决拥护派和坚决抵制派，当然还有不少的犹豫观望者。

随着不断地实践，当初的拥护者更加理性，观望者和抵制者已逐渐加入到拥护行列或者亲自实践。已有先行者开始琢磨腔镜下更多手术方式的开展。1993年Wayand等报道了腹腔镜肝癌局部切除术，此后不断有人开展。此过程中，对腹腔镜在肝癌切除术中的应用价值存在着分歧。早期的腹腔镜肝癌切除主要还是选择肝脏表面肿瘤的局部切除，至今，那些新开展此项技术的单位和个人大多数都还是从此入手。

腹腔镜给外科界带来了革命性的改变，包括手术方式、诊疗理念等。至于腹腔镜的历史功绩和即将发挥的作用不是本章节探讨的内容，但不可否认的是其在微创外科技术和微创外科学的起步和发展中起着非常重要的作用。新的设备促进新的理念的发展，而新的理念又促进新的设备的开发。腹腔镜带动了微创外科的巨大发展，微创外科反过来又对包括腔镜等设备、器械的创新、改进有着新的要求，并由此促进其开发。

腹腔镜手术的优势是创伤小，但其也有不足，在复杂的肝叶切除时，它就不如开腹手术直观和易于控制，尤其在肿瘤大、出血多的病例。为了解决这个问题，腹腔镜技术又催生了解剖性肝切除和精准肝切除理念。

腹腔镜技术还促进了很多手术器械的研发、改进和创新。在肝脏手术中，断肝技术始终是阻碍其发展的关键点之一，现在的各种断肝器械如超声刀、水刀等层出不穷，也为腹腔镜肝脏切除提供了可能和便利，使得腹腔镜下肝脏切除变得更容易、更安全，真正达到了腹腔镜的微创目的。当前腔镜下的肝脏切除也有当初胆囊切除的趋势，不仅大型医院，很多地市县医院也都开始尝试开展。伴随着智能化发展，在腹腔镜的基础上，机器人手术系统亦成功开发和应用，在世界范围内逐步成长起来。

腔镜下肝切除术对手术者必须有严格的要求。手术者必须熟悉开腹肝切除术，能熟练地进行腹腔镜胆囊切除术，应有熟练的腔镜下缝合、打结的技术，重要的是还应具有灵活、果断的中转开腹的应变能力。

早期的或刚开展的腔镜肝癌手术大多为肝脏表浅肿瘤或左肝肿瘤，目前，一些开展较早、经验丰富的医院和医生已经开始向更具挑战性的肝脏手术进军，手术适应证逐渐向开腹肝脏切除术靠拢，所以腔镜下肝癌手术的适应证应该参照开腹肝癌手术适应证，但必须强调适应证应在术者的技术和经验能够掌握的范围之内。经验是逐渐积累的，不要试图刚开始开展就进行难度非常大的手术。禁忌证也与开腹手术相同。

腹腔镜手术方式有完全腹腔镜下肝脏切除术和辅助腹腔镜手术，很多医生刚开展时是从后者开始的。

（一）术前对肝脏功能的评估

常规的合成功能（血清总蛋白、清蛋白、凝血酶原时间等），肝脏储备功能，糖耐量试验，吲哚菁绿（ICG）排泄试验，以及肝酶系列、胆红素等。

对肿瘤评估包括肿瘤的性质（包括病理性质）、大小、部位、与肝内各重要管道的解剖关系、有无转移等，对切除肝脏体积和余留肝脏体积的测量等。最好能将影像学资料在计算机上进行三维模拟成像和模拟切除。

术前当然还应对患者的全身综合评估。准确的评估是术前准备的重要部分，术前还应有充分的针对全身各系统的调整。确定肝脏手术的患者，常常合并长期的肝脏病变，比如肝炎、肝硬化、脂肪肝等，对全身各个系统都会带来一系列的影响，所以术前的准备包括了对这些伴随的系统疾病的处理，以及改善患者的营养状况：

1. 给予充足的营养饮食，热量要求每日摄入能量不低于146 kJ（35 kcal）。

2．给予各种维生素，有出血倾向者给予维生素K，另外维生素E、辅酶Q、肌苷等有保护肝脏消除氧自由基的作用，可以适当使用。

3．贫血者输入红细胞悬液，低蛋白血症者输入清蛋白等。为了减少细菌移位，降低术后感染的发生率，术前3天口服肠道抗生素，减少和抑制肠道细菌。

（二）腹腔镜下肝脏手术的必要器械、工具准备

包括整套的腹腔镜器械，断肝工具——超声刀、水刀、电刀等，管道闭合器——钛夹、生物可吸收夹、血管缝合切割器等，标本取出袋等。

（三）方法

采用全身麻醉，麻醉药物的选择应充分考虑到需要肝脏手术的患者多数都伴有肝肾功能不全，而即使肝肾功能代偿良好，也应选择那些对肝肾功能损伤小的药物。根据手术进程，调整麻醉深度，尤其当离断肝脏时，将血压降低到一定水平，是减少出血的有效措施。最好经上肢静脉、颈内静脉、锁骨下静脉等上腔静脉系血管建立输液通道，因为在肝脏手术中有可能需要阻断下腔静脉以减少或控制出血。

麻醉成功后，患者仰卧。一般情况下，需要建立气腹制造手术空间，有少数人采用悬吊法建立手术空间，还有人采用两者结合的方法。完全的气腹对前方的腹壁和后方的胃肠道都有均匀的扩张压力，所以气腹制造的手术空间最充足。但是气腹也有其缺点，肝脏第二肝门和第三肝门附近手术容易发生出血，气腹就有发生气体栓塞的危险，所以手术中一定要有这样的风险意识，并有相应的解决措施。

由于腹腔镜下肝切除术一般耗时较长，气腹会对心肺造成一定压迫，加上CO_2会造成高碳酸血症，因此，手术过程中的及时的血气、血生化、血红蛋白等项目的监测非常重要，另外还应维持尿量在60 mL/h以上。

气腹的建立一般在脐周5 cm为半径范围内做一2 cm长的皮肤切口，此切口根据病灶位置、患者剑突至耻骨距离等确定。用气腹针穿刺，接通CO_2，建立气腹，气腹压力为12～15 mmHg，一般在这里用30° 角镜头经此处Trocar伸入腹腔作为观察孔，在镜下再做3～5个穿刺孔置入Trocar，这几处Trocar位置不固定，分别在剑突下和两侧肋缘下。以操作方便为原则，术中可以调换观察孔和操作孔。

根据术中情况随时调整手术台角度。

探查腹腔。探查肿瘤部位及转移与否，根据不同部位肿瘤的切除要求，逐个离断肝脏韧带。腹腔镜下肝切除术过程中的肝脏各部位的显露，须充分利用肝脏各韧带的提拉。

若术前影像学检查不能非常明确肿瘤和肝内管道的关系，则用腔镜内超声观察确定并用电凝钩标记肝脏切除线。

解剖第一肝门，预留肝门阻断带，也可根据肿瘤不同部位进行更精确的解剖，进行人肝血流阻断。

腔镜下肝血管阻断技术和肝脏离断技术与开腹手术相似，解剖性切除对腔镜手术要求更高，更应仔细解剖和止血。腔镜下止血比开腹手术难度大，肝断面用大针缝合止血不可行，在离断时更小心和更耗时，就意味着肝组织的热缺血时间更长，所以离断前对入肝血流的阻断和控制就有更高的要求，尽量做到切除部位血流局部阻断，切不可为了追求速度而忽略前期的管道解剖，在离断中大量出血经常是中转开腹的原因，而人肝血流的整体阻断时间过长又会造成肝缺血再灌注损伤，导致肝衰竭发生。

多数医生愿意用超声刀离断肝组织，在距离肝表面1 cm之内一般没有大的管道，可以用稍快的速度离断肝组织，随着肝组织的深入，则小心操作，遇到较大的管道，用钛夹夹闭后再用超声刀凝且断开，遇到更大的管道，应尽量游离管道，因为钛夹会损伤血管内膜，使假性血管瘤容易发生，所以建议保留端用可吸收生物夹夹闭，远端用钛夹夹闭，再从中断开。切断肝叶或肝段格林森鞘或第二肝门肝静脉时，建议用血管切缝钉（爱惜龙）。断面渗血用电凝止血或用氩气刀止血。用纱布蘸拭断面，检查有无漏胆，若有漏胆用细针线缝合。

根据不同情况，采取规则性肝切除或肿瘤局部切除，无论哪种方式，均应遵循肿瘤切除原则，手术切缘距肿瘤＞1 cm，术中避免挤压肿瘤，切除的标本装入标本袋，预防肿瘤种植。标本的取出可用标本粉碎器粉碎后取出，或延长某一孔取出，也可于阴阜上皮肤皱褶处切口取出。断面放置引流管，引流管根据不同部位，可以安置1～3根，均经戳孔引出。术后24～48小时引流量较多，颜色较深，以后逐渐减少，颜色变淡，若引流液突然减少，有可能是引流管堵塞，适当调整管道。拔管时须行B超检查，证实手术区域无积液后，松动引流管，每日拔出2 ~ 3 cm，数次后拔除。

腹腔镜手术的中转开腹不能完全避免，当术中出血发生不能控制的出血、损伤等应即刻中转。果断的中转是明智的，千万不要逞一时之能而耽误了救治的机会。这一点在手术准备阶段就应有心理和物质的准备，还包括将所有的可能性同患者及其家属沟通。手术开始前亦应做好随时中转的器械和人员准备。

（四）术后处理

术后及时监测生命体征、血气、肝肾功能、血生化、血常规、凝血机制、尿液等。保持胃肠减压、腹腔引流管和尿管的通畅。

1. 术后每日提供12 552 kJ（3000 kcal）以上的能量。高热量可以减少肝脏对蛋白质糖原异生作用，有利于肝脏的再生。中长链脂肪乳是提供能量较好的制剂，对肝脏的代谢影响较小。应给予充足的氮补充，保证正氮平衡，支链氨基酸有抗分解代谢作用，减少肝脏的负担。给予足量的维生素和适量的能量合剂。

2. 适量的新鲜血浆、清蛋白等可增加机体的耐受能量和免疫力，如果术中出血较多，除了术中输血外，术后也根据情况可适当输入。

3. 增加给氧时间，有利于肝细胞增生，改善肝功能。

4. 肝脏切除量大、手术或入肝血流阻断时间长者，术后适当应用糖皮质激素，这有利于减少手术应激和促进肝脏再生和修复。为了预防肝昏迷，可给予谷氨酸钠。术后镇痛、镇静药的使用尽量避免这些药物对肝脏的损害。

5. 预防感染是不可少的，所以抗生素的使用的原则是有效、足量和恰当的时间。

（五）术后并发症的处理

腹腔镜下肝脏切除术有与开腹肝切除术相似的并发症，也有其较为特殊的并发症。腹腔镜手术的切口小，切口感染的发生少。此外因为切肝过程中使用钛夹或生物夹多，缝扎、结扎少，手术过程中如果较多地拨动这些夹子，容易导致其脱落，而由此发生出血和漏胆，所以在手术中应小心夹闭，必要时可双重夹闭。

1. 腹腔出血　少量的出血，在引流管确实通畅的情况下，24小时内每小时量不超过20 mL，可能是由于肝断面或手术野的渗血，可试着采取保守疗法止血，但一定要严密监测。短时间内出血量大，或平均每小时出血不多但出血时间长者，多由于断面血管焦痂脱离、血管夹脱离、术中血压相对低而手术后血压上升使某些血管出血等原因，就必须及时再次手术止血。术后出血部位一般是肝断面、膈肌、肾上腺静脉等。还有因凝血障碍导致的大出血，应输入新鲜的血浆和富含凝血物质的血液成分。

2. 气体栓塞　是腹腔镜下肝切除术非常凶险的并发症，尽管并不太多，但比开腹手术的发生率高。以预防为主。术中在处理肝静脉和肝短静脉时，一定要牢靠，一旦破裂须立即压迫止血，常用的压迫物为“花生米”，然后迅速缝合止血，若不能迅速有效止血，则应开腹处理。

3. 胆瘘　肝切除术后，肝脏断面会有少量胆汁渗漏，只要引流充分，不会引起严重并发症。若量大，则可能使较大胆管闭合不全或闭合夹脱落，也以引流为主，可以随时行B超检查，如果发现腹腔某处积存较多，可以在B超引导下穿刺置管引流，通过充分引流，大多数患者不需要再次手术处理。引流管通畅的情况下，一般胆汁会逐渐减少，待无胆汁引出，行B超检查，腹腔再无积液就可以拔除引流管。

4. 膈下感染　肝手术后肝断面肝组织坏死脱落、积血或渗出血液、漏出的胆汁等在引流不畅的情况下形成感染灶或脓肿。术后有效充分的引流是防治膈下感染的主要措施，除此，抗菌治疗和全身支持治疗，对预防感染也很重要。应严格执行术后拔管的原则，即：体温正常，引流管通畅情况下无引流液流出，B超检查膈下无积液。在膈下感染或脓肿因引流不畅而形成时，应在B超或CT引导下确定脓肿的位置和范围，穿刺置入能有效引流的较粗大的引流管。过去膈下脓肿形成后常需开腹手术清除和引流，现在用微创的方法就能奏效。

5. 肾功能改变　肝脏手术后早期，肾功能不全多由于低血压、休克或液体输入不足导致肾小球灌注不足引起，后期则可能是因为肝衰竭或感染等原因。随时监测肾功能，及时给予利尿剂和扩张肾血管的药物，是防止肾衰竭或肝肾综合征的主要措施。当肾衰竭发生，血液透析是必要的。

其他并发症还有肺部并发症，上消化道出血，腹腔积液形成，还有术后休克、水电解质失衡等。

九、肝癌血管介入治疗

肝癌的血管介入治疗是基于放射介入学而发展起来的，介入放射学（IVR）是新兴的一门综合性学科，集影像诊断学、临床诊断学及临床医学为一体。是以影像学和临床医学为基础，在医学影像学设备（X线、B超、CT或MRI等）的引导下，结合临床治疗目的，利用穿刺针、导管及其他介入医学设备及材料，对病灶进行组织采集、穿刺活检、穿刺引流、栓塞术、药物灌注、成形、支架置入、消融等治疗的综合性学科。肝癌血管介入治疗是在影响设备的引导下，经皮肤血管插管至肿瘤血供的肝动脉或门静脉进行化疗药物灌注或化疗药物栓塞等治疗操作，从而达到治疗肝癌目的的微创医疗技术。

（一）肝癌血管介入治疗概述

1. 肝癌血管介入治疗设备及材料

（1）C臂形X透视或数字减影血管造影（DSA）设备，现常用DSA设备，由于其利用计算机消除了骨骼及软组织在造影中对感兴趣区域的影响，提高了血管显示的清晰度。

（2）介入器材包括：

穿刺针：穿刺血管建立通道用；

导管鞘：在使用导管及导丝的操作中保护组织及血管壁；

导丝：在X线下显影，插至靶血管为导管进去靶血管导向，常见的有超滑导丝、超硬导丝、超长交换导丝；

导管：放射介入诊疗的重要器械，用于造影剂及药物注入，辅助导丝完成相关操作。

2. 肝癌血管介入治疗方法

（1）肝动脉化疗栓塞术（TACE）较常用，通过导管对肝动脉实施化疗药物灌注后栓塞肝动脉。

（2）超选择性肝动脉化疗栓塞术，在造影设备下将导管送至肿瘤所在的肝段、肝亚段进行化疗药物灌注后栓塞该级的肝动脉。

（3）肝动脉栓塞术（TAE）为单纯的栓塞血管。

（4）联合肝动脉-门静脉栓塞术（TAPVE）是在超选择血管置管下对肿瘤所在肝段同期行介入栓塞。

（5）肝动脉灌注术（TAI）较少单独使用，主要用于提升局部化疗药物浓度。还有暂时阻断肝静脉后肝动脉栓塞化疗术、夹心面包栓塞里疗法、置入性药盒导管系统、动脉栓塞结合内放疗等治疗方法。

（二）肝癌血管介入治疗的适应证与禁忌证

1．适应证

（1）无法手术或手术风险较大的原发性肝癌或继发性肝癌。

（2）肝功能较差，一般情况较差的患者。

（3）肝癌术后复发或与其他治疗措施联合应用于肝脏肿瘤的治疗。

（4）不愿手术治疗或化疗的患者。

（5）手术或其他治疗措施治疗前的准备，以达到缩小瘤灶的目的。

2．禁忌证

（1）对造影剂过敏，多为对碘过敏患者。

（2）罕见的有对介入材料有接触性皮炎反应的患者。

（3）全身情况差、恶病质、肝功能严重受损的患者。

（4）已发生全身广泛转移的患者。

（5）白细胞＜$3000/mm^2$。

（6）同时存在急性胆管炎、肝脓肿的患者。

（7）门静脉阻塞者或门脉高压伴逆向血流者。

（8）胆管癌栓、梗阻性黄疸患者。

（三）肝癌血管介入治疗方法

1．术前准备

取得患者及家属知情同意；调节患者状态，包括维持内环境稳定、护肝、控制感染、纠正凝血功能、调节免疫等对症治疗；多数患者需要行穿刺区域清洁备皮。

2．操作步骤

（1）选择适当的穿刺部位，股动脉为最常用的穿刺部位，也可以选择其他动脉进行，如肱动脉、腋动脉、锁骨下动脉等。

（2）麻醉：通常采用局部麻醉，对于不合作者或婴幼儿可在麻醉师陪护监管下实施全麻。

（3）采用Seldinger穿刺法：扪及动脉搏动后，标记穿刺点，常规消毒、铺单、铺孔巾，麻醉成功后，用尖刀片破开皮肤2 mm；穿刺进针，始终保持穿刺针斜面朝上（有利于导丝推进），穿刺角度保持在30°～60°，快速穿刺进针，突破血管鞘后有明显突破感，拔出针芯见血液从针尾射出，即可置入导丝，退出穿刺针；顺导丝置入导管鞘，经导管鞘置入相应口径导管，在X线监视下将导管送至靶血管即可造影。

（4）化疗药物灌注：常用化疗药物有阿霉素、顺铂、5-氟尿嘧啶、羟基喜树碱等，灌注化疗药物的同时将栓塞剂混合进行化疗栓塞，可延长化疗药物在瘤灶内停留时间，增强疗效。

（5）肝动脉栓塞：利用栓塞剂阻断肿瘤血供的材料，分为可吸收和不可吸收类，常用的碘化油明胶海绵、弹簧圈等。

（6）结束操作后，穿刺点予以加压包扎或使用动脉压迫器，动脉压迫器应在术后6小时左右拆除，避免组织缺血坏死。

3. 术后处理

常规监测生命体征、肝肾功能，给予护肝、降酶等对症治疗；定期复查并及时采取医疗对策及治疗措施是有助于提高生存率的。

4. 术后并发症及处理

（1）出血：在动脉介入治疗中未见有报道，但在门静脉介入栓塞中有报道术后腹腔内出血，其原因主要有术前患者凝血功能异常、门静脉特殊的解剖位置及结构、操作熟练度等。如出血量不大，可给予止血药物、补充液体等保守治疗，并严密监测患者体征、血红蛋白变化，必要时给予输血；如出血量大，必要时行急诊外科手术开腹止血。

（2）肝衰竭：由于术前部分患者已经存在肝功能损害，加上血管栓塞进一步加重肝功能恶化。如出现肝衰竭，应积极给予护肝、支持及对症治疗，必要时可行人工肝替代治疗。

（3）栓塞术后综合征：部分患者于术后出现发热、恶心、呕吐、腹痛、非靶器官栓塞等，对症处理即可。

（4）过敏反应：应立即给予抢救措施，维持血压、抗休克、扩容、必要时给予血液透析。

（5）肿瘤复发：由于肿瘤边缘的瘤细胞可由周边血管供血，栓塞后多数有复发及转移可能，在行血管栓塞介入治疗的同时应同期给予其他治疗肿瘤的措施，如射频消融、瘤内无水乙醇注射、微波固化、超声聚焦等多种治疗措施结合治疗。

第六章　其他肝病

第一节　药物性肝病

一、概述

药物性肝病是由于药物毒性或（和）发生过敏反应所引起的肝脏损害。其发病机制有药物本身的毒性反应和免疫变态反应两种。前者与用药剂量有关，后者与用药剂量无关。根据临床特征可以分为急性和慢性两类。急性药物性肝炎最为多见，以肝细胞坏死为主时，临床表现酷似急性病毒性肝炎。近年来，随着药物种类不断增加，药物性肝损害的发生率也相应增加，现已发现约有600多种药物能引起药物性肝病，占所有药物不良反应的10%～15%，据西方国家文献统计，药物性肝损害的发生率仅次于皮肤黏膜损害和药物热，可占所有黄疸住院患者的2%～5%，或“急性肝炎”住院患者的10%，而老年肝病患者中药物性肝病的比例更高，有的报道可达20%或以上。亚临床型药物性肝损害的发生率远比有症状或黄疸表现者为高，例如，氯丙嗪、苯妥英钠、胺碘酮、丙戊酸、6-巯嘌呤、异烟肼、同化雄激素、水杨酸盐等，常可造成肝组织学和（或）生化改变，但无明显的临床表现。

二、临床表现

药物性肝病在临床上可分为急性和慢性两大类。

（一）临床表现

以乏力、厌食、恶心、发热、黄疸、皮肤瘙痒、肝肿大、肝功能异常为主要临床表现。

（二）前驱症状

药物性肝病的前驱症状，常有发热、恶寒、荨麻疹样或麻疹样皮疹、瘙痒、关节痛或淋巴结肿痛。严重者类似急性或亚急性肝坏死，发生出血倾向、腹腔积液形成、肝昏迷以致死亡。

（三）肝外表现

可有溶血性贫血、骨髓损伤、肾损伤、胃肠道溃疡、胰腺炎等，以及嗜酸细胞增多、淋巴细胞增多。药物性肝病病理表现多种多样，肝内所有细胞均会受到药物的影响，而所有类型的肝损伤均可由药物引起。

三、诊断与鉴别诊断

（一）诊断

1. 服药史，大多在服药后1～4周内出现肝损害，是药物性肝病诊断的主要依据。

2. 初发症状，可能有发热、皮疹、瘙痒、乏力、厌食、恶心、黄疸等。

3. 有肝内胆汁淤积或肝实质细胞损害的病理和临床征象。

4. 偶然再次给药又发生肝损害。

5. 巨噬细胞或淋巴母细胞转化试验阳性，药物激发试验阳性。

6. 周围血液中嗜酸性细胞大于6%。

7. 各种病毒性肝炎血清标志阴性。

具备上述第一条，再加上其中任何两条均可考虑为药物性肝病。药物性肝病的诊断难点在于某些临床表现不典型的病例，如药物用于治疗的疾病本身会导致肝脏异常，以及药物处方难以分析的病例。因此，诊断药物性肝病需仔细了解用药史，以往有无药物过敏史或过敏性疾病史。除了用药史外，发现任何有关的过敏反应，如皮疹和嗜酸性细胞增多，对诊断药物性肝病是十分重要的。

（二）鉴别诊断

需要排除能够解释肝损伤的其他病因。

1. 急性肝炎患者要询问有无肝胆疾病史、酒精滥用史和流行病学上与病毒感染相符合的情况（吸毒、输血、最近外科手术、流行病地区旅行）。对主要的肝炎病毒应进行血清学分析（A、B、C、D、E，某些情况下包括巨细胞病毒、EB病毒和疱疹病毒）。

2. 与心功能不全有关的潜在的肝缺血，特别是在老年患者中。

3. 需通过超声或其他适当的检查手段排除胆道阻塞，主要由于炎症、结石、寄生虫、息肉、肿瘤或术后胆管狭窄等所致。

4. 原发性胆汁性肝硬化：药物性胆汁性肝硬化与原发性胆汁性肝硬化相似，两者的主要区别是：药源性的黄疸出现时间较早。

5. 排除自身免疫性肝炎或胆管炎、一些酷似急性肝炎过程的细菌感染（如弯曲菌属、沙门菌属、李斯特菌属），年轻患者应排除肝豆状核变性（Wilson' s病）。

四、治疗

（一）停用相关药物

立即停用有关或可疑肝损害的药物。可根据药物进入机体的方式、剂量、时间、速度，必要时进行洗胃、导泻、利尿。

（二）一般治疗

卧床休息，给予高蛋白，高糖低脂饮食。给予富含B族维生素及维生素C的蔬菜和瓜果。

（三）保肝

根据药物情况给予相应的解毒剂。应用还原型谷胱甘肽（GSH）以补充肝内游离巯基，每支0.6 g，每次1.2 ~ 1.8 g加入100 g/L（10%）的葡萄糖注射液100 mL静脉滴注，15天为1个疗程。N–乙酰半胱氨酸（即痰易净）是谷胱甘肽的前体，可降低扑热息痛所致的急性肝衰竭的病死率。每支40 mg，每次80 mg加入100 g/L（10%）的葡萄糖注射液250 mL静脉滴注，15天为1个疗程。

（四）利胆退黄

淤胆者可试用苯巴比妥，有利于肝细胞内运载蛋白Y和X的生成，使间接胆红素转化为直接胆红素，改善胆红素代谢。每次60 mg口服，3次/天，15天为1个疗程。5–腺苷–l–蛋氨酸，又称腺苷蛋氨酸（SAMe），是一种治疗肝内胆汁淤积的药物，可缓解瘙痒，提高生活质量和改善生化指标，且无不良反应。每次500 mg

静脉注射，2次/天，或每次500 mg加入50 g/L（5%）的葡萄糖注射液250 mL静脉滴注，2次/天，15天为1个疗程。严重淤胆患者可用消胆胺30 mg口服，2次/天，15天为1个疗程，可减少胆酸和药物在胃肠道的再吸收；熊去氧胆酸（UDCA，优思弗），每次250 mg口服，2次/天，30天为1个疗程；中药茵栀黄注射液30～60 mL加入50 g/L（5%）的葡萄糖注射液250 mL静脉滴注，15天为1个疗程；强力宁注射液40 mg/支，每次160～240 mg加入100 g/L（10%）的葡萄糖注射液250 mL静脉滴注，30天为1个疗程；甘利欣注射液40 mg/支，每次160～240 mg加入100 g/L（10%）的葡萄糖注射液250 mL静脉滴注，30天为1个疗程。

（五）脂肪肝的治疗

对于脂肪肝型的患者，可用易善复胶囊，每粒228 mg，每次2粒口服，3次/天，30天为1个疗程，或易善复注射液，每支228 mg，每次2支加入50 g/L（5%）的葡萄糖注射液250 mL静脉滴注，每日1次，30天为1个疗程；还可用祛脂药物，如力平之，每次200 mg口服，2次/天，30～60天为1个疗程。

（六）并发暴发性肝衰竭的治疗

应按暴发性肝炎的原则处理，可采用人工肝血液透析、血浆超滤、全肝灌流，或人工肾清除药物，并应用特殊解毒剂。

（七）重症患者的治疗

重症患者肝衰竭、重度胆汁淤积和慢性药物性肝损伤进展到肝硬化时，可考虑做肝移植。

第二节　自身免疫性肝炎

自身免疫性肝炎（AIH）是一种病因不明以高球蛋白血症及有多种自身抗体和汇管区呈碎屑样坏死为特征的肝脏炎症性病变。其临床特征为不同程度的血清转氨酶升高、高γ-球蛋白血症、自身抗体阳性，组织学特征为以淋巴细胞、浆细胞浸润为主的界面性肝炎，严重病例可快速进展为肝硬化和肝衰竭。

自身免疫性肝炎是慢性非病毒性肝炎中较常见的一种肝脏疾病，约占慢性肝炎的10%～20%。Waldenstrom于1950年首先描述此病，由于本病与系统性红斑狼疮存在某些相似的临床表现和自身抗体，最初被称为“狼疮样肝炎”，1994年国际消化大会正式命名为“自身免疫性肝炎”。该病的发病与种族有明显的相关性，HLA-B6和DR3的人发病率高，有这些遗传背景的人主要分布在南欧，其次是西欧和北美，其年发病率在（0.1～1.9）/10万。我国及东南亚国家少见此病，我国尚缺乏大规模的流行病学调查资料，确切的发病率不详，据姚光弼统计，1970～2005年我国报道的自身免疫性肝炎病例共389例。近几年来，随着对本病认识和诊断水平的提高，病例数在不断增加。任何年龄的男女均可患此病，但以女性多见（男女之比约为1：4），青春期和绝经期是发病的两个高峰时期。

一、病因机制

自身免疫性肝炎的病因还不十分清楚，一般认为与以下因素相关：

（一）遗传因素

自身免疫性肝炎有显著的遗传背景，其易感性与组织相容性抗原（MHC）有比较密切的关系，HLA-B8，HLA-DR3和DR52a，以及HLA-DR4也是自身免疫性肝炎的危险因子。患者的遗传因素使其对自身抗原容易产生免疫反应，最终导致肝脏损害。

（二）病毒感染

病毒性肝炎患者可以伴发自身免疫性肝炎，尤其是C型肝炎病毒感染后，患者血清中也常常出现多种自身抗体，认为病毒感染可能是促发自身免疫性肝炎的病因。病毒感染与自身免疫性肝炎发病之间的确切关系尚不清楚，并非每例自身免疫性肝炎患者均存在病毒感染的证据。

（三）药物因素

有些药物作为一种半抗原，进入人体后，与体内组织中的某些蛋白质结合而形成复合物，后者即可成为抗原，与自身组织产生相应的自身抗体而发生自身免疫反应，诱发肝组织的损伤。药物与自身免疫性肝炎的相关性已是比较公认的假说，但具体机制目前尚不清楚。

（四）自身免疫功能异常

在正常情况下，机体对自身组织成分具有免疫耐受性，机体内的抑制性T细胞具有抑制B细胞对自身组织蛋白产生相应抗体的功能。当机体免疫耐受性出现障碍，体内的抑制性T细胞对B细胞失去调控作用，则B细胞就对肝细胞核的多种成分、细胞支架、无唾液酸糖蛋白受体、细胞色素P-450酶、可溶性肝抗原等自身组织成分产生抗体。这些自身抗体直接对多种肝脏的靶组织发生免疫反应，从而导致肝脏的损伤。综上所述，自身免疫性肝炎有遗传倾向，具备易患基因的人群可在环境、药物、感染等因素激发下起病，由于患者免疫调控功能缺陷，导致机体对自身肝细胞抗原产生反应，在自身免疫介导下，肝细胞表面特异性抗原与自身抗体结合导致肝脏的损伤。

未经治疗的自身免疫性肝炎预后较差，5年生存率为50%，10年生存率为10%，无论有无典型的临床症状，必须早期给予治疗。迄今，自身免疫性肝炎还没有可以根治的特效疗法，一般以肾上腺皮质激素治疗为主，效果不佳者可配合使用免疫抑制剂如硫唑嘌呤、环孢素等。1992年国际自身免疫性肝炎组织列出了自身免疫性肝炎治疗的适应证，规范了治疗方法，多数患者可经治疗获得缓解。自身免疫性肝炎是慢性进展性疾病，虽经积极治疗，最终仍将发展成为肝硬化。末期患者可考虑肝移植治疗，但肝移植后仍应使用免疫抑制剂治疗，否则易于复发。

二、诊断与鉴别诊断

（一）疾病诊断

自身免疫性肝炎是在综合异常的临床表现、血清生化检查、自身抗体、肝组织学特点，并仔细排除其他引起肝炎的可能原因后做出的。约20%的患者早期血清中没有任何的标记抗体，故诊断时应注意追踪检查。

1. 临床诊断标准

（1）肝炎病毒感染指标阴性、无过度饮酒及肝损伤药物服用史。

（2）抗核抗体（ANA）、抗平滑肌抗体（SMA）阳性或抗肝肾微粒体抗体-l（LKM-l）滴度1∶80阳性。

（3）γ-球蛋白、IgG升高超过正常值1.5倍，IgG正常者可做出自身免疫性肝炎除外的诊断。

（4）丙氨酸氨基转移酶（ALT）升高。

（5）病理可见碎屑样坏死或可伴小叶性肝炎。

（6）无胆系病变、肉芽肿、铁铜沉积症等其他表现。

2. 计分诊断标准

1999年国际自身免疫性肝炎工作组修订了自身免疫性肝炎诊断评分系统。其诊断自身免疫性肝炎的敏感性97%～100%，特异性66%～100%。因其较烦琐，为此，2008年又提出了简化的自身免疫性肝炎诊断评分系统，其积分为6时，诊断自身免疫性肝炎的敏感性88%，特异性97%；其积分为7时，诊断自身免疫性肝炎的敏感性81%，特异性99%。

3. 临床分型诊断

（1）Ⅰ型：此型最常见，又称经典型，占自身免疫性肝炎患者的80%，其中70%为女性，任何年龄都可发病，发病年龄高峰为16～30岁。大约48%的此型患者常伴有其他与自身免疫有一定关系的疾病，如自身免疫性甲状腺炎、滑膜炎、溃疡性结肠炎等。此型起病常较缓慢，急性发病者很少见，大约有25%的此型患者在确诊时已发展到肝硬化的阶段。此型的特点是血清中的自身抗体主要为抗核抗体（ANA）和（或）抗平滑肌抗体（SMA），同时可能伴有抗中性粒细胞胞浆抗体（pANCA）。

（2）Ⅱ型：此型相对少见，主要分布在欧洲和南美，以女性患者为主，起病年龄较小，多见于10岁左右的儿童。常伴有糖尿病、白斑病、自身免疫性甲状腺炎、特发性血小板减少性紫癜、溃疡性结肠炎等肝外病变。病情发展较快，暴发性肝炎比较多见，容易发展为肝硬化。此型的特点是血清中的自身抗体主要为抗肝肾微粒体抗体（KLM-1、KLM-3）和抗肝细胞溶质蛋白抗体（LC1）。

（3）Ⅲ型：此型较少见，患者亦以女性为主，约占90%，起病年龄常介于20～40岁之间。此型的特点是血清中的自身抗体主要为抗可溶性肝细胞抗体（SLA）和抗肝胰抗体（LP）。对免疫抑制剂治疗反应良好是该型的重要临床特征。

4. 临床分度诊断

自身免疫性肝炎的临床分度尚无统一的标准，因其临床及病理过程符合慢性肝炎过程，故可参考慢性肝炎的临床分度诊断。根据其肝功能损伤程度分为3度，即轻度、中度和重度。

（1）轻度：临床症状、体征轻微或缺，肝功能检测仅1项或2项指标轻度异常。

（2）中度：临床症状、体征和肝功能检测结果居于轻度和重度之间。

（3）重度：有明显或持续的肝炎症状，如乏力，食欲缺乏，腹胀，或有尿黄、便溏；或伴有肝病面容、肝掌、蜘蛛痣、脾大。肝功能生化指标检测血清ALT和（或）AST反复或持续升高，血清清蛋白降低或球蛋白明显升高致A/G比值异常；除上述条件外，凡血清清蛋白＜32 g/L，胆红素＞5倍正常上限值，胆碱酯酶＜2500 U/L，血液凝血酶原活动度在60%～40%，四项指标中有一项达上述程度者即可诊断为重度。

完整的诊断应包括：

临床类型：Ⅰ型、Ⅱ型、Ⅲ型。

严重程度：轻、中、重。

诊断举例：自身免疫性肝炎（Ⅰ型、中度）。

（二）鉴别诊断

1. 原发性胆汁性肝硬化　多见于中年女性，以乏力、黄疸、皮肤瘙痒为主要表现，肝功能检查碱性磷酸酶、γ-谷氨酰转肽酶明显增高，血清总胆固醇、三酰甘油、低密度脂蛋白可增高，免疫球蛋白以IgM增高为突出。血清抗线粒体抗体M2为该病特异性抗体，病理上出现胆管上皮损伤性炎症、胆管消失及汇管区肉芽肿等有助于该病的诊断。

2. 原发性硬化性胆管炎　是以肝内外胆道系统广泛炎症和纤维化为显著特点，多见于中青年男性，常伴溃疡性结肠炎，ANCA阳性，但不具特异性。胆管造影可见肝内外胆管狭窄与扩张相间而呈串珠状改变。

3. 急、慢性病毒性肝炎　也可发生高球蛋白血症和出现循环自身抗体，但抗体滴度较低并且持续时间短暂，检测血清病毒抗原、抗体对鉴别很有帮助。

4. 酒精性脂肪性肝炎　有饮酒史，多以血清IgA水平升高为主，虽可出现

ANA和SMA阳性，但一般滴度较低，且很少出现抗LKM1和PANCA阳性。

5．药物性肝损害　有明确的服用特殊药物史，停药后肝脏异常可恢复，血清自身抗体呈阴性。但须注意有些药物可诱发自身免疫反应，临床表现及实验室检查与自身免疫性肝炎极为相似，鉴别需依靠病理学检查以及对停药后的病情缓解或恢复的观察。

三、治疗

（一）治疗原则

自身免疫性肝炎是一种可以控制但难以治愈的疾病，治疗的目的主要是控制自身免疫反应，减轻肝脏损害。治疗应个体化，选择合适的药物、准确把握治疗时机、个体化调整药物用量、明确治疗终点是自身免疫性肝炎治疗的难点。

（二）治疗方法

1．激素及免疫抑制剂治疗　激素及免疫抑制剂合用或者大剂量单独使用，均可治疗自身免疫性肝炎，但目前仍推荐联合应用，因可减轻不良反应。

（1）适应证

①绝对适应证：A.血清ALT水平＞16倍正常上限；B.血清AST至少＞5倍正常上限且γ-球蛋白至少＞2ULN；C.肝组织学存在桥接样坏死或多小叶坏死表现。

②相对适应证：A.血清ALT水平升高5倍正常上限以下；B.血清AST水平升高5倍正常上限以下且γ-球蛋白升高2倍以下。

③对于轻微或无疾病活动的自身免疫性肝炎患者和非活动性肝硬化自身免疫性肝炎患者，无须免疫抑制治疗，但应长期密切随访，每隔3～6个月随访一次。

（2）治疗方案：采用美国肝病学会推荐的初始治疗方案

①泼尼松龙联合硫唑嘌呤治疗：优先推荐联合治疗方案，特别适用于同时存在下述情况的自身免疫性肝炎患者：绝经后妇女、骨质疏松、脆性糖尿病、肥胖、痤疮、情绪不稳及高血压患者。

②大剂量泼尼松龙单用：初始剂量为40～60 mg/d，并于4周内逐渐减量至20 mg/d。单药治疗适用于合并血细胞减少、巯基嘌呤甲基转移酶缺乏、妊娠、恶性肿瘤，以及疗程小于6个月的自身免疫性肝炎患者。

（3）治疗终点

①完全缓解：治疗后症状消失，血清转氨酶正常，血清胆红素和球蛋白恢复正常，肝组织恢复正常或无界面性肝炎。对于完全缓解的患者，治疗6周以上可逐渐停用泼尼松龙、硫唑嘌呤，并定期监测以防复发。

②部分缓解：治疗期间临床症状、实验室检测和肝组织学改变有或无变化，持续治疗达3年以上而不能达到完全缓解，但状况无恶化。对于这些部分缓解的患者，要用低剂量维持治疗以阻止病情恶化。

③无效：泼尼松龙60 mg/d或泼尼松龙30 mg/d加硫唑嘌呤150 mg/d，治疗至少1个月，患者临床症状、实验室检测和肝组织学恶化，或出现黄疸、腹腔积液或肝性脑病等并发症。对于无效病例，可考虑更换药物治疗。

④药物毒性：治疗期间若出现较严重的并发症如糖尿病、高血压、白细胞减少等，治疗药物应减量，减量到能耐受的剂量进行维持治疗；调整剂量后仍不能耐受者，应考虑停药或换药。

（4）复发后治疗：第1次复发者可重新选择用初治方案，但对第2次复发者则要调整治疗方案，以下两种方案可供选择。

①单用泼尼松龙维持治疗：对单用泼尼松龙治疗的患者，一般在采用泼尼松龙诱导缓解后每月减量2.5 mg，直到症状缓解，并使ALT控制在正常5倍以下的最低剂量维持。对泼尼松龙、硫唑嘌呤联合治疗者，首先将泼尼松龙逐渐减量至生化水平平稳的最低剂量，然后停用硫唑嘌呤，同时调整泼尼松龙剂量以保持病情稳定。

②单用硫唑嘌呤维持治疗：对泼尼松龙、硫唑嘌呤联合治疗者，病情稳定后硫唑嘌呤加量至2 mg/（kg · d），然后泼尼松龙每月减量2.5 mg，直到完全停用。对单用泼尼松龙治疗的患者，可以加用硫唑嘌呤2 mg/（kg · d），然后泼尼松龙每月减量2.5 mg，直到完全停用。

目前尚无两种治疗方案的比较研究，因此无法判断哪种方案更优，选择时要个体化。

2. 其他免疫抑制剂　泼尼松龙、硫唑嘌呤的治疗方案是自身免疫性肝炎的标准治疗方案，如无效或不能耐受时可考虑以下药物。

（1）环孢素A：常用剂量为5～6 mg/（kg · d），可用于标准治疗方案中替换硫唑嘌呤，作为标准方案的补救治疗。

（2）他克莫司：为一种强力的新型免疫抑制剂，主要通过抑制白介素-2的释放，全面抑制T淋巴细胞的作用，常用剂量为4 mg，每日2次，口服，剂量应依据病情个体化。用于常规治疗无效的患者。

（3）布地奈德：该药是第二代皮质激素，全身性不良反应较少，对轻型自身免疫性肝炎有效，对重型自身免疫性肝炎及激素依赖者无效。

（4）6-巯基嘌呤：最初给药剂量为50 mg/d，后逐渐增至15 mg/（kg · d）。用于硫唑嘌呤治疗失败的补救治疗。

3. 辅助治疗　在对自身免疫性肝炎标准治疗期间，可同时进行辅助治疗。

（1）保肝治疗：有血清转氨酶升高时可使用保肝及抗氧化剂治疗。保肝药有很多，这些药也要经过肝脏代谢，过多使用可加重肝脏负担，可选其中1～2种使用。

①水飞蓟宾：能够稳定肝细胞膜，保护肝细胞的酶系统，清除肝细胞内的活性氧自由基，从而提高肝脏的解毒能力，有保肝作用。用法：每次70 mg，每日3次，口服。

②还原型谷胱甘肽：应用还原型谷胱甘肽以补充肝内SH基因，有利于药物的生物转化，减轻肝损伤。每次600 mg加入葡萄糖液中静脉点滴，每日2次，2～4周为1个疗程。

③多烯酸磷脂酰胆碱：本药具有保护和修复肝细胞膜的作用。每次口服2粒（456 mg），每日3次；或多烯酸磷脂酰胆碱注射液10 mL加入葡萄糖液中静脉点滴，每日1次，2～4周为1个疗程。

④硫普罗宁：可通过提供发挥其解毒和组织细胞保护作用，具有保护肝脏组织及细胞的功能。用法：每次0.1～0.2 g，每日3次，饭后服用。采用静脉滴注，每日0.2 g，临用前每支注射用硫普罗宁（每支100 mg）先用2 mL 5%的碳酸氢钠（pH＝8.5）溶液溶解，再扩容至250～500 mL 5%～10%的葡萄糖溶液或生理盐水中，常规静脉滴注。2～4周为1个疗程。

⑤甘草酸二铵：具有较强的抗感染、保护肝细胞膜及改善肝功能的作用。用法：每次150 mg，每日3次，口服。或甘草酸二铵150 mg用10%葡萄糖注射液250 mL稀释后缓慢滴注。

（2）维生素D+钙制剂：在应用激素治疗期间，为防止骨质疏松性骨病的发生，可给予维生素D+钙制剂辅助治疗。如钙尔奇D，每次600 mg，每日2次，口服。重者可用阿法骨化醇片，每次0.25 mg，每日2次，口服。

4．肝移植　肝移植是治疗终末期自身免疫性肝炎的有效方法，移植术后5年存活率为80%～90%，10年存活率为75%。多数患者于肝移植后1年内自身抗体转阴，高球蛋白血症缓解。

第三节　病毒性肝炎合并脂肪性肝病

一、概述

近年来我国肥胖、2型糖尿病、非酒精性脂肪性肝病（NAFLD）的发病率呈迅猛上升态势，同时肝炎病毒感染率仍居高不下，导致病毒、酒精、代谢紊乱等多重损肝因素混存的慢性肝病患者日益增加。多种损肝因素的并存易混淆对肝损主要原因的判断，并且病毒性肝病合并NAFLD的临床特点及治疗策略与该两种疾病的单独发生存在诸多差异，甚至更易导致肝硬化、肝癌的发生。因此，慢性肝病的防治需要全面分析患者的病情，包括病毒学特点、代谢紊乱情况、酒精摄入、机体免疫状态甚至肝脏组织学情况，制订个体化治疗策略。

（一）慢性乙型病毒性肝炎合并脂肪肝

慢性乙型病毒性肝炎（CHB）是由乙型肝炎病毒（HBV）引起的以肝脏炎症和纤维化为主要病理改变的感染性疾病，主要通过母婴、血液体液接触破损的皮肤黏膜和性接触三大途径在人群中传播，其感染呈世界性分布，全球有近20亿人曾受到HBV感染，其中我国更是HBV流行的高发区域。据全国性大型流行病学调查显示，我国慢性HBV携带者为9300万，HBV患病率达7.5%，是近数十年来位居我国第一的慢性肝脏疾病。尽管免疫接种乙型肝炎疫苗在我国全面普及，并显著降低了新生儿和15岁以下儿童乙型病毒性肝炎的发病率，但成年急性乙型病毒性肝炎的发病率并未明显下降，而且我国病毒性患者的基数庞大，仍然是我国慢性肝病的重要病种。

随着我国近年来经济水平的提高、人们饮食结构逐渐西式化，以及不良生活方式的形成，肥胖、高血压、血脂紊乱及糖尿病等代谢综合征（MS）的发生率日益升高，共同的病理生理基础——胰岛素抵抗的出现促使与其密切相关的NAFLD发病率逐年大幅上升。目前报道，我国NAFLD的患病率高达15%～30%，已超过CHB成为我国第一大肝病，sNAFLD疾病谱包括非酒精性单纯性脂肪肝（NAFL）、非酒精性脂肪性肝炎（NASH）及其相关肝硬化和肝细胞癌。

尽管CHB与NAFLD的病因、发病机制不同，但由于该两大肝病在我国广泛流行，临床实践常发现两病并存，病毒性肝病合并NAFLD已成为我国的主要并存肝病：据报道，我国CHB合并NAFLD的患病率高达18%～27%，且逐年升高。同时存在CHB与NAFLD时，会增加对肝脏损害原因判断的难度，导致误诊误治，影响疗效的观察，此外，两种疾病同时对肝脏损害，会加重病情，加速疾病进展，更易导致预后不良。因此，CHB合并NAFLD是当前临床诊疗的热点和难点，须在临床工作中引起足够的重视。

（二）慢性丙型病毒性肝炎合并脂肪肝

慢性丙型病毒性肝炎（CHC）是由丙型肝炎病毒（HCV）感染所致，是我国输血后发生肝炎的主要病因。CHC全球感染率为2.3%，慢性感染者约1.6亿人，我国2006年报道1～59岁人群抗-HCV流行率为0.43%。HCV感染后50%～85%发展为CHC，长期反复炎症会导致肝脏纤维化、硬化及恶变，HCV感染20年后肝硬化年发生率为10%～15%，肝硬化患者每年肝癌发生率为1%～7%。目前对HCV尚无有效的免疫预防方法，感染后易慢性化且无明显临床症状，预后不佳，是我国不容忽视的公共卫生问题。

HCV不仅能直接引起肝脏炎症坏死、纤维化和肝细胞癌，大量研究表明肝脏脂肪变也是CHC的病理发病机制之一。HCV慢性感染同样参与脂肪肝等代谢性疾病的发生发展，国内外流行病学资料显示，CHC合并NAFLD发病率高达54%～82%。研究表明，肝脏脂肪变不仅作为CHC的一个重要病理学特点，而且是CHC发生肝纤维化和肝癌的重要危险因素。肝脏脂肪变在加速CHC进展的同时，也直接减弱患者的抗病毒疗效，明确CHC与NAFLD之间的相互关系，对临床防治HCV感染具有重要意义。

二、病因、发病机制与病理

（一）慢性乙型病毒性肝炎合并脂肪肝的病因、发病机制与病理

1. 病因

我国病毒性肝炎合并脂肪肝大部分是CHB合并NAFLD，引起CHB发生NAFLD的原因或危险因素很多，可以归结为病毒因素和宿主因素两类，前者指病毒感染状态、复制水平等，后者主要包括以肥胖、胰岛素抵抗、高脂血症和高尿酸血症等机体代谢异常。目前认为宿主因素可能远比病毒因素重要，然而相关报道仍然较少，而病毒因素与代谢危险因素之间的交互作用仍缺乏报道。

（1）肥胖：正常成年人的标准体重（kg）为身高（cm）－105，体重质量指数（BMI）＝体重（kg）/身高平方（m^2），当体重超过标准20%，或BMI＞24时即定义患者存在肥胖。肥胖患者体内的脂肪组织含量远高于正常人，大量脂肪堆积在体内脂肪细胞，除了作为能量储备外，还能分泌一系列的细胞因子广泛参与机体的内分泌及能量代谢调节。其中脂肪组织产生的白介素-6、肿瘤坏死因子α（TNF-α）、脂肪素、瘦素等调节因子，影响胰岛素对IE组织的生物学效应，在胰岛素抵抗（IR）的产生、加重等多个环节扮演重要角色。IR是NAFLD发生的基础，其严重程度与NAFLD的病情进展相关，IR能够通过引起血脂代谢紊乱和高胰岛素血症两个途径促使大量外周游离脂肪酸进入肝细胞，超出肝脏的代谢能力进而引起肝脏脂肪变性。CHB合并肝脏脂肪变的患者其BMI明显高于单纯CHB，提示合并肥胖是CHB患者肝脏脂肪变的重要危险因素：腰臀比为腰围（cm）/臀围（cm），是反映身体脂肪分布简便易得的人体学指标，男性腰臀比＞0.9或女性腰臀比＞0.85提示脂肪组织集中于腹部，呈向心性肥胖。研究报道相比于单纯CHB患者，合并肝脏脂肪变的患者腰臀比更高，该趋势在男性患者尤为明显，表明脂肪组织的分布同样与CHB患者发生肝脏脂肪变相关。

（2）胰岛素抵抗（IR）：胰岛素是机体调节能量代谢的重要激素，正常功能主要有两方面：一方面通过上调葡萄糖转运蛋白，促进细胞摄取葡萄糖；另一方面具有抑制脂肪分解的功能。IR是指正常水平的胰岛素对于胰岛素作用靶组织，如肝脏、脂肪组织及肌肉等的生物效应下降，表现为细胞对糖代谢调控能力

下降以及胰岛β细胞为实现代偿而超量分泌胰岛素进入血液循环，从而引起高胰岛素血症。IR是肝脏脂肪变的重要病理生理基础。外周脂肪组织在IR影响下动员脂肪分解，生成大量游离脂肪酸，进而导致肝脏摄取游离脂肪酸增加。初期肝脏对过多摄入的游离脂肪酸加速氧化分解，产生大量的氧自由基，这些自由基不能马上被肝脏清除，造成胞内氧化应激，并引起多种细胞器的结构损伤其中，自由基破坏线粒体内膜上的呼吸链电子传递，抑制了线粒体氧化分解脂肪酸的功能，进一步造成肝脏的脂肪聚集。

（3）病毒因素：HBV病毒是否与CHB患者发生肝脏脂肪浸润有关存在争议。尽管体外细胞模型中发现HBV病毒DNA翻译产物参与了肝脏脂质代谢紊乱的发生，但目前大部分临床研究并不支持HBV直接促使肝脏脂肪变发生的说法。来自我国上海体检人群的数据显示，B超检查HBsAg阳性患者脂肪肝的患病率显著低于对照健康人群（8.4%vs，15.2%，$P<0.01$），多元回归分析显示，脂肪肝与血清HBsAg阳性呈负相关。进一步对248例脂肪肝进行1：1配对病例对照研究，多元回归分析显示脂肪肝与既往及现症嗜肝病毒感染无关。另一项来自我国香港地区的研究纳入了91例HBV感染者和922例非HBV感染者，该研究通过磁共振波谱检测肝脏的脂肪定量，发现HBV患者的NAFLD患病率为13.5%（95%CI：6.4%~20.6%），显著低于无HBV感染组（28.3%，95%CI：25.3%~31.2%，$P=0.003$），校正代谢指标等混杂因素后，HBV与脂肪肝患病风险降低相关（校正OR：0.42，95%CI：0.20~0.88；$P=0.022$）。而在HBV感染组中，合并肝脏脂肪变的患者与单独HBV感染相比，两组间的HBVDNA水平、HBeAg比例均无差异。来自于中国台湾33 439例患者的大样本数据显示，在B超诊断的脂肪肝患者中，HBV感染者和普通人群的脂肪肝患病率分别为38.9%和43.9%，携带HBsAg与脂肪肝的发生呈负相关。上述研究均认为在排除BMI、高血脂和年龄这些混杂因素后，感染HBV并不会诱发肝脏脂肪变。在多项小样本的临床研究中，肝组织活检诊断的肝脂肪变与血清HBeAg是否阳性以及HBVDNA滴度之间亦不存在相关性。此外，在CHB患者中也未发现肝脂肪变程度与肝脏炎症程度、坏死范围以及肝纤维化分期相关，上述证据均提示CHB患者肝脂肪变与HBV病毒之间是合并关系而非因果关系，然而这些研究均未具体分析各种HBV基因亚型与肝脏脂肪变的情况，尚未排除某些HBV基因亚型具有易致肝脂细胞脂肪变的特性。

（4）其他原因

①重性肝炎患者伴有食欲缺乏、厌油的临床症状，由于长时间食欲下降，蛋白质及热量摄入不足，可能发生营养不良性脂肪肝。

②HBV引起肝脏的损伤严重时，肝内微循环障碍，肝细胞缺血缺氧，减弱对细胞内脂肪酸氧化分解和脂蛋白合成，正常输出脂肪酸减少，导致三酰甘油在肝内堆积而发生脂肪肝。

③病毒性肝炎的治疗过程中，部分患者需要严格卧床休息，减少运动，肝脏对脂肪分解消耗降低。

④在肝炎恢复后患者食欲增加，长期大量输注葡萄糖，剩余热卡即以脂肪形式蓄积于肝脏而发生脂肪肝。

2. 发病机制

（1）HBV病毒直接致肝脂肪变的分子机制：HBV病毒感染肝细胞后，随即以自身基因组为模板转录翻译出相关病毒成分，分别为Core蛋白、pre-core蛋白、Pol蛋白、X蛋白以及S蛋白。其中X蛋白对病毒复制十分重要，与肝癌的发生密切相关，体外实验研究显示还与肝脏脂肪变相关。

通过转染HePG2细胞株HBVX蛋白，以及建立的HBVX蛋白转基因小鼠模型均出现肝细胞内脂质过度堆积。进一步研究发现，HBVX蛋白能够上调肝脏核转录因子LXR的表达，后者能够进入细胞核转录激活一系列肝脏脂代谢相关的靶基因，如固醇调节元件结合蛋白1（SREBP-1）和脂肪酸合成酶（FAS），这些基因的表达产物广泛参与三酰甘油的合成、摄取和转运过程。同时HBVX可直接结合TNF-α受体-肿瘤坏死因子受体1（TNFR1），增加后者的活性，而TNFR1可上调过氧化物酶体增生物激活受体γ（PPAR-γ）及胆固醇调节元件结合蛋白（SREBP-1）的表达诱发脂肪肝。因而HBV病毒直接产物HBVX可能在转录水平参与调控肝脏脂肪代谢相关基因的表达，直接导致肝细胞脂肪变。

（2）HBV感染引起机体的炎症反应：炎症因子水平的改变诱发可加重IR，引起肝脏脂肪变。胰岛素能够维持正常的生理效应，需要胰岛素与细胞膜上的胰岛素受体结合，以及其后完整的信号通路传导。

胰岛素结合胰岛素受体后直接磷酸化胰岛素受体底物-1（IRS1）的酪氨酸残基，这些残基的磷酸化激活是下游信号通路传导的重要前提。炎性因子介导细胞内信号转导，导致胰岛素敏感细胞（如肝细胞、肌肉细胞和脂肪细胞）内的胰岛素受体底物-1（IRS-1）丝氨酸磷酸化，抑制其酪氨酸磷酸化，阻止胰岛素信号转导，从而诱发IR。

此外，炎性因子可通过血液循环进入脂肪组织，干扰正常脂质代谢，如TNF-α具有促进脂肪分解的效应，增加游离脂肪酸进入肝脏。目前研究认为，与IR发生密切相关的炎症因子主要有TNF-α、IL-6、C-反应蛋白和细胞因子信号3抑制物（SOCS-3）。

HBV感染肝脏导致的炎症反应可明显升高TNF-α水平，从而通过上述机制产生IR。动物实验中发现HBV Core蛋白转基因老鼠模型肝内TNF-α呈高表达，拮抗TNF-α治疗后可恢复胰岛素敏感性，这提示HBV感染引发的炎症因子释放参与了IR的形成，从而引起肝脏脂肪沉积。

（3）HBV病毒联合炎症因子加重肝脏脂肪性肝炎：以胰岛素抵抗和氧化应激为核心的二次打击学说是NAFLD公认的发病机制。

初次打击为IR形成单纯性脂肪肝，第二次打击则是指在肝脏脂肪变基础上，以氧化应激为代表的损伤因素诱导肝脏引发脂肪性肝炎（NASH），而脂肪性肝炎相比于单纯性脂肪肝对肝脏破坏更为严重，长期存在将加速肝硬化和肝癌的产生。

HBVX蛋白可以增加TNF-α活性，通过线粒体损伤激活氧化自由基（ROS）产生，持续大量产生的ROS介导肝脏氧化应激，促使脂肪变的肝脏向脂肪性肝炎发展。

（4）HBV引起的肠道微生态改变可能促进NASH产生：肠道屏障最外层是由肠道正常菌群构建，肠道中专性厌氧菌通过覆盖肠上皮细胞表面，阻碍以革兰阴性兼厌氧杆菌为主的致病菌黏附、定植于肠上皮细胞，同时通过竞争营养物质吸收抑制致病菌的大量繁殖，这一层菌膜屏障受损则促使致病菌直接黏附于肠上皮细胞并引起炎症反应，导致肠道黏膜通透性增加，细菌的有害成分（如脂多糖、肽聚糖、鞭毛蛋白和细菌DNA等）能通过门静脉进入肝脏，激活特异性受体Toll样受体（TLRs）及其下游细胞因子和炎症因子，导致NAFLD的发生和发展。CHB患者存在肠道微生态失衡，双歧杆菌、类杆菌等益生菌数量减少，肠杆菌科细菌、肠球菌、酵母菌等有害菌群增加，进而损伤肠壁屏障，有利于内毒素等成分通过肠壁移位进入门静脉到达肝脏，最终参与NAFLD的发生和发展。

3. 病理

肝脏病理活检对于明确CHB合并脂肪肝的诊断、评估肝脏脂肪沉积程度、炎症及纤维化程度、判断预后及制订相应的治疗方案具有重要意义。合并CHB的肝脏脂肪变多为大泡性，表现为大泡性脂肪变或以大泡性脂肪变为主的混合性脂肪变，以轻度脂肪变和中度脂肪变常见，脂肪变程度通常＜30%，肝活检显示在CHB人群中合并轻度脂肪肝的约占15%，合并中度脂肪肝的占12%，仅9%患有重度脂肪肝。肝细胞脂肪变（5%～24%）主要分布于肝腺泡3区，少见Mallory小体。与无肝脂肪变的CHB患者相比，合并肝脂肪变的患者显著肝组织炎症（G>2）和纤维化（S>2）（参考我国2000年病毒性肝炎活检标准）比例并无差异。与合并HCV感染相比，CHB合并脂肪肝其肝脂肪变、门脉淋巴滤泡和胆管损伤不如CHC常见，炎症程度较轻，而病变分布特点与HCV相似。

（二）慢性丙型病毒性肝炎合并NAFLD的病因、发病机制与病理

1. 病因　CHC脂肪变的危险因素同样可以归为病毒因素与宿主因素，但与CHB脂肪变的机制不同，CHC的病毒因素和宿主因素两者共同参与肝脏脂肪变的发病，其中HCV基因3型感染患者的脂肪肝主要由病毒因素引起，而其余基因型的感染者更多是宿主代谢因素如肥胖、糖尿病、高脂血症相关的肝脏脂肪变性。

（1）病毒因素

①HCV基因型：HCV病毒可以根据病毒序列划分为6种基因型，分别以数字1～6表示，不同基因型的地理分布特点差异显著，其中基因3型和6型主要在亚洲地区分布，HCV基因3型感染目前公认与肝脏脂肪变相关，证据显示，伴有脂肪肝的HCV感染者相比于单纯HCV感染者，HCV病毒基因型为3型所占比例更高。而相对于其他基因型，HCV基因3型感染出现在肝脏脂肪变的频率更高，脂肪变的程度更为严重，是HCV感染者肝脂肪变性的独立危险因素。在基因3型患者中，用HCV抗病毒治疗实现持续病毒学应答时，患者肝脏脂肪变性明显减退甚至消失，抗病毒治疗效果不佳的患者则难以出现脂肪变性自发消失，而对于非基因3型的患者，即使抗病毒治疗取得持续病毒学应答，大部分患者依然存在肝脏脂肪变性，这些证据对于HCV病毒基因3型与脂肪肝发病的关系提供了强有力的证据支持。

②HCV病毒复制水平：肝脏脂肪变仅与肝脏内HCV复制水平呈正相关，而与血清中HCVRNA滴度高低无关。这种相关性在以HCVRNA正链或双链RNA为模板进行定量扩增检测时都存在，而在基因3型病毒株感染的病例中，这种相关性更强。

（2）宿主因素

①2型糖尿病：已有的研究结果显示HCV感染与胰岛素抵抗、糖代谢异常和糖尿病相关。

一项来自美国9841例大样本的流行病学数据发现，20岁以上的HCV感染者2型糖尿病患病率达8.4%，40岁以上HCV感染者2型糖尿病发病风险增加3倍（校正OR3.7，7.95%CI1.80～7.87）。多变量分析结果进一步证实，HCV和年龄是DM的两个独立的发病相关因素。另一项对1084例基线无糖尿病的人群进行长达9年的随访中发现，在糖尿病发病的高危人群中，CHC患者糖尿病的发生率比无感染者增加11倍（RR11.58；95%CI1.39～96.6）。2型糖尿病在NAFLD发病中具有重要作用，是其发病的独立风险因素，HCV感染可能通过引起较高比例的2型糖尿病患者从而增加NAFLD的发病风险。

②高脂血症：来自我国台北的106例CHC患者的分析发现，约50%的患者合并有脂肪肝，合并脂肪肝组三酰甘油水平显著高于不合并脂肪肝组，而且肝纤维化发生率也显著升高。

③肥胖：对297例CHC患者合并脂肪肝的相关因素分析显示肝脏脂肪变性多见于的患者，而且多因素回归分析证实BMI是CHC肝脏脂肪变的独立危险因素。另一项研究中，HCVRNA阳性且ALT升高的131例CHC患者中，基因1型患者有35.2%肝脏活检证实存在脂肪肝，单因素分析显示这些患者脂肪肝的发病与瘦素、BMI、体内脂肪含量及内脏型肥胖相关。因此，肥胖是CHC患者，尤其是非基因3型HCV感染者发生肝脏脂肪变的重要环节。

2．发病机制　慢性HCV感染引发脂肪肝的过程主要通过两种机制：直接影响脂肪代谢途径和诱发IR进而导致肝脏脂肪变性。

（1）影响脂肪代谢的关键过程：

①HCV影响肝脏脂肪转运：HCV可以抑制肝细胞合成载脂蛋白，载脂蛋白与血脂共同结合形成血浆脂蛋白，对肝脏与外周组织中的脂肪运输和代谢具有

重要作用。载脂蛋白B（ApoB）由肝脏合成，在肝内与三酰甘油结合组装成低密度脂蛋白胆固醇（LDL-C）和极低密度脂蛋白（VLDL），促使其分泌出肝脏。HCVRNA翻译产生的非结构蛋白能够减少ApoB10O的合成和分泌，从而使三酰甘油输出速率下降，在肝内堆积，导致肝细胞脂肪变。

此外，HCV核心蛋白可以通过抑制微粒体三酰甘油转移蛋白（MTTP）的活性，后者对VLDL组装的关键步骤ApoB100脂化修饰有重要功能。因此HCV能从载脂蛋白的合成、修饰、分泌多个水平进行影响，从而导致脂肪肝。

②HCV减弱肝细胞对脂肪酸氧化能力。HCV核心蛋白能够在肝细胞上的线粒体表达，直接改变线粒体膜结构，增加线粒体膜通透性，使胞内氧化应激水平增加，加剧脂质代谢紊乱并引发脂肪性肝炎；另一方面HCV也能通过调控基因表达，控制脂肪分解过程相关分子的表达导致代谢紊乱。

③过氧化物酶体增生剂激活受体（PPARs）是核激素受体家族中的配体激活受体。其中，PPARα主要表达在肝脏，通过与配体的结合激活与结合靶基因启动子，转录激活游离脂肪酸（FFA）氧化相关基因，促使肝脏脂肪酸的氧化分解：HCV核心蛋白能够下调PPARα的mRNA水平，削弱肝脏氧化脂肪能力，促进肝脏脂肪变性。线粒体三功能蛋白（MTP）是位于线粒体内膜上的蛋白质，参与催化脂肪酸β-氧化四个步骤循环。核心蛋白能够降低MTP的表达，明显减弱线粒体对脂肪酸的氧化，造成脂肪酸在肝内沉积。

④HCV能够增加脂肪酸从头合成：HCV感染后肝细胞的脂肪合成能力增强。HCV非结构蛋白2能够通过结合胆固醇调节元件结合蛋白-1C（SREBP-1c）的启动子而增加后者表达。SREBP-1c作为肝脏脂质合成的关键转录因子，几乎参与肝脏所有脂肪酸合成相关基因的转录。HCV感染后引起SREBP-1c大量增加，脂肪酸合成明显加快，肝脏三酰甘油蓄积增多引发脂肪变性。

（2）诱发胰岛素抵抗：流行病学资料提示HCV慢性感染不仅直接引起脂代谢异常，还可诱发IR，两者互为因果，相互促进，参与了脂肪变的发生与发展。应用HCV核心蛋白转基因小鼠研究发现，核心蛋白转基因小鼠在包括空腹状态在内的全部时间点的血浆葡萄糖水平和基础血清胰岛素水平均高于对照小鼠，胰岛素耐量实验发现，转基因小鼠出现明显的IR。给予高脂饮食后，转基因小鼠比对照小鼠更易发生糖尿病。进一步检测发现转基因小鼠的肿瘤坏死因子TNF-α

水平升高，并且注射TNF-α抗体能够恢复胰岛素敏感性，提示核心蛋白诱导TNF-α生成，而TNF-α可能通过阻碍胰岛素受体底物-1的酪氨酸磷酸化，抑制胰岛素信号转导而产生IR。此外，HCV长期感染持续激活机体免疫应答，肝脏炎症损伤大量释放包括TNF-a在内的炎症细胞因子，从而引发IR。

3. 病理　CHC在组织学上具有与CHB相类似的基本病变，如肝细胞水样变性和坏死、界面性肝炎、汇管区炎症细胞浸润以及纤维化。另外，丙型肝炎具有4种较为特征性的改变，分别是肝细胞脂肪变、肝血窦内白细胞聚集、胆小管损伤、汇管区单核细胞密集乃至淋巴滤泡形成。但这些特征在不同丙型肝炎病例中的程度和出现率具有个体差异。HCV基因3型感染者发生中度至重度肝细胞脂肪变的情况更为常见，易见到以灶状大泡为主的肝细胞脂肪变性伴散在点状坏死，常伴有嗜酸性小体形成。单纯HCV感染、单纯NASH与HCV感染合并NASH的肝脏病理区别在于：HCV的炎症发生在肝小叶和门管区；胞质气球样变在两种情况下均会存在，但在NASH更为明显；Mallory透明小体常见于酒精性肝病和NASH，而CHC则无；与NASH相关的纤维化主要发生在细胞周边和小叶中央，而CHC的主要在汇管区。

二、临床表现

病毒性肝炎合并脂肪肝的典型临床表现是病毒性肝炎相关症状和NAFLD相关代谢异常引起的症状同时出现。由于NAFLD大部分合并的为轻度乙型肝炎，MAFLD相关代谢异常表现更为明显，以轻、中度转氨酶升高与肥胖、高脂血症、尿酸升高、血糖等一到多种代谢异常聚集最常见。这类患者大多无症状，部分可能出现轻度病毒性肝炎相关的乏力、食欲减退、恶心、厌油、腹胀等消化道症状，但不具有特异性，体格检查可能发现部分患者肝、脾轻度肿大，肝代谢指标无明显改变。代谢异常相关表现包括：

1. 体重持续增长或衡量整体肥胖的指标体重质量指数（BMI）超过24，腹部脂肪蓄积呈向心性肥胖，男性腰围超过90 cm；

2. 女性超过血脂长期异常并发颈动脉粥样硬化，出现头晕、乏力，颈动脉彩超提示颈动脉内膜增厚或者斑块形成，或者原有斑块面积进一步扩大，若出现冠心病，可有心前区胸痛、胸闷，心电图表现异常；

3．血糖水平升高，并发2型糖尿病时，可出现多饮、多食、多尿和消瘦等症状；

4．血尿酸持续升高合并痛风，出现远端关节及周围软组织红、肿、热、痛，并可出现皮下痛风结节。因此需要对合并肥胖等代谢紊乱高危因素的患者认真询问病情并完善NAFLD相关检查，以免遗漏病毒性肝炎合并脂肪肝的重要线索。

CHB合并NAFLD患者中少数为合并重度乙型病毒性肝炎，在合并多种代谢异常聚集的基础上以重度病毒性肝炎的症状为突出表现，可出现显著皮肤巩膜黄染、尿黄、发热、全身乏力及食欲减退、恶心、厌油、腹胀等消化道症状：黄疸越深，临床症状越重，表明病情越向肝衰竭发展。查体：肝大，有压痛及触痛；脾大；常具备慢性肝病体征如肝掌、蜘蛛痣、肝病面容、胸前毛细血管扩张等。肝酶学异常明显，出现蛋白代谢改变。部分患者以肝性脑病为突出特点，常有中、重度黄疸（血清胆红素高于5倍正常值上限）；肝功能损害明显，ALT持续升高，大于正常上限10倍，明显蛋白代谢异常（清蛋白＜30 g/L），凝血酶原时间延长，凝血酶原活动度（PTA）为40%～60%。此外，慢性丙型病毒性肝炎合并NAFLD者，除表现上述症状外，少数还可合并丙型病毒性肝炎相关肝外表现，可能是机体异常免疫反应所致的自身免疫相关性疾病，包括类风湿关节炎、眼口干燥综合征、扁平苔藓、肾小球肾炎、混合型冷球蛋白血症、B细胞淋巴瘤和迟发性皮肤卟啉症等。肝外表现呈多样性，如出现冷凝球蛋白血症时，常有皮肤损害，可表现为紫癜、瘀斑甚至坏死性溃疡。若累及肾脏可出现膜增生性肾小球肾炎，表现为肾病综合征、急性肾炎综合征，很少引起急性肾衰竭，并发周围神经病变时表现为感觉异常，麻木、烧灼感、针刺感、瘙痒等，多发于手足：部分患者具有自身免疫性疾病表现，包括关节痛、肌痛、关节炎、血管炎、干燥综合征（SS）和自身免疫性血小板减少症等。

慢性乙型病毒性肝炎合并脂肪肝，慢性丙型病毒性肝炎合并脂肪肝临床症状不典型，早期表现不明显，且没有特异性，给临床早期诊断造成困难，但如仔细观察，注重辨别仍可见以下常见症状。

（一）胁肋部症状

右胁不适，或胀满，或胀痛，或隐痛，或左胁胀痛不适，或两胁窜痛、刺痛，或胁下痞块等。

（二）脾胃症状

腹部胀满，大便不爽是最常见表现，伴有口苦口黏，纳食减少或消食易饥，恶心欲呕，嗳气、呃逆，大便溏泄等。

（三）全身症状

肢体困倦，疲乏无力，情志抑郁、形体肥胖、眩晕头昏、两目干涩等。

（四）舌脉表现

舌质淡红或暗红，或舌质红；舌苔白腻，或白厚腻，或黄腻；脉弦数或弦滑。

三、诊断和鉴别诊断

（一）病毒性肝炎合并非酒精性脂肪性肝病（NAFLD）的实验室及其他检查

临床评估病毒性肝炎合并脂肪肝的检查，除NAFLD相关的实验室代谢指标和影像学检查外，还应进行病毒学相关检测。建立诊断的同时应完善首次评估，并在治疗随访阶段进行规律监测，全面的评估病毒感染状态和复制状况。

1．HBVDNA　HBVDNA是评估和监测HBV复制情况最直接、最重要的指标，可反映病毒的复制水平，对于慢性HBV感染的诊断、抗病毒治疗适应证的选择及疗效判断具有重要价值。不同检测方法和试剂，灵敏度和可检测的范围不尽相同，如国产试剂的检测下限常为500～1000 IU/mL，而进口试剂的PCR法检测下限为20～100 IU/mL，HBVDNA定量检测值可以用IU/mL或每毫升拷贝来表示（1IU相当5拷贝）。HBVDNA定量高，提示更多的病毒在体内复制，但阴性或低于检测下限，并不一定等同无病毒复制，因为部分患者的HBV不分泌至血清致使检测呈假阴性，这类患者只能通过对肝组织进行HBVDNA检测来确诊。确定合并HBV感染的患者初始治疗后应至少1个月内检测一次，以后在每3个月的随访中也必须检测，以评估病毒复制的情况、抗病毒治疗的疗效。

2．HBV感染血清标志物　HBsAg、HBsAb、HBeAg、HBeAb、HBtAb都是HBV感染血清标志物，针对它们的监测有助于评价HBV感染及机体免疫应答状态。HBsAg定量检测对于评估和预测疗效及判断停药时机具有重要意义，检测方法有酶联免疫吸附法、时间分辨免疫荧光法和电化学发光免疫分析法等，但要注意HBsAg氨基酸残基的改变均有可能导致HBsAg抗原性的改变，使某些方法和试剂检测HBsAg假阴性。HBsAb是机体产生的唯一对HBV感染具有保护作用的抗体，其含量反映机体抵抗HBV入侵的能力，通常认为滴度＜10 IU/mL时没有保护作用。HBeAg转阴后出现HBeAb，两者阳性说明处于血清转换期，两者阴性可能为HBV的前核心区基因发生变异或机体缺乏产生。抗体的B淋巴细胞。HBcAb在感染HBV后几乎均会产生，是临床诊断HBV与流行病学调查最有价值的血清标志物之一。

3．HBV病毒耐药检测　乙型病毒性肝炎抗病毒治疗疗效欠佳者应检测HBV耐药相关位点是否变异，对于鉴别ALT或AST复常后，在未更改治疗方案的情况下再度升高的原因具有重要价值。常用的方法有：

（1）基因型特异性引物聚合酶链反应法。

（2）限制性片段长度多态性分析法。

（3）线性探针反向杂交法。

（4）基因序列测定法等，一旦发现耐药，应行药敏试验以指导下一步抗病毒治疗药物选择。

4．HCV感染的临床诊断　ELISA法检测HCV抗体可作为HCV感染筛查的主要方法。但抗体检测主要缺点是HCV抗体产生有窗口期，约持续70天，所以抗-HCV阴性不能排除近期有HCV感染。

5．聚合酶链反应（PCR）定量检测　PCR定量检测HCV是诊断HCV的“金标准”。该方法以参考范围＜15 IU/mL的高敏法检测HCV-RNA最敏感，对于感染HCV 1周以上的患者，血清中均可检测到HCV-RNA，并且HCVRNA可以反映病毒的复制水平，为评估和监测HCV复制情况最直接最重要的指标。

6．脂肪肝影像学检查　目前临床上普遍采用的B超检测方法只能定性诊断脂肪肝，对于脂肪含量＜30%的肝脏脂肪变易于漏诊。基于脂肪肝病变在超声图像上的影像学变化特点，超声肝脏回声衰减和肝肾回声比值等定量参数对轻度肝脏脂肪含量的估计具有一定的辅助价值。磁共振波谱检测技术是国际上公认的肝脏脂肪无创定量检测方法，但其价格昂贵、技术要求较高，可在有条件的地区开展。

7. NASH相关指标检测　NASH会发生肝细胞凋亡，测定血清肝细胞凋亡过程中的活化产物细胞角蛋白18（CK18）水平可为单纯肝脏脂肪变与NASH的判断提供参考。但病毒感染同样可伴随肝细胞凋亡，病毒性肝炎合并NAFLD中并不适合用CK18判断肝酶学异常的原因。

8. 代谢综合征相关检查

（1）人体学指标（身高、体质量、腰围）和血压测量。

（2）代谢组分（血脂、血糖、空腹胰岛素和糖化血红蛋白、尿酸）、颈动脉超声、心电图及超声心动图检查。

（3）如空腹血糖＞5.6 mmol/L且无糖尿病病史者应做葡萄糖耐量试验（OGTT）。

9. 肝脏穿刺组织活检　肝脏组织学病理检查是判断肝脏炎症活动度、纤维化及脂肪变严重程度的金标准。肝组织学中典型的病理改变对于判断病毒性肝炎合并脂肪肝具有重要提示价值。肝组织学检查中肝细胞气球样变、Mallory小体以及窦周纤维化等病理特点对诊断非酒精性脂肪性肝炎（NASH）相对特异，而汇管区、小叶炎症以及汇管区纤维化通常是由病毒感染引起，难以明确诊断时可行肝脏穿刺活检以明确诊断。

（二）诊断

尽管国内外相关指南对CHB、CHC、AFLD和NAFLD均制订了详细的诊断标准，然而临床上常见的情况可能是患者本身同时存在肝炎病毒现症感染、酒精饮用过量和肝脏脂肪变性及其相关代谢紊乱等两种或两种以上的肝损伤因素。当这些因素混杂时，临床医师不仅需要准确判断肝损原因，还应注意到合并多重肝损因素时治疗和预后均与单病种存在差异，需要全面收集临床资料，完善和评估相关检查结果，必要时观察针对各种肝损因素进行治疗后（如抗病毒治疗、戒酒、减肥和纠正代谢紊乱）的反应，才能有效诊治和评估疗效。

对于病毒性肝炎合并脂肪肝的诊断步骤：

（1）先分别明确病毒性肝炎和脂肪肝的诊断。

（2）通过全面评估其肝脏脂肪变、炎症活动和纤维化程度、肝外代谢紊乱状况及酒精摄取、药物服用等情况，明确患者目前肝损严重程度及可能原因。

（3）综合衡量病毒感染状态、宿主的代谢紊乱特点，以及肝脏病理特点等多方面因素，初步判断主要的肝损原因。

（4）通过观察抗病毒、戒酒、减肥等治疗措施的疗效确认肝损原因和最终诊断。

1. 乙型病毒性肝炎诊断

既往有乙型病毒性肝炎病史或HBsAg阳性超过6个月，现HBsAg和（或）HBVDNA呈阳性，可诊断为CHB。CHB活动时可出现黄疸和转氨酶明显升高，肝脾大，肝组织炎症明显，以小叶内炎症为主，病程长期迁延可出现肝纤维化。

2. 丙型病毒性肝炎的诊断

（1）有输血、使用血液制品史或明确的HCV暴露史。

（2）病毒检查：酶联免疫法（ELISA）检测抗HCV抗体阳性，高敏法（HCVRNA检测下限为15 IU/mL）检测HCV-RNA阳性。HCV基因分型结果有助于判定是否为基因3型所致的脂肪肝。

（3）ALT、AST水平变化可反映肝细胞损害程度，但ALT、AST水平与HCV感染引起的肝组织炎症分度和病情的严重程度不一定平行，CHC患者中，约30%ALT、AST水平正常，约40%ALT水平低于2倍正常值上限。

（4）肝组织活检观察到汇管区淋巴滤泡形成，胆管损伤、小叶内库普弗细胞或淋巴细胞聚集，这些较为特征性的组织学表现，对丙型病毒性肝炎的诊断有一定的参考价值。

（5）部分患者存在机体异常免疫反应所致的自身免疫相关疾病，包括类风湿关节炎、眼口干燥综合征、扁平苔藓、肾小球肾炎、混合型冷球蛋白血症、B细胞淋巴瘤和迟发性皮肤卟啉症等。

3. 脂肪肝的诊断

尽管临床上脂肪肝的诊断大部分基于超声检查，但和组织学诊断肝脂肪变相比较，超声检查诊断肝脂肪变的假阳性率和假阴性率均较高，可有高达30%的患者漏诊，所以不能单纯依靠超声检查确定肝脂肪变的诊断。氢质子波谱成像（IH-MRS）技术在对肝脏脂肪变无创、定量化测量的灵敏度、准确性及可重复性方面与金标准肝脏活组织检查具有高度的相关性。

4. 酒精性脂肪性肝病的诊断

（1）每周饮酒折合乙醇量为男性140 ~ 280 g，女性70 ~ 140 g。

（2）有代谢综合征相关组分的患者出现不明原因的血清ALT和（或）AST、GGT持续增高半年，其血清酶学异常和脂肪肝的原因通常难以确定，处理这类患者时需考虑酒精滥用和代谢因素并存的可能。

5．代谢综合征的诊断

推荐代谢综合征组分的诊断采用改良的2005年国际糖尿病联盟标准，符合以下5项条件中3项者诊断为代谢综合征：

（1）肥胖症：男性腰围>90 cm、女性腰围>80 cm，和（或）BMI>25 kg/m^2。

（2）三酰甘油（TG）增高：血清TG>1.7 mmol/L，或已诊断为高TG血症。

（3）高密度脂蛋白胆固醇（HDL-C）降低：男性HDL-C<1.03 mmol/L，女性HDL-C<1.29 mmol/L。

（4）血压升高：动脉血压>130/85 mmHg（1 mmHg=0.133 kPa）或已诊断为高血压病。

（5）空腹血糖（FPG）升高：FPG>5.6 mmol/L或已诊断为2型糖尿病。

对于代谢综合征合并肝炎病毒现症感染和（或）酒精摄入过量者，需要考虑病毒性肝炎与脂肪性肝病以及酒精性肝病与非酒精性肝病并存的可能。鉴于脂肪变同样是酒精性肝病的表现，需要认真鉴别酒精因素是否对患者肝脏脂肪沉积有影响，当乙肝合并脂肪沉积的患者，代谢性因素和酒精性因素孰轻孰重，临床医师需要评估。因涉及后续治疗策略的制订，对暂时难以鉴别肝损伤原因者，可先行抗病毒、戒酒、减肥、纠正代谢紊乱等措施并观察疗效确诊。

（三）鉴别诊断

1．其他非嗜肝病毒感染

主要是EB病毒和巨细胞病毒感染。非嗜肝病毒可引起慢性肝炎，可根据临床特点和血清学检查予以鉴别。

（1）EB病毒：EB病毒（EBV）属疱疹病毒科，是嗜淋巴细胞病毒，在B淋巴细胞中复制。人是EBV的宿主，病毒主要通过唾液传播。单纯原发性EBV感染常表现为传染性单核细胞增多症，临床症状轻，主要表现为肝功能异常，部分患者可自愈。可伴有发热、咽峡炎、皮疹、全身性淋巴结肿大、脾大，外周血白细胞数正常或增高，可见异型淋巴细胞占10%～50%。

病理学检查可见大泡性脂肪变，肝血窦内成串淋巴细胞浸润，肝小叶点灶状坏死，界板炎和汇管区炎症，以及EBER原位杂交均检出细胞核阳性的淋巴细胞。EBV抗IgM是近期感染的血清标志物，活动性EBV感染者血清中EBV-DNA载量升高。

（2）巨细胞病毒：巨细胞病毒（CMV）也称为细胞包涵体病毒，属疱疹病毒科DNA病毒，是机会感染的重要病原体，CMV感染常发生在肝移植术后及使用免疫抑制剂的患者，主要表现为全身不适、低热，白细胞减少、血小板减少和肝酶学异常；肝脏病理偶见核内或胞浆内包涵体（巨细胞包涵体）及肉芽肿性炎症；免疫组织化学检测示CMV抗原分布在肝细胞胞浆内，呈细颗粒状；血清抗CMVIgM滴度增加4倍以上或持续升高。肝组织DNA探针、PCR等分子生物学方法检测CMV亦有助于诊断。

2. 自身免疫性肝炎

自身免疫性肝炎（AIH）是自身免疫性肝病的一种，病因未明，表现为高免疫球蛋白血症和自身抗体阳性，组织病理学检查主要表现为界面性肝炎和门管区浆细胞浸润。AIH与CHC的鉴别诊断极为重要，因为使用干扰素治疗可使自身免疫性肝炎恶化，而免疫抑制剂的使用可促使HCV复制。尽管多数情况下CHC与AIH较易区别，然而HCV感染与自身免疫现象共存时可出现与AIH相似的自身抗体，鉴别难度增加CHC伴自身免疫现象者常见于男性，自身抗体水平通常较低，滴度很少超过1：160，抗GOR抗体出现多提示为CHC患者。HCVRNA阳性是确诊HCV感染的最可靠指标，AIH以女性居多，血清胆红素以及球蛋白水平均处于高水平，ANA和SMA同时阳性或出现抗ASGPR抗体多提示为AIH。

3. 药物性肝损伤

药物性肝损伤是指由药物及其代谢产物引起的肝脏损害，已发现超过1000种药物可引起药物性肝炎，以抗生素和中草药最为常见。分为肝炎型、胆汁淤积型及混合型，可出现肝区不适，甚至发热、皮疹、关节痛、嗜酸性粒细胞增多，肝功能异常，近期有服药史，首剂用药至发生肝损伤的时间一般在5～90天内，停药后常很快恢复正常，再次使用此药时可再次引发肝脏损伤。药物性肝损伤的病理表现复杂多样，常见小叶中央静脉周围急性炎症坏死、胆汁淤积和脂肪性变，也可见慢性炎症、肉芽肿性炎、肝纤维化、血管病变等，既往服用药物史不能确定为药物损伤时，肝组织病理检查有一定的诊断价值。对于疑似病例，可采用国际共识意见的RUCAM评分系统进行量化评估。

4．先天性疾病

（1）肝豆状核变性：肝豆状核变性（即Wilson病）是常染色体隐性遗传的铜代谢缺陷病，肝脏合成铜蓝蛋白减慢，胆汁排铜减少，铜沉积于外周组织，常隐性发病，逐渐进展为肝硬化和神经系统病变。患者常有不明原因的肝炎病史，可有血清转氨酶、胆红素升高和（或）清蛋白降低，肝组织病理早期表现为脂肪增生和炎症，之后逐渐加重可出现肝硬化症状，应与CHC引起的肝硬化相鉴别，鉴别要点为：本病好发于儿童和青年；可有神经症状，成人多表现动作减少，肌强直、慌张步态等；角膜色素环（K-F环）为本病重要体征；实验室检查铜蓝蛋白＜200 mg/L，24小时尿铜＞100 μg；驱铜治疗有效。

（2）血色病：血色病为一种罕见的先天性代谢缺陷病，组织器官内铁过度沉积导致细胞病变。常累及肝脏、胰腺及心脏。以皮肤色素沉着、肝硬化及糖尿病为典型临床表现，需与CHC所引的色素沉着和肝硬化相鉴别。肝脏穿刺组织学检查见肝组织含铁血黄素沉积可确诊，是诊断血色病的金标准。

三、治疗

（一）非药物治疗（饮食治疗、运动治疗、行为修正治疗等）

病毒性肝炎合并脂肪肝应根据具体情况予以治疗。CHB合并NAKLD，在治疗脂肪肝及其相关代谢紊乱的同时应根据患者是否符合抗病毒指征予以抗病毒治疗。CHC合并NAFLD，首先要判断肝脂肪变是由病毒本身导致的（如感染基因3型HCV的病例）还是宿主因素如饮酒、超重或肥胖、高脂血症、2型糖尿病、胰岛素抵抗等因素所致（感染非基因3型HCV的病例），对于基因3型CHC患者，成功的抗病毒治疗可显著改善肝脂肪变，而非基因3型CHC患者IR及相关代谢异常可能是肝脂肪变的主要因素，建议通过控制体重、改善胰岛素抵抗和降低血糖等措施治疗NAFLD，同时进行正规抗病毒治疗。

1．合理膳食　饮食以植物性食物为主，动物性食物为辅，能量来源以粮食为主。饮食特点为低热能、低脂肪、优质蛋白、适量糖类和高纤维素，选用富含维生素B、维生素C、维生素E和胡萝卜素的水果，少盐，忌刺激性的调料。纠正不良的饮食习惯，三餐定时限量，避免过量摄食、偏好零食（特别是甜性零食）、吃夜宵等不良习惯。

2. 休息及运动治疗改善　胰岛素抵抗的有氧运动强度与肝脏的炎症活动之间应如何平衡尚缺乏明确的临床研究界定。目前主张肝酶学异常患者应先以休息为主，避免剧烈运动，随着病情改善，肝酶学恢复正常后开始适当的运动以控制体重。体重减轻以每周0.5 ~ 1.0 kg为宜，运动方法如下：

（1）运动时间：饭后半小时至一小时开始。

（2）运动种类：以有氧运动为主。

（3）运动量：运动时脉搏加快，持续30分钟以上，运动后疲劳感于10 ~ 20分钟内消失，虽锻炼后有轻度疲劳感，但精神状态良好、体力充沛、睡眠好、食欲佳是运动量合适的表现。

（4）运动强度：用心率来衡量，（170－年龄）次/分＜运动后心率＜（200－年龄）次/分。

（5）运动频率：每周至少运动4次，每次不少于30分钟，可逐渐增加运动时间至每周200分钟并持之以恒。

3. 戒烟酒。

4. 生活规律　应尽量调整作息时间，每晚11点前入睡，保证每晚睡够7 ~ 8小时，以免因过度劳累使肝脏出现缺血、缺氧的情况。

5. 慎用肝损害药物　慎重使用可能有肝毒性的中西药物和保健品，尤其避免服用成分不明的中成药。

（二）药物治疗

1. 常用西药治疗原理和分类

病毒性肝病合并脂肪肝的药物治疗可分为保肝抗感染、抗病毒和纠正代谢紊乱，纠正代谢紊乱的治疗与单纯脂肪肝合并代谢异常治疗相同，以下主要介绍保肝抗感染治疗和抗病毒治疗。

（1）保肝抗感染治疗

①抗感染类药物：甘草酸类制剂具有类似糖皮质激素的非特异性抗感染作用，广泛抑制各种病因介导的相关炎症反应，可抑制巨噬细胞、库普弗细胞等间质细胞由炎症刺激诱导的磷脂酶A2/花生四烯酸（PLA2/AA）、NF-κB及MAPK/AP-1关键炎症通路信号转导，降低或阻断促炎细胞因子如TNFα分泌，减轻肝脏

的炎症破坏，改善受损的肝细胞功能。目前，甘草酸类制剂代表药物为异甘草酸镁注射液、甘草酸二铵肠溶胶囊。

②肝细胞膜修复保护剂：肝细胞膜修复通过恢复肝脏细胞膜的结构和功能，减轻肝脏损害。多元不饱和磷脂胆碱是肝细胞膜的成分，补充的多烯磷脂酰胆碱，可以完整的分子与肝细胞膜及细胞器膜相结合，增加膜的完整性、稳定性和流动性，使受损肝功能和酶活性恢复正常，调节肝脏的能量代谢，促进肝细胞的再生，并使高密度脂蛋白的流动性和摄取、代谢胆固醇的能力增强，促使低密度脂蛋白向高密度脂蛋白转换。还具有减少氧应激与脂质过氧化，抑制肝细胞凋亡，降低炎症反应和抑制肝星状细胞活化、防治肝纤维化等功能，从多个方面保护肝细胞免受损害。代表药物为多烯磷脂酰胆碱。

③解毒类药物：解毒类分子中含有巯基，通过提供活性的巯基团，能够与多种化学物质及其代谢产物结合，清除体内的超氧离子及其他自由基，保护细胞膜的完整性，具有清除脂质过氧化的作用，维持细胞内膜性结构的稳定。代表药物为谷胱甘肽、N–乙酰半胱氨酸（NAC）及硫普罗宁。

④利胆类药物：本类主要有S–腺苷蛋氨酸及熊脱氧胆酸。S–腺苷蛋氨酸有助于肝细胞恢复功能，促进肝内淤积胆汁的排泄，从而达到退黄、降酶及减轻症状的作用，多用于伴有肝内胆汁淤积的各种肝病。熊脱氧胆酸可促进内源性胆汁酸的代谢，抑制其重吸收，取代疏水性胆汁酸成为总胆汁酸的主要成分，提高胆汁中胆汁酸和磷脂的含量，改变胆盐成分，从而减轻疏水性胆汁酸的毒性，起到保护肝细胞膜和利胆的作用。

（2）使用原则

①首选多烯磷脂酰胆碱补充肝细胞膜成分。②建议根据转氨酶升高程度，合理选用1～3种上述护肝药。③若存在胆汁淤积或黄疸，可加用熊去氧胆酸或腺苷蛋氨酸。④推荐应用抗感染保肝药物4～12周后根据肝功能监测结果逐渐减量。

2．抗病毒治疗

（1）乙型病毒性肝炎合并非酒精性脂肪性肝病的抗病毒治疗

①核苷类似物：核苷类似物在人体内磷酸化成为有活性的核苷类似物，与核苷酸竞争性结合并抑制病毒DNA多聚酶和反转录酶的活性，阻断HBV的DNA链

延长，从而抑制病毒复制。

A.拉米夫定（LAM）：胞嘧啶类似物，是首个被批准用于乙型肝炎的核苷类似物拉米夫定在细胞内经磷酸化为活性形式三磷酸拉米夫定，与三磷酸脱氧胞苷酸竞争进入病毒合成中的DNA链，使其不能继续延长而终止sLAM，不良反应发生率低，安全性与安慰剂类似，随着治疗时间延长，容易发生耐药，其耐药多发生于治疗6个月以后，经过5年的治疗，约70%的患者会出现耐药。

B.阿德福韦酯（ADV）：阿德福韦酯是阿德福韦的前体形式，是腺苷类似物，其在体内磷酸化为活性物质二磷酸阿德福韦，通过与脱氧腺苷酸竞争，抑制HBVDNA多聚酶，终止病毒DNA链延长，从而抑制病毒复制。肾功能正常者推荐剂量为10 mg/d，但对于有肾损害高危因素的患者可引起肾衰竭，须要定期监测血肌酐、血磷和尿常规。ADV耐药基因屏障较LAM高，治疗5年时患者的累积耐药基因突变发生率为29%，与LAM交叉耐药位点少，常常用于LAM耐药者的治疗。但由于ADV抑制病毒效率较低，不推荐作为一线治疗药物。

C.恩替卡韦（ETV）：环戊酰鸟苷类似物，通过磷酸化成为有活性的三磷酸盐，与三磷酸脱氧鸟苷酸竞争，抑制HBV多聚酶的所有三种活性（HBV多聚酶的启动、前基因组RNA反转录负链的形成和HBVDNA正链的合成）。不良事件发生率与LAM相当，长期随访研究结果表明，对达到病毒学应答者，继续治疗可保持高的持续HBVDNA抑制效果，由于病毒抑制效果好，推荐优先选用。

D.替比夫定（LDT）：胸腺嘧啶脱氧核苷的自然左旋对应体，在细胞激酶的作用下被磷酸化为有活性的代谢产物三磷酸替比夫定，通过与HBV中自然底物脱氧腺苷酸竞争终止HBVDNA链合成，抑制HBVDMA多聚酶的活性rLDT不良反应主要为肌酸激酶（CK）升高，但对患者生育影响小，推荐用于有生育要求的CHB。

E.替诺福韦酯（TDF）：替诺福韦的前体形式，有与阿德福韦酯相似的无环核苷结构，经磷酸化后形成活性成分替诺福韦双磷酸盐，可与脱氧腺苷酸竞争终止DNA链，抑制HBV聚合酶活性。TDF肾毒性较阿德福韦酯小，抗病毒效率较高，且有高耐药基因屏障，推荐优先选用。

②干扰素：干扰素（IFN）是人体受到病毒感染后由宿主单核细胞产生的细胞因子，干扰素分泌到细胞外，与胞外干扰素受体结合，干扰素受体二聚化并

招募酪氨酸激酶JAK家族成员，转录因子STAT随后磷酸化，与干扰素调节因子9（IRF9）结合组成三聚体，启动抗病毒基因表达，这些基因表达的产物共同通过诱导免疫细胞成熟、炎症细胞向感染部位迁移，并能直接在细胞内降解病毒结构，达到清除病毒和受病毒感染细胞的目的。高剂量干扰素α（IFNα）还能和淋巴毒素D受体上调细胞核APOBEC3A及3B脱氨酶的表达，而APOBEC3A与HBV核心蛋白相互作用并与cccDNA结合，导致胞嘧啶脱氨，最终降解cccDNA，但对人体基因组DNA并没有影响。IFN对HBV感染具有免疫调控作用，能够上调树突状细胞和巨噬细胞等的抗原呈递能力，使CD_4^+T细胞分化成TH1细胞，进一步调控CD_8^+T细胞成熟和增强其杀伤活性，加强对HBV感染肝细胞的清除。B细胞在干扰素作用下增生分化，产生抗体。干扰素兼具的直接抗病毒和免疫调节效应使HBV感染者有机会获得治疗后持续的病毒学应答，出现HBsAg清除。

聚乙二醇化干扰素（PEG-IFN）采用聚乙二醇（PEG）连接于干扰素，改变药物代谢动力学特性，延缓降解速度，延长半衰期，维持体内血药浓度恒定。目前已上市的有PEG-IFNa-2a和PEG-IFNa-2b（半衰期分别为77～90小时和36～40小时）。

干扰素（IFN）α广泛应用于CHB的抗病毒治疗，但有一定的不良反应，常见有流感样症状、外周血细胞和血小板计数下降、甲状腺功能异常、糖尿病、脱发和神经精神异常等，少数可引起严重不良反应，如间质性肺炎、自身免疫性溶血等。

③CHB抗病毒治疗指征：A.HBeAg阳性者HBVDNA＞每毫升10^5拷贝（相当于20000 IU/mL，HBeAg阴性者HBVDNA＞每毫升10^4拷贝（相当于2000 m/mL）；B.ALT大于正常值2倍上限，如用IFN治疗，ALT应小于正常值10倍上限，血清总胆红素应小于正常值2倍上限；C.ALT小于正常值2倍上限，但肝组织学根据我国《病毒性肝炎防治方案》评估炎症坏死＞G2，或纤维化＞S2。

对持续HBVDNA阳性、达不到上述治疗标准，但有以下情形之一者，亦应考虑给予抗病毒治疗：A.对ALT大于正常值且年龄＞40岁者，也应考虑抗病毒治疗；B.对ALT持续正常但年龄较大者（＞40岁），应密切随访，最好进行肝活组织检查，如果肝组织学显示炎症坏死＞G2，或纤维化＞S2，应积极给予抗病毒治疗；C.动态观察发现有疾病进展的证据（如脾脏增大者），建议行肝组织学检查，必要时给予抗病毒治疗。在开始治疗前应排除由药物、酒精或其他因素所致的ALT升高，也应排除应用降酶药物后ALT的暂时性正常。

（2）丙型病毒性肝炎合并非酒精性脂肪行肝病的抗病毒治疗

①干扰素：见CHB合并NAFLD抗病毒治疗。

②利巴韦林：利巴韦林（RBV）为鸟嘌呤核苷类似物，具有广谱抗病毒活性，作用机制为：A.通过增强T细胞介导的抗病毒免疫；B.抑制宿主单磷酸次黄嘌呤核苷脱氢酶（IMPDH），阻断鸟苷酸的合成，从而影响病毒RNA复制；C.直接作用于RNA依赖的RNA多聚酶，抑制HCV复制；D.作为RNA诱变剂，加速病毒致死性错误突变。由于联合利巴韦林抗病毒治疗过程中，患者可能会出现溶血性贫血、疲倦、瘙痒、皮疹、痛风等不良反应，当血红蛋白降至＞100 g/L时应减量，血红蛋白＞80 g/L应停药。

③病毒蛋白酶抑制剂：特拉匹韦和博赛匹韦是欧美指南推荐治疗CHC的药物。特拉匹韦、博赛匹韦都是NS3/NS4A蛋白酶抑制药，而HCV病毒复制需要HCV非结构蛋白NS3/NS4A丝氨酸蛋白酶发挥翻译后修饰的功能，因此它们能协同干扰素和利巴韦林抑制HCV的复制。

④CHC抗病毒治疗指征：HCVRNA阳性，排除失代偿期肝硬化，无论ALT是否升高，均应使用聚乙二醇干扰素联合利巴韦林的标准抗病毒治疗方案。具体剂量为：PEG-IFN α -2 α 180 μg，每周1次皮下注射，利巴韦林用量按体重计算（体重＞85 kg，1200 mg/d；65～85 kg，1000 mg/d；＜65 kg，800 mg/d）。具体疗程需根据个体化原则（HCV基因型、治疗效果和不良反应）制订。病毒蛋白酶抑制剂已被国外指南批准应用于CHC治疗，但我国尚未广泛应用。

第二篇

内分泌和代谢性疾病

第七章　甲状腺疾病

第一节　甲状腺功能亢进症

甲状腺功能亢进症（GD），简称甲亢，是指一组甲状腺呈现高功能状态的疾病，共同特点为甲状腺激素分泌增加而导致的高代谢和基础代谢增加，以及交感神经系统的兴奋性增加。主要表现为甲状腺弥散性肿大，可有突眼征，高代谢证候群，特征性皮损和甲状腺肢端病。近年来其发病率日益增高，由于人们生活节奏的加快，在生活压力增大、劳累、情绪压抑及长期熬夜等因素的影响下，甲亢的发病率已由10年前的1%上升到现在的2%，且仍有逐年增高的趋势，我国一组流行病学调查表明，甲亢在我国女性中的发病率占2%，年发生率高达0.2%～0.3%。发病密集人群为中青年女性，男女发病比率约为1：1.17。

一、病因

目前，公认本病的发生与自身免疫有关，属于器官特异性自身免疫疾病。它与自身甲状腺炎，同属于自身免疫性甲状腺病。

（一）遗传

本病有显著的遗传倾向，目前发现它与组织兼容性复合体（MHC）基因相关：白种人与HLA-B8、HLA-DR3、DQA1-501相关；非洲人种与HLA-DQ3相关；亚洲人种与HLA-BW46相关。

（二）自身免疫

GD患者的血清中存在针对甲状腺细胞TSH受体的特异性自身抗体，称为TSH受体抗体，也称为TSH结合抑制性免疫球蛋白。TRAb有两种类型，即TSH受体刺激性抗体和TSH受体刺激阻断性抗体。TRAb与TSH受体结合，激活腺苷环化酶信号系统，导致甲状腺细胞增生和甲状腺激素合成、分泌增加。所以，TSAb是GD致病性抗体。95%未经治疗的GD患者TSAb阳性，母体的TSAb也可以通过胎盘，导致胎儿或新生儿发生甲亢。TSBAb与TSHR结合占据了TSH的位置，使TSH无法与TSHR结合，所以产生抑制效应，甲状腺细胞萎缩，甲状腺激素产生减少。TSBAb是自身免疫甲状腺炎导致甲减的原因之一。因为GD和AIT同属于AITD，所以50%～90%的GD患者也存在针对甲状腺炎的其他自身抗体。

Graves眼病是本病的表现之一，其病理基础是在眶后组织浸润的淋巴细胞分泌细胞因子（干扰素-γ等）刺激成纤维细胞分泌黏多糖，堆积在眼外肌和眶后组织，导致突眼和眼外肌纤维化。

（三）环境因素

可能参与了GD的发生，如细菌感染、性激素、应激等，对本病的发生和发展有影响。

（四）精神因素

精神因素是甲亢发病的重要诱因。许多研究表明，甲亢是一种心身疾病，其发病及病情变化与情绪反应密切相关，而情绪反应的强弱又与患者的心理状况及社会影响因素等有关系。

（五）应激性生活事件对甲亢的影响

有研究表明，Graves病患者在发病前90%以上可查到明显的生活事件应激，大大高于健康人群的生活事件发生率，提示Graves病的起病与精神刺激的作用密切相关。焦杨等通过并用HAMA及HAMD量表进行评定。测定患者发病前，了解甲状腺功能异常患者的情绪状况特点，分析甲状腺激素水平与情绪的关系。甲亢组、甲减组的HAMA、HAMD总分与正常对照组比较差异有统计学显著性（$P<0.01$）。结论：甲状腺功能亢进与甲状腺功能减退患者较正常对照组的焦虑、抑郁症状严重；甲状腺功能亢进患者抑郁症状的发生与甲状腺功能状况有相关性，改善甲状腺功能状况，有助于患者焦虑、抑郁情绪的缓解。Fatid等发现甲亢伴发突眼症状严重患者的情绪障碍明显重于症状较轻者。Aslan等研究发现，甲亢组患者发病与HAMD-17总分相关，甲减组患者与基本症状目录总分正

相关。可见，对甲亢产生影响的主要是负性生活事件的应激，而正性生活事件的应激与疾病发病关系可能不大。这些负性生活事件可能会构成长期的负性心理刺激，而负性情绪可能是甲亢发生、发展的重要因素。

二、临床诊断

（一）临床表现

1. GD可发生于任何年龄，但高峰发病年龄在20～40岁　女性多于男性，男女之比为1：4～6。本病起病多数缓慢，多在起病后6个月到1年就诊。

GD的临床表现与患者发病时的年龄、病程和TH分泌增多的程度有关。一般患者均有神经质，怕热多汗，皮肤潮湿，心悸乏力和体重减轻等。部分患者可有发热，但一般为低热。

2. 甲状腺肿大　不少患者以甲状腺肿大为主诉，甲状腺呈弥散性对称性肿大，质软、吞咽时上下移动，少数患者的甲状腺肿大不对称或肿大不明显。由于甲状腺的血流量增多，故在上、下极的外侧可听到连续性或以收缩期为主的吹风样血管杂音，可扪及震颤（以腺体上部较明显）。杂音明显时可在整个甲状腺区听到，但以上、下极明显，杂音较轻时仅在上极或下极听到。触到震颤时往往可以听到杂音，但杂音较弱时可触不到震颤。杂音和震颤的发现对诊断本病具有重要意义，因为其他甲状腺疾病罕有出现此体征者。

3. 眼部表现　甲亢引起的眼部改变大致分两种类型，一类称为非浸润性突眼，系由于交感神经兴奋眼外肌群和上睑肌所致，临床无明显自觉症状。体征有：

（1）上眼睑挛缩。

（2）眼裂增宽（Dalrymple征）。

（3）上眼睑移动滞缓（Von Graefe征）：眼睛向下看时上眼睑不能及时随眼球向下移动，可在角膜上缘看到白色巩膜。

（4）瞬目减少和凝视（Stellwag征）。

（5）向上看时，前额皮肤不能皱起（Joffroy征）。

（6）两眼看近物时，辐辏不良（Mobius征）。甲亢控制后可完全恢复正常。

另一类为GD所特有，为眶内和球后组织体积增加、淋巴细胞浸润和水肿所致，称为浸润性突眼。浸润性突眼患者常有明显的自觉症状，如畏光、流泪、复视、视力减退、眼部胀痛、刺痛、异物感等。突眼度一般在18 mm以上。由于眼球高度突出，使眼睛不能闭合，结膜、角膜外露而引起充血、水肿、角膜溃疡等。重者可出现全眼球炎，甚至失明。

浸润性突眼的轻重程度与甲状腺功能亢进的程度无明显关系。在所有眼病中，约5%的患者仅有浸润性突眼而临床无甲亢表现，将此称为甲状腺功能正常的GD眼病（EGD）。该类患者尽管临床上无甲亢表现，但多有亚临床甲亢，TSH水平降低。

4．心血管系统　甲亢时由于TH对心血管系统的作用，以及交感神经兴奋性增高等，常使患者有明显的临床表现，心悸、气促是大部分甲亢患者的突出主诉。

（1）心动过速是心血管系统最早、最突出的表现。绝大多数为窦性心动过速，心率多在90～120次/分。心动过速为持续性，在睡眠和休息时有所降低，但仍高于正常。

（2）心律失常：房性早搏最常见，其次为阵发性或持续性心房颤动。也可见室性或交界性早搏，偶见房室传导阻滞。有些患者可仅表现为原因不明的阵发性或持续性心房纤颤，尤以老年人多见。

（3）心音改变：由于心肌收缩力加强，使心搏增强，心尖部第一心音亢进，常有收缩期杂音，偶在心尖部可听到舒张期杂音。

（4）心脏扩大：多见于久病及老年患者。当心脏负荷加重、合并感染或应用β-受体阻滞剂可诱发充血性心力衰竭。持久的房颤也可诱发慢性充血性心力衰竭。出现心脏扩大和心脏杂音可能是由于长期高排出量使左室流出道扩张所致。

（5）收缩压升高、舒张压下降和脉压增大为甲亢的特征性表现之一。有时可出现毛细血管搏动、水冲脉等周围血管征。发生原因系由于心脏收缩力加强，心排血量增加和外周血管扩张、阻力降低所致。

（6）甲亢性心脏病：甲亢伴有明显心律失常，心脏扩大和心力衰竭者称之。以老年甲亢和病久未能良好控制者多见。其特点为甲亢完全控制后心脏功能可恢复正常。

5. 消化系统　食欲亢进是甲亢的突出表现之一。但少数老年患者可出现食欲缺乏，甚至恶液质。也有少数患者呈顽固性恶心、呕吐，以致体重在短期内迅速下降。由于过多TH的作用，使肠蠕动增加，从而使大便溏稀、次数增加，甚至呈顽固性腹泻或脂肪痢。TH对肝脏也可有直接毒性作用，致肝大，甲亢引起明显肝脏受损者少见，少数可出现肝功能异常，转氨酶升高甚或黄疸。

6. 血液和造血系统　周围血液中白细胞总数偏低、淋巴细胞百分比和绝对值及单核细胞增多，血小板寿命缩短，有时可出现皮肤紫癜。由于消耗增加，营养不良和铁的利用障碍偶可引起贫血。

7. 肌肉骨骼系统　甲亢时多数表现为肌无力和肌肉萎缩。由于神经肌肉兴奋性增高，可出现细震颤，腱反射活跃和反射时间缩短等。部分患者可出现如下特殊的肌肉病变。

（1）慢性甲亢性肌病相对多见。起病缓，主要累及近端肌群和肩胛、骨盆带肌群表现为进行性肌肉萎缩和无力。患者在爬楼，蹲位起立和梳头等动作时有困难。类似于多发性肌炎表现，但肌活检正常或仅有肌肉萎缩、变性等改变。

（2）甲亢性周期性麻痹主要见于东方国家的青年男性患者，日本和我国较常见。发作时血钾显著降低。周期性麻痹多与甲亢同时存在，或发生于甲亢起病之后。也有部分患者以周期性麻痹为首发症状就诊才发现甲亢。多在夜间发作，可反复出现，甲亢控制后症状可缓解。周期性麻痹的发生机制可能与过多TH促进Na-K-ATP酶活性，使K^+向细胞内的不适当转移有关。

（3）甲亢伴重症肌无力：甲亢伴重症肌无力的发生率约为1%，远高于一般人群的发生率。重症肌无力主要累及眼肌，表现为眼睑下垂，眼外肌运动麻痹，复视和眼球固定等。少数也可表现为全身肌肉无力，吞咽困难，构音不清及呼吸浅短等。甲亢控制后重症肌无力可减轻或缓解。

8. 生殖系统　20%左右的女性患者有月经稀少，周期延长，甚至闭经。男性多阳痿，偶见乳腺发育，与雄激素转化为雌激素增加有关。

9. 皮肤、毛发及肢端表现　皮肤光滑细腻，缺乏皱纹，触之温暖湿润。年轻患者可有颜面潮红，部分患者面部和颈部可呈红斑样改变，触之退色，尤以男性多见。多数患者皮肤色素正常，少数可出现色素加深，以暴露部位明显，但口腔、乳晕无色素加深。也有部分患者色素减退，出现白癜风。甲亢时可出现毛发稀疏脱落，少数患者可出现斑秃。

约5%GD患者可有典型局限性黏液性水肿，常与浸润性突眼同时或之后发生，有时不伴甲亢而单独存在。这是本病的特异性表现之一，多见于小腿胫前下1/3部位，有时可延及足背和膝部，也可见于面部上肢等。初起时呈暗紫红色皮损，皮肤粗厚，以后呈片状或结节状隆起，最后呈树皮状，可伴继发感染和色素沉着。在少数患者中尚可见到指端软组织肿胀，呈杵状，掌指骨骨膜下新骨形成，以及指或趾甲的邻近游离边缘部分和甲床分离（Plummer氏甲），也为GD的特征性表现之一。

10．甲亢危象　系甲亢的一种严重表现，可危及生命。主要诱因为精神刺激、感染、甲状腺手术前准备不充分等。早期表现为患者原有的甲亢症状加剧，伴中等发热，体重锐减，恶心、呕吐，以后发热可达40℃或更高，心动过速，心率常在160次/分以上，大汗、腹痛、腹泻，甚而谵妄、昏迷。死亡原因多为高热虚脱，心力衰竭，肺水肿，严重水、电解质代谢紊乱等。

（二）相关检查

1．血清总甲状腺素（TT_4）　T_4全部由甲状腺产生，每天约产生80～100 μg。血清中99.96%的T_4以与蛋白结合的形式存在，其中80%～90%与TBG结合。TT_4测定的是这部分结合于蛋白的激素，所以血清TBG量和蛋白与激素结合力的变化都会影响测定的结果。妊娠、雌激素、急性病毒性肝炎、先天因素等可引起TBG升高，导致TT_4增高；雄激素、糖皮质激素、低蛋白血症、先天因素等可以引起TBG降低，导致TT_4减低。如果排除上述因素，TT_4稳定、重复性好，仍然是诊断甲亢的主要指标。

2．血清总三碘甲腺原氨酸（TT_3）　人体每天产生$T_3$20～30 μg，20%T_3由甲状腺产生，80%T_3在外周组织由T_4转换而来，血清中99.6%的T_3以与蛋白结合的形式存在，所以本值同样受到TBG含量的影响。正常情况下，血清T_3与T_4的比值小于20。甲亢时TT_3增高，T_3与T_4的比值也增加；T_3型甲状腺毒症时仅有TT_3增高。

3．血清游离甲状腺素（FT_4）、游离三碘甲腺原氨酸（FT_3）　游离甲状腺激素是实现该激素生物效应的主要部分。尽管FT_4仅占$T_4$0.025%，FT_3仅占T_3的0.35%，但它们与甲状腺激素的生物效应密切相关，所以是诊断临床甲亢的首选指标。但因血中FT_4、FT_3含量甚微，测定方法学上许多问题尚待解决，测定的稳定性不如TT_4、TT_3。此外，目前临床应用的检测方法都不能直接测定真正的游离激素水平。

4．促甲状腺激素（TSH） 血清TSH浓度的变化是反映甲状腺功能最敏感的指标。血清TSH测定技术经历了放射免疫法（RIA）、免疫放射法（IRMA）后，目前已经进入第三代和第四代测定方法，即敏感TSH（sTSH）（检测限0.01 mU/L）和超敏TSH测定方法（检测限达到0.005 mU/L）。免疫化学发光法（ICMA）属于第四代TSH测定法，成人正常值为0.3～4.8 mU/L。sTSH成为筛查甲亢的第一线指标，甲亢时的TSH通常小于0.1 mU/L。sTSH使得诊断亚临床甲亢成为可能，因为后者甲状腺激素水平正常，仅有TSH水平的改变。传统的应用TRH刺激试验诊断不典型甲亢的方法已经被sTSH测定所取代。

5．^{131}I摄取率 ^{131}I摄取率是诊断甲亢的传统方法，目前已经被sTSH测定技术所代替。^{131}I摄取率正常值（盖革计数管测定）为3小时5%～25%，24小时20%～45%，高峰在24小时出现。甲亢时^{131}I摄取率表现为总摄取量增加，摄取高峰前移。本方法现在主要用于甲状腺毒症病因的鉴别：甲状腺功能亢进类型的甲状腺毒症^{131}I摄取率增高；非甲状腺功能亢进类型的甲状腺毒症^{131}I摄取率减低。此外^{131}I摄取率用于计算^{131}I治疗甲亢时需要的活度。

6．TSH受体抗体（TRAb） 是鉴别甲亢病因、诊断GD的指标之一。测定试剂已经商品化，放射受体法测定。反应体系中的TSH受体是放射碘标记的牛TSH受体，或可溶性猪TSH受体，或重组的人TSH受体。新诊断的GD患者75%～96%TRAb阳性。需要注意的是，TRAb中包括刺激性（TSAb）和抑制性（TSBAb）两种抗体，而检测到的TRAb仅能反映有针对TSH受体的自身抗体存在，不能反映这种抗体的功能。但是，当临床表现符合Graves病时，一般都将TRAb视为TSH受体刺激抗体（TSAb）。

7．TSH受体刺激抗体（TSAb） 是诊断GD的重要指标之一。与TRAb相比，TSAb反映了这种抗体不仅与TSH受体结合，而且这种抗体产生了对甲状腺细胞的刺激功能。测定原理：目前反应体系中培养的靶细胞是转染了人类TSH受体的中国仓鼠卵巢细胞（CHO细胞），测定指标是细胞培养液中的cAMP水平。TSAb与CHO细胞表面的TSH受体结合，通过腺苷酸环化酶–cAMP途径产生生物学效应，即cAMP水平增加。85%～100%的GD新诊断患者TSAb阳性，TSAb的活性平均在200%～300%。

8. CT和MRI　眼部CT和MRI可以排除其他原因所致的突眼，评估眼外肌受累的情况。

9. 甲状腺放射性核素扫描　对于诊断甲状腺自主高功能腺瘤有意义。肿瘤区浓聚大量核素，肿瘤区外甲状腺组织和对侧甲状腺无核素吸收。

三、鉴别诊断

（一）与甲状腺毒症原因相鉴别

主要是甲亢所致的甲状腺毒症与破坏性甲状腺毒症（例如亚急性甲状腺炎、无症状性甲状腺炎等）的鉴别。两者均有高代谢表现、甲状腺肿和血清甲状腺激素水平升高，而病史、甲状腺体征和^{131}I摄取率是主要的鉴别手段。

（二）甲亢的原因鉴别

GD、结节性毒性甲状腺肿和甲状腺自主高功能腺瘤分别约占病因的80%、10%和5%左右。伴浸润性眼征、TRAb和（或）TSAb阳性、胫前黏液性水肿等均支持GD的诊断。与多结节性毒性甲状腺肿、甲状腺自主高功能腺瘤鉴别的主要手段是甲状腺放射性核素扫描和甲状腺B超：GD的放射性核素扫描可见核素均质性地分布增强；多结节性毒性甲状腺肿者可见核素分布不均，增强和减弱区呈灶状分布；甲状腺自主性功能性腺瘤则仅在肿瘤区有核素浓聚，其他区域的核素分布稀疏；甲状腺B超可以发现肿瘤。

四、治疗

甲状腺功能亢进就其治疗，目前仍存在分歧意见，是外科和内科医生主要争论的问题。甲亢的现代治疗主要有三种方法：即抗甲亢药物、放射性碘及手术治疗。手术包括一侧次全切除术，一侧腺叶全切除，对侧腺体大部切除术，甲状腺全切除术。

（一）抗甲状腺药物

ATD治疗是甲亢的基础治疗，但是单纯ATD治疗的治愈率仅有50%左右，复发率高达50%～60%。ATD也用于手术和^{131}I治疗前的准备阶段。常用的ATD分为硫脲类和咪唑类两类，硫脲类包括丙硫氧嘧啶（PTU）和甲硫氧嘧啶等；咪唑类包括甲巯咪唑（MMI）和卡比马唑等。普遍使用MMI和PTU。两药比较：MMI半衰期长，血浆半衰期为4～6小时，可以每天单次使用；PTU血浆半衰期为60分钟，具有在外周组织抑制T_4转换为T_3的独特作用，所以发挥作用较MMI迅速，控制甲亢症状快，但是必须保证6～8小时给药1次。PTU与蛋白结合紧密，通过胎盘和进入乳汁的量均少于MMI，所以在妊娠伴发甲亢时优先选用。

1．适应证

（1）病情轻、中度患者。

（2）甲状腺轻、中度肿大。

（3）年龄<20岁。

（4）孕妇、高龄或由于其他严重疾病不适宜手术者。

（5）手术前和^{131}I治疗前的准备。

（6）手术后复发且不适宜^{131}I治疗者。

2．剂量与疗程　（以PTU为例，如用MMI则剂量为PTU的1/10）。

（1）初治期：300～450 mg/d，分3次口服，持续6～8周，每4周复查血清甲状腺激素水平1次。由于T_4的血浆半衰期在一周左右，加之甲状腺内储存的甲状腺激素释放约需要两周时间，所以ATD开始发挥作用多在4周以上。临床症状缓解后开始减药。临床症状的缓解可能要滞后于激素水平的改善。

（2）减量期：每2～4周减量1次，每次减量50～100 mg/d，3～4个月减至维持量。

（3）维持期：50～100 mg/d，维持治疗1～1.5年。近年来提倡MMI小量服用法。即MMI15～30 mg/d，治疗效果与40 mg/d相同。在治疗过程中，出现甲状腺功能低下或甲状腺明显增大时，可酌情加用左甲状腺素（L-T_4），同时减少ATD的剂量。

3．不良反应

（1）粒细胞减少：ATD可以引起白细胞减少，发生率为5%左右，严重者可发生粒细胞缺乏症，发生率0.37%左右。主要发生在治疗开始后的2～3个月内，外周血白细胞低于3×10^9/L或中性粒细胞低于1.5×10^9/L时应当停药。由于甲亢本身也可以引起白细胞减少，所以要区分是甲亢所致，还是ATD所致。治疗前和治疗后定期检查白细胞是必须的，发现有白细胞减少时，应当先使用促进白细胞增生药。

（2）皮疹：发生率为2%～3%。可先试用抗组胺药，皮疹严重时应及时停药，以免发生剥脱性皮炎。

（3）中毒性肝病：发生率为0.1%～0.2%，多在用药3周后发生，表现为变态反应性肝炎，转氨酶显著上升，肝脏穿刺可见片状肝细胞坏死，病死率高达25%～30%。PTU还可以引起20%～30%的患者转氨酶升高，升高幅度为正常值的1.1～1.6倍。另外，甲亢本身也有转氨酶增高，所以在用药前需要检查基础的肝功能，以区别是否是药物的不良反应。

4．停药指标　主要依据临床症状和体征。目前认为ATD维持治疗18～24个月可以停药。下述指标预示甲亢可能治愈。

（1）甲状腺肿明显缩小。

（2）TSAb（或TRAb）转为阴性。

（二）^{131}I治疗

1．治疗效果和不良反应的评价　治疗机制是甲状腺摄取^{131}I后释放出β射线，破坏甲状腺组织细胞。^{131}I治疗甲亢已有60多年的历史，现已是欧美国家治疗成人甲亢的首选疗法。我国自1958年开始用^{131}I治疗甲亢至今已数十万例，但欧美国家的使用频度明显高于我国和亚洲国家。现已明确：

（1）此法安全简便，费用低廉，效益高，总有效率达95%，临床治愈率85%以上，复发率小于1%。第1次^{131}I治疗后3～6个月，部分患者若病情需要可做第2次治疗。

（2）没有增加患者甲状腺癌和白血病等癌症的发病率。

（3）没有影响患者的生育能力和遗传缺陷的发生率。

（4）^{131}I在体内主要蓄积在甲状腺内，对甲状腺以外的脏器，例如心脏、肝脏、血液系统等不造成急性辐射损伤，可以比较安全地用于治疗患有这些脏器合并症的重度甲亢患者。

2．适应证和禁忌证　2007年中华医学会内分泌分科学会和核医学分科学会制定的《中国甲状腺疾病诊治指南》达成了下述共识。

（1）适应证

1）成人Graves甲亢伴甲状腺肿大Ⅱ度以上。

2）ATD治疗失败或过敏。

3）甲亢手术后复发。

4）甲状腺毒症心脏病或甲亢伴其他病因的心脏病。

5）甲亢合并白细胞和（或）血小板减少或全血细胞减少。

6）老年甲亢。

7）甲亢合并糖尿病。

8）毒性多结节性甲状腺肿。

9）自主功能性甲状腺结节合并甲亢。相对适应证：①青少年和儿童甲亢，用ATD治疗失败、拒绝手术或有手术禁忌证；②甲亢合并肝、肾等脏器功能损害；③Graves眼病，对轻度和稳定期的中、重度病例可单用治疗甲亢，对病情处于进展期患者，可在^{131}I治疗前后加用泼尼松龙。

（2）禁忌证：妊娠和哺乳期妇女。

3. 并发症　^{131}I治疗甲亢后的主要并发症是甲状腺功能减退。国外报告甲减的发生率每年增加5%，5年达到30%，10年达到40%～70%。国内报告早期甲减发生率约10%，晚期达59.8%。核医学和内分泌学专家都一致认为，甲减是^{131}I治疗甲亢难以避免的结果，选择^{131}I治疗主要是权衡甲亢与甲减后果的利弊关系。由于甲减并发症的发生率较高，在用^{131}I治疗前需要患者知情并签字同意。医生应同时要告知患者^{131}I治疗后有关辐射防护的注意事项。

（三）手术治疗

1. 适应证

（1）中、重度甲亢，长期服药无效，或停药复发，或不能坚持服药者。

（2）甲状腺肿大显著，有压迫症状。

（3）胸骨后甲状腺肿。

（4）多结节性甲状腺肿伴甲亢。手术治疗的治愈率为95%左右，复发率为0.6%～9.8%。

2. 禁忌证

（1）伴严重Graves眼病。

（2）合并较重心脏、肝、肾疾病，不能耐受手术。

（3）妊娠初3个月和第6个月以后。

3. 手术方式 通常为甲状腺次全切除术，两侧各留下2～3 g甲状腺组织。主要并发症是手术损伤导致甲状旁腺功能减退症和喉返神经损伤，有经验的医生操作时，其并发症发生率为2%，普通医院条件下的发生率达到10%左右。

（四）其他治疗

1. 碘剂 减少碘摄入量是甲亢的基础治疗之一。过量碘的摄入会加重和延长病程，增加复发的可能性，所以甲亢患者应当食用无碘食盐，忌用含碘药物。复方碘化钠溶液仅在手术前和甲状腺危象时使用。

2. β-受体阻断药作用机制

（1）阻断甲状腺激素对心脏的兴奋作用。

（2）阻断外周组织T_4向T_3的转化，主要在ATD初治期使用，可较快控制甲亢的临床症状。通常应用普萘洛尔每次10～40 mg，每天3～4次。对于有支气管疾病者，可选用β-受体阻断药，如阿替洛尔、美托洛尔等。

（五）甲状腺危象的治疗

（1）针对诱因治疗。

（2）抑制甲状腺激素合成：首选PTU600 mg口服或经胃管注入，以后给予250 mg每6小时口服，待症状缓解后减至一般治疗剂量。

（3）抑制甲状腺激素释放：服PTU 1小时后再加用复方碘口服溶液5滴、每8小时1次，或碘化钠1.0 g加入10%葡萄糖盐水溶液中静脉滴注24小时，以后视病情逐渐减量，一般使用3～7天。如果对碘剂过敏，可改用碳酸锂0.5～1.5 g/d，分3次口服，连用数日。

（4）普萘洛尔20～40 mg，每6～8小时口服1次，或1 mg稀释后静脉缓慢注射。

（5）氢化可的松50～100 mg加入5%～10%葡萄糖溶液静脉滴注，每6～8小时1次。

（6）在上述常规治疗效果不满意时，可选用腹膜透析、血液透析或血浆置换等措施迅速降低血浆甲状腺激素浓度。

（7）降温：高热者予物理降温，避免用乙酰水杨酸类药物。

（8）其他支持治疗。

危象控制后，应根据具体病情，选择适当的甲亢治疗方案，并防止危象再次发生。

（六）Graves眼病的治疗

GD的治疗首先要区分病情程度。使用EMGDGD病情分级，轻度占40%、中度占33%、重度占27%。

1．轻度GD　病程一般呈自限性，不需要强化治疗。治疗以局部和控制甲亢为主。

（1）畏光：戴有色眼镜。

（2）角膜异物感：人工泪液。

（3）保护角膜：夜间遮盖。

（4）眶周水肿：抬高床头。

（5）轻度复视：棱镜矫正。

（6）强制性戒烟。

（7）有效控制甲亢是基础性治疗，因为甲亢或甲减都可以促进GD进展，所以甲状腺功能应当维持在正常范围之内。

（8）告知患者轻度GD是稳定的，一般不发展为中度和重度GD。

2．中度和重度GD　在上述治疗基础上强化治疗，治疗的效果要取决于疾病的活动程度。对处于活动期的病例（CAS≥3分），治疗可以奏效，例如新近发生的炎症、眼外肌障碍等。相反，对于长期病例、慢性突眼、稳定的复视治疗效果不佳，往往需要做眼科康复手术的矫正。视神经受累是本病最严重的表现，可以导致失明，需要静脉滴注糖皮质激素和眶减压手术的紧急治疗。

（1）糖皮质激素：泼尼松龙40～80 mg/d，分次口服，持续2～4周。然后每2～4周减量2.5～10 mg/d。如果减量后症状加重，要减慢减量速度。糖皮质激素治疗需要持续3～12个月。静脉途径给药的治疗效果优于口服给药（前者有效率80%～90%；后者有效率60%～65%），局部给药途径不优于全身给药。常用的方法是甲泼尼龙500～1000 mg加入生理盐水静脉滴注冲击治疗，隔日1次，连用3次。但需注意已有甲泼尼龙引起严重中毒性肝损害和死亡的报道，发生率为0.8%，可能与药物的累积剂量有关，所以糖皮质激素的总剂量不宜超过4.5～6.0 g。早期治疗效果明显则提示疾病预后良好。

（2）放射治疗：适应证与糖皮质激素治疗基本相同。有效率为60%，对近期的软组织炎症和近期发生的眼肌功能障碍效果较好。推荐的总照射剂量在20 Gy，在2周内给予2 Gy/d。糖尿病和高血压视网膜病变者是禁忌证。本疗法可以单独应用或者与糖皮质激素联合使用。联合应用可以增加疗效。

（3）眶减压手术：目的是切除眶壁和（或）球后纤维脂肪组织，增加眶容积。适应证：

1）视神经病变可能引起视力丧失。

2）复发性眼球半脱位导致牵拉视神经可能引起视力丧失。

3）严重眼球突出引起角膜损伤。并发症是手术可能引起复视或者加重复视，尤其在手术切除范围扩大者。

（4）控制甲亢：近期有3项临床研究证实，甲亢根治性治疗可以改善GD的治疗效果。但是对甲亢做根治性治疗（^{131}I或者手术切除），还是应用ATD控制目前尚无定论。处于进展期的GD患者在糖皮质激素保护下对甲状腺实施^{131}I治疗。

（七）妊娠期甲亢的治疗

1．ATD治疗　妊娠时可以给予ATD治疗。因为ATD可以通过胎盘影响胎儿的甲状腺功能，尽可能地使用小剂量的ATD实现控制甲亢的目的。首选PTU，因该药不易通过胎盘。PTU初治剂量300 mg/d，维持剂量50～150 mg/d对胎儿是安全的。需要密切监测孕妇的甲状腺激素水平，血清TT_4、FT_4应当维持在妊娠期正常范围的上限水平。不主张ATD治疗同时合用$L-T_4$，因为后者可能增加ATD的治疗剂量。

2．产后GD　在妊娠的后六个月，由于妊娠的免疫抑制作用，ATD的剂量可以减少。分娩以后，免疫抑制解除，GD易于复发，ATD的需要量也增加。

3．手术治疗　发生在妊娠初期的甲亢，经PTU治疗控制甲亢症状后，可选择在妊娠4～6个月时做甲状腺次全切除。

4．哺乳期的ATD治疗　因为PTU通过胎盘和进入乳汁的比例均少于MMI，故PTU应当首选，一般认为PTU300 mg/d对哺乳婴儿是安全的。

（八）甲状腺毒症心脏病的治疗

1. ATD治疗　立即给予足量抗甲状腺药物，控制甲状腺功能至正常。

2. ^{131}I治疗　经ATD控制甲状腺毒症症状后，尽早给予大剂量的^{131}I破坏甲状腺组织。为防止放射性损伤后引起的一过性高甲状腺激素血症加重心脏病变，给予^{131}I的同时需要给予β-受体阻断药保护心脏；^{131}I治疗后两周继续给予ATD治疗，等待^{131}I发挥其完全破坏作用；^{131}I治疗后12个月内，调整ATD的剂量，严格控制甲状腺功能在正常范围；如果发生^{131}I治疗后甲减，应用尽可能小剂量的L-T_4；控制血清TSH在正常范围，避免过量L-T_4对心脏的不良反应。

3. β-受体阻断药　普萘洛尔可以控制心动过速，也可以用于由于心动过速导致的心力衰竭。为了克服普萘洛尔引起的抑制心肌收缩的不良反应，需要同时使用洋地黄制剂。

4. 处理甲亢合并的充血性心力衰竭的措施与未合并甲亢者相同。但是纠正的难度加大。洋地黄的用量也要增加。

5. 心房纤颤可以被普萘洛尔和（或）洋地黄控制。控制甲亢后可以施行电转律。

第二节　甲状腺功能减退症

甲状腺功能减退症（简称甲减），是由多种原因引起的甲状腺激素（TH）合成、分泌或生物效应不足所致的一种临床综合征。按起病年龄分为三型：功能减退始于胎儿或新生儿者称呆小病；起病于青春期发育前儿童者，称幼年型甲减，起病于成年者为成年型甲减。重者可引起黏液性水肿，更为严重者可引起黏液性水肿性昏迷。无甲减症状与体征，但血清超敏TSH（uTSH）升高的轻型甲减称为亚临床甲减。

一、病因与发病机制

甲减的病因较复杂，以甲状腺性者多见，其次为垂体性者，其他均属少见。甲状腺性甲减中以慢性淋巴细胞性甲状腺炎最常见。发病机制随病因和类型不同而异。

（一）成年型甲状腺功能减退症

1．甲状腺性甲减　也称原发性甲减，最常见。主要原因有：

（1）甲状腺组织缺失或被破坏，如手术切除、放射性碘或放射线治疗后。

（2）常见于慢性淋巴细胞性甲状腺炎，偶见于侵袭性纤维性甲状腺炎。

（3）Graves晚期。

（4）抗甲状腺药物过量。

原发性甲减病因未明者可能与甲状腺自身免疫损害有关，也可为多发性内分泌腺功能减退综合征（Schmidt综合征）的表现之一，或与结节病、自身免疫性肾上腺皮质功能减退症（Addison病）、单一性垂体激素缺乏症等并存。此外，甲状腺癌、结核、碘过量、淀粉样变等也常伴有甲减。

2．垂体性甲减（继发性甲减）　常因肿瘤、手术、放疗和产后垂体坏死引起。腺垂体被广泛破坏者多表现为复合性垂体激素分泌减少，个别表现为单一性TSH缺乏。TSH-β基因突变、PIT-1基因（PROP1）突变则表现为垂体多种激素（GH、TSH、LH、FSH、PRL等）的同时缺乏。

3．下丘脑性甲减（三发性甲减）　罕见。由于TRH分泌不足，TSH及TH相继减少而致甲减。可由下丘脑肿瘤、肉芽肿、慢性炎症或放疗等引起。

4．TH不敏感综合征　呈常染色体显性或隐性遗传。突变型T_3受体基因所表达的T_3受体功能异常，对T_3的亲和力下降，不能与T_3结合成受体-T_3二聚体；而且，突变型T_3受体还可与正常T_3受体竞争，抑制后者的功能（优势负性作用）或与T_3形成无活性聚合体，从而减少T_3与T_3受体的结合。

（二）呆小病（克汀病）

1．地方性呆小病　发病与遗传因素有关，主要见于地方性甲状腺肿流行区。因母体缺碘，胎儿的碘供应缺乏，致甲状腺发育不良，T_3、T_4合成不足。此型甲减对胎儿的神经系统特别是大脑的发育危害极大，以不可逆性神经系统损害为特征。

2. 散发性呆小病

（1）甲状腺发育不全或阙如。见于：

1）甲状腺发育缺陷、异位甲状腺或甲状腺发育不全。

2）母体在妊娠期患某种自身免疫性甲状腺疾病，血清中存在抗甲状腺抗体，通过胎盘后可破坏胎儿甲状腺。

3）妊娠期服用抗甲状腺药物或其他致甲状腺肿物质，阻碍了胎儿甲状腺的发育和TH合成。

4）TSH不敏感综合征为常染色体隐性遗传性疾病，由于TSH受体基因突变或受体后信号转导障碍所致。

（2）TH合成障碍：常有家族史。

1）甲状腺浓集碘功能障碍：与钠/碘同向转运蛋白（NIS，碘泵）突变有关。

2）碘的有机化障碍：①甲状腺过氧化物酶（TPO）基因突变使碘不能有机化；②碘化酶缺陷不能使碘与酪氨酸形成单碘及双碘酪氨酸；③碘化酪氨酸耦联缺陷致甲状腺已生成的单碘及双碘酪氨酸耦联障碍，T_4及T_3合成减少；④碘化酪氨酸脱碘缺陷使游离的单碘及双碘酪氨酸不能脱碘，碘存积于血中不能被再利用，并从尿中大量排出，碘丢失过多；⑤甲状腺球蛋白（Tg）基因突变致T_3、T_4合成减少，Tg水解异常使血中无活性的碘蛋白含量增高。

（三）幼年型甲状腺功能减退症

病因与成人患者相同。

二、病理

慢性淋巴细胞性甲状腺炎有大量淋巴细胞和浆细胞浸润，久之滤泡被毁，代之以纤维组织，残余的滤泡矮小、萎缩、扁平，泡腔内充满胶质大于呆小病者除TH合成障碍致腺体增生肥大外，一般均呈萎缩性改变，或发育不全，或阙如。如功能降低的甲状腺组织对TSH有反应，常发生代偿性弥散性肿大，病期久者常伴大小不等的甲状腺结节。原发性甲减由于TH减少，对垂体的反馈抑制减弱而使TSH细胞增生肥大，甚至发生TSH瘤，可同时伴高泌乳素血症。垂体性甲减患者的垂体萎缩，但也可继发于垂体肿瘤或肉芽肿等病变。

皮肤角化过度，黏多糖沉积，PAS染色阳性，形成黏液性水肿。内脏的细胞间质有同样物质沉积，严重病例有浆膜腔积液。骨骼肌、平滑肌、心肌间质水肿，横纹消失，肌纤维肿胀断裂。脑细胞萎缩、胶质化和灶性蜕变。肾小球和肾小管基膜增厚，系膜细胞增生。

三、临床表现

成年型甲减以40～60岁多见，起病隐匿，发展缓慢。新生儿甲减（呆小病）可在出生后数周至数月发病。由于大脑和骨骼的生长发育受阻，可致身材矮小和智力低下。

（一）成年型甲减

1．低代谢表现　主要表现为疲乏，行动迟缓，嗜睡，记忆力减退，注意力不集中。因血循环差和热能生成减少，体温低于正常。

2．黏液性水肿　表情淡漠、面容虚肿苍白，皮肤呈陈旧性象牙色，粗糙，少光泽，厚而凉，多鳞屑和角化。头发干燥、稀疏、脆弱，睫毛、眉毛、腋毛和阴毛脱落。指甲生长缓慢、厚而脆，表面常有裂纹。眼裂狭窄，可伴轻度突眼。鼻、唇增厚，发音不清，言语缓慢、音调低哑。

黏液性水肿昏迷多见于年老者或长期未获治疗者，大多在冬季发病。诱发因素多为严重躯体疾病、TH替代中断、受寒、感染、手术和使用麻醉、镇静药物等。临床表现为嗜睡、低温（＜35℃）、呼吸减慢、心动过缓、血压下降、四肢肌肉松弛、反射减弱或消失，甚至昏迷、休克，可因心、肾衰竭而危及生命。

3．精神神经系统　轻者有记忆力、注意力、理解力和计算力减退。反应迟钝、嗜睡、精神抑郁重者多痴呆、幻想、木僵、昏睡或惊厥。

4．心血管系统　心动过缓，心音低弱，心排血量减少。心脏扩大，常伴心包积液，经治疗后可恢复正常。久病者易发生动脉粥样硬化症及冠心病。

5．消化系统　常有食欲缺乏、腹胀、便秘，严重者可出现麻痹性肠梗阻或黏液性水肿巨结肠。胃酸缺乏或维生素B_{12}吸收不良可致缺铁性贫血或恶性贫血。

6．内分泌系统　性欲减退。男性阳痿，女性月经过多，经期延长及不孕症，有时可出现严重功能性子宫出血。常伴高泌乳素血症和溢乳。甲状腺性甲减伴自身免疫性肾上腺皮质功能减退症和1型糖尿病称为多发性内分泌腺功能减退综合征（Schmidt综合征）。

7. 运动系统　主要表现为肌肉乏力。咀嚼肌、胸锁乳突肌、股四头肌及手部肌肉可出现进行性肌萎缩，叩击时可引起局部肿胀（“肌肿”或“小丘”现象）。肌肉收缩后弛缓延迟，握拳后松开缓慢。深腱反射的收缩期多正常，但弛缓期呈特征性延长，常超过350 ms（正常为240～320 ms），其中跟腱反射的半弛缓时间延长更为明显，对本病有重要诊断价值。部分患者伴关节病变，可有关节腔积液。

（二）呆小病

起病越早病情越严重。患儿不活泼，不主动吸奶。患儿体格、智力发育迟缓，表情呆钝，发音低哑。颜面苍白，眶周水肿，眼距增宽，鼻梁扁塌。唇厚流涎，舌大外伸。前后囟增大、闭合延迟。四肢粗短，出牙、换牙和骨龄延迟。行走晚，呈鸭步。心率慢，心浊音区扩大。腹饱满膨大伴脐疝。

地方性呆小病症状可分为三型：

（1）神经型主要表现为脑发育障碍，智力低下伴聋哑，年长时仍不能生活自理。

（2）黏液性水肿型以代谢障碍为主。

（3）混合型兼有前两型表现。地方性甲状腺肿伴聋哑和轻度甲减者称为Pendred综合征。

四、辅助检查

（一）实验室检查

1. 激素及自身抗体检查　较重者T_3和T_4均降低。轻型甲减、甲减初期以FT_4下降为主。原发性者的血清uTSH升高，垂体性和下丘脑性甲减者正常或降低。慢性淋巴细胞性甲状腺炎者的血清TgAb和TPOAb明显升高。

2. 生化检查　TH不足影响促红细胞生成素的合成，可致轻、中度正常细胞型正常色素性贫血；由于月经量多而致失血及铁缺乏可引起小细胞性低色素性贫血；少数由于胃酸减少，内因子、维生素B_{12}和叶酸缺乏可致大细胞性贫血（恶性贫血）。

甲状腺性甲减者的血胆固醇常升高，而继发性者正常或偏低。三酰甘油和LDL–胆固醇增高，HDL–胆固醇降低。血胡萝卜素增高。尿17–酮、17–羟皮质类固醇降低。糖耐量呈扁平曲线。

3．TRH兴奋试验　原发性甲减时血清T_4降低，血基础TSH值升高，对TRH的刺激反应增强。继发性甲减者的反应不一，如病变在垂体，多无反应；如病变来源于下丘脑，多呈延迟反应。

4．过氯酸钾排泌碘试验　阳性见于TPO缺陷所致的甲减和Pendred综合征。

（二）超声心动图和心电图检查

心肌收缩力下降，射血分数减低，左室收缩时间间期延长，心电图示低电压、窦性心动过缓、T波低平或倒置，偶见P–R间期延长。有时可出现房室分离、Q–T间期延长等。

（三）影像学检查

骨龄延迟，骨化中心呈不均匀性斑点状（多发性骨化灶）有助于呆小病的早期诊断。蝶鞍常增大。心影弥散性增大，可伴心包或胸腔积液，甲状腺核素扫描检查可发现异位甲状腺（舌骨后、胸骨后、纵隔内和卵巢甲状腺等）。先天性一叶甲状腺阙如者的对侧甲状腺因代偿而显像增强。

（四）分子生物学检查

当高度疑为遗传性甲减时，可用TSH受体基因、T_3受体基因、TPO基因、NIS基因等的突变分析来确定其分子病因。

五、诊断和鉴别诊断

（一）诊断

甲减的诊断除临床症状和体征外，必须有血T_3、T_4和TSH测定的依据。一般以TSH为一线指标，必要时加做FT_4等指标，对临界性TSH值要注意复查。临床上无甲减症状，但TSH升高，一般可诊断为亚临床甲减。

甲减的定位诊断主要根据血TSH和TRH兴奋试验确定，垂体性甲减的TSH、T_4、T_3同时下降，而下丘脑性甲减的诊断则有赖于TRH兴奋试验（TRH兴奋后，血TSH有正常升高反应），如患者对TSH有过分反应，但无血清T_3、T_4的相应升高，应怀疑TSH或甲状腺激素不敏感综合征，仍不能确诊者应定期追踪。

甲状腺性甲减的病因诊断主要根据病史、体格检查、抗甲状腺自身抗体来确定。必要时可取甲状腺组织做病理检查或基因突变分析。

（二）鉴别诊断

1. 贫血　易误诊为恶性贫血、缺铁性贫血或再生障碍性贫血。但甲减引起者的血清T_3、T_4降低和TSH升高可资鉴别。

2. 慢性肾炎、肾病综合征　其临床表现貌似黏液性水肿，如：

（1）血量TT_3、TT_4下降（因甲状腺素结合球蛋白减少所致）。

（2）尿蛋白可为阳性。

（3）血胆固醇增高。但甲减患者尿液正常、血压不高，肾功能正常。

3. 低T_3综合征　血FT_4一般正常（有时可稍下降或稍升高），rT_3升高，TSH正常。

六、治疗

（一）对症治疗

有贫血者可补充铁剂、维生素B_{12}、叶酸等，胃酸不足者应补充稀盐酸，但必须与TH合用才能取得疗效。临床型甲减必须用TH替代治疗。

（二）常规替代治疗

1. 左甲状腺素　作用较慢而持久，半衰期约8天，口服后40%～60%被吸收。服药后1个月疗效明显。

左甲状腺素的开始用量为每日25～50 μg，以后每1～2周增加25 μg；最高维持量为200～300 μg/d，一般维持量为100～150 μg/d。治疗过程中如有心悸、心律不齐、心跳过速、失眠、烦躁、多汗等症状，应减少用量或暂停服用。

2. 干甲状腺片　常用量为40～60 mg/d，该药的TH含量不恒定，治疗效果欠恒定。开始用量宜小（如每日15～30 mg），尤其是重症或伴心血管疾病者及年老患者要注意从低剂量开始，逐渐加量（如每周增加15～30 mg），当症状改善，脉率恢复正常时应将剂量减少至适当的维持量（90～180 mg/d）。已用至240 mg/d而不见效者应考虑为周围TH不敏感型甲减。

3．碘塞罗宁（T_3） 成人开始时一日10～20 μg，分2～3次口服，每1～2周递增15～20 μg，直至甲状腺功能恢复正常，维持量每天25～50 μg。碘塞罗宁作用快，持续时间短，最适用于黏液性水肿昏迷的抢救。甲状腺癌及手术切除甲状腺的患者，需定期停药扫描检查者以T_3替代较为方便。

替代治疗过程中如有心悸、心律不齐、心跳过速、失眠、烦躁、多汗等症状，应减少用量或暂停服用。

（三）呆小病的治疗

一旦确诊，立即治疗。初生期呆小病最初口服碘塞罗宁5 μg，每8小时1次和左甲状腺素25 μg/d；3天后，左甲状腺素增加至37.5 μg/d，6天后碘塞罗宁改为2.5 μg，每8小时1次。在治疗过程中，左甲状腺素逐渐增至50 μg/d，而碘塞罗宁逐渐减量直至停用。也可单用左甲状腺素，25 μg/d；以后每周增加25 μg，3～4周后增至100 μg/d，使血清TT_4和TSH保持在正常范围内。如临床疗效不满意，剂量可略加大。年龄为9月～2岁的婴幼儿每天需左甲状腺素50～150 μg。治疗应维持终身。

（四）黏液性水肿昏迷的治疗

1．严重者静脉注射碘塞罗宁，首次40～120 μg，以后每6小时5～15 μg，至患者清醒改为口服。或首次静脉注射左甲状腺素100～300 μg，以后每日注射50 μg，待患者苏醒后改为口服。如无注射剂，可口服碘塞罗宁片剂（20～30 μg，每4～6小时1次）或左甲状腺素片剂（量同前）或干甲状腺片（30～60 mg，每4～6小时1次），经胃管给药，清醒后改为口服。有心脏病者起始量为一般用量的1/5～1/4。

2．吸氧、保温、保持呼吸道通畅、必要时行气管切开、机械通气。

3．氢化可的松50～100 mg静脉注射，每6小时1次，待患者清醒及血压稳定后减量。

4．5%～10%的葡萄糖生理盐水500～1 000 mL/d，缓慢静脉滴注，必要时输血。补液要慎重，入水量不宜过多，并监测心肺功能、水电解质、血T_3/T_4、皮质醇、酸碱平衡及尿量和血压等。

5．酌情选用抗菌药防治肺部、泌尿系感染。

6. 抢救休克、昏迷并加强护理。

（五）特殊类型甲减的治疗

1. 亚临床甲减　无症状者不必治疗，但要追踪观察；甲状腺肿大较明显，或TPOAb和TgAb滴度升高，或甲减呈进行性加重者应予治疗。

2. 抗甲状腺药物过量　一般仅减少或停用抗甲状腺药物一段时间即可，严重甲减者可短期应用TH制剂。

七、预后

呆小病和幼年型甲减的预后不良，因此必须强调早期诊断和早期治疗，积极推广新生儿甲状腺功能普查可明显改善呆小病的预后。成年型甲减经替代治疗，预后良好。

第三节　单纯性甲状腺肿

单纯性甲状腺肿也称为非毒性甲状腺肿，是指由多种原因引起的非炎症性或非肿瘤性甲状腺肿大，一般不伴有甲状腺功能异常。本病可呈地方性分布，也可散发。散发的单纯性甲状腺肿患者约占人群的5%，女性发病率是男性的3～5倍。如果某地区儿童中单纯性甲状腺肿的患病率超过10%，称之为地方性甲状腺肿。

一、病因与发病机制

（一）病因

1. 碘缺乏　地方性甲状腺肿的主要原因，多见于山区和远离海洋的地区。碘是甲状腺合成甲状腺激素（TH）的重要原料之一，由于碘缺乏地区的土壤、水源和食物中含碘量不足，因而不能满足机体对碘的需求，TH合成不足，反馈引起垂体分泌过量的促甲状腺激素（TSH），刺激甲状腺增生肥大。

2．致甲状腺肿物质

（1）食物，如卷心菜、花生等含有致甲状腺肿或阻止TH合成的物质。

（2）药物，如硫脲类药物、硫氰酸盐等能阻碍TH合成引起甲状腺肿。

（3）高碘，若长期摄入含碘高的食物、水、药物，使碘摄入量过多，竞争过氧化物酶上的活性基团，酪氨酸碘化障碍而抑制TH的合成和释放，导致甲状腺肿（高碘性甲状腺肿）。

3．TH合成障碍　先天性某些酶的缺陷，如甲状腺内的碘转运障碍、过氧化物酶活性缺乏、碘化酪氨酸耦联障碍等，均可影响TH的合成和释放，导致甲状腺肿。

4．TH需要量增加　青少年生长发育期、妊娠、哺乳期，机体对TH需要量增加，可出现相对性缺碘而致生理性甲状腺肿。

（二）发病机制

单纯性甲状腺肿的发病机制尚未完全阐明。一般认为，当一种或数种因素影响或损害甲状腺合成分泌能力时，导致TSH分泌增多，致使甲状腺组织增生，腺体肿大。然而，部分患者的血清TSH却处于正常范围，这可能与腺体组织对TSH的反应性增强有关。TSH虽不增高，但仍能刺激腺体组织增生肥大。同时，大部分T_4向T_3转化，T_3/T_4，比值增加，代谢率保持正常。

病理改变为甲状腺呈弥散性或结节性肿大，切面见结节、纤维化、出血和钙化。

二、临床表现

（一）甲状腺肿大

此为临床主要表现。早期甲状腺呈轻度或中度弥散性肿大，表面平滑，质地较软，无压痛；随着病情缓慢进展，甲状腺进一步肿大常形成多发性结节，此时肿大常不对称，表面不光滑，呈小叶状或结节状，质地较硬。

（二）压迫症状

重度肿大的甲状腺可压迫气管、食道，出现咳嗽、气促、吞咽困难或声音嘶哑等。胸骨后甲状腺肿可引起上肢静脉回流受阻，出现面部青紫、肿胀、颈胸部浅静脉扩张等。

三、医学检查

（一）甲状腺功能检查

血清T_4正常或偏低，T_3、TSH正常或偏高。

（二）甲状腺摄^{131}I率及T_3抑制试验

摄^{131}I率增高但高峰不前移，可被T_3所抑制。当甲状腺结节有自主功能时，可不被T_3抑制。

（三）甲状腺扫描

可见弥散性甲状腺肿，常均匀分布。

四、诊断要点

（一）诊断

主要依据是患者有甲状腺肿大，但其甲状腺功能基本正常，血清T_4、T_3正常，T_4/T_3的比值常增高。血清甲状腺球蛋白（Tg）水平增高，增高的程度与甲状腺肿的体积呈正相关。

（二）严重程度分级

甲状腺肿分为三度：外观无肿大，但触诊能及者为Ⅰ度；既可看到，又可触及，但肿大不超过胸锁乳突肌外缘者为Ⅱ度；肿大超过胸锁乳突肌外缘者为Ⅲ度。

五、治疗

治疗要点：根据不同病因，采取不同治疗方法。

（一）补充碘剂

在地方性甲状腺肿流行地区可采用食盐碘化防治。WHO推荐的成年人每日碘摄入量为150 μg。由于摄入致甲状腺肿物质引起的甲状腺肿一般在停用后可以自行消失。对于甲状腺肿患者，应避免大剂量碘治疗，以免诱发碘甲亢。

（二）甲状腺制剂治疗

无明显原因的单纯性甲状腺肿患者，可采用此处理方法。一般采用左甲状腺素（L–T_4）或甲状腺干粉片口服，以补充TH，抑制TSH的分泌。

（三）手术

一般不宜手术，但当出现压迫症状、药物治疗无好转，或疑有癌变时应手术治疗。

第八章　代谢性疾病

第一节　糖尿病

糖尿病是由遗传和环境因素共同作用而引起的一组以糖代谢紊乱为主要表现的临床综合征。胰岛素分泌、作用或两者同时存在缺陷，引起糖类、脂肪、蛋白质、水和电解质等代谢紊乱，临床以慢性高血糖为主要的共同特征，最严重的急性并发症是糖尿病酮症酸中毒、非酮症高渗性昏迷或乳酸性酸中毒。长期糖尿病可引起多个系统器官的慢性并发症，导致功能障碍和衰竭，成为致残或病死的主要原因。

一、糖尿病分型

目前，国际上通用WHO糖尿病专家委员会提出的病因学分型标准（1999）。

（一）1型糖尿病（T1DM）

β细胞破坏，常导致胰岛素绝对缺乏。

1. 自身免疫性　急性型及缓发型。
2. 特发性　无自身免疫证据。

（二）2型糖尿病（T2DM）

从以胰岛素抵抗为主伴胰岛素分泌不足到以胰岛素分泌不足为主伴胰岛素抵抗。

（三）其他特殊类型糖尿病

1. 胰岛β细胞功能的基因缺陷

（1）青年人中的成年发病型糖尿病（MODY）：迄今已发现六种亚型，按其发现先后，分别为不同的基因突变所致：MODY1/肝细胞核因子4α（HNF-4a），MODY2/葡萄糖激酶（GCK），MODY3/肝细胞核因子1α（HNF-1α），MODY4/胰岛素启动子1（IPF1），MODY5/肝细胞核因子1β（HNF-1β），MODY6/神经源性分化因子1（NeuroD1/BETA2）。

（2）线粒体基因突变糖尿病。

（3）其他。

2. 胰岛素作用的基因缺陷 A型胰岛素抵抗、妖精貌综合征、Rabson-Mendenhall综合征、脂肪萎缩型糖尿病等。

3. 胰腺外分泌疾病 胰腺炎、创伤/胰腺切除术、肿瘤、囊性纤维化病、血色病、纤维钙化性胰腺病等。

4. 内分泌病 肢端肥大症、库欣综合征、胰高血糖素瘤、嗜铬细胞瘤、甲状腺功能亢进症、生长抑素瘤、醛固酮瘤等。

5. 药物或化学品所致糖尿病 吡甲硝苯脲（一种毒鼠药）、喷他脒、烟酸、糖皮质激素、甲状腺激素、二氮嗪、β-肾上腺素受体激动药、噻嗪类利尿药、苯妥英钠、α-干扰素等。

6. 感染 先天性风疹、巨细胞病毒等。

7. 不常见的免疫介导糖尿病 僵人综合征、抗胰岛素受体抗体（B型胰岛素抵抗）、胰岛素自身免疫综合征等。

8. 其他 可能与糖尿病相关的遗传性综合征包括Down综合征、Klinefelter综合征、Tumer综合征、Wolfram综合征、Friedreich共济失调、Huntington舞蹈病、Laurence-Moon-Biedel综合征、强直性肌营养不良症、卟啉病、Prader-Willi综合征等。

（四）妊娠糖尿病

妊娠糖尿病（GDM）是指妊娠期间发现的任何程度的血糖稳定损害，已知有糖尿病又合并妊娠者不包括在内。

二、病因和发病机制

糖尿病的病因和发病机制极为复杂，至今未完全阐明。不同类型糖尿病的病因不尽相同，即使在同一类型中也存在着异质性。总的来说，可能为环境因素作用于遗传易患性个体而发病。

（一）1型糖尿病

绝大多数为自身免疫性1型糖尿病，目前认为与遗传因素、环境因素及自身免疫因素有关。

1. 遗传因素　遗传在1型糖尿病的发病中有一定作用。对1型糖尿病同卵双胎长期追踪，发生糖尿病的双生一致率可达50%。然而，从父母到子女的垂直传递率却很低，如双亲中一人患1型糖尿病，其子女患病的风险率仅为2%～5%。遗传学研究显示1型糖尿病是多基因、多因素共同作用的结果。

2. 环境因素

（1）病毒感染：据报道与T1DM有关的病毒包括风疹病毒、腮腺炎病毒、柯萨奇病毒、脑心肌炎病毒和巨细胞病毒等。病毒感染可直接损伤胰岛β-细胞，迅速、大量破坏β-细胞或使细胞发生微细变化、数量逐渐减少。病毒感染还可损伤胰岛β-细胞而暴露其抗原成分、启动自身免疫反应，这是病毒感染导致胰岛β-细胞损伤的主要机制。

（2）化学毒性物质和饮食因素：链脲佐菌素和四氧嘧啶糖尿病动物模型以及灭鼠剂吡甲硝苯脲所造成的人类糖尿病，可属于非自身免疫性胰岛β-细胞破坏（急性损伤）或自身免疫性胰岛β-细胞破坏（小剂量、慢性损伤）。母乳喂养期短或缺乏母乳喂养的儿童T1DM发病率增高，认为血清中存在的与牛乳制品有关的抗体可能参与β-细胞破坏过程。

3. 自身免疫因素　在遗传的基础上，病毒感染或其他环境因素启动了自身免疫过程，造成胰岛β-细胞破坏和T1DM的发生。

（1）体液免疫：已发现90%新诊断的T1DM患者血清中存在胰岛细胞抗体，比较重要的有胰岛细胞胞质抗体（ICA）、胰岛素自身抗体（IAA）、谷氨酸脱羧酶（GAD）抗体和胰岛抗原2（IA-2）抗体等。GAD抗体和IA-2抗体还通过"分子模拟"机制，导致胰岛β细胞损伤。

（2）细胞免疫：在T1DM的发病机制中，细胞免疫异常更为重要。T1DM是T细胞介导的自身免疫性疾病，免疫失调体现在免疫细胞比例失调及其所分泌细胞因子或其他递质相互作用紊乱，其间关系错综复杂，可简单分为三个阶段：

1）免疫系统的激活。

2）免疫细胞释放各种细胞因子。

3）胰岛β-细胞损伤。

（二）2型糖尿病

T2DM也是复杂的遗传因素和环境因素共同作用的结果，目前对T2DM的病因仍然认识不足，T2DM可能是一种异质性疾病。

1. 遗传因素与环境因素　T2DM是由多个基因及环境因素综合引起的复杂病，其遗传特点为：

（1）参与发病的基因很多，分别影响糖代谢有关过程中的某个中间环节，而对血糖值无直接影响。

（2）每个基因参与发病的程度不等，大多数为次效基因，可能有个别为主效基因。

（3）每个基因只是赋予个体某种程度的易患性，并不足以致病，也不一定是致病所必须。

（4）多基因异常的总效应形成遗传易患性。

环境因素包括生活方式、营养过剩、体力活动不足、子宫内环境，以及应激、化学毒物等在遗传因素和上述环境因素共同作用下所引起的肥胖，特别是中心性肥胖，与胰岛素抵抗和T2DM的发生有密切关系。

2. 胰岛素抵抗和β-细胞功能缺陷　胰岛素抵抗和胰岛素分泌缺陷是T2DM发病机制的两个要素，不同患者其胰岛素抵抗和胰岛素分泌缺陷所具有的重要性不同，同一患者在疾病进展过程中两者的相对重要性也可能发生变化。

（1）胰岛素抵抗：指胰岛素作用的靶器官（主要是肝脏、肌肉和脂肪组织）对胰岛素作用的敏感性降低。胰岛素降低血糖的主要机制包括抑制肝脏葡萄糖产生（HGP）、刺激内脏组织（肝和胃肠道）对葡萄糖的摄取，以及促进外周组织（骨骼肌、脂肪）对葡萄糖的利用。

组织中胰岛素作用主要涉及胰岛素受体及其调节过程、受体后信息传递至发挥效应的过程以及影响体脂含量和分布异常的过程等。遗传因素可能引起上述生物学过程中有关环节多种基因的多态性或突变，胰岛素抵抗可能是多种基因细微变化的叠加效应。环境因素中主要为摄食过多、体力劳动过少导致肥胖（尤其是中心性肥胖），可引起一系列代谢变化和细胞因子的表达异常，如游离脂肪酸

（FFA）、TNF-α、瘦素、抵抗素等增加和脂联素降低以及慢性内质网应激等，进一步抑制胰岛素信号转导途径，加重胰岛素抵抗。

（2）β-细胞功能缺陷

1）胰岛素分泌量的缺陷：随着空腹血糖浓度增高，最初空腹及葡萄糖刺激后胰岛素分泌代偿性增多（但相对于血糖浓度而言胰岛素分泌仍是不足的）；但当空腹血糖浓度进一步增高时，胰岛素分泌反应逐渐降低。

2）胰岛素分泌模式异常：静脉葡萄糖耐量试验（IVGTT）中第一时相胰岛素分泌减弱或消失；口服葡萄糖耐量试验（OGTT）中早期胰岛素分泌延迟、减弱或消失；胰岛素脉冲式分泌削弱；胰岛素原和胰岛素的比例增加等。

影响胰岛β-细胞分泌胰岛素的生物学过程主要包括口细胞胰岛素合成及分泌过程、损伤过程以及再生、修复过程。影响上述过程的遗传因素、各种原因引起的β-细胞数量减少、胰岛淀粉样沉积物等均可导致β-细胞功能缺陷。低体重儿、胎儿期或出生早期营养不良可损伤口细胞发育。

3．葡萄糖毒性和脂毒性　在糖尿病发生发展过程中所出现的高血糖和脂代谢紊乱可进一步降低胰岛素敏感性和损伤胰岛β-细胞功能，分别称为“葡萄糖毒性”和“脂毒性”，是糖尿病发病机制中最重要的获得性因素。

脂毒性还可能是T2DM发病机制中的原发性因素。血循环中FFA浓度过高以及非脂肪细胞（主要是肌细胞、肝细胞、胰岛β-细胞）内脂质含量过多可通过各种有关途径导致胰岛素抵抗性的发生，以及引起胰岛β-细胞脂性凋亡和分泌胰岛素功能缺陷。

4．自然史　T2DM早期存在胰岛素抵抗而胰岛β-细胞可代偿性增加胰岛素分泌时，血糖可维持正常；当β-细胞功能有缺陷、对胰岛素抵抗无法代偿时，才会进展为IGR和糖尿病。T2DM的IGR和糖尿病早期不需胰岛素治疗的阶段较长，但随着病情进展，相当一部分患者需用胰岛素控制血糖或维持生命。

三、病理

1型糖尿病胰岛病理改变特征为胰岛β-细胞数量显著减少及胰岛炎，病程短于1年死亡病例的β-细胞数量仅为正常的10%左右。50%～70%病例有胰岛炎，表现为胰岛内淋巴细胞和单核细胞浸润。其他改变有胰岛萎缩和β-细胞空泡变性，少数病例胰岛无明显病理改变。分泌胰高糖素、生长抑素及胰多肽的细胞数量正常或相对增多。

2型糖尿病胰岛病理改变特征为淀粉样变性，90%患者的胰岛在光镜下见淀粉样物质沉积于毛细血管和内分泌细胞间，其程度与代谢紊乱程度相关；此外，胰岛可有不同程度纤维化。胰岛β-细胞数量中度或无减少，胰高糖素分泌细胞增加，其他胰岛内分泌细胞数量无明显改变。

糖尿病大血管病变的病理改变为大、中动脉粥样硬化和中、小动脉硬化，与非糖尿病者基本相同。

糖尿病微血管病变是指微小动脉和微小静脉之间管腔直径＜100 μm的毛细血管和微血管网的病变。常见于视网膜、肾、肌肉、神经、皮肤等组织，特征性病变是PAS阳性物质沉积于内皮下，引起毛细血管基膜增厚。

糖尿病肾病呈弥散性或结节性肾小球硬化，结节性病变具有特异性，于肾小球系膜区可见大小不等的嗜伊红结节，是诊断糖尿病肾病的可靠指标，但与蛋白尿和肾功能减退之间的相关性较差；弥散性病变为系膜基质增多，伴或不伴毛细血管壁增厚，病变的特异性较低，但与蛋白尿程度相关性较好；此外，尚可有肾小动脉硬化和急、慢性肾盂肾炎的病理改变。

糖尿病视网膜病的血管病变主要为玻璃样变性小动脉硬化、毛细血管基膜增厚、微血管瘤形成和小静脉迂曲，进一步发展可出现视网膜毛细血管渗出、黄斑水肿等改变；视网膜和虹膜新生血管形成是增生型视网膜病的标志。

糖尿病神经病变以外周神经和自主神经轴突变性为基本病变，伴节段性或弥散性脱髓鞘；病变也可累及神经根、椎旁交感神经和脑神经，累及脊髓和脑实质者少见。

糖尿病控制不良时可引起肝脂肪沉积和变性（脂肪肝）。

四、病理生理

糖尿病时胰岛素分泌和（或）胰岛素作用缺陷致胰岛素绝对或相对不足，引起一系列的代谢紊乱。

（一）糖类代谢

由于葡萄糖在细胞内磷酸化减少，进而导致糖酵解、磷酸戊糖旁路及三羧酸循环减弱，糖原合成减少、分解增多。以上代谢紊乱使肝、肌肉和脂肪组织摄取利用葡萄糖的能力降低，空腹及餐后肝糖输出增加；又因葡萄糖异生底物的供给增多及磷酸烯醇式丙酮酸激酶活性增强，肝糖异生增加，因而出现空腹及餐后高血糖。胰岛素缺乏使丙酮酸脱氢酶活性降低，葡萄糖有氧氧化减弱，能量供给不足。

（二）脂肪代谢

由于胰岛素不足，脂肪组织摄取葡萄糖及从血浆清除三酰甘油的能力下降，脂肪合成代谢减弱，脂蛋白脂酶活性低下，血浆中游离脂肪酸和三酰甘油浓度增高。在胰岛素极度缺乏时，激素敏感性脂酶活性增强，储存脂肪的动员和分解加速，血游离脂肪酸浓度进一步增高。肝细胞摄取脂肪酸后，因再酯化通路受到抑制，脂肪酸与辅酶A结合生成脂肪酰辅酶A，经β-氧化生成乙酰辅酶A。因草酰乙酸生成不足，乙酰辅酶A进入三羧酸循环受阻而大量缩合成乙酰乙酸，进而转化为丙酮和β-羟丁酸，三者统称酮体。当酮体生成超过组织利用和排泄能力时，大量酮体堆积形成酮症，进一步可发展至酮症酸中毒。

（三）蛋白质代谢

肝、肌肉等组织摄取氨基酸减少，蛋白质合成代谢减弱、分解代谢加速，导致负氮平衡。血浆中成糖氨基酸（丙氨酸、甘氨酸、苏氨酸和谷氨酸）浓度降低，反映糖异生旺盛，成为肝糖输出增加的主要来源；血浆中成酮氨基酸（亮氨酸、异亮氨酸和缬氨酸等支链氨基酸）浓度增高，提示肌肉组织摄取这些氨基酸合成蛋白质能力降低，导致患者乏力、消瘦、组织修复和抵抗力降低，儿童生长发育障碍和延迟。同时还有胰高糖素分泌增加，且不为高血糖所抑制。胰高糖素具有促进肝糖原分解、糖异生、脂肪分解和酮体生成作用，对上述代谢紊乱起促进作用。经胰岛素治疗血糖良好控制后，血浆胰高糖素水平可降至正常或接近正常。

2型糖尿病与1型糖尿病有相同的代谢紊乱，但程度一般较轻。有些患者的基础胰岛素分泌正常，空腹时肝糖输出不增加，故空腹血糖正常或轻度升高，但在进餐后出现高血糖。另一些患者进餐后胰岛素分泌持续增加，分泌高峰延迟，餐后3～5小时血浆胰岛素水平呈现不适当的升高，引起反应性低血糖，并可成为这些患者的首发症状。

在急性应激或其他诱因影响下，2型糖尿病患者也可发生酮症酸中毒、非酮症高渗性糖尿病昏迷或混合型（高血浆渗透压和酮症）急性代谢紊乱，乳酸性酸中毒少见。

五、临床表现

（一）代谢紊乱症状群

糖尿病的典型症状可概括为“三多一少”，即多尿、多饮、多食和体重减轻。血糖升高后因渗透性利尿引起多尿，继而口渴多饮；外周组织对葡萄糖利用障碍，脂肪分解增多，蛋白质代谢负平衡，渐见乏力、消瘦，儿童生长发育受阻；因葡萄糖不能充分利用，患者常有饥饿感，食欲亢进，进食量增加。另可有皮肤瘙痒，尤其外阴瘙痒。血糖升高较快时可使眼房水、晶体渗透压改变而引起屈光改变致视力模糊。

（二）常见类型糖尿病的临床特点

1．1型糖尿病

（1）自身免疫性1型糖尿病（1A型）：多数青少年患者起病较急，症状较明显；未及时诊断治疗，当胰岛素严重缺乏或病情进展较快时，可出现DKA，危及生命。某些成年患者，起病缓慢，早期临床表现不明显，经历一段或长或短的糖尿病不需胰岛素治疗的阶段。尽管起病急缓不一，一般很快进展到糖尿病需用胰岛素控制血糖或维持生命。这类患者很少肥胖。

（2）特发性1型糖尿病（1B型）：通常急性起病，临床上表现为糖尿病酮症甚至酸中毒。

2．2型糖尿病　多见于成人，常在40岁以后起病；大多数发病缓慢，症状相对较轻，半数以上无任何症状；不少患者因慢性并发症、伴发病或仅于健康检查时发现。很少自发性发生DKA，但在感染等应激情况下也可发生DKA。临床上肥胖症、血脂异常、脂肪肝、高血压、冠心病、葡萄糖耐量降低（IGT）或T2DM等疾病常同时或先后发生，并伴有高胰岛素血症，目前认为这些均与胰岛素抵抗有关，称为代谢综合征。有的早期患者进食后胰岛素分泌高峰延迟，餐后3～5小时血浆胰岛素水平不适当地升高，引起反应性低血糖，可成为这些患者的首发临床表现。

3. 某些特殊类型糖尿病

（1）青年人中的成年发病型糖尿病（MODY）：是一组高度异质性的单基因遗传病。主要临床特征：

1）有三代以上家族发病史，且符合常染色体显性遗传规律。

2）发病年龄小于25岁。

3）无酮症倾向，至少5年内不需用胰岛素治疗。

（2）线粒体基因突变糖尿病的临床特点为：

1）母系遗传。

2）发病早，β细胞功能逐渐减退，自身抗体阴性。

3）身材多消瘦（BMI＜24）。

4）常伴神经性耳聋或其他神经肌肉表现。

4. 妊娠糖尿病　妊娠过程中初次发现的任何程度的糖耐量异常，均可认为是妊娠糖尿病（GDM）。不包括妊娠前已知的糖尿病患者，后者称为“糖尿病合并妊娠”。GDM妇女分娩后血糖可恢复正常，但有若干年后发生T2DM的高度危险性；此外，GDM患者中可能存在各种类型的糖尿病，因此，应在产后6周复查，确认其归属及分型，并长期追踪观察。

六、并发症

（一）急性严重代谢紊乱

急性严重代谢紊乱是指糖尿病酮症酸中毒和高血糖高渗状态。

（二）感染性并发症

糖尿病患者常发生疖、痈等皮肤化脓性感染，可反复发生，有时可引起败血症或脓毒血症。皮肤真菌感染如足癣、体癣也常见。真菌性阴道炎和巴氏腺炎是女性患者常见并发症，多为白念珠菌感染所致。糖尿病合并肺结核的发生率较非糖尿病者高，病灶多呈渗出干酪性，易扩展弥散，形成空洞。肾盂肾炎和膀胱炎多见于女性患者，反复发作可转为慢性。

（三）慢性并发症

1．大血管病变　动脉粥样硬化主要侵犯主动脉、冠状动脉、脑动脉、肾动脉和肢体外周动脉等，引起冠心病、缺血性或出血性脑血管病、肾动脉硬化、肢体动脉硬化等。

2．微血管病变　微血管是指管腔直径在100 μm以下的毛细血管及微血管网。微血管病变是糖尿病的特异性并发症，其典型改变是微循环障碍和微血管基膜增厚，主要发生在视网膜、肾、神经和心肌组织等部位，其中尤以糖尿病肾病和视网膜病为主。

（1）糖尿病肾病：常见于病史超过10年的患者。是T1DM患者的主要死亡原因；在T2DM，其严重性仅次于心、脑血管病。病理改变有三种类型：

1）结节性肾小球硬化型，有高度特异性。

2）弥散性肾小球硬化型最常见，对肾功能影响大，但特异性较低，类似病变也可见于系膜毛细血管性肾小球肾炎和系统性红斑狼疮等疾病。

3）渗出性病变，特异性不高，也可见于慢性肾小球肾炎。

（2）糖尿病性视网膜病变：糖尿病病程超过10年，大部分患者合并程度不等的视网膜病变，是失明的主要原因之一。

（3）其他：心脏微血管病变和心肌代谢紊乱可引起心肌广泛灶性坏死。称为糖尿病心肌病，可诱发心力衰竭、心律失常、心源性休克和猝死。并发症可以加重那些同时患有糖尿病和其他心脏病患者的预后。

3．神经系统并发症　醛糖还原酶活性增强致多元醇旁路代谢旺盛，细胞内山梨醇和果糖浓度增高及肌醇浓度降低，是糖尿病神经病变发生的主要因素；神经营养小血管动脉硬化可能是单一神经病变的主要病因。此外，遗传背景可能是神经病变易感性差异的主要原因。

（1）中枢神经系统并发症

1）伴随严重DKA、高血糖高渗状态或低血糖症出现的神志改变。

2）缺血性脑卒中。

3）脑老化加速及老年性痴呆危险性增高等。

（2）周围神经病变：最为常见，通常为对称性，下肢较上肢严重，病情进展缓慢。常见症状为肢端感觉异常（麻木、针刺感、灼热及感觉迟钝等），呈手套或短袜状分布，有时痛觉过敏；随后出现肢痛，呈隐痛、刺痛或烧灼样痛，夜间及寒冷季节加重。后期运动神经可受累，出现肌张力减弱，肌力降低以至肌肉萎缩和瘫痪，多累及手、足小肌肉，常出现垂足。长期受压或创伤可致骨质吸收破坏和关节变形，称营养不良性关节炎（Charcot关节）。单一外周神经损害较少发生，主要累及脑神经。

（3）自主神经病变：也较常见，并可较早出现，影响胃肠、心血管、泌尿生殖系统功能。临床表现为瞳孔改变（缩小且不规则、光反射消失、调节反射存在），排汗异常（无汗、少汗或多汗），胃排空延迟（胃轻瘫）、腹泻（饭后或午夜）、便秘等，直立性低血压、持续心动过速、心搏间距延长等，以及残尿量增加、尿失禁、尿潴留、阳痿等。

4. 糖尿病足　与下肢远端神经异常和不同程度周围血管病变相关的足部溃疡、感染和（或）深层组织破坏。轻者表现为足部畸形、皮肤干燥和发凉、胼胝（高危足）；重者可出现足部溃疡、坏疽。糖尿病足是截肢、致残的主要原因。

5. 糖尿病皮肤病变　糖尿病时皮肤改变多种多样，较常见的有糖尿病性水疱病、糖尿病性皮肤病和糖尿病脂性渐进性坏死。

七、辅助检查

（一）糖代谢异常的检查

1. 尿糖测定　尿糖阳性是诊断糖尿病的重要线索。尿糖阳性只是提示血糖值超过肾糖阈（大约10 mmol/L），因而尿糖阴性不能排除糖尿病的可能。并发肾脏病变时，肾糖阈升高，虽然血糖升高，但尿糖阴性。妊娠期肾糖阈降低时，虽然血糖正常，尿糖可阳性。

2. 血糖测定和OGTT　血糖升高是诊断糖尿病的主要依据，又是判断糖尿病病情和控制情况的主要指标。诊断糖尿病时必须用静脉血浆测定血糖，治疗过程中随访血糖控制程度时可用便携式血糖计（毛细血管全血测定）。

当血糖高于正常范围而又未达到诊断糖尿病标准时，须进行口服葡萄糖耐量试验（OGTT）。OGTT应在清晨空腹进行，成人口服75 g无水葡萄糖或82.5 g含一分子水的葡萄糖，溶于250～300 mL水中，5～10分钟内饮完，空腹及开始饮葡萄糖水后2小时测静脉血浆葡萄糖。儿童服糖量按每千克体重1.75 g计算，总量不超过75 g。

3．糖化血红蛋白（GHbA1）和糖化血浆清蛋白测定 GHbA1是葡萄糖或其他糖与血红蛋白的氨基发生非酶催化反应（一种不可逆的蛋白糖化反应）的产物，其量与血糖浓度成正相关。GHbA1有a、b、c这3种，以GHbA1c（HbA1c）最为主要。正常人HbA1c占血红蛋白总量的3%～6%，不同实验室之间其参考值有一定差异。血糖控制不良者HbA1c升高，并与血糖升高的程度相关。由于红细胞在血循环中的寿命约为120天，因此，HbA1c反映患者近8～12周总的血糖水平，为糖尿病控制情况的主要监测指标之一。血浆蛋白（主要为清蛋白）同样也可与葡萄糖发生非酶催化的糖化反应而形成果糖胺（FA），其形成的量与血糖浓度相关，正常值为1.7～2.8 mmol/L。由于清蛋白在血中浓度稳定，其半衰期为19天，故果糖胺反映患者近2～3周内总的血糖水平，为糖尿病患者近期病情监测的指标。

（二）胰岛β细胞功能检查

1．胰岛素释放试验 正常人空腹基础血浆胰岛素为35～145 pmol/L（5～20 mU/L），口服75g无水葡萄糖（或100 g标准面粉制作的馒头）后，血浆胰岛素在30～60分钟上升至高峰，峰值为基础值的5～10倍，3～4小时恢复到基础水平。

2．C肽释放试验 方法同上。基础值不小于400 pmol/L，高峰时间同上，峰值为基础值的5～6倍。C肽和胰岛素以等分子量由胰岛β细胞生成及释放，C肽测定不受血清中的胰岛素抗体和外源性胰岛素影响。

（三）有关病因和发病机制的检查

抗谷氨酸脱羧酶抗体（GADA）、胰岛细胞抗体（ICA）、胰岛素抗体（IAA）及蛋白质酪氨酸磷酸酶样蛋白抗体（IA-2A）的联合检测；胰岛素敏感性检查；基因分析等。

八、诊断与鉴别诊断

糖尿病诊断以血糖异常升高作为依据，应注意单纯空腹血糖正常不能排除糖尿病的可能性，应加验餐后血糖，必要时进行OGTT。诊断时应注意是否符合糖尿病诊断标准、分型、有无并发症和伴发病或加重糖尿病的因素存在。

（一）诊断线索

诊断线索包括：

1. 三多一少症状。

2. 以糖尿病的并发症或伴发病首诊的患者 原因不明的酸中毒、失水、昏迷、休克；反复发作的皮肤疖或痈、真菌性阴道炎、结核病等；血脂异常、高血压、冠心病、脑卒中、肾病、视网膜病、周围神经炎、下肢坏疽，以及代谢综合征等。

3. 高危人群 糖调节受损（IGR）[空腹血糖受损（IFG）/葡萄糖耐量减低（IGT）]、年龄超过45岁、肥胖或超重、巨大胎儿史、糖尿病或肥胖家族史。

（二）诊断标准

目前，国际上通用WHO糖尿病专家委员会提出的诊断标准（1999），要点如下：

1. 判断标准 糖尿病诊断是基于空腹血糖（FPG）、任意时间或OGTT中2小时血糖值（2hPG）。空腹指8～10小时内无任何热量摄入。任意时间指一日内任何时间，无论上一次进餐时间及食物摄入量。OGTT采用75 g无水葡萄糖负荷。WHO诊断标准见表8-1。

表8-1 糖代谢分类标准（WHO，1999）

糖代谢分类	FPG/（mmol/L）	2hPG/（mmol/L）
正常血糖	3.9～6.0	<7.7
空腹血糖受损（IFG）	6.1～6.9	<7.7
糖耐量减低（IGT）	<7.0	7.8～11.0
糖尿病（DM）	≥7.0	≥11.1

糖尿病的诊断标准：糖尿病症状加任意时间血浆葡萄糖≥11.1 mmol/L（200 mg/dL），或空腹血糖（FPG）≥7.0 mmol/L（126 mg/dL），或OGTT2hPG≥11.1 mmol/L（200 mg/dL）。需重复一次确认，诊断才能成立。

2. 无症状者的诊断 对于无糖尿病症状、仅一次血糖值达到糖尿病诊断标准者，必须在另一天复查核实而确定诊断。如复查结果未达到糖尿病诊断标准，应定期复查。空腹血糖受损（IFG）或糖耐量减低（IGT）的诊断应根据3个月内的两次OGTT结果，用其平均值来判断。在急性感染、创伤或各种应激情况下可出现血糖暂时升高，不能以此诊断为糖尿病，应追踪随访。

（三）鉴别诊断

1．1型与2型糖尿病的鉴别　见表8-2。

表8-2　1型与2型糖尿病的鉴别

	1型糖尿病	2型糖尿病
起病年龄及其峰值	多<25岁，12～14岁	多>40岁，60～65岁
起病方式	多急剧，少数缓起	缓慢而隐袭
起病时体重	多正常或消瘦	多超重或肥胖
“三多一少”症状	常典型	不典型，或无症状
急性并发症	酮症倾向大，易发生酮症酸中毒	酮症倾向小，50岁以上者易发生高渗性高血糖状态
慢性并发症		
肾病	30%～40%，主要死因	20%左右
心血管病	较少	较少70%左右，主要死因
脑血管病	较少	较多
胰岛素及C-肽释放试验	低下或缺乏	峰值延迟或不足
胰岛素治疗及反应	依赖外源性胰岛素生存，对胰岛素敏感	生存不依赖胰岛素，应用时对胰岛素抵抗

2．尿糖阳性的鉴别　肾性糖尿因肾糖阈降低所致，尿糖阳性，但血糖及OGTT正常。某些非葡萄糖的糖尿如果糖、乳糖、半乳糖尿，用班氏试剂（硫酸铜）检测呈阳性反应，用葡萄糖氧化酶试剂检测呈阴性反应。

弥散性肝病患者，葡萄糖转化为肝糖原功能减弱，肝糖原贮存减少，进食后0.5～1小时血糖过高，出现糖尿，但空腹血糖偏低，餐后2～3小时血糖正常或低于正常。急性应激状态时，胰岛素拮抗激素（如肾上腺素、促肾上腺皮质激素、肾上腺皮质激素和生长激素）分泌增加，可使糖耐量减低，出现一过性血糖升高、尿糖阳性，应激过后可恢复正常。

九、治疗

控制高血糖和相关代谢紊乱以消除糖尿病症状和防止出现急性严重代谢紊乱，预防和（或）延缓糖尿病慢性并发症的发生和发展，维持良好健康和学习、劳动能力，保障儿童生长发育，提高患者的生活质量、延长寿命，降低病死率。

（一）糖尿病健康教育

糖尿病需终身治疗，其治疗效果在很大程度上取决于患者的主动性。糖尿病教育的内容包括对医疗保健人员和患者及其家属进行宣传教育，提高医务人员综合防治水平，将科学的糖尿病知识、自我保健技能深入浅出地传授给患者，使患者了解治不达标的危害，只要医患长期密切合作，完全可以达到正常的生活质量。

（二）饮食治疗

饮食治疗是另一项重要的基础治疗措施，应长期严格执行。饮食治疗方案包括：

1. 计算总热量　首先按患者性别、年龄和身高查表或用简易公式计算理想体重[理想体重（kg）=身高（cm）−105]，然后根据理想体重和工作性质，参照原来生活习惯等，计算每日所需总热量。成年人休息状态下每日每千克理想体重给予热量105 ~ 125.5 kJ（25 ~ 30 kcal），轻体力劳动125.5 ~ 146 kJ（30 ~ 35 kcal），中度体力劳动146 ~ 167 kJ（35 ~ 40 kcal），重体力劳动167 kJ（40 kcal）以上。儿童、孕妇、乳母、营养不良和消瘦，以及伴有消耗性疾病者应酌情增加，肥胖者酌减，使体重逐渐恢复至理想体重的 ± 5%。

2. 营养素热量分配　糖类占饮食总热量的50% ~ 60%，提倡用粗制米、面和一定量杂粮，忌食用葡萄糖、蔗糖、蜜糖及其制品（各种糖果、甜糕点饼干、冰淇淋、含糖饮料等）。蛋白质含量一般不超过总热量15%，成人每日每千克理想体重为0.8 ~ 1.2 g，儿童、孕妇、乳母、营养不良或伴有消耗性疾病者增至1.5 ~ 2.0 g，伴有糖尿病、肾病而肾功能正常者应限制至在0.8 g，血尿素氮升高者应限制在0.6 g。蛋白质应至少有1/3来自动物蛋白质，以保证必需氨基酸的供给。脂肪约占总热量的30%，其中饱和脂肪、多价不饱和脂肪与单价不饱和脂肪各占10%，每日胆固醇摄入量宜在300 mg以下。

每日饮食中纤维素含量不宜少于40 g，提倡食用绿叶蔬菜、豆类、块根类、粗谷物、含糖成分低的水果等。每日摄入食盐应限制在10 g以下。限制饮酒。

3. 制定食谱 确定每日饮食总热量和糖类、蛋白质、脂肪的组成后，按每克糖类、蛋白质产热16.7 kJ（4 kcal），每克脂肪产热37.7 kJ（9 kcal），将热量换算为食品后制定食谱，并根据生活习惯、病情和配合药物治疗需要进行安排。可按每日三餐分配为1/5、2/5、2/5或1/3、1/3、1/3。

（三）体育锻炼

应进行有规律的合适运动。根据年龄、性别、体力、病情及有无并发症等不同条件，循序渐进和长期坚持。对T1DM患者，体育锻炼宜在餐后进行，运动量不宜过大，持续时间不宜过长。对T2DM患者（尤其是肥胖患者），适当运动有利于减轻体重、提高胰岛素敏感性，但如有心、脑血管疾病或严重微血管病变者，也应按具体情况作妥善安排。

（四）口服药物治疗

目前临床应用的口服降糖药主要有6大类，即磺脲类（SUs）、双胍类、葡萄糖苷酶抑制剂、噻唑烷二酮类（TZD）、非磺脲类胰岛素促分泌剂及其他类。

1. 磺脲类 SUs的主要作用为刺激胰岛β-细胞分泌胰岛素，其促胰岛素分泌作用不依赖于血糖浓度。降血糖作用的前提条件是机体尚保存相当数量（30%以上）有功能的胰岛β-细胞。常用磺酰脲类药物主要特点及应用见表8-3。

表8-3 目前常用的磺酰脲类药物主要特点及应用

药物名称	片剂量/mg	剂量范围/（mg/D）	服药次数/每天	作用时间/小时	肾脏排泄/%
甲苯磺丁脲	500	500～3000	2～3	6～12	—
格列苯脲	2.5	2.5～15.0	1～2	16～24	50
格列吡嗪	5	2.5～30.0	1～2	8～12	89
格列吡嗪控释片	5	5～20	1	6～12	—
格列齐特	80	80～320	1～2	10～20	80
格列齐特缓释片	30	30～120	1	12～20	—

续表

药物名称	片剂量/mg	剂量范围/（mg/D）	服药次数/每天	作用时间/小时	肾脏排泄/%
格列喹酮	30	30 ~ 180	1 ~ 2	8	5
格列美脲	1，2	1 ~ 8	1	24	60

（1）适应证：SUs作为单药治疗主要选择应用于新诊断的T2DM非肥胖患者、用饮食和运动治疗血糖控制不理想时。年龄>40岁、病程<5年、空腹血糖<10 mmol/L时效果较好。随着疾病进展，SUs需与其他作用机制不同的口服降糖药或胰岛素联合应用。当T2DM晚期β–细胞功能几乎消失殆尽时，SUs及其他胰岛素促分泌剂均不再有效，而必须采用外源性胰岛素替代治疗。

（2）禁忌证或不适应证：T1DM，有严重并发症或晚期β–细胞功能很差的T2DM，儿童糖尿病，孕妇、哺乳期妇女，大手术围手术期，全胰腺切除术后，对SUs过敏或有严重不良反应者等。

（3）临床应用：目前应用的基本上是第二代SUs。建议从小剂量开始，早餐前半小时一次服用，根据血糖逐渐增加剂量，剂量较大时改为早、晚餐前两次服药，直到血糖达到良好控制。格列吡嗪和格列齐特的控释药片，也可每天服药一次。一般来说，格列本脲作用强、价廉，目前应用仍较广泛，但容易引起低血糖，老年人及肝肾心脑功能不好者慎用；格列吡嗪、格列齐特和格列喹酮作用温和，较适用于老年人；轻度肾功能减退（肌酐清除率>60 mL/min）时几种药物均仍可使用，中度肾功能减退（肌酐清除率30 ~ 60 mL/min）时宜使用格列喹酮，重度肾功能减退（肌酐清除率<30 mL/min）时也不宜使用格列喹酮。应强调不宜同时使用各种SUs，也不宜与其他胰岛素促分泌剂（如格列奈类）合用。

（4）不良反应

1）低血糖反应：最常见而重要，常发生于60岁以上患者、肝肾功能不全或营养不良者，药物剂量过大、体力活动过度、进食不规则、进食减少、饮含乙醇饮料等为常见诱因。

2）体重增加：可能与刺激胰岛素分泌增多有关。

3）皮肤超敏反应：皮疹、皮肤瘙痒等。

4）消化系统：上腹不适、食欲减退等，偶见肝功能损害、胆汁淤滞性黄疸。

5）心血管系统：某些SUs可能对心血管系统带来不利影响。

2. 格列奈类　是一类快速作用的胰岛素促分泌剂，可改善早期胰岛素分泌。降血糖作用快而短，主要用于控制餐后高血糖。低血糖症发生率低、程度较轻而且限于餐后期间。较适合于T2DM早期餐后高血糖阶段或以餐后高血糖为主的老年患者。可单独或与二甲双胍、胰岛素增敏剂等联合使用。禁忌证和不适应证与SUs相同。于餐前或进餐时口服。有两种制剂：

（1）瑞格列奈：为苯甲酸衍生物，常用剂量为每次0.5 ~ 4 mg。

（2）那格列奈：为D–苯丙氨酸衍生物，常用剂量为每次60 ~ 120 mg。

3. 双胍类　目前广泛应用的是二甲双胍。主要作用机制为抑制肝葡萄糖输出，也可改善外周组织对胰岛素的敏感性、增加对葡萄糖的摄取和利用。对正常血糖并无降低作用，单独应用不引起低血糖，与SUs或胰岛素合用则有可能出现低血糖。二甲双胍治疗T2DM尚伴有体重减轻、血脂谱改善、纤溶系统活性增加、血小板聚集性降低、动脉壁平滑肌细胞和成纤维细胞生长受抑制等，被认为可能有助于延缓或改善糖尿病血管并发症。

（1）适应证

1）T2DM：尤其是无明显消瘦的患者以及伴血脂异常、高血压或高胰岛素血症的患者，作为一线用药，可单用或联合应用其他药物。

2）T1DM：与胰岛素联合应有可能减少胰岛素用量和血糖波动。

（2）禁忌证或不适应证

1）肾、肝、心、肺功能减退，以及高热患者禁忌，慢性胃肠病、慢性营养不良、消瘦者不宜使用本药。

2）T1DM不宜单独使用本药。

3）T2DM合并急性严重代谢紊乱、严重感染、外伤、大手术、孕妇和哺乳期妇女等。

4）对药物过敏或有严重不良反应者。

5）酗酒者。肌酐清除率＜60 mL/min时不宜应用本药。

（3）临床应用：儿童不宜服用本药，除非明确为肥胖的T2DM及存在胰岛素抵抗。年老患者慎用，药量酌减，并监测肾功能。准备做静脉注射碘造影剂检查的患者应事先暂停服用双胍类药物。现有两种制剂：

1）二甲双胍：500～1500 mg/d，分2～3次口服，最大剂量不超过2 g/d。

2）苯乙双胍（DBI）：50～150 mg/d，分2～3次服用，此药现已少用，有些国家禁用。

（4）不良反应

1）消化道反应：进餐时服药、从小剂量开始、逐渐增加剂量，可减少消化道不良反应。

2）皮肤超敏反应。

3）乳酸性酸中毒：为最严重的不良反应，苯乙双胍用量较大或老年患者、肝肾心肺功能不好及缺氧等时易发生。二甲双胍极少引起乳酸性酸中毒，但须注意严格按照推荐用法。

4．噻唑烷二酮类（TZDs，格列酮类） 被称为胰岛素增敏剂，明显减轻胰岛素抵抗，主要刺激外周组织的葡萄糖代谢，降低血糖；还可改善血脂谱、提高纤溶系统活性、改善血管内皮细胞功能、使C–反应蛋白下降等，对心血管系统和肾脏显示出潜在的器官保护作用。TZDs促进脂肪重新分布、从内脏组织转移至皮下组织，可能与其提高胰岛素敏感性的作用有关。近年来发现它也可改善胰岛β–细胞功能。TZDs可单独或与其他降糖药物合用治疗T2DM患者，尤其是肥胖、胰岛素抵抗明显者；不宜用于T1DM、孕妇、哺乳期妇女和儿童。主要不良反应为水肿、体重增加，有心脏病、心力衰竭倾向或肝病者不用或慎用。单独应用不引起低血糖，但如与SUs或胰岛素合用，仍可发生低血糖。现有两种制剂：

（1）罗格列酮：用量为4～8 mg/d，每日1次或分2次口服。

（2）吡格列酮：用量为15～30 mg/d，每日1次口服。

5．α葡萄糖苷酶抑制剂（AGI） 可延迟糖类吸收，降低餐后高血糖。作为T2DM第一线药物，尤其适用于空腹血糖正常（或不太高）而餐后血糖明显升高者，可单独用药或与其他降糖药物合用。T1DM患者在胰岛素治疗基础上加用AGI有助于降低餐后高血糖。常见不良反应为胃肠反应，如腹胀了排气增多或腹泻。单用本药不引起低血糖，但如与SUs或胰岛素合用，仍可发生低血糖，且一旦发生，应直接给予葡萄糖口服或静脉注射，进食双糖或淀粉类食物无效。肠道吸收甚微，通常无全身毒性反应，但对肝、肾功能不全者仍应慎用。不宜用于有胃肠功能紊乱者、孕妇、哺乳期妇女和儿童。现有两种制剂：

（1）阿卡波糖：主要抑制α-淀粉酶，每次50～100 mg，每日3次。

（2）伏格列波糖：主要抑制麦芽糖酶和蔗糖酶，每次0.2 mg，每日3次。

AGI应在进食第一口食物后服用。饮食成分中应有一定量的糖类，否则AGI不能发挥作用。

（五）胰岛素治疗

1．适应证

（1）T1DM。

（2）DKA、高血糖高渗状态和乳酸性酸中毒伴高血糖。

（3）各种严重的糖尿病急性或慢性并发症。

（4）应激时，如重症感染、急性心肌梗死、脑卒中或手术、妊娠和分娩。

（5）T2DM β细胞功能明显减退者。

（6）某些特殊类型糖尿病。

2．胰岛素制剂　按作用起效快慢和维持时间，胰岛素制剂可分为短（速）效、中效和长（慢）效三类。速效有普通（正规）胰岛素（RI），皮下注射后发生作用快，但持续时间短，是唯一可经静脉注射的胰岛素，可用于抢救DKA。中效胰岛素有低精蛋白胰岛素（NPH，中性精蛋白胰岛素）和慢胰岛素锌混悬液。长效制剂有精蛋白锌胰岛素注射液（PZI，鱼精蛋白锌胰岛素）和特慢胰岛素锌混悬液。速效胰岛素主要控制一餐饭后高血糖；中效胰岛素主要控制两餐饭后高血糖，以第二餐饭为主；长效胰岛素无明显作用高峰，主要提供基础水平胰岛素。

根据来源，目前胰岛素制剂有基因重组人胰岛素和猪胰岛素。人胰岛素比动物来源的胰岛素更少引起免疫反应。

胰岛素类似物指氨基酸序列与人胰岛素不同，但仍能与胰岛素受体结合，功能及作用与人胰岛素相似的分子，目前已有多种不同氨基酸序列及作用特性的胰岛素类似物，可提供更符合临床需要的速效及长效制剂。几种胰岛素制剂的特点见表8-4。

表8-4 几种胰岛素和胰岛素类似物制剂的特点

胰岛素制剂	起效时间	峰值时间	作用持续时间
胰岛素			
短效胰岛素（RI）	15～60分钟	2～4小时	5～8小时
中效胰岛素（NPH）	2.5～3小时	5～7小时	13～16小时
长效胰岛素（PZI）	0.5小时	8～10小时	20小时
预混胰岛素（HI30R，HI70/30）	0.5小时	2～12小时	14～24小时
预混胰岛素（50R）	0.5小时	2～3小时	10～24小时
胰岛素类似物			
速效胰岛素类似物（门冬胰岛素）	10～15分钟	1～2小时	4～6小时
速效胰岛素类似物（赖脯胰岛素）	10～15分钟	1.0～1.5小时	4～5小时
长效胰岛素类似物（甘精胰岛素）	2～3小时	无峰	30小时
长效胰岛素类似物（地特胰岛素）	3～4小时	3～14小时	24小时
预混胰岛素类似物（预混门冬胰岛素30）	10～20分钟	1～4小时	14～24小时
预混胰岛素类似物（预混赖脯胰岛素25）	15分钟	30～70分钟	16～24小时
预混胰岛素类似物（预混赖脯胰岛素50）	15分钟	30～70分钟	16～24小时

注意事项：当从动物胰岛素改为用人胰岛素制剂时，发生低血糖的危险性增加，应严密观察。胰岛素制剂类型、种类、注射技术、注射部位、患者反应性差异、胰岛素抗体形成等均可影响胰岛素的起效时间、作用强度和维持时间。腹壁注射吸收最快，其次分别为上臂、大腿和臀部。胰岛素不能冰冻保存，应避免温度过高、过低（不宜>30℃或<2℃）及剧烈晃动。我国常用制剂有每毫升含40 U和100 U两种规格，使用时应注意注射器与胰岛素浓度匹配。某些患者需要混合使用速、中效胰岛素，现有各种比例的预混制剂，最常用的是含30%短效和70%中效的制剂。胰岛素“笔”型注射器使用预先装满胰岛素的笔芯胰岛素，不必抽吸和混合胰岛素，使用方便且便于携带。

3．治疗原则和方法　胰岛素治疗应在综合治疗的基础上进行。胰岛素剂量决定于血糖水平、β-细胞功能缺陷程度、胰岛素抵抗程度、饮食和运动状况等，一般从小剂量开始，根据血糖水平逐渐调整。

生理性胰岛素分泌有两种模式：持续性基础分泌保持空腹状态下葡萄糖的产生和利用相平衡；进餐后胰岛素分泌迅速增加使进餐后血糖水平维持在一定范围内，预防餐后高血糖发生。胰岛素治疗应力求模拟生理性胰岛素分泌模式。

1型糖尿病：对病情相对稳定、无明显消瘦的患者，初始剂量为0.5~1.0 U/（kg·d）。维持昼夜基础胰岛素水平需全天胰岛素剂量的40%~50%，剩余部分分别用于每餐前。例如，每餐前20~30分钟皮下注射速效胰岛素（或餐前即时注射速效胰岛素类似物）使胰岛素水平迅速增高，以控制餐后高血糖。提供基础胰岛素水平的方法：

（1）睡前注射中效胰岛素可保持夜间胰岛素基础水平，并减少夜间发生低血糖的危险性，另于早晨给予小剂量中效胰岛素可维持日间的基础水平。

（2）每天注射1~2次长效胰岛素或长效胰岛素类似物使体内胰岛素水平达到稳态而无明显峰值。

目前，较普遍应用的强化胰岛素治疗方案是餐前多次注射速效胰岛素加睡前注射中效或长效胰岛素。应为患者制订试用方案，逐渐调整，至达到良好血糖控制。部分T1DM患者在胰岛素治疗后一段时间内病情部分或完全缓解，胰岛素剂量减少或可以完全停用，称为“糖尿病蜜月期”，通常持续数周至数月。

2型糖尿病：胰岛素作为补充治疗，用于经合理的饮食和口服降糖药治疗仍未达到良好控制目标的患者，通常白天继续服用口服降糖药，睡前注射中效胰岛素（早晨可加或不加小剂量）或每天注射1~2次长效胰岛素。胰岛素作为替代治疗（一线用药）的适应证为：T2DM诊断时血糖水平较高，特别是体重明显减轻的患者；口服降糖药治疗反应差伴体重减轻或持续性高血糖的患者；难以分型的消瘦的糖尿病患者。此外，在T2DM患者胰岛素补充治疗过程中，当每日胰岛素剂量已经接近50 U时，可停用胰岛素促分泌剂而改成替代治疗。应用胰岛素作为T2DM替代治疗时，可每天注射两次中效胰岛素或预混制剂；β-细胞功能极差的患者应按与T1DM类似的方案长期采用强化胰岛素治疗。

采用强化胰岛素治疗方案后，有时早晨空腹血糖仍然较高，可能的原因为：

（1）夜间胰岛素作用不足。

（2）“黎明现象”：即夜间血糖控制良好，也无低血糖发生，仅于黎明短时间内出现高血糖，可能由于清晨皮质醇、生长激素等胰岛素拮抗素激素分泌增多所致。

（3）Somogyi效应：即在夜间曾有低血糖，在睡眠中未被察觉，但导致体内胰岛素拮抗素激素分泌增加，继而发生低血糖后的反跳性高血糖。夜间多次（于0、2、4、6、8时）测定血糖，有助于鉴别早晨高血糖的原因。

采用强化胰岛素治疗时，低血糖症发生率增加，应注意避免、及早识别和处理。2岁以下幼儿、老年患者、已有晚期严重并发症者不宜采用强化胰岛素治疗。

4．胰岛素的抗药性和不良反应　牛胰岛素的抗原性最强，其次为猪胰岛素，人胰岛素最弱。人体多次接受胰岛素注射约1个月后，血中可出现抗胰岛素抗体。临床上只有极少数患者表现为胰岛素抗药性，即在无酮症酸中毒也无拮抗胰岛素因素存在的情况下，每日胰岛素需要量超过100 U或200 U。此时应选用单组分人胰岛素速效制剂。如皮下注射胰岛素不能降低血糖，可试用静脉注射20 U并观察0.5～1小时后血糖是否肯定下降，如仍无效，应迅速加大胰岛素剂量，给予静脉滴注，有时每日剂量可达1000 U以上，并可考虑联合应用糖皮质激素（如泼尼松每日40～80 mg）及口服降糖药治疗。此时胰岛素可从已形成的复合物中分离而使循环中游离胰岛素骤增，引起严重低血糖，应严密监护、及早发现和处理。胰岛素抗药性经适当治疗后可消失。

胰岛素的主要不良反应是低血糖反应，与剂量过大和（或）饮食失调有关，多见于接受强化胰岛素治疗者。胰岛素治疗初期可因钠潴留而发生轻度水肿，可自行缓解；部分患者出现视力模糊，为晶状体屈光改变，常于数周内自然恢复。

胰岛素超敏反应通常表现为注射部位瘙痒，继而出现荨麻疹样皮疹，全身性荨麻疹少见，可伴恶心、呕吐、腹泻等胃肠症状，罕见严重超敏反应（如血清病、过敏性休克）。处理措施包括更换胰岛素制剂，使用抗组胺药和糖皮质激素以及脱敏疗法等。严重者需停止或暂时中断胰岛素治疗。

脂肪营养不良为注射部位皮下脂肪萎缩或增生，停止在该部位注射后可缓慢自然恢复，应经常更换注射部位以防止其发生。随着胰岛素制剂的改进，目前超敏反应和脂肪营养不良已很少发生。

（六）胰升糖素样多肽1类似物和DPP-Ⅳ抑制剂

胰升糖素样多肽1（GLP-1）由肠道L细胞分泌，其主要活性形式为GLP-1（7-36）酰胺，可使T2DM患者血糖降低，作用机制如下：

（1）刺激胰岛β-细胞葡萄糖介导的胰岛素分泌。

（2）抑制胰升糖素分泌，减少肝葡萄糖输出。

（3）延缓胃内容物排空。

（4）改善外周组织对胰岛素的敏感性。

（5）抑制食欲及摄食。

此外，GLP-1还可促进胰岛β-细胞增生、减少凋亡，增加胰岛β-细胞数量。GLP-1在体内迅速被二肽基肽酶Ⅳ（DPP-Ⅳ）降解而失去生物活性，其半衰期不足2分钟。采用长作用GLP-1类似物或DPP-Ⅳ抑制剂可延长其作用时间。

长作用胰升糖素样多肽1类似物有：

（1）艾塞那肽5 μg，每日2次，于早餐和晚餐前60分钟内皮下注射给药，餐后不可给药。治疗1个月后，可根据临床反应将剂量增加至10 μg。

（2）利拉鲁肽每日0.6 mg，皮下注射，一周后加至1.2 mg，必要时加至1.8 mg。

二肽基肽酶Ⅳ抑制剂有：

（1）西格列汀100 mg，每日1次。

（2）沙格列汀5 mg，每日1次。

（3）维格列汀50 mg，每日1～2次。

（七）胰腺移植和胰岛细胞移植

治疗对象主要为T1DM患者，目前尚局限于伴终末期肾病的T1DM患者。单独胰腺移植或胰肾联合移植可解除对胰岛素的依赖，改善生活质量。胰岛细胞移植技术已取得一定进展，许多问题有待解决。胰腺移植或胰岛细胞移植均宜在技术精良、经验丰富的医学中心进行。

（八）糖尿病慢性并发症的治疗原则

糖尿病各种慢性并发症的防治策略首先应是全面控制共同危险因素，包括积极控制高血糖、严格控制血压、纠正脂代谢紊乱、抗血小板治疗（如阿司匹林）、控制体重、戒烟和改善胰岛素敏感性等。

糖尿病患者血压应控制在130/80 mmHg以下；如尿蛋白排泄量达到1 g/24小时，血压应控制低于125/75 mmHg，但要避免出现低血压或血压急速下降。糖尿病作为冠心病等危症，LDLC治疗的目标值为<2.6 mmo/L（100 mg/dL）。

糖尿病肾病抗高血压治疗可延缓GFR的下降速度，早期肾病应用血管紧张素转换酶抑制剂（ACEI）或血管紧张素Ⅱ受体阻断药（ARB）除可降低血压外，还可减轻微量清蛋白尿；减少蛋白质摄入量对早期肾病及肾功能不全的防治均有利，临床肾病（Ⅳ期）要开始低蛋白饮食，肾功能正常的患者，饮食蛋白量为每天每千克体重0.8 g，GFR下降后进一步减至0.6 g并加用复方α-酮酸；蛋白激酶C（PKC）-β抑制剂治疗糖尿病肾病可能有一定益处；尽早给予促红细胞生成素（EPO）纠正贫血、尽早进行透析治疗，注意残余肾功能的保存等。

糖尿病视网膜病变应定期进行检查，必要时尽早应用激光光凝治疗，争取保存视力；RAS抑制剂、PKC-β抑制剂和血管内皮生长因子（VEGF）抗体治疗视网膜病变可能有一定前景。对糖尿病周围神经病变尚缺乏有效治疗方法，通常在综合治疗的基础上，采用多种维生素、醛糖还原酶抑制剂、肌醇，以及对症治疗等可改善症状。对于糖尿病足，强调注意预防，防止外伤、感染，积极治疗血管病变和末梢神经病变。

（九）糖尿病合并妊娠的治疗

饮食治疗原则与非妊娠患者相同，务使孕妇体重正常增长。应选用短效和中效胰岛素，注意调节剂量。禁用口服降血糖药。在整个妊娠期间应密切监测孕妇血糖水平和胎儿情况。通常孕36周前早产婴儿病死率较高，38周后胎儿宫内病死率增高，故主张选择36～38周进行引产或剖宫产。但目前认为应根据胎儿和母亲的具体情况综合考虑，特别是妊娠糖尿病，可争取足月妊娠自然分娩。产后注意对新生儿低血糖症的预防和处理。

十、预防

对T2DM的预防，关键在于筛查出糖耐量减低（IGT）人群，在IGT阶段进行干预，有可能使其保持在IGT或转变为正常糖耐量状态。近年来，陆续进行了一些大规模IGT临床干预试验，提示通过生活方式或药物干预有可能减少或延缓糖尿病的发生，但长期益处与安全性尚待进一步观察。

第二节 肥胖症

肥胖症指体内脂肪堆积过多和（或）分布异常、体重增加，是包括遗传和环境因素在内的多种因素相互作用所引起的慢性代谢性疾病。作为代谢综合征的主要组分之一，与多种疾病如2型糖尿病、血脂异常、高血压、冠心病、卒中和某些癌症密切相关。肥胖症及其相关疾病可损害患者身心健康，使生活质量下降，预期寿命缩短。

一、病因和发病机制

机体对体重总是维持相对稳定，短期内体重增加或减少，机体总是试图恢复到认定的水平，以保持平衡状态。当机体认为体重达不到相应水平，则通过增加能量摄入，减少能量消耗而达到"目的"。

肥胖症是一组异质性疾病，病因未明，被认为是包括遗传和环境因素在内的多种因素相互作用的结果。脂肪的积聚总是由于摄入的能量超过消耗的能量，即无论多食或消耗减少，或两者兼有，均可引起肥胖。

肥胖症有家族聚集倾向，但遗传基础未明，也不能排除共同饮食、活动习惯的影响。某些人类肥胖症以遗传因素在发病上占主要地位，如一些经典的遗传综合征，Laurence-Moon-Biedl综合征和Prader-Willi综合征等，均有肥胖。近年来又发现了数种单基因突变引起的人类肥胖症，分别是瘦素基因（OB）、瘦素受体基因、阿片-促黑素细胞皮质素原（POMC）基因、激素原转换酶-1（PC-1）基因、黑皮素受体4（MC4R）基因和过氧化物酶体增生物激活受体R（PPAR-R）基因突变肥胖症。但上述类型肥胖症极为罕见，绝大多数人类肥胖症是复杂的多基因系统与环境因素综合作用的结果。

环境因素中主要是饮食和体力活动。生活方式、体育运动少、体力活动不足使能量消耗减少；饮食习惯不良，如进食多、喜甜食或油腻食物使摄入能量增多。饮食构成也有一定影响，在超生理所需热量的等热卡食物中，脂肪比糖类更易引起脂肪积聚。文化因素则通过饮食习惯和生活方式而影响肥胖症的发生。此外，胎儿期母体营养不良、蛋白质缺乏，或出生时低体重婴儿，在成年期饮食结构发生变化时，也易发生肥胖症。

二、病理生理

（一）脂肪细胞和脂肪组织

脂肪细胞是一种高度分化的细胞，可贮存和释放能量，而且是一个内分泌器官，能分泌数十种脂肪细胞因子、激素或其他调节物，包括肿瘤坏死因子-α（TNF-α）、血浆纤维蛋白溶酶原激活物抑制因子-1（PAI-1）、血管紧张素原、瘦素、抵抗素、脂联素和游离脂肪酸（FFA）等，影响局部或远处组织器官，在机体代谢及内环境稳定中发挥重要作用。脂肪组织体积的增大可由于脂肪细胞数量增多（增生型）、体积增大（肥大型）或兼而有之（增生肥大型）。

（二）脂肪的分布

脂肪分布有性别差异。男性型脂肪主要分布在内脏和上腹部皮下，称为“腹型”或“中心性”肥胖。女性型脂肪主要分布于下腹部、臀部和股部皮下，称为“外周性”肥胖。中心性肥胖者发生代谢综合征的危险性较大，而外周性肥胖者减肥更为困难。

（三）体重“标准”上调

长期高热量、高脂肪饮食，体重增加后，体重“标准”定义在新的水平，即使恢复正常饮食，也不能恢复到原先的体重。因此，持续维持高体重可引起适应，体重“标准”上调。可逆性（轻度和短期）体重增加是现有细胞体积增加的结果，当引起脂肪增加的情况去除后，脂肪细胞减小体积而体重恢复原有水平。不可逆性（重度和持续）体重增加可能伴有脂肪细胞数目增加，因而变化将是恒定的。

三、临床表现

肥胖症可见于任何年龄，女性较多见。多有进食过多和（或）运动不足病史。常有肥胖家族史。轻度肥胖症多无症状。中重度肥胖症可引起气急、关节痛、肌肉酸痛、体力活动减少，以及焦虑、忧郁等。临床上肥胖症、血脂异常、脂肪肝、高血压、冠心病、糖耐量异常或糖尿病等疾病常同时发生，并伴有高胰岛素血症，即代谢综合征。肥胖症还可伴随或并发睡眠中阻塞性呼吸暂停、胆囊疾病、高尿酸血症和痛风、骨关节病、静脉血栓、生育功能受损，以及某些癌肿（女性乳腺癌、子宫内膜癌，男性前列腺癌、结肠和直肠癌等）发病率增高等，且麻醉或手术并发症增高。肥胖可能参与上述疾病的发病，至少是其诱因和危险因素，或与上述疾病有共同发病基础。肥胖症及其一系列慢性伴随病、并发症严重影响患者健康、正常生活及工作能力和寿命。严重肥胖症患者精神方面付出很大代价，自我感觉不良及社会关系不佳，受教育及就业困难。

四、辅助检查

肥胖症的评估包括测量身体肥胖程度、体脂总量和脂肪分布，其中后者对预测心血管疾病危险性更为准确。常用测量方法：

（一）体重指数（BMI）

测量身体肥胖程度，BMI（kg/m^2）=体重（kg）/[身高（m）]^2。BMI是诊断肥胖症最重要的指标。

（二）理想体重（IBW）

可测量身体肥胖程度，但主要用于计算饮食中热量和各种营养素供应量。IBW（kg）=身高（cm）−105或IBW（kg）=[身高（cm）−100]×0.9（男性）或0.85（女性）。

（三）腰围或腰/臀比（WHR）

反映脂肪分布。受试者站立位，双足分开25～30 cm，使体重均匀分配。腰围测量髂嵴和肋下缘连线的中点水平，臀围测臀部最大周径，目前认为测定腰围更为简单可靠，是诊断腹部脂肪积聚最重要的临床指标。

（四）CT或MRI

计算皮下脂肪厚度或内脏脂肪量，是评估体内脂肪分布最准确的方法，但不作为常规检查。

（五）其他

身体密度测量法、生物电阻抗测定法、双能X线（DEXA）吸收法测定体脂总量等。

五、诊断和鉴别诊断

（一）肥胖症的诊断标准

目前国内外尚无统一诊断标准。2003年《中国成人超重和肥胖症预防控制指南（试用）》以：BMI值≥24为超重，≥28为肥胖；男性腰围≥85 cm和女性腰围≥80 cm为腹型肥胖。2004年中华医学会糖尿病学分会建议代谢综合征中肥胖的标准定义为BMI≥25。应注意肥胖症并非单纯体重增加，若体重增加是肌肉发达，则不应认为肥胖；反之，某些个体虽然体重在正常范围，但存在高胰岛素血症和胰岛素抵抗，有易患2型糖尿病、血脂异常和冠心病的倾向，因此应全面衡量。用CT或MRI扫描腹部第4～5腰椎间水平面计算内脏脂肪面积时，以腹内脂肪面积≥100 cm^2作为判断腹内脂肪增多的切点。2013年《中国2型糖尿病防治指南》认为将男性腰围≥90 cm和女性腰围≥85 cm作为中国人腹型肥胖的诊断切点较为合理。同期利用磁共振成像技术精确评价腹内脂肪积聚，确定中国人腹内脂肪面积＞80 cm^2作为腹型肥胖诊断的精确标准。

（二）鉴别诊断

鉴别诊断主要与继发性肥胖症相鉴别，如库欣综合征、原发性甲状腺功能减退症、下丘脑性肥胖、多囊卵巢综合征等，有原发病的临床表现和实验室检查特点。药物引起的有服用抗精神病药、糖皮质激素等病史。

对肥胖症的并发症及伴随病也须进行相应检查，如糖尿病或糖耐量异常、血脂异常、高血压、冠心病、痛风、胆石症、睡眠中呼吸暂停，以及代谢综合征等应予以诊断，以便给予相应治疗。

六、治疗

治疗的两个主要环节是减少热量摄取及增加热量消耗。强调以行为、饮食、运动为主的综合治疗，必要时辅以药物或手术治疗。继发性肥胖症应针对病因进行治疗。各种并发症及伴随病应给予相应处理。

结合患者实际情况制定合理减肥目标极为重要，体重过分和（或）迅速下降而不能维持往往使患者失去信心。一般认为，肥胖患者体重减轻5%～10%，就能明显改善各种与肥胖相关的心血管病危险因素以及并发症。

（一）行为治疗

通过宣传教育使患者及其家属对肥胖症及其危害性有正确认识，从而配合治疗，采取健康的生活方式，改变饮食和运动习惯，自觉地长期坚持，是治疗肥胖症最重要的步骤。

（二）医学营养治疗

控制总进食量，采用低热卡、低脂肪饮食。对肥胖患者应制订能为之接受、长期坚持下去的个体化饮食方案，使体重逐渐减轻到适当水平，再继续维持。只有当摄入的能量低于生理需要量、达到一定程度负平衡，才能把贮存的脂肪动员出来消耗掉。由于每千克身体脂肪含热量31 050 kJ（7 500 kcal），因而若每天热量负平衡达到2 070 kJ（500 kcal），则每15天可使体重减轻1 kg。热量过低患者难以坚持，而且可引起衰弱、脱发、抑郁甚至心律失常等，有一定危险性。一般所谓低热量饮示指每天62～83 kJ（15～20 kcal）/kg（IBW），极低热量饮示指每天<62 kJ（15 kcal）/kg（IBW）。减重极少需要极低热量饮食，而且极低热量饮食不能超过12周。饮食的合理构成极为重要，需采用混合的平衡饮食，糖类、蛋白质和脂肪提供能量的比例，分别占总热量的60%～65%、15%～20%和25%左右，含有适量优质蛋白质、复杂糖类（如谷类）、足够新鲜蔬菜（400～500 g/d）和水果（100～200 g/d）、适量维生素和微量营养素。避免油煎食品、方便食品、快餐、巧克力和零食等，少吃甜食，少吃盐。适当增加膳食纤维、非吸收食物及无热量液体以满足饱腹感。

（三）体力活动和体育运动

与医学营养治疗相结合，并长期坚持，可预防肥胖或使肥胖患者体重减轻。必须进行教育并给予指导，运动方式和运动量应适合患者具体情况，注意循序渐进，有心血管并发症和肺功能不好的患者必须更为慎重。尽量创造多活动的机会、减少静坐时间，鼓励多步行。

（四）药物治疗

在医学营养和运动治疗的基础上对严重肥胖患者应用药物减轻体重。目前对减重药物治疗的益处和风险的相对关系尚未作出最后评价。减重药物应在医生指导下应用。

1. 适应证

（1）食欲旺盛，餐前饥饿难忍，每餐进食量较多。

（2）合并高血糖、高血压、血脂异常和脂肪肝。

（3）合并负重关节疼痛。

（4）肥胖引起呼吸困难或有睡眠中阻塞性呼吸暂停综合征。

（5）BMI≥24有上述合并症情况，或BMI≥28不论是否有合并症，经过3～6个月单纯控制饮食和增加活动量处理仍不能减重5%，甚至体重仍有上升趋势者，可考虑用药物辅助治疗。

2. 禁忌证

（1）儿童。

（2）孕妇、乳母。

（3）对该类药物有不良反应者。

（4）正在服用其他选择性血清素再摄取抑制剂。

3. 减重药物种类及应用

（1）食欲抑制剂：作用于中枢神经系统，主要通过下丘脑调节摄食的神经递质，如儿茶酚胺、血清素能通路等发挥作用。包括：

1）拟儿茶酚胺类制剂，如苯丁胺等。

2）拟血清素制剂，如氟西汀。

3）利莫那班：选择性大麻受体1（CB_1）阻断药，作用于中枢神经系统抑制食欲，作用于脂肪组织诱导游离脂肪酸氧化，可有效减轻体重，但被认为会导致使用者精神抑郁，甚至加重自杀倾向。

（2）代谢增强剂：β_3-肾上腺素受体激动药可增强生热作用、增加能量消耗，其效应仍在研究和评价之中；甲状腺素和生长激素已不主张应用。

（3）减少肠道脂肪吸收的药物：奥利司他为胃肠道胰脂肪酶、胃脂肪酶抑制剂，减慢胃肠道中食物脂肪水解过程，减少对脂肪的吸收，促进能量负平衡从而达到减重效果。配合平衡的低热量饮食，能使脂肪吸收减少30%，体重降低5%～10%，并能改善血脂谱、减轻胰岛素抵抗等。治疗早期可见轻度消化系统不良反应，如肠胃胀气、大便次数增多和脂肪便等。需关注是否影响脂溶性维生素吸收等。推荐剂量为120 mg，每天3次，餐前服。

（五）外科治疗

可选择使用吸脂术、切脂术和各种减少食物吸收的手术，如空肠回肠分流术、胃气囊术、小胃手术或垂直结扎胃成形术等。手术有一定效果，部分患者获得长期疗效，术前并发症不同程度地得到改善或治愈。但手术可能并发吸收不良、贫血、管道狭窄等，有一定危险性，仅用于重度肥胖、减重失败而又有严重并发症，这些并发症有可能通过体重减轻而改善者。术前要对患者全身情况作出充分估计，特别是糖尿病、高血压和心肺功能等，给予相应监测和处理。

七、预防

鼓励人们采取健康的生活方式，尽可能使体重维持在正常范围内；早期发现有肥胖趋势的个体，并对个别高危个体具体进行指导。预防肥胖应从儿童时期开始，尤其是加强对学生的健康教育。

第三节　代谢综合征

代谢综合征（MS）是指人体的蛋白质、脂肪、糖类等物质代谢发生紊乱，一系列心血管疾病危险因子聚集的临床综合征，MS的中心环节是肥胖和胰岛素抵抗，其主要组分为肥胖症尤其是中心性肥胖、2型糖尿病（T2DM）或糖调节受损、血脂异常以及高血压，但它所涉及的疾病状态尚包括非乙醇性脂肪肝病、高尿酸血症、微量清蛋白尿、血管内皮功能异常、低度炎症反应、血液凝固及纤维蛋白溶解系统活性异常、神经内分泌异常及多囊卵巢综合征等，而且还可能不断有新的疾病状态加入。随着生活水平提高和生活方式的改变，我国MS的发病率也明显升高，迫切需要关注疾病的预防、早期诊断和干预，减少伴随多种代谢紊乱而增加的心血管疾病危险因素，有效改善公共卫生状况。

一、病因和发病机制

代谢综合征的基本病因和发病机制尚未完全阐明，但其发生肯定是遗传与环境因素相互作用的结果。目前一般认为，胰岛素抵抗是中心环节，而肥胖，特别是中心性肥胖，与胰岛素抵抗的发生密切相关。一方面胰岛素抵抗和高胰岛素血症与MS多种疾病的发生机制有关；另一方面胰岛素抵抗的发生机制又与肥胖及MS的病理变化有关，互为因果，其间关系错综复杂。

胰岛素抵抗指胰岛素作用的靶器官（主要是肝脏、肌肉和脂肪组织，近年来认为也包括血管内皮细胞和动脉平滑肌细胞等）对外源性或内源性胰岛素作用的敏感性降低。在疾病的早、中期，机体为了克服胰岛素抵抗，往往代偿性分泌过多胰岛素，引起高胰岛素血症，故高胰岛素血症是胰岛素抵抗的重要标志。胰岛素抵抗的主要原因是脂肪代谢异常，即脂肪异常分布、过度堆积。肥胖引起胰岛素抵抗的机制与脂肪细胞来源的激素/细胞因子，如游离脂肪酸（FFA）、肿瘤坏死因子-α（TNF-α）、瘦素、抵抗素、纤溶酶原激活物抑制因子1（PAI-1）等增多以及脂联素不足有关，这些脂肪细胞因子的分泌变化不但影响以脂肪形式进行的能量贮存及释放，尚涉及组织对胰岛素的敏感性、低度炎症反应及血液凝溶异常。至于中心性肥胖更倾向于导致胰岛素抵抗，是因为内脏脂肪代谢活跃、转换率高，内脏脂肪对胰岛素抑制脂肪分解的作用相对抵抗，而其β_3-肾上腺素能受体与儿茶酚胺的亲和力高、对脂解作用敏感，因而内脏脂肪在基础状态和肾上腺素能激发后有更高的脂肪分解率，所释放的游离脂肪酸大量直接进入门静脉循环，到达肝脏和其他外周组织（如骨骼肌），使这些非脂肪组织出现三酰甘油沉积、代谢变化及胰岛素敏感性降低。

胰岛素抵抗通过各种直接或间接的机制与MS其他疾病的发生发展密切相关，以下仅做简单说明。

（一）T2DM

在存在胰岛素抵抗的情况下，如果胰岛β_3-细胞功能正常，可通过代偿性分泌胰岛素增多维持血糖正常；当β_3-细胞出现功能缺陷、对胰岛素抵抗无法进行代偿时，则发生T2DM。胰岛素抵抗和胰岛素分泌缺陷两者均为影响T2DM发生和发展的重要因素。

（二）高血压

高胰岛素血症刺激交感神经系统、增加心排血量、使血管收缩及平滑肌增生，血管内皮细胞分泌一氧化氮（NO）减少、血管收缩，肾脏重吸收钠增加。

（三）脂蛋白代谢异常

胰岛素抵抗状态下，胰岛素抑制游离脂肪酸（FFA）释放的作用减弱，导致FFA增多及VLDL合成增加；脂蛋白酯酶（LPL）活性降低使乳糜微粒（CM）、极低密度脂蛋白（VLDL）分解减少。因而CM、VLDL增加，富含三酰甘油（TG）的脂蛋白（TRL）增加，在胆固醇酯转移蛋白（CETP）和肝脂酶（HL）作用下小而密的低密度脂蛋白（sLDL）增加。此外，TRL增加也使高密度脂蛋白（HDL）（特别是HDL-2）减少。TG增加、SLDL增加和HDL-2降低为MS血脂异常的三大特征。

（四）血管内皮细胞功能异常

胰岛素抵抗状态下，血糖增高、sLDL及脂肪细胞来源的细胞因子增多等可损伤血管内皮细胞功能，内皮细胞释放的NO减少、血管舒张功能降低及血管保护作用减弱，并出现微量清蛋白尿及vonWillebrand因子（vWF）增加。

（五）血液凝溶异常

纤维蛋白原、vWF和PAI-1增加及抗血小板聚集作用降低共同导致高凝状态。

（六）慢性、低度炎症状态

肥胖和有关的代谢病理变化伴有慢性、低度炎症反应，其特征是产生异常的细胞因子、急性期反应产物增加及激活炎症信号通路，不但可导致胰岛素抵抗，还直接参与动脉粥样硬化发生的全过程。

以上代谢综合征中每一种疾病状态都是动脉粥样硬化的危险因素，每一单个组分都增加心血管病相关死亡的风险，如果已经构成MS，这些风险将进一步增加。当MS已经形成，其组分数越多，心血管病病死率就越高。

尽管MS中每一种疾病可能有多种发生途径，但各个危险因素的发生及发展过程密切相关、相互影响并可能存在共同的病理生理基础。但胰岛素抵抗可能并非MS疾病集结状态的唯一机制。目前发现具有MS的人群并不一定都有胰岛素抵抗，而有胰岛素抵抗的人群也不一定都具有MS。提示这种心血管病多种代谢危险因素集结在个体的现象可能具有更为复杂或多元的病理基础。

二、临床表现

MS的临床表现即它所包含的各个疾病及其并发症、伴发病的临床表现，这些疾病可同时或先后出现在同一患者。各疾病的临床表现，如肥胖症、血脂异常、糖尿病、高血压、冠心病和脑卒中等，详见相应章节。

三、诊断

中华医学会糖尿病学分会（CDS，2004）建议MS的诊断标准：具备以下四项组成成分中的三项或全部者。

（一）超重或肥胖

BMI≥25.0（kg/m^2）。

（二）高血糖

空腹血糖≥6.1 mmol/L（110 mg/dL）及（或）2hPG≥7.8 mmol/L（140 mg/dL）及（或）已确诊为糖尿病并治疗者。

（三）高血压

收缩压/舒张压≥140/90 mmHg及（或）已确认为高血压并治疗者。

（四）血脂紊乱

空腹血三酰甘油（TG）≥1.7 mmol/L（150 mg/dL）及（或）空腹血高密度脂蛋白胆固醇（HDL-C）<0.9 mmol/L（35 mg/dL）（男）或<1.0 mmol/L（39 mg/dL）（女）。

国际糖尿病联盟（IDF，2005）提出了关于MS定义的全球共识，其中供临床使用的诊断MS的具体指标范围与上列（CDS，2004）建议中的标准有所差别，这与其调查研究的对象是以欧美人群为主有关。

近年来，对MS的病因、发病机制、组成成分、流行趋势和结局等各方面的研究取得了相当进展，因而对MS的定义也不断进行了修订。2007年《中国成人血脂异常防治指南》中根据我国近年来的调查研究和资料分析，在2004 CDs建议基础上，对MS的组分量化指标进行修订如下：

1. 腹部肥胖：腰围男性>90 cm，女性>85 cm。

2. 血TG≥1.7 mmol/L（150 mg/dL）。

3. 血HDL-C<1.04 mmol/L（40 mg/dL）。

4. 血压≥130/85 mmHg。

5. 空腹血糖≥6.1 mmol/L（110 mg/dL）或糖负荷后2小时血糖≥7.8 mmol/L（140 mg/dL）或有糖尿病史。具有上述3项以上者可诊断为MS。

四、防治原则

防治MS的主要目标是预防临床心血管病和T2DM，对已有心血管病者则是预防心血管事件再发、降低病残及病死率。防治MS应采取综合措施，以改善胰岛素敏感性为基础，针对MS的各个组分分别进行治疗，注意减轻体重及全面防治心血管病多重代谢危险因素。

首先应倡导健康的生活方式，合理饮食、增加体力活动和体育运动、减轻体重及戒烟是防治MS的基础。噻唑烷二酮类药物（罗格列酮、吡格列酮等）及二甲双胍可改善胰岛素敏感性，还可通过改善血糖、血脂、血液凝溶、血管内皮细胞功能、减轻炎症反应等发挥抗动脉粥样硬化作用，这些具有潜在的器官保护意义，但对MS的治疗意义尚有待进一步临床观察和积累循证医学证据。肥胖症与胰岛素抵抗的发生密切相关，配合运动和平衡的低热量饮食，必要时应用减重药物如奥利司他、西布曲明使体重减轻5%～10%，可使胰岛素敏感性明显增加，并能改善血脂谱，降低相关心血管疾病危险因素的影响。糖尿病、血脂异常、高血压等需选用相应药物，控制血糖还可通过减少葡萄糖毒性作用而降低胰岛素抵抗中的继发性因素，某些调脂药物（如苯氧芳酸类）降低TG、FFA，则可能通过减少脂毒性而改善胰岛素敏感性，合理选用降压药物使控制血压的同时能保护器官功能也非常重要。目前，仍提倡应用阿司匹林减低促血凝状态。以上提示综合治疗、联合用药的重要性。肥胖症、糖耐量减低和糖尿病、血脂异常、高血压等务必控制达标，可参考相应章节。此外，还需根据不同年龄、性别、家族史等制订群体及个体化的防治方案。

第四节　痛　风

痛风是嘌呤代谢障碍所致的一组异质性慢性代谢性疾病，其临床特点为高尿酸血症，反复发作的痛风性急性关节炎、间质性肾炎和痛风石形成。严重者出现关节畸形及功能障碍，常伴尿酸性尿路结石。本病常伴有肥胖、2型糖尿病、血脂异症、高血压、动脉硬化和冠心病等。

本病可分为原发性和继发性两类，其中原发性痛风占绝大多数。

一、病因与发病机制

（一）原发性高尿酸血症和痛风

由先天性嘌呤代谢障碍引起，其发病机制有以下两个方面。

（1）多基因遗传缺陷引起肾小管的尿酸分泌功能障碍，尿酸排泄减少，导致高尿酸血症。

（2）嘌呤代谢酶缺陷，如磷酸核糖焦磷酸合酶（PRS）活性增加、次黄嘌呤-鸟嘌呤磷酸核糖转移酶（HGPRT）缺陷症、腺嘌呤磷酸核糖转移酶（APRT）缺陷症及黄嘌呤氧化酶活性增加均可致血尿酸增高。前3种酶缺陷属于X性连锁遗传，后者可能为多基因遗传。痛风患者中因尿酸生成增多所致者仅占10%左右，大多数均由尿酸排泄减少引起。

（二）继发性高尿酸血症和痛风

主要病因有：

1．某些遗传性疾病　如Ⅰ型糖原累积病、Lesch-Nyhan综合征。

2．某些血液病　如白血病、多发性骨髓瘤、淋巴瘤及恶性肿瘤化疗或放疗后，因尿酸生成过多致高尿酸血症。

3．慢性肾病　因肾小管分泌尿酸减少而使尿酸增高。

4. 药物　如依他尼酸、呋塞米、吡嗪酰胺、阿司匹林等均能抑制尿酸排泄而导致高尿酸血症。

二、临床表现

（一）原发性痛风

原发性痛风多见于中、老年男性，女性多于绝经期后发病，常有家族遗传史。此外，痛风与胰岛素抵抗有关，较多患者伴有肥胖、2型糖尿病、高脂血症、高血压、动脉硬化和冠心病等（代谢综合征）。痛风的临床自然病程可分为四个阶段：无症状期、急性关节炎期、间歇期和慢性关节炎期。临床上，一般仅在发生关节炎时才称为痛风。

1. 无症状期　仅有血尿酸持续性或波动性增高。从血尿酸增高至症状出现可长达数年至数十年。仅有血尿酸增高而不出现症状者，称为无症状性高尿酸血症。

2. 急性关节炎期　急性关节炎是原发性痛风的最常见首发症状。初发时往往为单一关节受累，继累及多个关节。以拇指的跖趾关节为好发部位，其次为足底、踝、足跟、膝、腕、指和肘。第1次发作通常在夜间，数小时内出现红肿、热及明显压痛，关节迅速肿胀，伴发热、白细胞增多与血沉增快等全身症状。疼痛较剧烈，压痛明显，患者常在夜间痛醒而难以忍受。受寒、劳累、酗酒、食物过敏、进食富含嘌呤食物、感染、创伤和手术等为常见诱因。

3. 间歇期　多数数月发作1次，有些患者终身只发作1次或相隔多年后再发。通常病程越长，发作越多，病情也越重。

4. 慢性关节炎期　多见于未经治疗或治疗不规则的患者。其病理基础是痛风石在骨关节周围组织引起的炎症性损伤（慢性痛风性关节炎）。此期发作较频繁，间歇期缩短，疼痛日渐加剧。尿酸盐沉积在软骨、滑膜、肌腱和软组织中形成的痛风石为本期的特征性表现，以耳郭及跖趾、指间、掌指、肘等关节较常见，也可见于尺骨鹰嘴滑车和跟腱内。痛风石形成过多和关节功能毁损造成手、足畸形。痛风石溃破，可检出含白色粉末状的尿酸盐结晶。

5. 肾脏病变　病程较长的痛风患者约1/3有肾脏损害，表现为以下三种形式。

（1）痛风性肾病：为尿酸盐在肾间质组织沉积所致。早期可仅有间歇性蛋白尿和镜下血尿，随着病程进展，蛋白尿逐渐转为持续性，肾脏浓缩功能受损，出现夜尿增多、等渗尿等。晚期发展为慢性肾衰竭。部分患者以痛风性肾病为最先的临床表现，而关节症状不明显，易与肾小球肾炎和原发性高血压性肾损害相混淆。

（2）尿酸性肾石病：以尿酸性肾结石为首发表现。细小泥沙样结石可随尿液排出，较大结石常引起肾绞痛、血尿及尿路感染。

（3）急性肾衰竭：由于大量尿酸盐结晶堵塞肾小管、肾盂甚至输尿管所致。患者突然出现少尿甚至无尿，如不及时处理可迅速发展为急性肾衰竭。

（二）继发性痛风

继发性痛风的临床表现常较原发性患者严重，肾石病多见，但关节症状多不典型，病程不长，常被其原发病的症状所掩盖而不易发觉，须引起注意。

三、辅助检查

（一）血尿酸测定

血清标本，尿酸酶法：正常男性为150～380 μmol/L（2.5～6.4 mg/dL），女性为100～300 μmol/L（1.6～5.0 mg/dL），更年期后接近男性。血尿酸存在较大波动，应反复监测。

（二）尿尿酸测定

限制嘌呤饮食5天后，每日尿酸排出量超过3.57 mmol（600 mg），可认为尿酸生成增多。

（三）滑囊液或痛风石内容物检查

偏振光显微镜下可见针形尿酸盐结晶。

（四）影像学检查

1. X线检查　急性关节炎期可见非特征性软组织肿胀；慢性期或反复发作后可见软骨缘破坏，关节面不规则，特征性改变为穿凿样、虫蚀样圆形或弧形的骨质透亮缺损。

2. CT扫描　受累部位可见不均匀的斑点状高密度痛风石影像。

3. MRI　T_1和T_2加权图像呈斑点状低信号。

四、诊断与鉴别诊断

（一）诊断

男性和绝经后女性血尿酸>420 μmol/L（7.0 mg/dL）、绝经前女性>350 μmol/L（5.8 mg/dL）可诊断为高尿酸血症。中老年男性如出现特征性关节炎表现、尿路结石或肾绞痛发作，伴有高尿酸血症应考虑痛风。关节液穿刺或痛风石活检证实为尿酸盐结晶可做出诊断。X线检查、CT或MRI扫描对明确诊断具有一定的价值。急性关节炎期诊断有困难者，秋水仙碱试验性治疗有诊断意义。

（二）鉴别诊断

本病急性关节炎期需与风湿性关节炎、类风湿关节炎急性期、化脓性关节炎、创伤性关节炎等鉴别。慢性关节炎期需与类风湿性关节炎及假性痛风等鉴别。

五、治疗

原发性痛风目前尚无根治方法，但控制高尿酸血症可使病情逆转。

（一）一般防治

蛋白质摄入量限制在1 g/（kg·d）左右，并忌进高嘌呤食物（心、肝、肾、沙丁鱼等），戒酒，避免诱发因素。鼓励多饮水，使每日尿量在2000 mL以上。当尿H^+浓度在1000 nmol/L（pH6.0以下）时，需碱化尿液。如口服碳酸氢钠1～2 g，每日3次，使尿H^+浓度维持在630.9～316.3 nmol/L（pH6.2～6.5）。晨尿酸性时，晚上加服乙酰唑胺250 mg，以增加尿酸溶解度，避免结石形成。不宜使用抑制尿酸排泄的药物。

（二）急性关节炎期的治疗

1．秋水仙碱　为治疗痛风急性发作的特效药。一般于服药后6～12小时症状减轻，24～48小时内得到缓解。

（1）用法和用量：常规剂量为每小时0.5 mg或每2小时1 mg口服，直至症状缓解或出现腹泻等胃肠道不良反应，或虽用至最大剂量（6 mg）而病情无改善时停用。静脉注射秋水仙碱能迅速获得疗效，且其在白细胞的浓度较高，并保持24小时恒定。1次静脉注射秋水仙碱后，经10天仍能检出。剂量为2 mg，以生理盐水10 mL稀释，注射时间不少于5分钟，如病情需要，每隔6小时后可再给予1 mg（以相当于5～10倍容积生理盐水稀释），总剂量不超过4 mg。

（2）不良反应与注意：静脉注射药液漏出血管外，可引起组织坏死，须予预防。秋水仙碱可导致骨髓抑制、肝细胞损害、脱发、精神抑郁、肌麻痹、呼吸抑制等，在有骨髓抑制及肝肾损害的患者中更易出现。必须应用者需减量，并密切观察病情变化。血白细胞减少者禁用。

2．非甾体抗炎药　包括吲哚美辛、萘普生、布洛芬、保泰松和羟布宗等，吲哚美辛的开始剂量为50 mg，每6小时1次，症状缓解后按此剂量继用24～72小时，以后逐渐减量至每次25 mg，每日2～3次；也可选用选择性环氧化酶抑制剂，如尼美舒利等。

3．糖皮质激素　能迅速缓解急性发作，但停药后易复发，因此只在秋水仙碱、非甾体抗炎药治疗无效或者禁忌时采用。泼尼松起始剂量为0.5～1 mg/（kg・d），3～7天后迅速减量或停用，疗程不超过2周。可同时口服秋水仙碱1～2 mg/d。

4．其他　关节疼痛剧烈者可口服可待因30～60 mg，或肌内注射派替啶50～100 mg。降低血尿酸的药物在用药早期可使进入血液中的尿酸增多，有诱发急性关节炎的可能，故在痛风的急性期不宜使用。

（三）间歇期和慢性关节炎期处理

虽经上述治疗，关节炎不易控制、症状仍反复发作者，可用小剂量秋水仙碱维持治疗，每日0.5～1 mg。

1．抑制尿酸合成药物　别嘌醇通过抑制黄嘌呤氧化酶使尿酸生成减少，与促进尿酸排泄药物合用可使血尿酸迅速下降，并动员沉积在组织中的尿酸盐，使痛风石溶解。常用剂量为100 mg，每日2～4次（最大剂量600 mg/d）。待血尿酸降至0.36 mmol/L或以下时，逐渐减量。

2．促进尿酸排泄药物

（1）常用药物

1）苯溴马隆：25～100 mg/d，该药的不良反应轻，一般不影响肝肾功能；少数有胃肠道反应，过敏性皮炎、发热少见。

2）丙磺舒：初始剂量为0.25 g，每日2次；两周后可逐渐增加剂量，最大剂量不超过2 g/d。

3）磺吡酮：成人口服每次50～100 mg，每日2次，剂量可递增至每日400～600 mg，时间可用至1周。维持量：每次100 mg，每日2次。

（2）注意事项：促尿酸排泄药物主要通过抑制肾小管对尿酸的重吸收，增加尿液尿酸排泄而降低血尿酸水平。适用于肾功能正常，每日尿液尿酸排泄不多的患者。用药剂量宜小，服药期间应每日口服碳酸氢钠3～6 g，以碱化尿液；并注意多饮水，保持每日尿量在2 000 mL以上；不宜与水杨酸、噻嗪类利尿剂、呋塞米、依他尼酸等抑制尿酸排泄的药物同用。对于24小时尿酸排泄＞3.57 mmol（600 mg）或已有尿酸性结石形成者，有可能造成尿路阻塞或促进尿酸性结石的形成，故不宜使用。

（四）继发性痛风的治疗

该治疗主要是针对原发病的病因，降低血尿酸的药物首选别嘌醇。促进尿酸排泄的药物因有可能加重肾脏负担，一般较少使用。

六、预后

无肾功能损害及关节畸形者，经有效治疗可维持正常的生活和工作。原发性痛风的预后是良好的，大约15%的患者死于肾衰竭。

第九章　女性内分泌疾病

第一节　性早熟

性早熟是指性成熟的开始年龄显著提前。其确切定义为任何一个性征出现的年龄较正常人群相应性征出现的平均年龄提前2.5个标准差以上，即为性早熟。临床上将女孩8岁以前出现第二性征（乳房发育）或10岁以前月经来潮诊断为性早熟。

一、分类及病因

性早熟分为促性腺激素释放激素依赖性性早熟和非促性腺激素释放激素依赖性性早熟两大类。前者是由下丘脑-垂体-性腺轴功能提前激活所致，故也称为中枢性性早熟或真性性早熟；而后者为不依赖生殖轴而发生的性早熟，也称为外周性性早熟或假性性早熟。此外，还有一类性早熟为部分性性早熟，又称不完全性性早熟，也称为青春期变异形式，其病因尚不清楚。

（一）真性性早熟（中枢性性早熟）

此类是青春期发育的真正提前，下丘脑-垂体-性腺轴功能提早激活。GnRH的脉冲分泌提前出现，LH对GnRH的反应及其脉冲分泌形式已达青春期水平。真性性早熟的发生可以是特发性的，亦可以是器质性病理原因引起的。

1．特发性性早熟（ICPP）　又称体质性性早熟，是指对性早熟患儿全面检查未能发现任何导致青春期发育提前的器质性病因。

2．中枢神经系统疾病所引起的中枢性性早熟

（1）下丘脑部位的肿瘤：常见于6岁以下的患儿。如间脑错构瘤、神经胶

质病、颅咽管瘤等。这些肿瘤可能破坏了抑制GnRH分泌的神经通道，使GnRH分泌增加；此外，这些肿瘤本身也有释放GnRH的分泌细胞。性早熟可能是这些肿瘤患儿的首发症状，之后再出现相应的脑瘤症状。

（2）脑部的其他病变：脑炎、头部损伤或先天性脑发育不全、小脑畸形、脑积水等，均可破坏下丘脑与垂体间通道或下丘脑，导致其失去更高中枢的控制而活性增加，从而诱发性早熟。

（二）假性性早熟（外周性性早熟）

促使性征提前发育的雌激素并非由于下丘脑–垂体–性腺轴的活动而产生，常见的原因有：

1．卵巢滤泡囊肿　青春期前的女孩，卵巢内可有一些自发发育的滤泡囊肿，这些滤泡长大并能分泌一定量的雌激素，导致女性性征发育。这些滤泡时有时无，直径<5 mm。但这种变化多不是持久性的，故引起的性早熟也是一过性的。

2．颗粒–卵泡膜细胞瘤　是一种来自卵巢的能分泌雌激素的肿瘤，由于肿瘤分泌雌激素，血中激素浓度明显增加，致使乳房发育甚至阴道流血。青少年颗粒细胞瘤预后较成人好，仅不到5%为双侧肿瘤或恶性肿瘤。

3．原发性绒毛膜上皮癌　可分泌大量绒毛膜促性腺素（HCG），该激素有类似LH的效应，能刺激卵泡发育并分泌雌激素。

4．外源性雌激素　儿童误服含雌激素的药品、营养品或接触含雌激素的化妆品；妊娠妇女继续哺乳，母乳中过多的雌激素可能导致小儿发生性早熟。

5．原发性甲状腺功能减退　部分患儿亦可发生性早熟，其原因可能与促甲状腺激素和促性腺激素之间有交叉反馈作用有关，当血中甲状腺激素过少时，垂体的促甲状腺激素和促性腺激素分泌增加；或是由于甲状腺功能减退使神经系统功能发生障碍，下丘脑控制促性腺激素分泌功能受损，抑制被解除，故促性腺激素分泌增加而导致性早熟。

6．McCune–Albright综合征（MAS）　是一种少见的散发性先天性疾病，临床表现有以下典型三联症。

（1）躯干可见边缘不规则、边界清楚的皮肤咖啡色斑，常在出生时即可发现。

（2）多发性骨纤维异常增殖，多累及颅面骨、股骨近端和骨盆，不对称分布。表现为局部疼痛和骨骼囊性变，易发生病理性骨折，或因隆起造成局部压迫的神经症状，如失明、失聪、内分泌功能障碍。

（3）一个或多个内分泌腺体增生或腺瘤引起的自主性功能亢进。常见的是卵巢自主性的功能性滤泡囊肿，导致假性性早熟。血雌激素水平增高而促性腺激素水平低下、无排卵。其次还可有甲状腺及肾上腺功能亢进及腺体增生。

（三）部分性性早熟（不完全性性早熟）

（1）单纯乳房过早发育、单纯阴毛过早发育而不伴有其他性早熟现象。

（2）孤立性月经过早出现：原因尚不清楚，表现为1～9岁之间的一段时间内周期性阴道出血，可自行消失，无其他性早熟表现。激素分泌亦为青春期前水平，达青春期年龄后开始正常的青春发育。此种性征应注意与女孩的生殖道肿瘤、炎症、损伤及阴道异物相鉴别。

二、诊断要点

（一）病史

性早熟患者需详细询问以下情况：

（1）了解性征出现的年龄、进展速度、有无阴道分泌物及流血、身高增长速度等。

（2）出生情况，有无产伤及窒息。

（3）幼年有无发热、抽搐及癫痫病史。

（4）有无头部外伤史及手术史。

（5）发病前后有无重大疾患。

（6）了解服药及服用营养品情况。

（7）有无类似家族史。

（二）体格检查

1．一般情况　注意营养、健康状况、智力及反应等。

2．身高及体重　身高及体重对性早熟的诊断有重要价值。

（1）真性性早熟女孩其生长高峰提前，身高体重常超出同龄儿童2.5个标准差以上。

（2）而假性性早熟儿童因并非发育真正提前，其身高体重基本与年龄相等。

3. 第二性征发育情况

（1）真性性早熟乳房发育较成熟，内外生殖器发育并有黏液分泌，还可有月经。

（2）单纯乳房提早发育者乳房体积较小、乳头、乳晕发育不明显，内外生殖器发育不明显，外生殖器亦有着色，小阴唇色深，阴道口有分泌物，部分患儿有阴道出血。

4. 盆腔检查　除了了解子宫发育情况以外，重点应排除卵巢肿瘤、阴道异物、炎症的可能。

（三）影像学检查

盆腔及肾上腺B超可初步判断是否有肿瘤或滤泡囊肿存在，还可通过测量子宫和卵巢的体积是否比同龄儿童增大，以间接估计体内雌激素的状态。此外，头部鞍区CT或MRI可排除中枢神经系统的肿瘤及其他异常。

（四）骨龄检查

当骨龄比实际年龄提前2岁以上时，很可能就是中枢性性早熟。

（五）内分泌检查

1. 雌激素水平测定　真性性早熟、分泌雌激素肿瘤、外源性假性性早熟雌激素水平明显增高。单纯乳房提前发育雌激素水平不高。

2. FSH、LH水平测定　可鉴别真性和假性性早熟。真性性早熟两者达正常成人水平，而假性性早熟则低。

3. GnRH刺激试验　可检查LH、FSH对GnRH反应的敏感性，若为LH优势反应型则为中枢性性早熟。进行该检查，传统方法需多次取血，儿童不易配合，在临床诊断中很少应用。现有一种简化GnRH刺激试验，即给予GnRH 60 $\mu g/m^2$后在30～60分钟内测定某一时间点单一血样LH水平，即可对中枢性性早熟进行确诊，临床上是一种简便实用的方法。

4. 甲状腺激素和促甲状腺激素的测定　可协助诊断与原发性甲减有关的性早熟。

5．雄激素水平及肾上腺功能检查　有助于诊断肾上腺功能提早出现或有分泌雄激素的卵巢肿瘤或肾上腺肿瘤。

三、治疗要点

（一）治疗目的

（1）查出并治疗器质性病因。

（2）阻止性成熟的进展。

（3）使已发育的第二性征消退。

（4）抑制骨骺的过早闭合，以改善其成年人的身高。

（5）避免或预防因性早熟带来的心理障碍。

（6）防止与性早熟有关的社会问题，如性侵害、少儿妊娠等。

（7）减少与初潮早有关的乳腺癌发病危险。

（二）治疗内容

1．去除病因

（1）如患儿发育是因为接触了含激素的药品或食物，应立即切断这种接触，性征发育会自然消退。

（2）切除分泌性激素的肿瘤，术后性早熟特征会消失。

（3）甲状腺功能减退所致的性早熟应先治疗甲状腺功能减退症。

（4）中枢神经系统肿瘤所致的性早熟，很难通过切除肿瘤来治疗，因为这种肿瘤的位置常致手术困难或不宜手术，但这种肿瘤多为良性，生长缓慢，多不需手术治疗，可通过服药控制。

2．药物治疗　主要用于真性性早熟，其目的是抑制卵巢分泌过多的雌激素，使第二性征发育中止，抑制排卵和行经，延缓骨骺闭合。药物主要有两大类：GnRH激动剂及孕激素。

（1）GnRH激动剂（GnRH-α）　是治疗中枢性性早熟（特别是特发性性早熟）的首选药物。

1）作用机制及特点：本制剂与GnRH的作用类似，开始应用时可激发促性腺素释放，可长期应用，因负调节作用而使垂体处于去敏感状态，抑制LH和FSH的分泌，从而抑制卵巢雌激素的分泌。GnRH-α能有效地抑制LH和E_2水平，治疗GnRH依赖性的性早熟，效果明显，获效快，一般治疗一年可获稳定良好的效果。在用药开始的1～2个月会出现性征的进一步发育，骨生长加速，甚至月经来潮，继而乳房、子宫、卵巢缩小，性征发育及月经得以控制，骨成熟及生长减缓，最终身高取决于开始用药时性征发育的阶段、药物剂量是否足够和停经时的骨龄。

2）常用药物及用法：临床多用缓释剂型，即长效GnRH激动剂，如亮丙瑞林（抑那通）、曲普瑞林（达必佳或达菲林）等，每次1.875～3.75 mg，肌内注射，每4周注射1次，实用方便，且未发现明显不良反应。一般应连续治疗数月至数年，直至接近正常青春发育年龄时为止。

3）注意事项：用药期间必须监测疗效，包括临床性征、生长速度；B超检查子宫、卵巢、卵泡的大小，X线骨龄情况，确认垂体性腺轴是否被抑制的最有效的方法是GnRH刺激实验。

（2）孕激素　是治疗性早熟应用最常用的药物，大剂量的孕激素通过负反馈机制抑制垂体分泌LH和FSH，进而抑制卵巢分泌的雌激素，可使发育的乳房缩小，甚至退化到未发育状态，白带减少或消失，月经停止。但对骨骼的生长无明显抑制作用，往往骨龄继续增加，骨骺提早接合。

尽管如此，也因药源广泛，价格低廉，为临床治疗性早熟最常用的药物，常用药物有：

1）醋酸甲羟孕酮片（MPA）：10～30 mg/d，口服；长效醋酸甲羟孕酮每周或每2周肌注100～200 mg/m^3。

用药期间需根据定期检测的雌激素水平变化和症状抑制情况调至小剂量维持，直至青春期发育年龄，长期用药还应注意监测肝功能。

2）醋酸氯地孕酮片：①具有拮抗促性腺激素分泌和拮抗雄性激素的作用，副作用较羟孕酮少。②常用量为2～4 mg/d，口服。

3）醋酸环丙氯地孕酮片：①具有抗雄激素、抗促性腺素和黄体酮类作用的特性。但可抑制ACTH分泌，使皮质醇降低，用药后出现疲劳、乏力等不良反应。②常用量为每天70～100 mg/m^2，分2次口服。

总之，孕激素治疗对停止月经及第二性征发育有较好的疗效，但对生长速度延缓、骨髓闭合的效果不肯定。而GnRH不仅能降低血中性激素水平，还可降低血中生长激素（GH）和胰岛生长因子-Ⅰ（IGF-Ⅰ）的浓度，减慢生长速度，延缓骨骺闭合，从而改善最终身高。

（3）McCune-Albright综合征的药物治疗　以抑制性甾体合成为原则，可采用药物有酮康唑、达那唑、环丙孕酮和睾酮，国内以前两个制剂为主，最近也有采用雌激素拮抗剂他莫昔芬，严重反复出血者需卵巢切除。

3．心理治疗　性早熟患儿的智力和心理发育并不提前，对过早出现的性成熟现象没有心理和能力上的适应，常感到困惑、害羞或自卑，有的还会发展为心理障碍，家长常常也会为此焦急不安。因此，在对性早熟患儿进行诊断与治疗的同时，应对患儿及其家属进行心理治疗，家长应与医生配合，不要用自己的紧张情绪给孩子造成心理压力，应帮助孩子了解这些表现只是正常生理过程的提前，不会影响将来的健康与生活。同时还应加强对患儿的帮助和管理，如经期的处理、按时服药等，使这些孩子与其他儿童一样有一个轻松、快乐、健康的童年。

第二节　青春期延迟

青春期延迟是指青春期延迟来到，当青春期发育比正常人群性征出现的平均年龄晚2.5个标准差时称青春期延迟，通常指女孩13岁以后仍未出现乳房发育或15岁时仍无月经初潮或乳房发育或13岁后5年内仍无月经初潮。青春期性发育并非生殖系统的独立事件，而是机体的全身性变化，且受全身健康状况的影响，如营养不良，过瘦、过胖等。

一、病因及分类

（一）体质性（特发性）青春期发育延迟

对于特发性青春期发育延迟，是指正常健康女孩13岁后仍未进入青春发育期，经各种检查均未发现病理性原因，性征发育迟缓是由于下丘脑GnRH脉冲分泌功能延迟发动，使下丘脑-垂体-性腺轴功能较晚激活所致。表现为13岁仍无第二性征发育，身材较同龄儿童矮2个标准差，骨龄小于实际年龄，身高及生长进度与骨龄相符，血FSH、LH和E_2浓度及LH对GnRH的反应均为青春期前水平。

（二）低促性腺激素性青春期发育延迟

1. 中枢神经系统疾病　主要是中枢神经系统的肿瘤、感染、损伤或先天性缺陷。

2. 孤立促性腺激素缺乏　此类患者仅促性腺激素缺乏而不伴有生长激素或其他垂体激素的异常，男性比女性多见。因激素水平低下，骨骺闭合减慢，使长骨得以生长。患者常表现为四肢长，指骨骺大，上身与下身的比例减小。Kallmann综合征是一种较常见的孤立性促性腺激素缺乏疾病，该病患者达到青春期年龄而无性征发育，血FSH、LH、E_2均低下，常伴有嗅觉障碍和其他畸形，为一种非均一性遗传性疾病。

3. 特发性垂体功能低下矮小症　通常由于下丘脑释放因子缺乏引起，表现为矮小且性幼稚。

4. 功能性促性腺激素减低　严重的全身及慢性消耗性疾病及营养不良等均可能发生青春期延迟。如慢性病、营养不良、甲状腺功能减退、肾上腺皮质功能亢进（如库欣综合征）、糖尿病、高泌乳素血症、神经性厌食、精神性闭经、运动性闭经等。

（三）高促性腺激素性性腺功能低下

该病的特征为性征不发育，是由于原发性卵巢发育不全或功能障碍所致。如遗传因素所致的Turner综合征及46、XX和46、XY单纯性性腺发育不全、放射治疗、化学治疗及免疫因素等所致的卵巢功能减退等。

二、诊断要点

（一）病史

本症少见，首先应注意遗传因素或下丘脑垂体因素所致，继而注意全身疾患、营养、精神状况、运动体能消耗状况和饮食习惯。

（二）体格检查

身高、体重、体型和特征的分期为首查内容，但面容异常往往提示染色体异常的可能性。

（1）缺乏性毛、面色苍白提示可能是甲状腺功能减退。

（2）全身皮肤有片状棕黄色斑提示神经纤维瘤的存在。

（3）身材矮小可能是生长激素缺乏或染色体异常。

（4）体重过低往往影响青春期的发育，据报道体重低于正常5%～10%时可引起功能性促性腺素缺乏，青春期延迟。

（三）实验室检查

1. 常规检验　血、尿常规、血沉、肝肾功能检测可了解全身情况。

2. FSH、LH、E_2、PRL的测定　是鉴别病因在性腺还是垂体及下丘脑不可缺少的检查。

3. 甲状腺激素测定　了解甲状腺功能。

4. 肾上腺功能　了解肾上腺功能情况。

5. 生长激素　全垂体功能低下时生长激素水平低下，但生长激素稍低于正常水平时，不能排除体质性青春期延迟，因体质性青春期延迟生长激素水平往往低于正常。

6. 影像学检查　包括手腕平片测骨龄、头部CT或MRI、盆腔B超了解子宫及卵巢发育情况等。

三、治疗要点

（一）期待治疗

体质性青春期迟缓，原则上不需特殊处理，经过一段时间后，特别是当骨龄达到相应的年龄后，自然会开始正常的青春期发育过程。

（二）去除病因

对中枢神经系统肿瘤或疾患，需根据情况决定手术或非手术治疗。对功能性促性腺激素减低下者，予以纠正和调整，如营养不良者改善营养状况、神经性厌食者鼓励其进食、体重过低者增加体重等。甲状腺功能减退者应纠正甲减、治疗高泌乳素血症等。

（三）人绝经后促性腺激素（HMG）

用于垂体本身有功能障碍的低促性腺激素所致的性腺功能低下，只能用于有生育要求的患者。

（四）雌激素

对于无生育要求患者可应用雌激素替代治疗，雌激素可促使第二性征发育，与孕激素配合应用可产生子宫周期性出血，但雌激素也能促进骨成熟加速。一般主张从13岁起开始应用，从小剂量开始。常用药物有：

（1）戊酸雌二醇片（补佳乐）0.5 mg/d，口服，以每3个月增加0.5 mg/d的速度逐渐增加至2 mg/d，直到出现生长迹象。有子宫出血者2～3个月后需加用孕激素，防止撤退出血，如黄体酮针20 mg/d，肌内注射，连续3～5天。

（2）结合雌激素片（倍美力）0.3 mg/d，口服。

（3）替勃龙片（利维爱）：每天或隔天1.25 mg，口服，对促进身高有一定的作用。

患儿生长突增后如能出现自然月经，需定期随访；如无月经出现，骨龄像显示骨骺闭合后，需用人工周期维持月经。

长期服药者需定期检查乳腺、肝功能、血脂及盆腔彩超、骨密度测定等。

第三节　卵巢早衰与原发性卵巢功能不全

女性性成熟的标志是拥有规律的月经周期，每次有排卵的月经周期就代表一次卵泡募集、成熟、预备受孕的历程。因此，正常功能的卵巢是人类繁衍生息的基本保证。一般而言，大约在绝经前10年卵巢功能开始衰退，正常女性绝经年龄为（50±4）岁，之后将不再具有生育能力。

卵巢早衰（POF）、原发性卵巢功能不全（POI）或者原发性卵巢功能失调（POD）是指女性在40岁以前出现卵泡衰竭、闭经，血促卵泡生成激素水平升高、雌激素水平降低并达到绝经水平的一种病理状态。POI和POF之间互为补充，前者体现了疾病的多样性本质，而后者体现了疾病的最终结局，同时也包含了外源因素导致的继发卵巢功能不全或衰竭的状况。POF在30～40岁女性中的发病率为1%～2%，在30岁以下女性中的发病率约为0.1%。其发病率还与人种有关，东方人的发病率低，美国黑种人的发病率明显高于白种人。有早绝经家族史的女性POF的发生风险高。

一、病因及发病机制

POF的临床异质性很大，病因也很多，包括基因或染色体异常、自身免疫性、医源性、特发性（无明确原因）等，其中特发性占比例最大，约为65%，其次为自身免疫性原因，占10%～30%。POI可散发，也可呈家族聚集性发病，后者占总发患者数的20%～30%。

自身免疫介导的卵巢衰竭是POF的主要原因之一，患者血清中可以检测到不同的自身抗体，如针对类固醇生成细胞或酶、促性腺激素及其受体，卵母细胞、透明带等的自身抗体，但是这些抗体的特异性及其与疾病发生的关系仍有争议，还不足以作为诊断依据。另外有研究显示，在POF的发病中也有细胞免疫异常的参与。

POF患者可以存在X染色体或常染色体异常，如X染色体缺失（Turner综合征）、增加（唐氏综合征）或异常（脆性X综合征），常染色体中FSH和LH受体基因、LHβ基因、胆固醇侧链裂解酶17（CYP17）基因、细胞色素P_{450}芳香酶基因（CYP19）、与卵母细胞发生相关的基因（NOBOX基因、LHX8基因、MWOS3基因、FIGLa基因）等异常，这些改变通过特异性的作用或非特异性的累积效应导致原始滤泡数量减少，滤泡凋亡、闭锁增加，成熟障碍，直至卵巢功能完全丧失。

医源性POF主要是继发于化疗、盆腔放疗和手术；感染引起的POF多继发于病毒感染，如腮腺炎病毒；另外，癫痫、内分泌疾病、重金属、溶剂、农药、塑料、工业化合物，以及吸烟都与女性卵巢功能相关。

二、临床表现

POF的发病年龄取决于患者卵巢中剩余的有功能滤泡的数量，临床表现也因疾病发展阶段不同而不同，与患者的真实年龄关系不大。月经不规律甚至闭经是患者最主要的表现。继发性闭经中4%～18%的患者为POF，而原发性闭经中10%～28%的患者为POF。若青春期前患者的滤泡就快速减少，则患者会出现原发闭经及性发育障碍。但是，有些青春期患者月经周期表现为不规律（＜21日或＞35日或不规则出血），与正常青春期很难鉴别。POF患者多数有雌激素缺乏的表现，如潮热、夜间盗汗、睡眠紊乱、性交困难等，且由于缺少雌激素的保护，远期发生骨量减少、骨质疏松以及心血管疾病的危险会明显增加。POF也可作为某种基因异常综合征的一个组分，从而表现出该综合征的其他临床特征，如Turner综合征患者会表现为蹼颈、高腭弓、身材矮小，脆性X综合征患者会表现为类似帕金森的症状。

不孕症是POF最直接的后果，但是由于患者的卵巢功能在疾病早期会有波动性，5%～10%的年轻POF患者可以自发妊娠，妊娠结局和患者的发病年龄相关。早期研究显示，11%～24%的继发性闭经患者有排卵，而原发性闭经患者中没有1例排卵。POF患者的流产率约为20%，和正常人接近。

20%的POF患者合并有其他自身免疫性疾病，最常见的是甲状腺疾病，其他还有内分泌自身免疫疾病（肾上腺皮质功能不全、1型糖尿病、甲状旁腺和垂体自身免疫病）以及非内分泌自身免疫病（系统性红斑狼疮、重症肌无力、类风湿等），从而表现为相应的临床综合征。若患者甲状腺肿大，则考虑是否合并甲状腺病；若出现色素沉着或白癜风，则考虑是否合并肾上腺皮质功能不全。POF可以是自身免疫性多内分泌腺体病（APS）Ⅰ型和Ⅲ型的组成部分。

三、诊断及鉴别诊断

患者出现月经不规律至少3个月，血中FSH水平间隔至少1个月重复2次测定均大于40 U/L，同时雌激素水平降低达到绝经水平，即可诊断。如果患者正在口服避孕药，需停药后测定性激素水平。大约50%的患者孕激素试验阳性，不能因此确定患者雌激素水平足够，否则将延误诊断。

POF确诊后还需要通过询问病史（尤其是放化疗、盆腔手术病史、家族史、自身免疫病史）、核型分析、特殊基因（如FMR1）检测、肾上腺抗体等自身抗体检测、盆腔超声检查等进行病因鉴别。发病年龄越小，核型异常的可能性越大，若患者年龄在30岁以下，存在Y染色体，则其发生性腺肿瘤（如性腺母细胞瘤）的可能性较大。基因检测不能预测患者未来妊娠的可能性，但对于其女性后代是否会有生育问题具有重要价值，如FMRⅡ突变的患者其后代容易发生脆性X综合征的风险。卵巢活检是有创检查，是确定自身免疫性卵巢破坏的金标准，但由于没有有效的治疗方法，且通过这个检查也不能预测疾病过程，在临床中不推荐其作为常规检查手段。POF工作组推荐甲状腺自身抗体或肾上腺自身抗体的筛查以发现共存的自身免疫疾病。POF合并肾上腺抗体阳性的患者，常在8～14年后出现肾上腺皮质功能不全。因此，建议对抗体阳性的患者行促肾上腺激素刺激试验以了解肾上腺功能状态，并且每年检测肾上腺功能。抗卵巢抗体在POF患者中的检测结果并不一致，可能与疾病发展阶段、针对抗原不同（类固醇酶及抗体、透明带、卵母细胞等）及方法有关，目前认为这类抗体缺乏特异性，其与卵巢组织改变和疾病的关系需要受到质疑，基于此的免疫抑制治疗可能弊大于利，因此也不推荐检测。盆腔B超检查也不具备预测妊娠结局的价值，但通过无创方法可以看到卵巢体积及活性滤泡数量，对病因诊断及确定哪些患者将来可能需要用到卵母细胞储备或成熟技术有帮助。对于接受化疗、放疗、卵巢手术或者是POF的高危人群的患者，抗苗勒管激素（AMH）可以作为评价其卵巢储备功能的指标，但是抑制素B不是可靠的指标，不推荐该检测。

继发闭经诊断POF时要首先排除妊娠，其次需要排除闭经是全身或腹部疾病的早期表现或是由下丘脑性闭经（过度锻炼、营养不足、精神刺激等）、多囊卵巢综合征、甲状腺疾病、高催乳素血症等引起，因此需要在详细询问病史的同时测定甲状腺激素、催乳素、雄激素等相关指标予以鉴别。

青少年POF的诊断标准缺乏共识，月经不规律与青春期月经较难鉴别，诊断常被延误，如果患者从月经规律转变为不规律，并超过3个连续周期以上需高度怀疑POF，可进一步行相关检查。

四、治疗

POF患者除表现为月经紊乱、不孕外，还会因长期类固醇激素不足引起系列远期并发症，如心血管疾病、脑卒中、骨折和相关癌症风险。同时，这些患者经常合并心理问题，如焦虑、抑郁等，需要同时予以关注。

（一）激素替代

绝经后妇女进行雌孕激素替代治疗可能增加心血管疾病和乳腺癌的风险，因此目前不推荐作为此人群中预防心血管疾病的措施。虽然对于POF患者的激素替代治疗还缺乏随机对照研究的证据，但是多数专家认为，与绝经后妇女不同，前者是激素低于应有的生理水平的病理状态，应该给予雌孕激素替代治疗直至正常绝经年龄（一般为50岁），这不仅有助于缓解雌激素缺乏症状，还可以维持骨密度、健康的性生活及预防心血管疾病。POF患者需要的雌激素剂量比老年女性要高，为了获得更好的性功能，通常还需要经阴道给予雌激素和雄激素治疗。正常女性月经期雌激素水平约为100 pg/mL，每日给予100 μg雌激素即可达到正常女性的雌激素水平，并可以有效纠正雌激素缺乏的症状。子宫完好的患者，每个月联合孕激素间断（10～14天）或持续治疗可以防止子宫内膜增生及癌变，间断用药可以保证每个月有月经来潮，有利于年轻女性的心理健康，持续用药避免了撤退性出血，但是由于年轻女性不像正常绝经妇女的子宫萎缩明显，常常会出现突破性出血。孕激素治疗的类型很多，患者可以选择最适合自己的方法和药物，带有左炔诺孕酮的子宫节育器（曼月乐）可以使患者避免口服孕激素，减少了发生相关并发症的风险。对于青春期前发生POF的患者，应先用雌激素并逐渐加量，直至乳房和子宫发育完全后再加用孕激素，另外对未完成青春期生长的患者，应咨询儿科医生给予相应的激素治疗。口服雌激素由于肝的首过效应需要量较大，更容易引起血栓。口服避孕药中包含的雌激素剂量较生理需要量大，因此不推荐作为一线用药，而且口服避孕药有每月1周的“空窗期”，每年的药物“空窗期”总计超过3个月可以出现雌激素缺乏症状和骨量丢失。大多数女性用药后每6个月根据症状和血中雌激素水平调整药物剂量即可。局部阴道给予雌激素也可作为全身给药的补充。另外，乳膏、子宫托、阴道环都可以用来改善雌激素缺乏的症状。当合适的雌激素替代以后仍出现乏力、性欲减退，可经皮给予睾酮或硫酸脱氢表雄酮使症状得以改善。

（二）生育问题

POF患者有自发妊娠的可能，服用雌激素治疗并不影响患者排卵，即使口服避孕药期间患者也有妊娠的可能，因此如果没有妊娠计划，推荐患者采取屏障避孕的方式。用药期间一旦出现停经，要排除妊娠。

虽然有氯米芬、促性腺激素使用后成功诱发排卵的报道，但是之后的系统回顾研究提示，对于卵巢功能的恢复，目前没有哪种药物干预显示有明显的改善效果。由于POF患者的卵巢功能有波动性，因此评价一种方法是否成功诱发排卵需要谨慎。利用捐赠的卵母细胞，通过IVF和胚胎移植可以达到将近50%的成功受孕率，被认为是POF患者解决生育问题的有效治疗手段。胚胎冷冻保存技术也被用于解决POF患者的生育问题，每次移植的成功率约为30%。还有研究者尝试卵巢移植，使患者成功受孕。通过卵母细胞捐赠受孕的女性在妊娠期可能增加胎儿发育迟缓、妊娠期高血压疾病及产后大出血的风险。

纠正了患者的免疫状态或者控制了共存的内分泌疾病可能有助于患者卵巢功能的改善。有报道显示，同时患有重症肌无力和POF的患者在胸腺切除术后月经得以恢复；1例APS患者在纠正了甲状腺和肾上腺功能后成功妊娠。但是，免疫抑制治疗并没有RCT研究支持其是安全有效的，且存在引起骨坏死的风险。

一些新的策略可能对生育有帮助，如每日给予800 mg的可可碱和1 000 U的维生素E连续治疗9个月，可以改善POF患者在子宫纤维化的情况和子宫对激素治疗的反应性，可以有助于胚胎移植和妊娠顺利进行；每日给予1000 mg生长激素抑制释放激素可有助于提高卵泡诱导的成功率。

（三）其他临床问题的治疗

POF患者的骨密度较同龄人低，应该注意监测（可采用DEXA），注意保持骨骼健康，可以参照给予围绝经期或绝经后女性的建议补充钙和维生素D，每日摄入元素钙1200 mg及足够量的维生素D，使血清25-（OH）-D3水平≥30 ng/mL（75 nmol/L），对于无法晒太阳的患者，可每日摄入800～1000 U及以上维生素D。另外，患者还要多运动，避免吸烟、酗酒。骨质疏松的患者需要用到双磷酸盐，但由于它对胎儿的影响不确定且半衰期长，对于有妊娠计划的患者不建议服用。青少年在骨骼生长最快的时期发生卵巢功能衰退会影响骨骼结构，尽管一些专家建议在青春期早中期每年、晚期每2年监测骨密度，但由于风险收益不明确而有不同意见。对于青少年，长期使用二磷酸盐制剂的安全性不清楚，不推荐应用。

POF患者心血管疾病的发生风险有所增加，但缺乏在青少年中的数据。患者应该注意不吸烟，合理饮食和锻炼，监测血压、血脂等心血管危险因素。对于特殊人群（如Turner综合征）应给予更多关注，每5～10年进行心脏影像学检查。

POF容易合并内分泌疾病，如甲状腺功能减退症（20%）、肾上腺功能不全（50%）、糖尿病、重症肌无力、眼干燥症（干眼病）、系统性红斑狼疮（SLE）等，患者要注意定期随访，发现问题及时进行相应治疗。

对于POF患者的心理问题也要足够重视，尤其是发病较早的青少年女性，患者及家属往往对生育受损、需要长期用药治疗等没有心理准备，容易出现焦虑、抑郁等不良情绪，除了家属要给予患者足够的关心和帮助以外，患者可以寻求心理医生的帮助。

五、预防

除尽量减少接触可能影响女性生殖健康的环境因素以外，还要尽量避免医源性损伤，如放疗、化疗和盆腔手术。放疗对卵巢功能的损伤与年龄和剂量相关，给予40岁以下女性20Gy的放射量即可以导致POF，而对于40岁以上的女性导致POF只需要6Gy，青春期前女性卵巢对放疗和化疗的毒性有一定的抵抗能力。因此，对于需要进行盆腔放疗的患者，可以通过卵巢牵引固定手术将卵巢移出照射区，使卵巢功能不损伤或损伤的风险降低40%。另外，在放疗、化疗前进行卵母细胞或卵巢组织的冷冻保存也是保存患者生育能力的手段。盆腔手术主要是因为炎症或影响卵巢的血供而影响了卵巢功能，手术中可注意尽量减少血管损伤。

第四节　下丘脑－垂体疾病与排卵障碍性不孕

一、下丘脑和垂体

下丘脑位于丘脑的腹侧，由第三脑室向外分为室旁带、内侧带和外侧带。下丘脑具有很重要的功能，参与机体的生长繁殖、体温调节、稳定内环境和思维情绪等过程。

（1）位于视上区的视上核和室旁核具有调节水代谢的功能，视前区的下丘脑前部和后部与体温调节有关。

（2）结节区的腹内侧核为饱腹中枢，外侧区为进食中枢，两者与食欲调节、肥胖有关。

（3）下丘脑前部有睡眠中枢，它和后部的觉醒中枢及视交叉上核共同调控睡眠-觉醒周期和昼夜节律。

（4）调控垂体功能，包括弓状核、视前核、视上核、室旁核和正中隆起。

（5）交感、副交感中枢，情绪和行为调控中枢、记忆调控。

垂体位于大脑底部蝶鞍内，分为腺垂体和神经垂体，腺垂体约占整个垂体的80%，为垂体激素分泌合成的主要场所，垂体经由垂体柄与下丘脑相连，下丘脑分泌的各种释放激素和抑制激素由此送到腺垂体，对垂体激素的合成和释放进行调控，同时下丘脑分泌的抗利尿激素和催产素通过此连接到达神经垂体储存起来。

下丘脑-垂体-靶腺之间存在反馈调节，反馈控制是内分泌系统主要的调节机制，使腺体间、腺体和体液代谢物质之间相互联系，彼此配合，共同维护内环境的稳定，完成各项生理功能，克服各种病理状态。下丘脑-垂体-卵巢轴（HPO轴）的反馈调节，以及其与其他轴之间[下丘脑-垂体-甲状腺轴（HPT轴）、下丘脑-垂体-肾上腺轴（HPA轴）]、其他激素（催乳素、促黑素）之间的相互作用，对于维持女性正常的性征和生育功能有着非常重要的作用。

二、下丘脑源性疾病

下丘脑起源的排卵障碍以闭经为常见特征。下丘脑分泌的GnRH脉冲下降（由60～120分钟一次降至180分钟一次）导致垂体分泌LH和FSH下降，从而使得卵巢滤泡得不到足够的刺激，无法正常发育、成熟和排出。同时，卵巢激素水平下降，导致子宫内膜增生受到影响，无法正常来月经。但是，这些患者由于低GnRH不会出现雌激素缺乏所引起的潮热。

（一）功能性下丘脑性闭经（FHA）

1. 概述　功能性下丘脑性闭经占闭经原因的15%～48%，是指由应激相关的因素导致的不排卵或闭经超过6个月，而下丘脑-垂体-卵巢轴没有器质性的病变，多为继发性闭经，应激（心因性或身体上）、抑郁、营养不良或过度限制能量摄入（如神经性厌食）、体重下降过快、剧烈运动或者慢性全身性疾病（如慢性肝病、肾病、AIDS）等都可诱发此种类型的闭经。脂肪消耗、能量不足是体重下降和过度锻炼诱发闭经的真正原因，它可以独立于体重而存在。因此，体重过轻不是诊断功能性下丘脑闭经的必须条件。体脂含量降至20%以下时，会出现闭经。

功能性下丘脑性闭经患者主要的病理生理改变为GnRH分泌失常，而下丘脑–垂体–肾上腺轴功能活跃，瘦素相对缺乏。

2．诊断　功能性下丘脑性闭经是一个排他性的诊断。患者往往体重正常或偏瘦，从事高强度、高度紧张的职业（如竞技运动员）或者有明显的精神性诱因（如离婚、情人或朋友亡故），需要询问患者的饮食和运动习惯。患者没有雌激素缺乏引起的潮热感，但是体检可以发现阴道黏膜薄、宫颈黏液少等雌激素缺乏的表现。实验室检查提示早卵泡期LH、FSH及E_2水平均偏低，因此多数患者无法通过给予孕激素而产生撤退性出血，即孕激素试验呈阴性反应，雌激素、孕激素联合给予可以诱导人工周期。

3．治疗　用于功能性下丘脑闭经，远期可以并发骨质疏松，因此患者虽然没有器质性病变，但仍需要接受适当的治疗。生活方式及心理干预（认知、行为调整）等纠正病因的手段是主要的治疗方法，可以使相当一部分患者恢复自发排卵（有研究显示，88%的患者可恢复，明显高于单纯观察组的25%）。对于上述治疗超过6个月（神经性厌食症患者恢复正常体质）仍无法恢复自发排卵、来月经的患者，或者运动相关却无法去除诱因的患者（如运动员、芭蕾舞演员），如果不是血栓栓塞的高危人群和吸烟人群，推荐给予口服小剂量避孕药治疗（如每日0.625 mg的雌激素加2.5 mg的孕激素），预防骨质疏松及生殖器萎缩、第二性征退化等并发症。激素治疗期间，每3个周期停药1次，以观察患者下丘脑–垂体–卵巢轴功能的恢复情况。如果患者希望妊娠，给予脉冲式GnRH静脉泵治疗是最想的方案，每90分钟给予5 μg的GnRH即可，根据血中雌激素水平和卵泡发育情况调整剂量，这种方法可以获得将近90%的排卵率、30%以上的受孕率，而过度刺激的发生率＜1%。有研究报道，下丘脑性闭经患者给予皮下泵入GnRH每60～90分钟20 μg，也可以达到接近静脉泵的效果，排卵率可达85%，受孕率可达30%，但是用药剂量明显高于静脉泵。另外，皮下给予重组FSH，同时在黄体期给予肌内注射HCG也可以作为诱发排卵的方法。

4. 预后　功能性下丘脑性闭经预后相对较好，多数患者可以恢复自发排卵和月经。青春期的患者处于骨质生长旺盛期，一旦骨质丢失，很难恢复到原有水平，应及早防治。

（二）卡尔曼综合征（Kallmann综合征）

Kallmann综合征以低促性腺激素、低性激素、原发闭经及嗅觉缺失或减退为特征，也有出现眼运动失常、神经性聋、痉挛性截瘫和智力发育迟缓等神经系统异常者，可合并唇腭裂等，可为散发性或遗传性，是一种KAL蛋白质的基因突变导致的神经元移行障碍引发的疾病。

由于原发性中枢性闭经合并有特殊的临床表现，诊断并不困难。治疗需要激素替代治疗，有生育要求者，可用GnRH或人绝经期促性腺激素（HMG）诱发排卵。

（三）其他原因致下丘脑性闭经

一些脑内疾病可以导致下丘脑分泌GnRH功能下降，从而引起下丘脑性闭经，这些疾病的发生率不高，如发育异常导致的囊肿、原发于中枢神经系统的肿瘤、中枢神经系统的恶性或系统性疾病、肉芽肿性疾病等。

以治疗原发病为主，预后因而也不同。

三、垂体源性疾病

垂体起源的慢性不排卵是由于有功能垂体肿瘤分泌特殊的内分泌激素或各炎症、肉芽肿性疾病、放疗、手术，以及无功能垂体肿瘤等导致腺垂体（垂体前叶）功能不同程度被破坏，影响垂体促性腺激素的正常分泌而引起的。本节探讨几个与排卵障碍相关的常见的内分泌疾病。

（一）高催乳素血症和催乳素瘤

催乳素由腺体催乳细胞合成并分泌，它可与乳腺、肝、卵巢、睾丸和前列腺等多种组织中的受体结合发挥作用。对女性生育功能而言，催乳素是对卵巢类固醇激素的合成有协同作用，可以抑制下丘脑促性腺激素的分泌（GnRH的脉冲分泌），可以调节卵巢内LH受体的数目，刺激LH受体的生成，间接调节卵巢类固醇激素的合成，还可以影响月经中期雌激素对促性腺激素的反馈调节。

催乳素对卵巢产生性激素也有直接调节作用，高浓度的催乳素可以抑制颗粒细胞分泌黄体酮，通过抑制芳香化酶影响雌激素的分泌，高催乳素血症的女性往往出现黄体期缩短。总之，催乳素对生殖有重要作用。

（二）病因及分类

高催乳素血症是各种原因导致的持续的血清催乳素水平升高引起的一系列病理生理改变。根据病因不同，其可分为生理性、药物性、病理性和特发性。

1. 生理性　可见于妊娠期和哺乳期、运动、应激、精神创伤、性交、乳房及乳头受刺激等情况，但催乳素水平升高幅度小，持续时间短，不引起病理症状。

2. 药物性　可见于使用了一些常用药，可能是抑制了多巴胺（主要的催乳素释放抑制因子的合成/阻断其作用），也可能是增强了催乳素释放刺激因子/直接刺激其分泌而引起高催乳素血症。常见药物有胃肠动力药（甲氧氯普胺、多潘立酮、西沙必利）、H_2受体拮抗剂类制酸药（雷尼替丁、西咪替丁）、三环类抗抑郁药物（阿米替林）和血清素再摄取剂（氟西丁）、酚噻嗪类（氯丙嗪、奋乃静）、钙通道阻滞药（维拉帕米）、雌激素类避孕药等。此类催乳素水平大多为轻度升高，鲜有明显升高引起大量泌乳和闭经者。

3. 病理性　垂体催乳素瘤是最常见的病理性原因，另外，下丘脑肿瘤、炎症、肉芽肿、颅内其他占位性病变、头面部外照射通过压迫或直接破坏下丘脑分泌多巴胺，或者压迫垂体柄使多巴胺不能下达垂体最终导致高催乳素血症，其他内分泌疾病，如甲状腺功能减退症、PCOS，慢性肝肾功能不全也会引起催乳素水平升高。

4. 特发性　为不明原因的高催乳素血症。

（三）临床症状

在女性，高催乳素血症主要引起性腺功能低下，表现为月经稀少或闭经，排卵障碍性不孕，黄体功能不足致反复自然流产，以及雌激素缺乏的症状，如乳腺萎缩、阴毛脱落、外阴萎缩、阴道分泌物减少、骨质疏松等。30%～80%的高催乳素血症的女性会自发或触发泌乳。患者可能会由于钠水潴留、脂肪分化和下丘脑功能异常等出现体重增加。

催乳素瘤是高催乳素血症最常见的病因，也是垂体功能性腺瘤中最常见的一种，占40%～45%，以育龄妇女多发。微腺瘤（＜1 cm）和大腺瘤各占催乳素瘤的一半，绝大多数催乳素瘤是良性的，极少数为恶性并出现转移。除了高催乳素血症外，催乳素瘤患者还可能有肿瘤局部的压迫症状，如头痛、视野缺损（颞侧偏盲）。需要注意的是，催乳素瘤可能是多发性内分泌腺瘤病，特别是MEN1的组成之一，要筛查患者是否有胰腺神经内分泌肿瘤、甲状旁腺功能亢进症等其他内分泌腺功能异常表现。如果是大腺瘤，还可能发生垂体卒中，出现剧烈头痛伴恶心、呕吐，严重时可有急性视神经障碍、眼睑下垂及其他颅神经症状，甚至出现昏迷。

（四）诊断

测定血清催乳素基础值是诊断高催乳素血症的主要手段，但要注意测定方法。催乳素呈脉冲分泌且受觉醒、运动、寒冷、疼痛等的影响，一般上午9：00～12：00为一日中的最低值。因此，最好在上午10：00～11：00取血，取血前至少休息30分钟～1小时（如果可以，提前半小时置管静脉穿刺针最理想），在平静状态下，1小时内取3次血进行检测。有时出现催乳素水平高但没有症状的情况，要考虑可能是大（巨）催乳素分子（只有免疫原性，而无生理活性）所致；而症状明显，催乳素却不高或很低，则要考虑催乳素水平太高造成的HOOK现象，需要稀释以后重复测量。生理性升高一般不超过正常高值的3倍；药理性升高可有明确的用药史；病理性升高有相应疾病的原发症状，其中，催乳素瘤患者血清催乳素往往＞200 μg/L。中国垂体腺瘤协作组在《中国垂体催乳素腺瘤诊治共识（2014版）》中提出，血清催乳素在20～100 μg/L及以上并排除其他特殊原因引起的高催乳素血症，支持催乳素瘤的诊断。如果血清催乳素＜100 μg/L，须结合具体情况谨慎诊断，如垂体非催乳素瘤压迫垂体柄和垂体门脉血供所致催乳素水平升高。

高分辨CT和鞍区MRI增强扫描可发现1.5 mm的小腺瘤，前者观察周围的骨质情况更清晰，而后者对软组织病灶显影更清晰，对于筛查垂体微腺瘤有帮助，MRI平扫联合增强是临床诊断垂体微腺瘤的最佳方法。典型表现为：T2WI呈现高信号，T1WI呈现低信号。垂体微腺瘤可呈椭圆形、圆形、不规则形，当微腺瘤<2 mm时，颈内动脉移位，鞍底下陷，垂体柄移位（若患者垂体柄前移，则可排除微腺瘤的可能），鞍隔局灶性上凸及高度异常等间接征象是临床诊断的主要依据。若瘤体对称分布、扁平、过小，或位于鞍底及中线上时，诊断易出现假阴性。垂体微腺瘤伴出血时，T1和T2均呈高信号。强化扫描时，因肿瘤强化时间长，故而垂体强化明显早于肿瘤，早期肿瘤灶呈现相对低信号，晚期呈现相对高信号。增强扫描可强化患者正常的垂体组织（肿瘤组织供血不佳，强化不明显），具有对比度高、特异性好、灵敏度高等优点。

（五）治疗

高催乳素血症的治疗目的是纠正催乳素水平，缓解临床症状，恢复性腺功能和生育功能，对于催乳素腺瘤的患者，还要控制和缩小肿瘤的体积，防止复发。高催乳素血症是否治疗取决于它的病因，以及患者是否出现性腺功能低下、泌乳等临床症状，如果没有明显的临床症状，可随诊观察。对于有临床症状的患者，医生应根据患者的年龄、生育状况和要求等选择合适的治疗方案。

1．药物治疗　多巴胺受体激动剂是高催乳素血症的首选治疗药物，常用的有溴隐亭、卡麦角林和喹高利特。

（1）溴隐亭：是最早使用的多巴胺激动剂。建议从小剂量开始（睡前1.25 mg/d），逐渐加量，常用剂量为2.5～10 mg，催乳素水平恢复正常后维持一段时间，可逐渐减至最小维持量，通常为1.25～2.5 mg。70%～90%的患者可以通过药物治疗获得较好的效果，催乳素瘤患者需要长期治疗，否则腺瘤会在停药后恢复增长，只有少数患者达到临床治愈的效果。药物的不良反应主要是恶心、呕吐、头晕、头痛、便秘，最严重的是直立性低血压。约10%的患者对溴隐亭不敏感，不建议使用15 mg/d的大剂量，换用其他药物或治疗方法。

（2）卡麦角林和喹高利特：是高选择性的多巴胺D_2受体激动剂，抑制作用更强，不良反应更小。卡麦角林每片0.5 mg，开始剂量可为每周0.25～0.5 mg，然后逐渐加量，很少超过每周3 mg。喹高利特75～300 μg，每日1次，口服。对溴隐亭耐药或不耐受的患者使用此类新型的药物，50%以上有效。

药物治疗的随访：单纯高催乳素血症或有微腺瘤的患者，待催乳素正常、月经恢复后，维持治疗3～6个月即可逐渐减量，2个月减1次，每次半粒，直至最小有效剂量，以后每年至少监测催乳素水平2次，以防再次升高，如果催乳素一直正常且MRI检查肿瘤基本消失，治疗满5年可尝试停药。对于大腺瘤的患者，需要MRI确认瘤体明显缩小才可以开始减药，如催乳素下降至正常，而瘤体未缩小，需要排除非催乳素垂体瘤的可能。对于有视野缺损的患者，治疗2周后视力、视野即可得到改善，若效果不理想，3周左右复查MRI以决定是否需要手术治疗。

女性患者用药后，大约90%可以恢复排卵，仍不能恢复的，可采用氯米芬（克罗米芬）或来曲唑等促排卵药物，但对于垂体大腺瘤或垂体组织由于手术等破坏严重的患者无效，后者可用外源性人促性腺激素促排卵。术后低Gn的患者，可用人绝经后尿促性腺激素（HMG，每支含FSH和LH各75 U），开始时每日1支，5～7天后，如卵泡未发育，增至每日2支，以此类推。当优势卵泡直径达到18 mm后，注射HCG。

2. 手术治疗　目前，随着微创技术水平的提高，经蝶窦入路手术由于其更高的精确性和安全性，成为主要的手术方式，仅少数耐药的侵袭型巨大垂体腺瘤需要开颅手术。手术的适应证：

（1）药物治疗3～6个月无效或效果不佳。

（2）不能耐受药物。

（3）巨大垂体腺瘤伴压迫症状或囊变，药物无法控制。

（4）侵袭性腺瘤伴脑脊液漏者。

（5）垂体瘤卒中。

（6）拒绝长期用药的患者。

相对禁忌证为全身状态差、器官功能无法耐受手术者，可先行治疗纠正后再考虑手术。

手术治疗的缓解率为60%～90%，与术前催乳素水平成负相关，术后5年复发率约为20%。手术的并发症主要是腺垂体功能低下、尿崩症和抗利尿激素不适当分泌，其他还有神经血管损伤、脑脊液漏、鼻中隔穿孔等。

术后应对垂体功能及肿瘤残余程度进行随访，存在垂体功能低下的患者需给予激素替代治疗，对仍有肿瘤残留的，视情况可能需要进一步给予药物治疗或放疗。

3. 放射治疗　主要用于药物无效、不耐受，或者手术后残留、复发，或者侵袭性、恶性催乳素瘤患者。控制肿瘤生长方面，疗效可达89%～100%；控制催乳素水平方面，疗效仅为30%，且治疗潜伏期为数月至数年。由于药物可以影响放疗的效果，做放疗前1～2个月建议停用药物，如果需要，放疗后1周可恢复使用。主要的并发症有腺垂体功能减退、视神经损伤，以及远期的脑血管病、神经认知障碍等。

第五节 围绝经期综合征

围绝经期综合征，习惯称为更年期综合征，是绝经相关的最常见疾病，其表现是多种多样的，涉及人体多个系统、器官，每个个体皆有差异。多发生于45～55岁。手术绝经的妇女，在切除双侧卵巢后1～2周即可出现围绝经期综合征的症状。严重者可影响情绪、工作、睡眠而降低生活质量。

一、病理生理机制及影响因素

目前对围绝经期综合征的发病机制尚不十分清楚，多数学者认为与卵巢功能减退引起的内分泌紊乱有关，同时也与社会、心理因素有关。

（一）内分泌因素

卵巢功能衰退，性激素水平降低，H-P-O轴功能失调，导致自主神经中枢功能失调，早期出现血管舒缩症状。潮热是血管舒缩功能不稳定的表现。已知雌激素突然减少、促性腺激素分泌过多是导致潮热的主要原因。有人认为，血管舒缩症状的严重程度与雌激素水平高低无明显相关性，而可能与雌激素波动的幅度有关。

内啡肽及5-羟色胺水平的变化可能与神经内分泌功能失调及情绪变化密切相关，内啡肽的下降也可能与潮热有关。一般来说，潮热发生频率夜间比白天高，症状夜间比白天严重。潮热的病理生理过程包括下丘脑体温调节中枢功能失衡、外周及皮下血管舒张、脉搏加快、多汗及以后的中心体温下降。出汗多在胸部以上，潮红在颈部、面部，为一过性。11%～67%的潮热发生在绝经前，症状可持续到绝经后，甚至绝经后5～10年仍有潮热出现。

（二）社会、文化因素

近年来有研究表明，女性的个体特征、健康状况、精神类型、职业、文化水平、经济环境均与围绝经期综合征的发病及症状严重程度有关。性格开朗、外向且经常参加体力劳动者较少发生围绝经期综合征或症状较轻。

二、临床表现

（一）月经变化

月经紊乱，无排卵周期增加。

（二）血管舒缩症状

潮热、多汗。潮热是血管舒缩症状最突出的表现，可分轻、中和重度三级。轻度有短暂潮热，不出汗，不影响活动；中度有潮热感觉、出汗，不影响活动；重度潮热感觉非常明显，伴出汗，活动受影响。

（三）心血管系统症状

心悸、眩晕、胸闷、轻度高血压和假性心绞痛。

（四）精神、神经症状

易激动、烦躁、失眠、焦虑、惊恐、抑郁、多疑等。

三、诊断

（1）激素测定：FSH＞40 IU/L，E_2＜20 pg/mL。

（2）B超、心电图等检查：排除其他器质性病变。

四、鉴别诊断

1. 与引起阴道流血的器质性病变鉴别　子宫内膜癌、子宫内膜息肉、子宫内膜增生症等。

2. 与内科疾病鉴别　甲状腺功能亢进、原发性高血压、冠心病、心绞痛。

3. 与精神疾病鉴别　精神分裂症。

五、一般治疗

根据症状及其严重程度的不同，选择一般的对症治疗或激素治疗。

一般治疗适合症状轻微或不宜采取激素治疗的患者。

（1）进行体育、文娱活动。

（2）选择镇静药物。对于部分睡眠障碍患者，可给予地西泮2.5～5 mg，睡前口服。

六、激素治疗

激素治疗（HT）是目前公认的最为有效的治疗围绝经期综合征的方法。特别是血管舒缩症状，疗效好的治疗一周就可有效地降低Kupperman评分。几乎所有的观察性研究与随机对照研究（包括WHI研究）皆证实其有效。因此，对要求缓解绝经相关症状的妇女来说，在无禁忌证的情况下首选激素治疗。通过Kupperman评分或简单询问患者潮热等症状的变化即可对其疗效进行评估。

对于治疗时间的长短，目前尚无统一的建议，一般认为使用4年以内激素治疗是安全的。但有部分妇女在停药后又可能出现绝经相关症状，此时需要重新评估患者的全身状况及利弊后，才能决定是否给予进一步的治疗。

（一）目前对绝经期应用激素治疗的共识

2006年12月中华医学会妇产科学分会绝经学组根据激素治疗的利弊、中国医疗实际情况，以及绝经相关问题等因素，提出了一些关于国内激素治疗的原则性建议，供临床医生参考，具体如下。

（1）应用激素治疗是针对绝经相关健康问题的必要医疗措施。

（2）绝经及相关症状，是应用激素治疗的首要适应证。

（3）应用激素治疗是预防绝经后骨质疏松症的有效方法。

（4）目前不推荐激素治疗用于心血管疾病的一级预防，更不应该用于冠心病的二级预防。

（5）对于有完整子宫的妇女，在应用雌激素时，应同时加用适量的孕激素以保护子宫内膜。对于已经切除子宫的妇女，则不必加用孕激素。

（6）应用激素治疗时，应在综合考虑治疗目的和危险的前提下，采用最低有效剂量。

（7）在出现与绝经相关症状时，即可开始应用激素治疗。根据个体情况选择激素治疗方案。

（8）没有必要限制激素治疗的使用期限。应用激素治疗应至少每年进行一次个体化危险/受益评估，根据评估情况决定疗程的长短，并决定是否继续或长期应用。

（9）出现绝经相关症状并存在其他疾病时，在排除禁忌证后，可于控制并发疾病的同时应用激素治疗。

（10）目前尚无足够证据表明植物雌激素可以作为雌激素治疗的替代物。

（11）性激素疗法需要遵循循证医学的方法，不断完善、修订治疗方案。

（二）激素治疗的临床应用指南

激素治疗临床应用指南所选用证据的分级标准见表9-1。

表9-1 激素治疗选用证据分级标准

证据等级	证据水平	干　预
A	1a 1b	随机对照试验的系统评价 单个随机对照试验
B	2a 2b 3b	队列研究的系统评价 单个列队研究 病例——对照研究的系统评价
C	4	病例总结
D	5	无明确重要评价或者缺乏基础生理学或规范研究的专家意见

1. 适应证

（1）绝经相关症状（A级推荐）：血管舒缩障碍，如潮热、多汗、睡眠障碍、疲倦、情绪不振、易激动、烦躁、轻度抑郁。

（2）泌尿生殖道萎缩相关问题（A级推荐）：阴道干涩、疼痛、排尿困难、反复性阴道炎、性交后的膀胱炎、夜间尿频及尿急。

（3）有骨质疏松症的危险因素（含低骨量）及绝经后骨质疏松症（A级推荐）：循证医学的大量资料证明，性激素治疗能有效降低各年龄组有骨质疏松症危险因素妇女发生脊椎、髋骨等部位骨折的危险，也能降低无低骨量妇女发生骨质疏松性骨折的危险。激素治疗仍是预防绝经后骨质疏松症的合理选择。缺乏雌激素的较年轻的妇女和（或）有绝经症状的妇女应该首选激素治疗。

骨质疏松性骨折危险因素：

（1）年龄大。

（2）雌激素缺乏（正在接受激素治疗的妇女不在此范围）。

（3）体重低、早绝经（45岁以前）或切除双侧卵巢。

（4）骨密度低、绝经前长期闭经（1年以上）。

（5）骨折史。

（6）长期低钙摄入。

（7）骨质疏松症家族史。

（8）酗酒。

（9）矫正后仍有视力缺陷。

（10）痴呆。

（11）吸烟。

（12）营养不良。

（13）体育运动不足。

（14）摔倒史。

2．激素治疗开始应用的时机　在卵巢功能开始减退并出现相关症状后即可应用。

3．禁忌证

（1）已知或怀疑妊娠。

（2）原因不明的阴道流血或子宫内膜增生。

（3）已知或怀疑患有与性激素相关的恶性肿瘤。

（4）患有活动性静脉或动脉血栓栓塞性疾病（最近6个月内）。

（5）严重的肝、肾疾病。

（6）系统性红斑狼疮、耳硬化症、血卟啉病。

（7）脑膜瘤（禁用孕激素）。

4．慎用情况

（1）子宫肌瘤、子宫内膜异位症。

（2）尚未控制的糖尿病及严重的高血压。

（3）有血栓形成倾向。

（4）胆囊疾病、癫痫、偏头痛、哮喘、高泌乳素血症。

（5）乳腺良性疾病。

（6）有乳腺癌家族史。

5. 应用流程

（1）应用激素治疗前的评估

1）评估目的：是否有应用激素治疗的适应证；是否有应用激素治疗的禁忌证；是否存在慎用情况。

2）评估项目：病史，体格检查，常规妇科检查，其余项目可根据需要选择，其中应特别注意对乳腺和子宫内膜的评估。

（2）权衡利弊

应用激素治疗的必要性，应根据：

1）年龄。

2）卵巢功能衰退情况（绝经过渡期、绝经早期或绝经晚期）。

3）使用激素治疗前的评估结果进行综合评价。

根据结果判断是否可以应用激素治疗：

1）有适应证、无禁忌证时建议使用激素治疗。

2）无适应证或存在禁忌证时不使用激素治疗。

3）有适应证同时合并其他疾病时，在排除禁忌证后，可于控制其他疾病的同时使用激素治疗。

4）症状的发生可能与绝经有关，也可能与绝经无关，难以即刻辨明，并且无禁忌证时，可行短期试验性应用。同时告知患者激素治疗的利弊，使其在知情同意后做出选择。

（3）个体化用药方案：

1）考虑因素：是否有子宫、卵巢功能衰退情况（绝经过渡期、绝经早期或绝经晚期），危险因素。

2）根据每个妇女的不同情况，制订个体化用药方案。在序贯方案中，根据孕激素应用的种类、应用时间应达到10～14天。

（4）应用激素治疗过程中的监测及注意事项：

1）监测目的：判断使用目的是否达到；有无不良反应个体危险/受益比是否发生改变；评价是否需要继续使用激素治疗或调整方案。

2）根据妇女具体情况，确定监测的指标和频度。有研究认为，乳房钼靶摄片中的组织密度可作为激素治疗对乳房影响的一个参考指标。

3）注意事项：为预防血栓形成，因疾病或手术需要长期卧床者酌情停用。

（三）目前国内用于激素治疗的方案

1. 性激素种类

主要是天然的雌激素，可辅以孕激素。

2. 应用模式

（1）单用雌激素：适合子宫已经切除的患者，多采取连续用药方式。常用药物有17-β雌二醇0.5～1 mg/d、戊酸雌二醇0.5～1 mg/d、妊马雌酮0.3～0.625 mg/d和尼尔雌醇2 mg/2周。

（2）雌、孕激素联合使用：针对有子宫的妇女，目的是保护子宫内膜。根据雌、孕激素的剂量和疗程不同，分为周期序贯、连续序贯、周期联合和连续联合四种疗法。

1）周期序贯法：每周期使用雌激素21～28天，后半周期加用孕激素10～14天，停药后有撤退性阴道流血，适合尚有自然月经来潮或虽有闭经但体内雌激素水平仍达卵泡中期水平的妇女。临床上常用的复合制剂有妊马雌酮/甲羟孕酮、环丙孕酮/戊酸雌二醇（克龄蒙）和地屈孕酮/微粒化雌二醇，妊马雌酮/甲羟孕酮的配伍为妊马雌酮0.625 mg/d，共28天；甲羟孕酮5 mg/d，共14天。环丙孕酮/戊酸雌二醇的配伍为戊酸雌二醇2 mg/d，共21天；环丙孕酮1 mg/d，共10天。地屈孕酮/微粒化雌二醇的配伍为微粒化雌二醇1 mg/d，共28天；地屈孕酮10 mg/d，共14天。根据患者的具体情况，可适当降低雌激素剂量，如戊酸雌二醇0.5 mg/d、妊马雌酮0.3 mg/d等。在使用尼尔雌醇时，一般每3个月加用一次孕激素，如甲羟孕酮10 mg/d，共14天。若体内尚有一定水平的雌激素，可提前加用孕激素；若超声检测子宫内膜厚度≥8 mm，则加用孕激素。

2）连续序贯法：连续使用雌激素，每周期加用孕激素10～12天，多数患者有撤退性出血。

3）周期联合法：联合使用雌、孕激素21～28天，停药5～7天，部分患者仍有规律性的撤退性出血。常用的复合制剂有妊马雌酮/甲羟孕酮，其配伍为妊马雌酮0.625 mg/d，共28天；甲羟孕酮2.5 mg/d；共28天。在使用联合疗法时，也应选择最低有效剂量的雌激素，如戊酸雌二醇0.5 mg/d、妊马雌酮0.3 mg/d等。在使用低剂量雌激素时，可适当降低孕激素的剂量。

4）连续联合法：联合使用雌、孕激素，连续治疗而不间断。雌、孕激素两者剂量均可适当减少，阴道流血率低，适合已经绝经的妇女。

合用雄激素可以改善患者的性欲、情绪及认知，可选用甲睾酮或十一酸睾酮（安雄）。但由于雄激素对血脂有不利影响，长期使用可能引起肝功能损害和水钠潴留，一般仅做短期、小剂量使用。

单用孕激素可使部分潮热症状得到缓解。

替勃龙由于其代谢物具有雌、孕、雄三种激素的活性，故使用更为方便，适用于已绝经的妇女。少数患者在早期可能有极少量的阴道流血。从某种意义上讲，替勃龙也属于联合疗法，因此从性价比上来说它不适于无子宫的患者。在使用替勃龙时也应遵循最低有效剂量原则，替勃龙剂量为每片2.5 mg，开始时每天口服2.5 mg，待症状缓解后可逐步减少剂量，最低剂量半片/日或每周2片。

3．用药途径

包括口服途径和非肠道途径，非肠道途径包括经皮制剂和局部使用的雌激素。上述介绍的均为口服途径，以下介绍一些非肠道途径药物及其用法。

（1）经皮制剂：优点是避免了肝脏首过效应，没有胃肠道刺激作用，目前可供选择的药物有雌二醇贴膜和雌二醇凝胶，商品名为欧适可的雌二醇贴膜每片含5 mg或10 mg17-β雌二醇，每天可分别向体内释放25 μg或50 μg的17-β雌二醇，每周贴2片。商品名为得美素的雌二醇贴膜每片含2 mg或4 mg雌二醇，每天可分别向体内释放25 μg或50 μg的17-β雌二醇，每周贴2片。商品名为爱斯妥凝胶的雌二醇凝胶为17-β雌二醇透皮吸收制剂，每只含17-β雌二醇18 mg，每天在皮肤上涂抹。经皮制剂可以用于周期序贯、连续序贯、周期联合和连续联合四种中的任何一种，在序贯治疗时一般每周期使用28天的经皮制剂，在周期的末10～14天加孕激素，如甲羟孕酮6 mg/d，共10～14天。联合疗法时每天加用孕激素，如甲羟孕酮2～4 mg/d。

（2）局部用药：常用的局部使用的雌激素有妊马雌酮软膏和雌三醇（欧维

婷）膏剂，适用于泌尿生殖道症状严重者。妊马雌酮软膏每支14 g，每克软膏含0.625 mg妊马雌酮，每次使用0.5～2 g软膏，治疗老年性阴道炎和外阴炎。雌三醇膏剂每支含15 g软膏，每克含1 mg雌三醇，每天1次，每次将0.5 g软膏放入阴道内。对以泌尿生殖道症状为主诉者，推荐应用经阴道给药途径。

4．激素治疗期间发生不规则阴道出血的处理

如果服药期间有不规则的阴道流血，应首选诊断性刮宫。如病理检查发现不同部位的子宫内膜中的间质和腺体发育不同步，则提示可能是孕激素相对不足引起治疗期间的子宫出血，加大孕激素剂量可避免治疗期间的不规则出血。子宫内膜息肉是治疗期间不规则出血的又一个重要原因，子宫内膜息肉一旦确诊，立即行宫腔镜或诊刮术摘除。无不典型增生的子宫内膜增生也能引起不规则出血，孕激素补充治疗能逆转内膜，使之正常。据研究报道，序贯治疗一般不引起子宫内膜癌，治疗期间发现的子宫内膜癌一般在治疗前即已存在。一旦癌组织表面有感染坏死或癌组织浸润到间质，就有不规则阴道流血的表现。子宫内膜癌一经确诊，应立即手术治疗。

雌、孕激素联合治疗的前6个月内，许多患者有点滴出血或突破性出血，若子宫内膜厚度≤5 mm，一般不主张行诊断性刮宫，因为6个月后多数患者（60%～95%）会出现闭经。增加孕激素的剂量能提高闭经的比例，若点滴出血持续1年以上或闭经一段时间后又出现子宫出血，则需行诊断性刮宫以明确诊断。最常见的病理表现为萎缩的子宫内膜，加大孕激素的剂量无助于控制出血，一般建议患者改用雌、孕激素序贯治疗，也有研究表明3天雌激素加3天雌、孕激素的连续治疗能止血。子宫内膜息肉、子宫黏膜下肌瘤和子宫内膜癌也引起子宫出血，一旦确诊即行手术治疗。

七、高压氧治疗

（一）治疗机制

从临床上可以看到围绝经期综合征经高压氧治疗，可以改善症状，有的月经不规律者重新出现规律的月经。但高压氧治疗本病的机制尚不十分确切。有学者认为：

（1）减慢卵巢退化和雌性激素衰退的速度，给机体一个适应时期。

（2）调节下丘脑–垂体–卵巢的内分泌活动。

（3）对大脑皮质的高级神经活动功能的调节。

（4）高压氧治疗可作为暗示治疗的一种手段。

（二）治疗方法和注意事项

（1）治疗压力可采用2～2.5ATA，每次吸氧60分钟，每日1次，连续2个疗程或临床症状改善即停止。症状反复再进行治疗。

（2）注意宣传疗效，增加患者信心和暗示效果。

八、心理治疗

对以精神、神经症状为主诉的患者在给予有关镇静、抗焦虑、抗抑郁药物治疗，以及性激素辅助治疗的同时，更为重要的是积极开展心理咨询与行为治疗。

第六节　闭　经

闭经是妇产科临床的一种常见症状，表现为无月经或月经停止。习惯上将闭经分为原发性闭经与继发性闭经。原发性闭经是指女性年满16岁，虽有第二性征，而月经未来潮，或年满14岁，未出现第二性征也无月经。继发性闭经是指按原有月经周期计算停经3个周期以上或正常月经建立后月经停止6个月。青春前期、妊娠期、哺乳期、绝经过渡期及绝经后期出现的月经不来潮称生理性闭经。

一、病因及分类

正常月经的建立和维持有赖于下丘脑–垂体–卵巢轴的神经内分泌调节，以及靶器官子宫内膜对性激素的周期性反应，其中任何一个环节发生障碍就会出现月经失调，甚至闭经。

（一）子宫性闭经及隐经

子宫内膜阙如或受到破坏或对卵巢激素不能做出反应产生周期性变化，无剥脱和出血，称为子宫性闭经。如子宫内膜功能完好，可以对卵巢激素做出反应，仅由于经血排出通道受阻，经血不能流出，称为假性闭经，也称隐经。

1．米勒管发育不全综合征　米勒管发育不全综合征是由于副中肾管发育障碍引起的先天畸形。表现为原发闭经。生殖道的缺陷包括始基子宫或无子宫、无阴道。卵巢发育及功能正常，故第二性征正常，约34%的本征患者合并泌尿道畸形，12%有骨骼畸形。

2．Asherman综合征　Asherman综合征又称创伤性宫腔粘连，是指人工流产、中孕引产或足月分娩后，以及诊断性刮宫、子宫内膜切除等手术后发生的宫腔粘连。视子宫内膜损伤后宫腔粘连的面积及程度，患者可表现为月经过少或闭经。

3．无孔处女膜　月经初潮后因处女膜无孔，经血不能外流，渐形成阴道血肿，宫腔积血，输卵管血肿，盆腔积血。临床表现为原发闭经伴周期性下腹坠胀疼痛，进行性加重。腹部检查可扪及一触痛明显的包块，有深压痛。妇科检查可见处女膜膨出，无开口表面呈紫蓝色。

4．阴道横膈及阴道闭锁　完全性阴道横膈及阴道闭锁因经血排出障碍，出现原发闭经，周期性下腹痛等类似于无孔处女膜的临床表现。阴道闭锁者常合并外生殖器发育不良。

（二）卵巢性闭经

卵巢的先天性发育不全或功能缺陷，使卵巢分泌的激素水平低下或缺乏周期性变化而发生闭经。

1．特纳综合征　因缺少一个X染色体或其分化不完全引起。核型为45，XO或45，XO/46，XX或45，XO/47，XXX。表现为卵巢不发育及由此引起的原发性闭经，第二性征不发育，子宫发育不良。患者面容呆板，身材矮小，常有蹼颈、盾胸、后发际低、肘外翻、腭高耳低、鱼样嘴等临床特征，可伴主动脉缩窄及肾、骨骼畸形。

2．单纯性腺发育不全　患者染色体核型为46，XX或46，XY，先天性卵巢发育不全。临床表现为原发闭经，第二性征不发育或发育不良，内外生殖器一定程度地发育不良，体格发育无异常，卵巢呈条索状，内无生殖细胞或各级卵泡。

3. 卵巢抵抗综合征　卵巢抵抗综合征又称卵巢不敏感综合征，由于卵巢的胞膜受体缺陷，不能对促性腺激素产生反应。临床表现为原发闭经，第二性征及生殖器发育不良，卵巢形态饱满，内有众多始基卵泡，少有窦状细胞。卵巢激素水平低下，促性腺激素水平明显增高，使用外源性促性腺激素很难使卵泡发育。

4. 卵巢早衰（POF）　40岁前绝经者称卵巢早衰，表现为继发性闭经，常伴绝经期症状。具有低雌激素及高促性腺激素特征。卵巢内无卵母细胞或虽有原始卵泡。但对促性腺激素无反应。病因以特发性即无明确诱因的卵巢萎缩及过早绝经最常见，另外自体免疫病也可引起本病。

5. 卵巢功能性肿瘤　产生雄激素的睾丸母细胞瘤、卵巢门细胞瘤等，由于过量的雄激素抑制下丘脑–垂体–卵巢功能而闭经。分泌雌激素的颗粒–卵泡膜细胞瘤，因持续分泌雌激素抑制了排卵，使子宫内膜增生过长而短暂闭经。

6. 多囊卵巢　由于持续无排卵和雄激素过多引起，表现为闭经、不孕、多毛、肥胖，双侧卵巢增大，LH/FSH比率高于正常。

（三）垂体性闭经

腺垂体器质性病变或功能失调均影响促性腺激素的分泌，继而致卵巢功能低落而引起闭经。

1. 席汉综合征　由于产后大出血，特别是伴有较长时间低血容量休克，引起腺垂体缺血坏死，而造成垂体功能不全，继发腺垂体多种激素分泌减退，出现闭经、无乳、性欲减退、毛发脱落、第二性征衰退、生殖器官萎缩，还可出现畏寒、嗜睡、低血压及基础代谢率降低。

2. 垂体肿瘤　位于蝶鞍内的腺垂体各种腺细胞可发生催乳激素腺瘤、生长激素腺瘤、促甲状腺激素腺瘤、促肾上腺皮质激素腺瘤，以及无功能的垂体腺瘤。不同类型的肿瘤可出现不同症状，但都有闭经表现，这是因为肿瘤压迫分泌细胞，使促性腺激素分泌减少所致。常见的催乳激素细胞肿瘤可引起闭经溢乳综合征。

3. 空蝶鞍综合征　因先天性或后天性原因（腺瘤手术和放射治疗）导致鞍隔不完整，使蛛网膜下隙疝入蝶鞍窝内。疝囊内积聚的脑脊液使垂体受压缩小，蝶鞍扩大，酷似空泡状。如压迫垂体柄，可出现高催乳素血症，常见症状为闭经、溢乳、不育，可伴有多种垂体激素缺乏。X线检查仅见蝶鞍稍增大；CT或

MRI检查则精确显示，在扩大的垂体窝中，可见萎缩的垂体和低密度的脑脊液。

（四）下丘脑性闭经

下丘脑性闭经是最常见的一类闭经，以功能性原因为主，下丘脑弓状核含有传导神经内分泌的神经元，接受多处脑区的神经冲动，汇合成信号促使脉冲式释放GnRH。在卵泡期为维持正常卵泡功能，约每90分钟有一次GnRH脉冲频率，若脉冲式分泌模式异常，包括频率、幅度及量的变化，将导致卵泡发育障碍而闭经。

1. 假孕　患者因渴望生育而抑郁，出现闭经、乳汁分泌，自认为怀孕，还可出现早孕样反应。但一旦向患者否定了妊娠的诊断，LH、PRL及E_2、P水平急剧下降，月经可来潮。

2. 精神性闭经　因精神刺激应激，引起下丘脑-垂体-卵巢功能失调，导致闭经。发病机制可能是由于应激状态时，下丘脑分泌促肾上腺皮质激素释放因子亢进，使内源性阿片肽、多巴胺升高，抑制GnRH神经元的脉冲释放而闭经。

3. 神经性食欲缺乏症　神经性食欲缺乏症是一种严重的甚至可以致死的进食行为障碍。患者为保持体型而强迫节食或因受到身体精神刺激而引起下丘脑功能失调。表现为精神性食欲缺乏，严重消瘦而闭经，GnRH浓度降至青春期前水平，以致使性腺激素水平低下而发生闭经。

4. 运动性闭经　原因是多方面的。脂肪组织是雄激素系统芳香化酶催化成雌激素的主要场所，初潮发生和月经的维持有赖于一定比例（17%～20%）的机体脂肪，体脂减少可引起闭经。此外，运动剧增后GnRH的释放受到抑制也可引起闭经。

5. 药物性闭经　长期应用抗精神病药物如吩噻嗪卫生物（氯丙嗪、奋乃静等），甾体类避孕药及利血平、灭吐灵、鸦片、地西泮等，可出现闭经和异常乳汁分泌。其机制是通过下丘脑抑制催乳激素抑制因子或多巴胺的释放，使催乳激素升高而导致溢乳。而GnRH分泌不足或FSH、LH对GnRH反应迟钝，则引起闭经。此种药物性抑制常是可逆的，一般在停药后3～6个月后月经自然恢复。

6. 颅咽管瘤　其为一先天生长缓慢而多为囊性的肿瘤。多位于蝶鞍之上，少数位于蝶鞍内。肿瘤增大压迫下丘脑和垂体柄时，引起颅压增高、视力障碍、闭经、生殖器官萎缩、肥胖等症状，称肥胖生殖无能营养不良症。

（五）其他内分泌疾病

甲状腺、肾上腺、胰腺等功能紊乱也可引起闭经，常见的疾病为甲状腺功能减退或亢进；肾上腺皮质功能亢进；肾上腺皮质肿瘤。

二、诊断

闭经是一种症状，诊断时首先必须寻找引起闭经的原因，即异常发生在下丘脑-垂体-卵巢轴的哪一环节，然后再确定是何种疾病所引起。

（一）询问病史

询问闭经时间、有无诱因，伴随症状，做过什么检查及结果，药物治疗剂量用法及疗效。了解自幼生长发育过程，有无先天性缺陷或其他疾病。详细询问月经史，包括初潮年龄、第二性征、发育情况、月经周期、经期、经量等。已婚妇女需注意其生育史及产后并发症。还应询问其家族史有无类似患者，父母是否近亲结婚。

（二）体格检查

测量身高、体重，检查全身发育状况，有无畸形；有无特殊面貌、四肢与躯干比例；观察精神状况、智力发育、营养和健康状况。第二性征如毛发分布、乳房发育、有无乳汁分泌、有无喉结。妇科检查应注意内外生殖器的发育，有无先天缺陷、畸形，腹股沟区有无肿块。

（三）辅助诊断方法

1. 药物撤退试验

（1）孕激素试验：方法为肌内注射黄体酮20 mg/d，连续3～5天；或甲羟孕酮10 mg/d，连续5天，停药后3～7天内有阴道流血者为阳性，提示下生殖道通畅，内膜已受一定水平的雌激素影响，为Ⅰ度闭经。无阴道流血者为阴者，在排除妊娠后，提示下生殖器不正常或子宫内膜异常或体内雌激素水平低落。

（2）雌孕激素序贯试验：适用于孕激素试验阴性的闭经患者。方法为口服乙底酚1 mg/d或用孕雌酮1.25～2.5 mg/d，连续20天，最后3～5天，继以肌内注射黄体酮20 mg/d，或最后10日给予甲羟孕酮10 mg/d，停药后3～7天内有阴道流血者为阳性，提示子宫内膜反应正常，为Ⅱ度闭经。若无阴道流血者为阴性，提示子宫或其内膜不正常，为子宫性闭经。

2. 内分泌检查

（1）卵巢功能检查：

1）靶器官反应检查：包括基础体温测定、宫颈黏液评分、阴道脱落细胞检查、子宫内膜活检或诊断性刮宫。

2）血甾体激素测定：做雌二醇、孕酮及睾酮测定。取样前应肯定至少1个月内未用过激素药物，根据检查的目的选择取血时间，结果的解释须结合临床。

3）卵巢兴奋试验：又称尿促性素（HMG）刺激试验。用HMG75～150 U/d肌内注射，连用4日，自开始注射第6日起，用上述方法了解卵巢能否产生雌激素。若卵巢对垂体激素无反应，提示病变在卵巢；若卵巢有反应，则病变在垂体或垂体以上。

（2）垂体功能检查

1）血PRL、FSH、LH测定：多用放射免疫法。PRL正常值为0～20 μg/L，PRL＞25 μg/L时称高催乳素血症。PRL升高时应进一步做头颈X线摄片或CT检查，排除垂体肿瘤，月经周期中FSH正常值为5～20 U/L，LH为5～25 U/L。若FSH＞40 U/L，提示卵巢衰竭；若LH＞25 U/L高度怀疑为多囊卵巢；若FSH、LH均＜5 U/L，提示垂体功能减退，病变可能在垂体或下丘脑。

2）GnRH兴奋试验：用以了解垂体功能减退起因于垂体或下丘脑。将GnRH25 μg/L于2 mL生理盐水静脉推注，在注入前与注入后25分钟、45分钟、90分钟、180分钟分别取血以放射免疫法测定LH、FSH，若25分钟时LH值较基础上升3～5倍，FSH值在4分钟时上升2～5倍，为正常反应，提示垂体功能正常。若LH值上升倍数＜3，FSH反应倍数＜2或无反应，提示垂体功能低下。若LH较基础值明显升高，FSH升高不明显，伴有LH/FSH比值＞3时，GnRH兴奋试验反应亢进者提示多囊卵巢综合征。

3）其他垂体激素：如生长激素的测定及功能试验，适用于闭经者身材矮小，或疑肢端肥大症，垂体无功能细胞瘤。

（3）肾上腺皮质功能检查：可测定血游离T_3、T_4及TSH浓度和做功能试验。

（4）甲状腺功能检查：可测空腹血糖、胰岛素浓度，做糖耐量试验。

3．影像学检查

（1）B超：可观察盆腔有无肿块，子宫形态大小及内膜厚度，卵巢大小、卵泡数目，有无肿块、腹腔积液，动态监测卵泡发育及排卵情况。

（2）子宫输卵管造影：了解宫腔形态大小及输卵管情况，用以诊断生殖系统发育不良、畸形、结核及宫腔粘连等病变。

（3）电子计算机断层扫描（CT）或磁共振成像（MRI）：用于盆腔及头部蝶鞍区检查，有助于分析盆腔肿块的性质，诊断空泡蝶鞍、垂体微小腺瘤等。

4．宫腔镜检查　有助于明确子宫性闭经的病变性质，例如了解宫腔粘连的部位、范围、估计粘连的组织学类型及月经恢复的可能性。

5．腹腔镜检查　可直视下观察卵巢的外观，做卵巢活检可确定有无卵泡及确认卵巢，还可观察子宫的形态、卵巢肿块、输卵管及盆腔腹膜的病变。

6．染色体检查　原发闭经患者应检查外周血染色体，对鉴别先天性卵巢发育不全的病因、性畸形的病因，及指导临床处理皆有意义。

三、治疗

（一）全身治疗

女性生殖器官是整体的一部分，闭经的发生与神经内分泌的调控有关。若闭经由于潜在的疾病或营养缺乏引起，应积极治疗全身性疾病，提高机体体质，供给足够的营养，保持标准体重。若闭经受应激或精神因素影响，则应耐心地心理治疗，消除精神紧张和焦虑。

（二）病因治疗

闭经若由器质性病变引起，应针对病因治疗。先天性畸形，如处女膜闭锁、阴道横隔或阴道闭锁均可手术切开或成形术，使经血畅流。诊断为结核性子宫内膜炎者，应积极抗结核治疗。卵巢或垂体肿瘤患者诊断明确后，应根据肿瘤的部位、大小和性质制订治疗方案。

（三）激素治疗

先确定患者为正常、高或低促性腺激素性闭经，据此给予不同的治疗方案。

1．正常促性腺激素性闭经

（1）Asherman综合征的治疗：宫腔镜下分离粘连，插入小儿导尿管持续7日，保持通畅。

（2）大剂量雌激素和孕激素序贯治疗：妊马雌酮2.5 mg/d，共用21日，甲羟孕酮10 mg/d，共用7日（最后7日），共用6个月，以重建子宫内膜。

2．高促性腺激素性闭经.

（1）雌、激素替代治疗：适用于无子宫者。妊马雌酮0.625 ~ 1.25 mg/d（自小剂量开始），连服21日，停药1周后服用药。

（2）雌孕激素序贯治疗：妊马雌酮0.625 mg/d，自出血第5日起，连服20 ~ 22日；后10 ~ 12日配伍羟孕酮6 ~ 10 mg/d。

以上两种疗法的目的是：

（1）促进第二性征发育，缓解低雌激素症状。

（2）负反馈，抑制FSH、LH，停药后月经或能恢复，也可作为试用促排卵药的准备治疗。

（3）防止骨质疏松及心血管疾病。

3．低促性腺激素性闭经

（1）无生育要求病例：采用周期性孕激素疗法，甲羟孕酮10 mg/d，连续口服12日，每8周1次。

（2）要求生育病例：以下各种促排卵药物可单用或联合应用。治疗期间加强监测，警惕可能并发卵巢过度刺激综合征。

1）氯米芬（CC）：50 ~ 100 mg/d，口服，连续5日，自撤药性出血第5日开始。用药剂量从小量开始，若无效，下一周期可逐步加量。

2）尿促性素（HMG）：自撤药出血第5日起，每日肌内注射HMG 1支，连续7日，无反应时加至每日2支，至宫颈黏液评分≥8分，B超测定卵泡直径≥18 mm，停用HMG，加用HCG 10kU肌内注射，以诱发排卵。

3）促性腺激素释放激素激动剂（GnRHa）：于撤药性出血第5日开始，每日皮下注射GnRHa50 ~ 100 μg，连续7 ~ 10日；待卵泡不成熟时改为每日2次，共2日，也可加用HCG诱发排卵。

4）溴隐亭：适用于高催乳激素血症伴正常垂体或垂体微腺瘤者。根据血

PRL水平每日口服溴隐亭2.5～7.5 mg，从小剂量开始。

5）甲状腺粉：适用于甲状腺功能低下引起的闭经。用法30～40 mg，口服，每日1～3次，连续服用，根据患者症状及基础代谢率调整剂量。

6）肾上腺皮质激素：适用于先天性肾上腺皮质功能亢进所致闭经，一般用泼尼松或地塞米松。

（四）手术治疗

针对各种器质性病因，采用相应的手术治疗。

1．生殖器畸形　如处女膜闭锁、阴道闭锁及阴道横隔，可做切开或成形术。

2．Ashenman综合征　多采用宫腔镜下直视分离粘连，后加用大剂量雌激素和放置宫腔内节育环的治疗方法。

3．肿瘤　卵巢肿瘤一经确诊应予手术治疗；中枢神经系统肿瘤应根据肿瘤部位、大小及性质制订治疗方案。

（五）辅助生育技术

辅助生殖技术是人类辅助生殖技术，指采用医疗辅助手段使不育夫妇妊娠的技术，包括人工授精、体外受精-胚芽移植及其衍生技术两大类。

第七节　高雄激素血症

雄激素是女性生殖生理过程中一种非常重要的激素，是卵泡合成雌激素的前体，是不可缺少的一种内分泌激素。女性体内的雄激素主要有雄稀二酮（A）、睾酮（T）、脱氢表雄酮（DHEA）、硫酸脱氢表雄酮（DHEA-S），以及双氢睾酮（DHT）等，这些雄激素主要来源于卵巢卵泡膜细胞和肾上腺，还有部分由外周组织转化合成。雄激素产生后，可以在其效应细胞的芳香化酶作用下，转变成雌二醇或雌酮而发挥雌激素的作用，另外雄激素还有促进蛋白质合成、促进毛发生长等作用。女性血中雄激素水平过高或活性过强，称高雄激素血症（HA），是常见的妇科内分泌紊乱疾病，病因较复杂，临床上可出现一系列生殖系统发育以及功能异常的症候群，比如多毛、痤疮、油性型皮肤、黑棘皮症、肥胖、男性型秃顶、声音变粗、月经过少甚至闭经，影响生殖功能以及代谢综合征等。高雄激素血症形成的病因非常复杂，涉及下丘脑-垂体-卵巢轴各环节，以及卵巢自分泌、旁分泌、肾上腺等诸多方面。多囊卵巢综合征是高雄激素血症的主要因素，占育龄女性高雄激素血症患者原因的95%。

一、病因

（一）卵巢因素

1．多囊卵巢综合征（PCOS） PCOS是女性高雄激素血症最主要的原因，其发生率在育龄期妇女中达5%～10%。几乎所有的PCOS患者雄激素均升高，或性激素结合球蛋白（SHBG）减少，游离雄激素增多，导致雄激素的生物活性增强。PCOS雄激素过多的主要机制为：

（1）高黄体生成素（LH）：直接作用于卵巢的卵泡膜细胞，使雄激素合成限速酶—细胞色素$P_{450c}17\alpha$-羟化酶的活性增强，促进雄激素合成。体外研究显示，PCOS患者的卵泡膜细胞$P_{450c}17\alpha$-羟化酶活性亢进，可能也是雄激素升高的原因。

（2）胰岛素抵抗（IR）及高胰岛素血症（HI）：IR及继发的HI是PCOS较普遍的特征。增高的胰岛素可以通过其垂体附近的受体促进LH释放，并可直接增强卵巢卵泡膜细胞17α-羟化酶活性，促进雄激素合成，同时还抑制肝合成性腺激素结合球蛋白，使游离睾酮升高，使雄激素生物利用度增加。高浓度的胰岛素可直接或通过升高垂体上胰岛素及胰岛素生长因子Ⅰ（IGF-Ⅰ）受体，使垂体分泌LH增加，间接升高雄激素；HI及IGF-Ⅰ在卵巢局部增强LH的生物效应，促进雄激素合成。有学者提出丝氨酸磷酸化假说，认为可以解释多囊卵巢患者同时存在胰岛素抵抗的分子基础，但尚待进一步研究证实。

（3）肾上腺产生雄激素增多：50%的PCOS患者同时伴有肾上腺分泌雄激素过多，明显表现为血清DHEA和DHEA-S水平升高。研究表明，这种升高与垂体促肾上腺激素释放激素反应改变或肾上腺对促肾上腺皮质激素（ACTH）刺激敏感性增加无关，而可能与肾上腺网状带增生或$P_{450c}17\alpha$活性增强有关，$P_{450c}17\alpha$具有17α-羟化酶和17，20-裂解酶的双重活性，既能在肾上腺表达又能在卵巢表达，这可能是PCOS患者常出现卵巢源和肾上腺源雄激素同时升高的原因。

（4）SHBG减少：HA及HI抑制肝合成SHBG，致游离睾酮增加，雄激素生物利用度增加，活性增强。

（5）肥胖：PCOS肥胖患者的SHBG降低，血清游离睾酮水平增高，进一步加强雄激素的作用。同时，脂肪是类固醇激素代谢的场所，雄激素在脂肪内转化为雌激素增多，影响了雌激素的周期性变化，加重排卵障碍。

（6）遗传因素：PCOS是一种遗传相关性疾病，有家族聚集现象，多囊卵巢患者的女儿约50%在儿童期和青春期会出现雄激素升高。研究发现，雄激素受体（AR）基因5’末端的第一外显子CAG微卫星多态性与PCOS发病有相关性。雄激素合成途径中的关键性酶基因——胆固醇侧链裂解酶基因（$CYP_{11}A$，CYP_{17}）的基因多态性可能在PCOS高雄激素血症和多毛表现上有重要的调控作用。另外有研究发现，PCOS患者可能存在CYP_{17}基因编码的$P_{450c}17\alpha$等位基因突变。这些遗传位点的改变与PCOS发病虽然没有明显的相关性但与高雄激素血症的发生有明确相关，仍需进一步深入研究：

2. 卵泡膜细胞增生症临床表现类似　卵巢卵泡较PCOS少，原始卵泡由于脂肪变性而退化，卵巢间质增生显著，内有许多弥散性的黄素化卵泡膜细胞小岛，此为本病的组织学特征及分泌过多的雄激素的来源。随年龄的增长，卵巢分泌雄激素的量逐渐增加，男性化表现逐渐明显，卵巢间质增生，卵巢更为实性。

3. 分泌雄激素的卵巢肿瘤　此类肿瘤比较罕见，多发生于30～50岁。发病前患者月经及生育能力正常，发病后出现明显的男性化、闭经和不孕等，常见的分泌雄激素的卵巢肿瘤有睾丸母细胞瘤、卵巢门细胞瘤、颗粒细胞瘤及卵泡膜细胞瘤等。最常见的为睾丸母细胞瘤。这些肿瘤，尤其是卵巢门细胞瘤体积常较小，不易被触及。激素测定常有助于诊断，其特点为体内雄激素（主为睾酮和）水平明显升高，且大多数肿瘤分泌雄激素不受促性腺激素和肾上腺皮质激素的调节。

（二）肾上腺因素

1. 先天性肾上腺皮质增生（CAH）　CAH属于常染色体隐性遗传病，主要是因为肾上腺皮质中某些激素合成酶先天缺陷而引起，最常见的为先天性21α-羟化酶及11β-羟化酶缺乏，此类患者不能合成糖皮质激素，造成酶前代谢产物17α-羟孕酮、17α-羟孕烯醇酮及其代谢产物孕三醇堆积，且不断衍化为雄激素而形成高雄激素血症。患者染色体正常，性腺为卵巢，内生殖器有输卵管卵巢，但常有不同程度的男性化表现，因胎儿期已受过多雄激素影响，出生时已有生殖器发育异常。

2. 皮质醇增多症　或称库欣综合征，是因各种原因导致的肾上腺皮质功能亢进，合成皮质醇和雄激素过多。主要原因有：

（1）垂体分泌皮质醇激素生成素（ACTH）过多，占60%～70%，为下丘脑—垂体功能紊乱或垂体瘤所致。肾上腺皮质功能亢进，雄激素和皮质醇均升高。

（2）肾上腺肿瘤，约占20%。肾上腺皮质的良性和恶性肿瘤均可导致雄激素分泌增多。其特点为睾酮（T）及硫酸脱氢表雄酮（DHEA-S）均升高，且不受ACTH的调控及外源性糖皮质激素的抑制，多毛及其他男性化表现发展迅速。

（3）异位ACTH综合征较少见，是由于肾上腺以外的癌瘤产生有生物活性的ACTH所致，如肺燕麦细胞癌（约占50%）、胸腺瘤、胰腺瘤、甲状腺髓样癌等。本病常伴有男性化的表现，典型表现为满月脸、水牛背、向心性肥胖，另外有皮肤紫纹、多毛、痤疮、高血压及骨质疏松、糖耐量异常、皮肤色素沉着等。实验室检查发现血浆皮质醇昼夜节律消失，游离皮质醇增高。

（三）其他因素

1. 特发性多毛症　外周组织特别是毛囊、皮脂腺的雄激素代谢异常，5α-还原酶活性增强，使T转化为活性更强的双氢睾酮（DHT）增多，而出现多毛。

2. 使用雄激素或具有雄激素作用的药物。

3. 高催乳素血症　可刺激肾上腺雄激素的分泌。

4. 应激因素　应激时，下丘脑的促肾上腺释放激素（CRH）增多，刺激ACTH分泌增加，导致雄激素增加。

5. 绝经后　因FSH、LH水平升高，刺激卵巢间质产生雄激素。

6. 妊娠期大量的人绒毛膜促性腺激素（HCG）　可刺激卵巢门细胞产生雄激素，引起多毛。

二、病理生理

高雄激素血症形成的病理生理机制非常复杂，涉及下丘脑、垂体、卵巢轴各环节，以及卵巢自分泌、旁分泌、肾上腺等诸多方面。

（一）月经失调

高雄激素血症伴肥胖女性常出现闭经或月经稀发。近年肥胖与高雄激素血症的关系逐渐阐明，提示女性雄激素过高时影响排卵和月经周期，甚至生殖功能。雄激素过高时干扰卵泡正常发育，甚至使其发育停滞。高雄激素血症往往导致月经失调如无排卵月经、功能性子宫出血（无排卵型）、继发闭经或黄体功能不全。最近一组研究报道，高雄激素血症月经稀少患者出现IR，高雄激素水平月经周期正常患者胰岛素浓度正常，说明胰岛素不敏感是月经稀少患者的特征。

血浆胰岛素水平与血清总睾酮不一致，相反，与6种激素结合球蛋白（SHBG）一致。证实PCO妇女IR与排卵停止及月经稀发有关，而与月经周期正常者无关。

（二）肥胖

在高雄激素血症的特定条件下，肥胖妇女脂肪细胞分泌的瘦素增加，LH浓度和胰岛素抵抗，且随着体重的增加而升高。瘦素不仅受血循环中INS、促性腺激素和性腺激素水平的影响，而且与体重指数（BMI）有明显关系。最近发现，有腹部肥胖和高雄激素血症的非胰岛素依赖型糖尿病（NIDDM）妇女睾酮水平升高，血浆SHBG水平降低，两者与IR平行。另外，肌肉血管密度明显减少，可能是睾酮诱导IR的机制。有些学者研究表明，高雄激素血症又是高胰岛素血症的结果。为什么胰岛素敏感组织出现IR而卵巢又对胰岛素敏感呢？

（1）可能胰岛素受体RNA的选择性拼凑能解释在IR状态下卵巢仍能保持对胰岛素的敏感性。

（2）在IR状态下，胰岛素对卵巢的作用可能通过胰岛素样生长因子（IGF）受体而发挥作用。

（3）胰岛素和黄体激素（LH）具有协同作用。

（三）多毛

多毛是雄激素活性过强的表现，可能由于外周组织的雄激素过盛或对雄激素的敏感性增加所致。对毛囊最具有生物活性的雄激素是在腺外合成的双氢睾酮，即由睾酮5α-还原酶的还原作用而来。当体内双氢睾酮升高时，即使睾酮正常时亦会导致多毛。一般认为女性出现多毛而无男性化征象时睾酮水平在5.205 nmol/L以下。引起多毛症的因素繁多，包括内分泌和非内分泌因素。多毛并发男性化（阴蒂肥大、乳腺萎缩、声调低沉等），常因雄激素过盛所致。单纯多毛不伴发男性化体征者，多为睾酮轻度增加，而散发性多毛则亦常由于遗传、特发性或种族等因素所致。

（四）高胰岛素血症

高雄激素和高胰岛素成正相关，对于两者的因果关系，有的学者认为是雄激素过多使胰岛素受体的量减少和胰岛素亲和力下降，从而引起高胰岛素血症。更多学者认为是胰岛素刺激卵巢分泌过多的雄烯二酮和睾酮，致使卵泡闭锁不排卵。卵巢间质细胞增生，卵巢增大而形成卵泡膜细胞增生症。现有一种观点认为，胰岛素与雄激素之间的作用不是单向的，而是互为因果，形成不良循环。体重增加是此循环的中间环节。有些雄激素导致不孕的患者卵巢雄激素含量升高，而垂体LH分泌减少，说明这种疾病无排卵的病理机制不同于PCOS，它同时具有高胰岛素血症和局雄激素血症，两者共同参与无排卵的发病。

胰岛素可能主要从三个方面对雄激素合成和分泌产生影响。

（1）胰岛素直接刺激垂体LH分泌及卵巢功能，使卵巢卵泡膜细胞增生，雄激素合成增加。

（2）胰岛素调节肝细胞合成分泌SHBG，胰岛素水平升高，使肝合成分泌SHBG减少，血SHBG水平下降，血FT水平升高，使雄激素利用度增加。

（3）卵巢内胰岛素受体后作用机制增强，或者细胞内胰岛素信号传递系统异常，或者卵巢局部组织细胞内酶复合物对胰岛素敏感性增强，使细胞色素$P_{450c}17\alpha$酶活性异常，这些作用直接或间接促进促性腺激素分泌及卵泡膜细胞合成分泌雄激素增加。尽管这些研究显示了胰岛素对高雄激素产生的可能作用，但胰岛素与雄激素相互作用机制仍不十分清楚。

高雄激素可影响IR状态。在动物和人类实验研究中发现外源性高雄激素可致IR状态，如给予新生大鼠注射丙酸睾酮可产生高胰岛素血症，正常妇女口服超生理剂量睾酮可使胰岛素敏感性下降。黑色棘皮症和抗胰岛素综合征也具有雄激素过量的特征。胰岛素的促性腺功能通过卵巢的胰岛素受体或卵巢的胰岛素样生长因子受体调节产生高雄激素血症。

（五）脂代谢异常

女性体内雄激素过多可能增加心血管疾病及糖尿病的发病率及病死率，并认为是心血管疾病发病的危险因素之一。雄激素增加肝脂肪酶的活性，使HDL水平下降，而三酰甘油、LDL和载脂蛋白水平均升高。高雄激素血症时常导致腹部和内脏脂肪增加，而高浓度的睾酮使该部位的脂肪分解，血浆中游离脂肪酸增加。已有大量事实证明高胰岛素血症会导致HDL降低和VLDL增加，可见高雄激素血症和高胰岛素血症对脂代谢异常的恶性循环作用。

T水平与HDL水平成负相关，雄激素对脂蛋白的影响是降低HDL水平，升高LDL水平，此作用已在男性服用外源性雄激素及女性服用含雄激素避孕药治疗中得到证实。尽管如此，目前PCOS高雄激素血症对脂代谢影响机制仍存在争议，有待进一步研究阐明。

三、临床表现

高雄激素血症的常见症状包括痤疮、多毛、女性型脱发、皮脂溢出、女性皮肤男性化、肌肉强壮、声音低沉、乳房平小、溢乳、肥胖、良性黑棘皮病、月经失调、性欲亢进、阴蒂增大、不孕症、胰岛素依赖性糖尿病、卵巢多囊样改变、子宫内膜增生过度、内分泌系统疾病危险性增加和心血管疾病。

（一）痤疮

痤疮是一种多因素引起的毛囊皮脂腺单位的慢性炎症性皮肤病，多分布在额部、颧部及胸背部，主要发生于青春期男女，与雄激素分泌增加使皮脂腺增生肥大，皮脂产生增多有关。Lehmann等将痤疮分为轻、中、重三级。轻：粉刺＜20个，或炎性丘疹＜15个，或损伤总数＜30个。中：粉刺20～100个，或炎性丘疹15～50个，或损伤总数30～125个。重：囊肿＞5个，粉刺＞100个，或炎性丘疹＞50个，或损伤总数＞125个。

高雄激素性痤疮有五个特点：

（1）发病早（9～13岁）。

（2）痤疮病情重：除了皮肤油腻毛孔粗大外，有许多炎性丘疹、脓疱和囊肿，属于重度痤疮。

（3）好发于颜面部下1/3处，特别是鼻部及其周围。

（4）持续时间长。

（5）治疗效果不好，因引起痤疮的原因是高雄激素血症，所以传统的外用药膏或口服药物效果不好，需要解除高雄激素的病因才能缓解症状。

（二）多毛

毛发的多少和分布受性别和种族的不同而又差异，按其受性激素影响的情况分为三类：第一类，不受性激素影响，如头发、睫毛和眉毛；第二类，受男女两性性激素的影响，如腋毛、阴毛、四肢和下腹部的体毛；第三类，受雄激素的影响，如胡须、耳前、鼻、耻骨上和躯体的毛。

高雄激素血症引起的多毛是指女性体表和面部的汗毛过多，多在背部、肩部、上腹部、前胸、耻骨上三角、大腿内侧出现终毛，或毛发较前明显增多，常伴有痤疮及脂溢。临床上有不同的评定多毛的方法，WHO推荐Ferriman-Callway毛发评分标准：记录9个受雄激素影响部位的分值（未包括受性激素作用不明显的前臂和小腿），总分＞6提示与雄激素过多有关的体毛生长异常。但多毛的程度与血雄激素水平并不平行，对毛囊最具有生物活性的雄激素是在性腺外合成的双氢睾酮，即由睾酮5α-还原酶的还原作用而来。当体内双氢睾酮升高时，即使睾酮正常时亦会导致多毛。一般认为女性出现多毛而无男性化征象时睾酮水平在5.205 nmoL/L（150 ng/L）以下。PCOS患者的多毛现象并不严重，以性毛增多为主，如阴毛分布常延至肛周、腹股沟或上伸至腹中线，但多属女性型分布；尚有眉浓及腋毛较前浓密，前臂及小腿毛发增多，上唇细须或乳晕周围有长毛出现等。

（三）女性型脱发

高雄激素血症在男性和女性患者中均可表现为脱发，称为雄激素性脱发，分为男性型脱发和女性型脱发。女性型脱发多发生在绝经后期，PCOS患者较早出现女性型脱发，20岁左右即开始脱发，主要发生在头顶部，向前可延伸至前头部，但不侵犯发际，向后可延伸至后头部，但不侵犯后枕部，只是头顶部毛发弥散性稀少、脱落，既不侵犯发际线也不会秃顶。

（四）肥胖

BMI≥25时为肥胖。腰围与臀围的比值（WHR）≤0.7为女性型肥胖，其血E1水平较高。WHR＞0.85为男性型肥胖，其睾酮及游离睾酮（FT）水平增高，易发生高胰岛素血症、糖尿病、高血压、血脂异常及冠心病。若发现腰围增粗和腹部胀满，应考虑有高雄激素的情况。

（五）女性皮肤男性化

当雄激素水平升高时，雌激素水平相对较低，因此皮肤结构接近男性皮肤，皮肤油腻、毛孔粗大、皮肤粗糙且多毛、后背及四肢伸侧皮肤毛囊口有角质小棘，严重者呈苔藓样硬化性皮炎。缺乏女性皮下脂肪多、肌肉少、皮肤细腻丰润的特点。黑棘皮症为明显IR和重度HA的表现，皮肤呈黑褐色、柔软稍凸出的苔样变，多发生于鼠蹊部、颈、项、腋下等处。当睾酮水平＞6.94 nmoL/L，时则出现明显男性化表现，如声调低沉、结突出、男性型阴毛分布、阴蒂肥大（阴蒂根部横径＞1 cm）、乳腺萎缩、颞部秃顶等。常见于先天性肾上腺皮质增多、肾上腺肿瘤及分泌雄激素增多的肿瘤。

（六）代谢紊乱

体内雄激素过多可能增加心血管疾病及糖尿病的发病率及病死率，发病年龄提前，并认为其是心血管疾病发病的危险因素之一，主要表现为高密度脂蛋白（HDL）水平下降，而三酰甘油、低密度脂蛋白（LDL）、载脂蛋白水平均升高。目前，多建议应用降血脂药物治疗，以减少心血管疾病的风险。

（七）乳房平小

雄激素水平升高，雌激素水平相对较低，乳腺不能充分发育，乳房平小。在高泌乳素的作用下可以出现泌乳的现象。

（八）月经失调及不孕

高雄激素干扰卵泡的生长发育，甚至使其发育停滞，致排卵障碍，黄体功能不全而出现月经紊乱、月经稀少、闭经甚至不孕。多见于PCOS引起的高雄激素血症。

四、诊断及鉴别诊断

诊断和鉴别诊断的要点在于查明雄激素来源及病因。

1. 病史根据发病情况协助诊断　较早伴发月经异常者，病因可能在卵巢；有库欣综合征表现而出现月经失调较晚者，病因可能在肾上腺；短时间内出现明显多毛及男性化者，应考虑产生雄激素的肾上腺或卵巢肿瘤；CAH患者自幼即出现外生殖器发育异常，并可有糖盐代谢异常的表现；多毛而排卵功能正常者，多为特发性多毛症。

2. 辅助检查　行B超、CT或MRI检查以排除卵巢、肾上腺或垂体肿瘤。

3. 激素测定

（1）首先测FSH、LH及T。LH/FSH≥2，T轻度升高常见于PCOS。若T明显升高，而LH正常，应高度怀疑卵巢或肾上腺男性化肿瘤、CAH或卵泡膜细胞增生症。

（2）T明显升高伴DHEA-S＞18.29 mo1/L时可能系肾上腺肿瘤。

（3）T和A升高，皮质醇水平正常伴17α-OHP基础值上升则可诊断先天性肾上腺皮质增生（CAH）。但迟发型CAH的17α-OHP水平常在正常范围内，需要做ACTH兴奋试验，如兴奋后17α-OHP显著升高可以诊断迟发型CAH。

（4）如血清其他雄激素均正常，仅DHT升高，为特发性多毛症。

（5）T和皮质醇均升高，皮质醇昼夜节律消失，尿游离皮质醇增高，提示肾上腺皮质功能亢进，需行小剂量地塞米松抑制试验加以鉴别。

（6）小剂量地塞米松（DXM）抑制试验：试验前一周内禁止服用ACTH及其他肾上腺皮质激素类药物和避孕药、中枢兴奋剂、抑制剂和抗癫痫药物，于8am、4pm、0am分别取血测皮质醇，给药当日早晨采血测基础皮质醇水平，0am服用地塞米松1 mg，次日晨8am复查皮质醇，如皮质醇水平下降50%以上可以排除Cushing综合征，提示雄激素可能来源于卵巢。如皮质醇不被抑制或抑制不足，可能是Cushing综合征；连续7天DXM抑制后，DHEA-S不被抑制，应考虑肾上腺肿瘤；如完全被抑制，而17α-OPH恢复正常，则提示为CAH。

（7）口服避孕药（OC）或GnRHa抑制试验：若雄激素不受抑制，说明其来源于肾上腺或卵巢肿瘤。

五、治疗

高雄激素血症的治疗旨在针对病因减少雄激素的产生和作用，改善患者症状。

（一）病因治疗

诊断明确后进行病因治疗，如系CAH患者使用肾上腺糖皮质激素治疗。卵巢、肾上腺或垂体肿瘤行手术或放射治疗。

（二）饮食调节治疗

肥胖可加重HA及HI，故应采取饮食控制、体育锻炼，在医生指导下使用减肥药物，减轻体重，可以降低体内胰岛素水平，打断HA及HI的恶性循环，并可增加SHBG水平，从而使总T和FT水平下降。

（三）药物治疗

1. 减少卵巢雄激素生成的药物

（1）口服避孕药：抑制卵巢产生雄激素是治疗卵巢性高雄激素血症的最主要方法。对于有避孕要求且雌激素或孕激素无禁忌证的妇女，口服避孕药是首选治疗方法。雌激素孕激素复合制剂协同抑制促黄体激素（LH）和促卵泡生成激素（FSH）的分泌，同时抑制月经中期促性腺激素峰，从而使卵巢睾酮、雄稀二酮的分泌减少。口服避孕药中的炔雌醇能增加SHBG水平，使血清游离睾酮、雄烯二酮下降。此外，孕激素还能抑制皮肤5α-还原酶的活性，抑制双氢睾酮（DHT）与雄激素受体的结合，增加睾酮和DHT的清除。值得注意的是被广泛宣传的第三代孕激素，如去氧孕烯、孕二烯酮和诺孕酯，均为19-去甲睾酮类，与孕酮受体的亲和力更高，即有更高的生物活性，而雄激素样作用很弱。左炔诺孕酮和炔诺孕酮的雄激素活性相对稍高。复方避孕药中孕激素种类及含量的不同，名称、价格、不良反应及疗效也有差异。一般用药6～12个月，可见多毛症状的改善。与抗雄激素制剂联用，可增加疗效。口服避孕药治疗可持续1～2年，停药后雄激素的抑制作用可维持6个月至2年。

去氧孕烯具有很强的孕激素受体亲和力，比左炔诺孕酮强6倍，雌激素及雄激素样作用很弱。妈富隆每片含炔雌醇0.030 mg和去氧孕烯0.150 mg，其对LH的抑制作用更强。因此，妈富隆治疗后LH/FSH比值下降，可打破LH与高雄激素之间的恶性循环，使卵巢雄激素分泌减少，这是去氧孕烯治疗高雄激素血症的基础。接受妈富隆治疗6个月，雄激素水平明显下降，SHBG明显上升；1年后血雄激素水平可完全降至正常。妈富隆可停药后立即怀孕，对后代没有影响。

诺孕酯是左炔诺孕酮的C17高诺酮肟，其孕激素作用比左炔诺孕酮稍弱，但无雄激素活性。高诺酮肟由炔雌醇0.035 mg和诺孕酯0.25 mg组成。口服后迅速代谢为左旋炔诺酮。有研究表明，PCOS患者应用cilest6个月后，LH、雄烯二酮、游离雄激素指数明显下降，而SHBG明显上升。

左炔诺孕酮三相片商品名为特居乐，是1978年在德国首次上市的三相口服避孕药。第一阶段为6片，每片含0.030 mg炔雌醇和0.050 mg左炔诺孕酮，第二阶段为5片，每片含0.040 mg炔雌醇和0.075 mg左炔诺孕酮，第三阶段为10片，每片含0.030 mg炔雌醇和0.125 mg左炔诺孕酮。左炔诺孕酮的作用比炔诺酮强10倍。用药3个周期后，血清LH、FSH以及各种雄激素水平下降至正常，SHBG上升至正常水平的高值，90%患者的多毛和痤疮明显改善。

17，2’–螺旋内酯衍生物屈螺酮，结构类似天然孕酮，其除了具有高孕激素活性、抗促性腺激素活性及抗雄激素效应外，还有轻度抗盐皮质激素作用，无雌激素作用，无糖皮质激素或抗糖皮质激素作用。优思明含屈螺酮3 mg和炔雌醇0.030 mg，具有高孕激素活性及抗促性腺激素活性和抗雄激素活性外，还具有轻度的抗盐皮质激素作用，无雌激素作用，无糖皮质激素和抗糖皮质激素作用。可改善高雄激素血症症状（如痤疮、脂溢性皮炎等），对糖代谢影响很小，不增加患者的胰岛素抵抗。除避孕效果可靠外，其消极情绪如焦躁、情绪激动、烦躁等症状都会下降。由于有抗醛固酮的作用，它能有效降低雌激素引起的体内水钠潴留，受到患者的广泛欢迎。

敏定偶每片含炔雌醇0.03 mg和孕二烯酮（GSD）0.75 mg，孕二烯酮为左炔诺孕酮在15位上形成双链的衍生物。孕二烯酮无雌激素活性，有抗雌激素活性及孕激素活性，是目前孕激素活性最高而使用剂量最低的一种避孕药。口服吸收迅速而完全，生物利用度几乎达到100%。避孕效果好，可在PCOS患者的高雄激素血症中发挥积极作用。

（2）长效GnRH激动剂：严重卵巢性高雄激素血症且对传统治疗无反应者，可用长效GnRH激动剂（GnRHa）抑制下丘脑–垂体–卵巢轴功能。生理情况下的GnRH呈脉冲式释放，其脉冲频率约为30～120分钟，通过促进垂体LH和FSH的释放来促进卵泡的生长发育。持续给予GnRH，垂体在一过性大量释放LH和FSH后处于去敏状态，形成药物性卵巢去势作用，使雄激素生成减少，从而改善高雄激素血症的一系列症状。GnRHa完全起抑制作用需要3～6个月。GnRH激动剂的不良反应包括潮热、阴道干涩和骨质丢失。目前，为了避免骨质丢失，GnRH激动剂的使用不宜超过6个月，或用雌激素“反加疗法”联合治疗来纠正钙丢失，同时提高SHBG水平。因此，这一疗法通常与雌激素/孕激素替代治疗或口服避孕药联合应用。然而，GnRH激动剂价格昂贵，临床应用受到一定限制。一项前瞻性对照研究中，12位妇女接受曲普瑞林（达菲林）肌内注射治疗，每4周3.75 mg。治疗6个月后，多毛症均得到改善，血清雄激素水平明显下降。GnRHa与螺内酯联用，可以减少骨质丢失。另一项前瞻性对照研究中，41例高雄激素血症的PCOS患者每4周肌内注射戈那瑞林3.75 mg，其中14例同时口服螺内酯一日100 mg，15例同时口服氟他胺一日250 mg，其余患者仅用戈那瑞林。结果显示，3组患者LH及睾酮水平均降低。所有患者都表现出潮热多汗症状，但均可继续用药。单用GnRHa组患者全身骨密度明显下降；GnRHa＋氟他胺组，患者骨密度的下降更加明显。且与单药组相比差别显著。然而GnRHa＋螺内酯组，患者骨密度未见下降。

2．减少肾上腺雄激素生成的药物　糖皮质激素可用于治疗肾上腺性高雄激素血症。小剂量地塞米松（每晚服用0.5 mg或0.25 mg，或隔晚服用0.5 mg）可降低中枢神经系统-肾上腺轴的睡眠高峰。此小剂量既能选择性地抑制肾上腺分泌雄激素，又不影响可的松的分泌。也可用泼尼松5～10 mg/d，或氢化可的松15 mg/d治疗。不良反应包括失眠和轻度烦躁。若服药后患者早晨血皮质醇水平＜55.8 nmol/L，则应减量或停药。PCOS患者高雄激素主要来源于卵巢，糖皮质激素单用对此类患者雄激素的抑制作用不明显。

3．抗雄激素药物　抗雄激素药物是指能阻断雄激素对把细胞作用的药物，按其化学结构可分为非甾体与甾体类，均能竞争性抑制睾酮及DHT与雄激素受体的结合，从而阻断雄激素生物效应的发挥。可以选择的药物包括醋酸环丙孕酮、螺内酯和氟他胺。临床应用最广泛的为醋酸环丙孕酮。

（1）醋酸环丙孕酮：本品为合成的17-羟孕酮衍生物，是一种强效孕激素，抗雄激素作用较突出。其能与睾酮竞争雄激素受体，所产生的环丙孕酮–雄激素受体复合物也能进入细胞核中，但不产生雄激素效应，从而可阻断雄激素作用。其可降低5α–还原酶活性，从而抑制睾酮和DHT的作用。因其本身为孕激素，故可抑制促性腺激素的分泌，从而减少卵巢产生睾酮和雄烯二酮；其还能增强肝酶活性，从而增加睾酮的清除率。但大剂量使用时可伴有低雌激素、不规则阴道出血和水肿、体重增加、乳房发胀、肾上腺功能不全和性欲缺乏等现象，故目前常使用中低剂量并与雌激素联用。低剂量方案：从月经来潮第5天起使用环丙孕酮2 mg/d和炔雌醇0.035～0.050 mg/d，共21天，可有效改善痤疮和脱发，但对多毛症效果较差。达英–35为环丙孕酮2 mg和炔雌醇0.050 mg的复合制剂，达英–35的炔雌醇剂量为0.035 mg。有研究显示，用达英–35治疗4个月后，患者血清睾酮、硫酸脱氢表雄酮（DHEAS）、LH、FSH下降到正常水平。中剂量方案如同低剂量方案，但环丙孕酮开始10天的用药剂量为10 mg/d。

（2）螺内酯（安体舒通）：螺内酯是一种雄激素受体拮抗剂，其结构与睾酮相近，主要通过与循环雄激素竞争受体来发挥抗雄激素作用。此外，其还可抑制细胞色素$P_{450c}17\alpha$酶活性，减少卵巢和肾上腺的雄激素合成，并可抑制皮肤5α–还原酶活性。螺内酯的作用机制与口服避孕药不同，两种药物联合治疗可提高疗效。螺内酯通常是从25 mg/d的低剂量开始使用，3个星期后逐渐增加到100～200 mg/d。本品对肾上腺抑制不明显，故可长期使用，口服2～6个月可见粗毛变细软和面毛减少现象，闭经患者有月经来潮，之后可继续使用25～50 mg/d的维持治疗方案。也有在月经周期第5～21天口服40 mg/d，可使血清LH与睾酮下降从而出现排卵现象。抗多毛作用出现较慢，6个月后可明显显效。2%～5%螺内酯霜可以治疗痤疮。本品不良反应轻微，常为消化不良、多尿、疲劳和头痛。偶有高血压患者服用保钾利尿剂引起血钾升高。服药数周内应监测血钾、肝功能，并防止低血压出现。

（3）氟他胺：又名氟硝丁酰胺，是一种有效的非类固醇选择性抗雄激素药物，能够直接阻断雄激素受体而不影响血清雌激素、孕激素和糖皮质激素水平，也无抗促性腺激素作用。研究证实，其疗效优于螺内酯，且不良反应更少。虽然肝毒性不良反应少见，但治疗过程中仍应密切监测肝功能。如果750～1500 mg/d大剂量使用，在应用的前3个月可能会发生致死性肝毒性反应。但是以低至超低剂量（每日250 ~ 62.5 mg）长期应用（36 ~ 54个月），则无肝毒性作用。本品口服每次250 mg，一日2次，可降低游离睾酮和总睾酮水平，缓解多毛症状恢复月经周期，对糖代谢无明显影响。它可直接抑制毛发生长而没有明显不良反应，治疗多毛症疗效比螺内酯为优，且对内分泌无不良影响。男性胎儿阻断雄激素受体可影响男性的正常发育，故用药期间应避孕。

（4）依氟鸟氨酸：依氟鸟氨酸是鸟氨酸脱羧酶的不可逆抑制剂。这种酶有雄激素节制并参与头发生长的生理功能，可调节毛囊基质细胞的增生。抑制这种酶的活性，则毛囊毛发减少生长。最近已获准用于外敷治疗面部多毛依氟鸟氨酸。在短期的安慰剂对照研究显示，依氟鸟氨酸11.5% ~ 15%显著减少不必要的面部毛发，女性多毛症患者减少头发生长。停止治疗后，迅速扭转。可能会出现轻度、短暂的皮肤刺激。

4．减少雄激素前体物质在外周转化成有活性的雄激素　非那雄胺可抑制5α-还原酶活性，具有特异的竞争性抑制5α-还原酶作用，阻断睾酮向DHT转化，能降低DHT与雄激素受体的相互作用，不影响血LH、睾酮、雄烯二酮、雌二醇（E_2）和SHBG水平，但可使血DHT和3α-葡萄糖醛酸雄烯二酮水平明显降低。口服剂量为5 mg/d。本品是治疗多毛症的有效药物，在一项前瞻性随机对照研究中，15例妇女服用本品1年后，多毛症全部改善，血清DHEAS、E_2和DHT明显下降，无明显不良反应。与达英-35联合使用，降低雄激素的作用。故用药期间应采取有效的避孕措施。

5．胰岛素增敏剂

（1）二甲双胍：继发性高雄激素血症的PCOS妇女常伴有胰岛素抵抗和代偿性高胰岛素血症。胰岛素通过刺激卵巢合成雄激素，低SHBG，使血总睾酮和游离睾酮都升高；而增加PCOS妇女胰岛素敏感性可以降低胰岛素浓度，从而降低雄激素水平。胰岛素增敏剂最常用的是的敏感性，从而增强组织对葡萄糖的利用率和无氧酵解及有氧代谢，抑制糖异生和肝糖输出，并且可以延缓小肠对葡萄糖的吸收。二甲双胍通过改善患者的胰岛素抵抗，提高循环中胰岛素的廓清能力，从而消除胰岛素对PCOS病情的影响，并可阻止胰岛功能失代偿而引起的相关并发症，在预防远期并发症方面有重要意义。与传统药物相比，二甲双胍有很多潜在的优点：

1）同时纠正代谢和内分泌紊乱。

2）恢复排卵功能，但是很少或者无卵巢过度刺激和多胎妊娠的危险。

3）可能减少长期应用引起糖尿病和心血管疾病的危险。有文献报道，二甲双胍可以使游离雄激素水平下降。其常用剂量是每次500 mg，一日3次，治疗12个月后，虽然患者DHEA-S升高，但是循环中总雄激素、游离雄激素指数、17α-羟孕酮，以及葡萄糖/胰岛素比率均明显下降，且对多毛症的治疗效果优于达英-35。二甲双胍与达英-35联合应用，降低雄激素的效果增强。但其疗效尚需进一步大规模临床研究加以证实。

（2）格列酮类：罗格列酮和吡格列酮噻唑作为新型的胰岛素增敏剂最近被应用于PCOS患者的胰岛素增敏治疗。噻唑激活基因转录，影响葡萄糖和脂质代谢，使游离脂肪酸含量下降，并降低内脏脂肪含量。Glintborg D等对5篇随机对照实验进行荟萃分析，通过比较格列酮、口服避孕药和二甲双胍的治疗效果和炎症因子、胰岛素样生长因子的变化，认为格列酮类对于改善胰岛素敏感性、降低胰岛素抵抗、减少卵巢和肾上腺来源的雄激素、解除代谢综合征、降低血脂方面与二甲双胍疗效近似。口服避孕药比胰岛素增敏剂在控制月经周期和改善高雄激素症状方面效果更好，有文献认为胰岛素增敏剂与口服避孕药二者联合治疗的效果好于单独用药，尚需等待长期大量的研究结果。

6．酮康唑　抗真菌药酮康唑可抑制各种类固醇的合成，有效抑制肾上腺和卵巢的雄激素合成。然而，由于肾上腺皮质抑制和肾上腺危象的危险，本品极少长期用于高雄激素血症的治疗。一项前瞻性随机对照研究中，16例患者服用酮康唑300 mg/d，其中有8例半年内因为不良反应而停药，另外8例1年后多毛症状全部改善，血清睾酮、DHT和DHEAS明显下降，但FSH、LH、E_2和ACTH平上升。不良反应主要在服药头3个月产生，表现为谷丙转氧酶和谷草转氨酶迅速上升到正常值最高限。

第三篇

心血管疾病

第十章　心功能不全

第一节　心功能不全的定义

一、心功能不全与心力衰竭

广义的心功能不全指在各种致病因素和原发疾病作用下，心脏舒张或收缩功能受到不同程度的损害。狭义的心功能不全是指有心脏舒张或收缩功能异常的客观证据，而无心功能不全相关的临床症状和体征，如短气、喘憋、乏力、端坐呼吸、水肿、粉红色泡沫样痰等。此时心脏功能虽然受损，但处于代偿阶段，机体能够通过心脏本身及心外其他器官的代偿机制，使机体所需血液和氧气的供需处于相对平衡状态。当心脏功能发生严重异常变化，心排血量显著减少或相对不足，不能满足机体器官、组织、细胞代谢需要。此时患者往往表现出明显的临床症状和体征，称为心力衰竭（HF）。可以看出心力衰竭一般是指心功能不全的晚期，属于失代偿阶段。但临床应用时心功能不全与心力衰竭的概念往往通用。

随着老龄化社会的到来、急性心血管事件诊疗技术进步引起的慢性心功能不全患者生存率提高，心力衰竭的患病率可能会进一步提高。近年来中国心力衰竭流行病学调查结果显示，中国成人心力衰竭的患病率为0.9%。据此推测，我国目前35～74岁成人中约有600万心力衰竭患者。而在过去40年中，由于心力衰竭导致的死亡增加了6倍。随着我国人口的老龄化加剧，这些数据将逐年增高，心力衰竭正成为我国为心血管领域的重要公共问题。而据世界卫生组织统计，慢性心力衰竭在人群中的发病率为1.5%～5.6%，65岁以上达7.4%。美国20岁以上的人群中约有510万心力衰竭患者，并且到2030年心力衰竭的患病率将比现在增加25%。可见心力衰竭的防治也是国际性难题。心力衰竭一旦发生，病情将呈进行性加重，需要反复住院治疗，严重影响患者的生存和生活质量，并消耗大量医疗资源和费用，增加家庭、社会的医疗负担。

二、对心功能不全认知的历史与现状

（一）心功能不全的诊断

1628年英国科学家威廉·哈维提出血液循环理论，奠定了近代生理科学发展的基础，也促进对心力衰竭病理生理的研究。由1901年诺贝尔物理学奖获得者德国威廉·康拉德·伦琴发现的X线、1924年诺贝尔生理学和医学奖获得者荷兰生理学家威廉·艾因特霍芬发明的心电图进一步促进了对心力衰竭的研究。后来的心脏超声技术、心导管技术、放射性核素、血液分子标志物（如BNP、NT-pro BNP）等的应用为心力衰竭的诊断和治疗提供了更多证据和参考。随着对心力衰竭认识的不断深入，相关的定义和诊断也不断演进（表10-1）。

表10-1　心力衰竭定义的演变

时间（年）	定义	代表人物/组织
1933	心脏不能排出足够血量的一种状态	Thmoas Lewis
1950	在有适量充盈的情况下，心脏不能维持足够的血液循环满足机体需要的一种状态	Paul wood
1980	心脏泵出的血液不能满足机体组织代谢需要的一种病理生理状态	Eugene Braunwald
1983	各种心脏疾病终末期的一种表现，尽管有足够的心室充盈，但心排血量降低，或心脏泵出血量不能维持组织的正常功能	H Denolin等
1985	由于心脏异常引起并伴有明确的血流动力学、神经、内分泌系统的特征性改变的一种临床综合征	Philip A Poole Wilson
1987	无支持情况下，心脏长期不能维持正常血压时出现的综合征	Peter Harris
1988	心脏功能不全伴有运动耐量下降，室性心律失常，寿命缩短的一种综合征	Jay N Cohn
1995	具有相应的临床症状和心功能不全的客观证据，经治疗后可改善的一种临床综合征	欧洲心脏病学会
2005	由于各种器质性或功能性心脏疾病导致心室充盈或射血分数受损的一种临床综合征	美国心脏病学会和美国心脏学会

续表

时间（年）	定义	代表人物/组织
2008	是一种临床综合征，包含几个特点：（1）典型症状有呼吸困难、乏力、踝部水肿。（2）典型体征有心动过速、呼吸急促、肺部啰音、颈静脉压力增高、外周水肿。（3）心脏结构或功能异常的客观证据：心腔扩大、超声心动图心脏收缩和（或）舒张功能的下降、脑钠素水平升高	欧洲心脏病学会
2009	因心脏各种结构或功能改变所致的心室充盈和（或）射血能力受损，从而引起的一种复杂临床综合征	美国心脏病学会和美国心脏学会

（二）心功能不全的治疗

1785年英国植物学家威廉·威瑟灵首创用洋地黄治疗心功能不全引起的水肿，该类药物至今仍应用于心力衰竭的临床治疗。20世纪50年代和20世纪70年代，利尿药和血管紧张素转化酶抑制药开始用于治疗心力衰竭。洋地黄、利尿药、血管紧张素转化酶抑制药构成了治疗心力衰竭的传统经典疗法：强心、利尿、扩血管。

传统的现代药物治疗心力衰竭是针对血流动力学的改变，“强心、利尿、扩血管”一直被认为是治疗心力衰竭的经典用药。但大量的临床试验已表明，应用正性肌力药直接刺激心肌收缩，以及应用血管扩张药减轻左室射血阻抗以增加左室射血的一些治疗措施，在初期都能改善临床症状，但长期应用却导致病死率增加，某些药物还可能增加猝死。以地高辛为代表的强心药物，对改善心力衰竭患者的临床症状有明显的效果，但不适合长期应用，特别是对于老年人、心动过缓或伴有心脏传导阻滞者，其临床应用明显受限。血管紧张素转化酶抑制药因具有神经内分泌抑制作用是目前公认的抗心力衰竭有效药物之一，然而除咳嗽等不良反应外，该药并没有正性肌力作用。新一代β–受体阻滞药因同时具有抗自由基、降低心肌耗氧等作用受到青睐，但因明显的不良反应而受到限制。尽管现代医学在治疗心力衰竭方面具有很大的进展，如新近提出了防止心室重构等新观点，但心力衰竭的诊疗仍存在需要改进的空间，心力衰竭的预后依然欠佳。

关于心力衰竭的诊断和治疗，多个国家均发布了专门的指南和建议，我国也分别于2002年发布《慢性收缩性心力衰竭治疗建议》、2006年发布《小儿心力衰竭诊断与治疗建议》和《心脏再同步治疗慢性心力衰竭的建议》、2007年发布

《慢性心力衰竭诊断治疗指南》、2010年发布《急性心力衰竭诊断和治疗指南》和《心脏再同步治疗慢性心力衰竭的建议》（修订版），2013年我国将对心力衰竭指南进行了更新。随着心力衰竭基础研究和临床循证医学的发展，心力衰竭指南也不断更新，一般更新频率为3～5年1次。

第二节　心功能不全的诊断

心功能不全诊断需要依靠临床表现、实验室检查、辅助检查及特殊检查综合判断而确定。

一、临床表现

（一）慢性心力衰竭

主要临床表现是“充血”，其次是周围组织灌注不足。临床上习惯于按心力衰竭开始发生于哪一侧和充血主要表现的部位，将其分为左侧心力衰竭、右侧心力衰竭和全心衰竭。心力衰竭开始或主要发生在左侧心脏并以肺充血为主的称为左侧心力衰竭；开始或主要发生在右侧心脏并以肝、肾等器官和周围静脉淤血为主的，称为右侧心力衰竭。两者同时并存的称全心衰竭。

1. 左侧心力衰竭　分为左心室衰竭和左心房衰竭。左心室衰竭多见于高血压性心脏病、冠心病、主动脉瓣病变和二尖瓣关闭不全。急性肾小球肾炎和风湿性心脏病是儿童和少年患者左心室衰竭的常见病因。二尖瓣狭窄时，左心房压力明显增高，也有肺充血表现，但非左心室衰竭引起，因而称为左心房衰竭。

（1）症状

1）呼吸困难：呼吸困难是左侧心力衰竭最主要的症状。肺充血时肺组织水肿，气道阻力增加，肺泡弹性降低，吸入少量气体就使肺泡壁张力增高而引起反射性呼吸增快，造成呼吸困难。不同情况下肺充血的程度有差异，呼吸困难的表现有下列不同形式。①劳力性呼吸困难：开始仅在剧烈活动或体力劳动后出现呼吸急促，如登楼、上坡或平地快走等活动时出现。随着肺充血程度加重，逐渐发展到更轻的活动或体力劳动后，甚至休息时，也发生呼吸困难；②端坐呼吸：一种由于平卧时极度呼吸困难而必须采取的高枕、半卧位或坐位以解除或减轻呼吸困难的状态。程度较轻的，高枕或半卧位时即无呼吸困难；严重的必须端坐；最严重的即使端坐床边，两腿下垂，上身向前，双手紧握床边，仍不能缓解严重的呼吸困难；③阵发性夜间呼吸困难：又称为心源性哮喘，是左心室衰竭早期的典型表现。呼吸困难可连续数夜，每夜发作或间断发作。典型发作多在夜间熟睡1～2小时后，患者因气闷、气急而惊醒，被迫坐起，可伴阵咳、哮鸣性呼吸音或泡沫样痰。发作较轻的采取坐位后10分钟至1小时呼吸困难自动消退，患者又能平卧入睡，次日白天可无异常感觉。严重的可持续发作，阵阵咳嗽，咳吐粉红色泡沫样痰，甚至发展为急性肺水肿。由于早期呼吸困难多在夜间发作，常能自动消退，白天症状不明显，因而易被忽略。即使就医，也常因缺少阳性体征而被忽视。发作时伴阵咳或哮鸣的可被误诊为支气管炎或哮喘。

2）倦怠、乏力、运动耐量下降：可能为心排血量低下、骨骼肌血供不足的表现。

3）陈–施呼吸：见于严重心力衰竭，预后不良。呼吸有节律地由暂停逐渐增快、加深，再逐渐减慢、变浅，直到再停，30～60秒后呼吸再起，如此周而复始。发生机制是心力衰竭时脑部缺血和缺氧，呼吸中枢敏感性降低，呼吸减弱，二氧化碳潴留到一定量时方能兴奋呼吸中枢，使呼吸增快、加深。随着二氧化碳的排出，呼吸中枢又逐渐转入抑制状态，呼吸又减弱直至停止。脑缺氧严重的患者还可伴有嗜睡、烦躁、神志错乱等精神症状。

（2）体征

1）原有心脏病的体征。

2）左心室增大：心尖搏动向左下移位，心率增快，心尖区有舒张期奔马律，肺动脉瓣区第二心音亢进，其中舒张期奔马律最有诊断价值，在患者心率增快或左侧卧位并做深呼吸时更易听到。左心室扩大还可致相对性二尖瓣关闭不全，产生心尖区收缩期杂音。

3）交替脉：脉搏强弱交替。轻度交替脉仅能在测血压时发现。

4）肺部啰音：虽然部分左侧心力衰竭患者肺间质水肿阶段可无肺部啰音，

肺充血只能通过X线检查发现，但两侧肺底细湿啰音至今仍被认为是左侧心力衰竭的重要体征之一。阵发性呼吸困难或急性肺水肿时可有粗大湿啰音，满布两肺，并伴有哮鸣音。

5）胸腔积液：左侧心力衰竭患者中约25%有胸腔积液。胸腔积液可局限于肺叶间，也可呈单侧或双侧胸腔积液，胸腔积液蛋白含量可高，心力衰竭好转后消退。

2. 右侧心力衰竭　多继发于左侧心力衰竭，出现右侧心力衰竭后，由于右心室排血量减少，肺充血现象常有所减轻，呼吸困难亦随之减轻。单纯右侧心力衰竭多由急、慢性肺源性心脏病或某些先天性心脏病引起。

（1）症状：主要由慢性持续淤血引起各脏器功能改变所致，如长期消化道淤血引起食欲缺乏、恶心、呕吐等；肾脏淤血引起尿量减少、夜尿多、蛋白尿和肾功能减退；肝淤血引起上腹饱胀，甚至剧烈腹痛，长期肝淤血可引起黄疸、心源性肝硬化。

（2）体征

1）原有心脏病体征。

2）心脏增大：以右心室增大为主者可伴有心前区抬举样搏动。心率增快，部分患者可在胸骨左缘相当于右心室表面处听到舒张期奔马律。右心室明显扩大可导致功能性三尖瓣关闭不全，产生三尖瓣区收缩期杂音，吸气时杂音增强。

3）静脉充盈：颈外静脉充盈为右侧心力衰竭的早期表现。半卧位或坐位时在锁骨上方可见到颈外静脉充盈，或颈外静脉充盈最高点距离胸骨角水平10 cm以上，都表示静脉压升高，常在右侧较明显。严重右侧心力衰竭静脉压显著升高时，手背静脉和其他表浅静脉也充盈，合并三尖瓣关闭不全，并可见静脉搏动。

4）肝大和压痛：出现较早，大多发生于皮下水肿之前。肝大剑突下较肋缘下明显，质地较软，具有充实饱满感，边缘有时叩诊不清，叩诊剑突下有浊音区，且有压痛。压迫肝（或剑突下浊音区）时可见颈静脉充盈加剧（肝颈静脉反流现象）。随着心力衰竭的好转或恶化，肝大可在短时内减轻或加剧。右心衰竭突然加重时，肝脏急性淤血，肝小叶中央细胞坏死，引起肝脏急剧增大，可伴有右上腹与剑突下剧痛和明显压痛、黄疸。长期慢性右侧心力衰竭引起心源性肝硬化时，肝触诊质地较硬，压痛可不明显，常伴黄疸、腹腔积液及慢性肝功能损害。

5）下垂性水肿：早期水肿常不明显，多在颈静脉充盈和肝大较明显后才出现。先有皮下组织水分积聚，体重增加，到一定程度后才引起凹陷性水肿。水肿最早出现在身体的下垂部位，起床活动者足、踝内侧和胫前较明显；仰卧者骶部水肿；侧卧者卧侧肢体水肿显著。病情严重者可发展到全身水肿。

6）胸腔积液和腹腔积液：壁层胸膜静脉回流至上腔静脉、支气管静脉和肺静脉，右侧心力衰竭使静脉压增高，可有双侧或单侧胸腔积液。双侧胸腔积液时，右侧量常较多，单侧胸腔积液也以右侧多见，其原因不明。胸腔积液含蛋白量较高（2～3 g/100 mL），细胞数正常。大量腹腔积液多见于三尖瓣狭窄、三尖瓣下移和缩窄性心包炎，亦可于晚期心力衰竭和右心房球形血栓堵塞下腔静脉入口时。

7）心包积液：右侧心力衰竭或全心衰竭时可见心包积液，常于超声心动图或尸检时发现，一般不引起心脏压塞症状。

8）发绀：长期右侧心力衰竭患者大多有发绀，可表现为面部毛细血管扩张、青紫色和色素沉着。发绀是血供不足时组织摄取血氧相对增多，静脉血氧低下所致。

9）晚期患者可有明显营养不良、消瘦甚或恶病质。

3．全心衰竭　右心衰竭继发于左心衰竭而形成的全心衰竭，当右心衰竭出现后，右心排血量减少，因此阵发性呼吸困难等肺淤血症状反而有所减轻。扩张型心肌病等表现为左、右心室同时衰竭者，肺淤血症状往往不很严重，全心衰竭的表现主要为心排血量减少的相关症状与体征。

4．舒张性心力衰竭　目前认为，LVEF＜40%的心力衰竭是收缩性心力衰竭，而舒张性心力衰竭是指在心室收缩功能正常情况下（LVEF＞40%），心室松弛性和顺应性减低使心室充盈量减少和充盈压升高，导致肺循环和体循环淤血的综合征。

舒张性心力衰竭的临床表现可从症状不明显、运动耐力下降到气促、肺水肿。表现与收缩性心力衰竭相似。急性心肌缺血或高血压控制不满意的患者可出现急性舒张功能不全所致的急性肺水肿。

然而，心力衰竭时特异的症状较少见，尤其是仅有轻度症状的患者，因而症状是不敏感的。心力衰竭的体征很多因水钠潴留所致，用利尿药后可迅速消退（即在接受了利尿药治疗的患者可无水肿，使得临床诊断更为困难）。较特异的体征（表10-2）如颈静脉压升高和心尖搏动移位较难检出。

表10-2 心力衰竭的症状与体征

症 状	体 征
典型	较特异
气促	颈静脉压升高
端坐呼吸	肝颈静脉回流征
阵发性夜间呼吸困难	第三心音（奔马律）
运动耐量降低	心尖搏动向左侧移位
疲劳、乏力，运动后恢复时间延长	心脏杂音
踝部水肿	
不太典型	不太特异
夜间咳嗽	外周水肿（踝部、骶部、阴囊）
喘息	肺部水疱音
体重增加（≥2 kg/周）	肺底叩诊浊音（胸腔积液）
体重减轻（晚期心力衰竭）	心动过速
肿胀感	脉搏不规则
食欲缺乏	呼吸加快（≥16次/分）
意识模糊（尤其是老年人）	肝大
抑郁	腹腔积液
心悸	组织消耗（恶病质）
昏厥	

（二）急性心力衰竭

1．基础心血管疾病的病史和表现　大多数患者有各种心脏病的病史，存在引起心力衰竭的各种病因。老年人中的主要病因为冠心病、高血压和老年性退行性心瓣膜病，而在年轻人中多由风湿性心瓣膜病、扩张型心肌病、急性重症心肌炎等所致。

2．诱发因素　常见的原因如下：

（1）慢性心力衰竭药物治疗缺乏依从性。

（2）心脏容量超负荷。

（3）严重感染，尤其是肺炎和败血症。

（4）严重颅脑损害或剧烈的精神心理紧张与波动。

（5）大手术后。

（6）肾功能减退。

（7）急性心律失常如室性心动过速。

（8）支气管哮喘。

（9）肺栓塞。

（10）高心排量综合征如严重甲状腺功能亢进危象、严重贫血等。

（11）应用负性肌力药物如维拉帕米、地尔硫䓬、β－受体阻滞药等。

（12）应用非甾体类抗炎药。

（13）心肌缺血（通常无症状）。

（14）老年急性舒张功能减退。

（15）吸毒。

（16）酗酒。

（17）嗜铬细胞瘤。

3．早期表现　原来心功能正常的患者出现原因不明的疲乏或运动耐力明显降低以及心率增加15～20次/分，可能是左心功能降低的最早期征兆。继续发展可出现劳力性呼吸困难，夜间阵发性呼吸困难，睡觉需要枕头抬高头部等。检查可发现左心室增大、闻及舒张早期或中期奔马律、P2亢进、两肺尤其是肺底部细湿啰音，还可有干性啰音和哮鸣音，提示已有左心功能障碍。

4．急性肺水肿　急性肺水肿是左心功能不全的最常见的表现，多因突发严重的左心室排血不足或左心房排血受阻引起肺静脉及肺毛细血管压力急剧升高所致。当肺毛细血管压升高超过血浆胶体渗透压时，液体即从毛细血管漏到肺间质、肺泡甚至气道内，引起肺水肿。典型发作为突然严重气急，呼吸可达30～40次/分，端坐呼吸，阵阵咳嗽，面色灰白，口唇发绀，大汗，常咳出泡沫样痰，严重者可从口腔或鼻腔内涌出大量粉红色泡沫样痰。发作时心率、脉搏增快，血压在起始时可升高，以后降至正常或低于正常。两肺内可闻及广泛水泡音和哮鸣音，心尖部可听到奔马律，但常被肺部水泡音掩盖。

5．心源性休克　主要表现如下：

（1）持续低血压：收缩压降至90 mmHg以下，或原有高血压的患者收缩压降幅≥60 mmHg，且持续30分钟以上。

（2）组织低灌注状态

1）皮肤湿冷、苍白和发绀，出现紫色条纹。

2）心动过速>110次/分。

3）尿量显著减少（<20 mL/h），甚至无尿。

4）意识障碍，常有烦躁不安、激动焦虑、恐惧和濒死感；收缩压低于70 mmHg时，可出现抑制症，如神志恍惚、表情淡漠、反应迟钝，逐渐发展至意识模糊甚至昏迷。

（3）血流动力学障碍：肺毛细血管楔压（PCWP）≥18 mmHg，心脏排血指数（CI）≤36.7 mL/s · m^2。

（4）低氧血症和代谢性酸中毒。

6．昏厥　心脏本身排血功能减退，心排血量减少引起脑部缺血、发生短暂的意识丧失，称为心源性昏厥。昏厥发作持续数秒钟时可有四肢抽搐、呼吸暂停、发绀等表现，称为阿–斯综合征。发作大多短暂，发作后意识常立即恢复。主要见于急性心脏排血受阻或严重心律失常。

7．心脏停搏　为严重心功能不全的表现。

二、实验室检查

（一）慢性心力衰竭

辅助检查能够为心力衰竭的诊断提供更多必要的依据和预后的信息，欧洲心脏病学会对于怀疑为心力衰竭患者的一般辅助检查推荐如下（表10–3）。

表10-3　对怀疑有心力衰竭的非卧床患者诊断检查的推荐

推　荐	推荐类别	证据水平
对所有患者都考虑做的检查		
推荐行经胸超声心动图检查，以评估心脏的结构和功能	Ⅰ	C
推荐做12导联ECG以确定心律、心率、QRS波形态及其间期，并检出其他相关的异常。	Ⅰ	C
推荐行血液生化检测（包括钠、钾、钙、尿素/血尿素氮、肌酐/估算的肾小球滤过率、肝酶和胆红素、铁蛋白/总铁结合力-TIBC）和甲状腺功能	Ⅰ	C
推荐做全血细胞计数	Ⅰ	C
应考虑测定利钠肽（BNP、NT-pro BNP或MR-pro ANP）：	Ⅱa	C
应当考虑做胸部X线检查，以检出或排除某些类型的肺病	Ⅱa	C
对特殊的患者考虑做的检查		
推荐对特殊的患者考虑心脏核磁共振成像（CMR）检查，以评估心脏结构和功能，测定LVEF，并描述心脏组织的特征	Ⅰ	C
对有心绞痛、被确认为适合行冠脉血供重建的患者，推荐行冠状动脉造影以评估冠状动脉解剖情况	Ⅰ	C
对认为有冠心病和适合冠脉血供重建的患者，应考虑做心肌灌注/缺血成像（超声心动图、CMR、单光子发射计算机断层-SPECT或正电子发射断层扫描-PET），以确定是否存在可逆的心肌缺血或存活心肌	Ⅱa	C
对要考虑评估心脏移植或机械循环支持的患者，推荐行左右心导管检查，以评估左心和右心功能及肺动脉阻力	Ⅰ	C
应考虑行运动试验	Ⅱa	C

1. 心力衰竭常见实验室检查异常及临床意义　常规生化和血液学检查对于诊断心力衰竭非常重要，常见实验室检查及临床意义（表10-4）。

表10-4　心力衰竭时常见实验室检查

异常指标	原　因	临床意义
肾损害[肌酐＞15 μmol/L（1.7 mg/dl），肾小球滤过率＜60 mL/（min·1.73 m^2）]	肾病、肾充血、ACEI/ARB、脱水、盐皮质激素受体拮抗药、非甾体类抗炎药和其他肾毒性药物	计算肾小球滤过率、考虑减少ACEI/ARB或盐皮质激素受体拮抗药剂量（或延期加量）、检查钾和BUN、考虑减少利尿药

续表

异常指标	原　因	临床意义
贫血、血红蛋白<130 g/L（男），<120 g/L（女）	CHF、血液稀释、铁丢失或利用差、肾衰竭竭、慢性病、肿瘤	诊断性检查，考虑治疗异常指标
低钠血症（<135 mmol/L）	CHF、血液稀释、血管加压素释放、利尿药（尤其是噻嗪类）和其他药	考虑限水、调整利尿药剂量、超滤、血管加压素拮抗药、审查治疗药物
高钠血症（>150 mmol/L）	水丢失/水摄入不足	评估水摄入、诊断性检查
低钾血症（<3.5 mmol/L）	利尿药、继发性醛固酮增多症	心律失常的危险、考虑ACEI/ARB、盐皮质激素受体拮抗药、补钾
高钾血症（>5.5 mmol/L）	肾衰竭竭、补钾、RAS抑制药	停止补钾/保钾利尿药、减量/停止ACEI/ARB/盐皮质激素受体拮抗药、评估肾功能和尿pH、心动过缓和严重心律失常的危险
高血糖症（>6.5 mmol/L/117 mg/dL）	糖尿病、胰岛素抵抗	评估水化作用、处理糖不耐受
高尿酸血症（>500 μmol/L）（8.4 mg/dL）	利尿药治疗、痛风、恶性肿瘤	别嘌醇、减少利尿药剂量
清蛋白高（>45 g/L）	脱水、骨髓瘤	再水化、诊断性检查
清蛋白低（<30 g/L）	营养差、肾丢失	诊断性检查
转氨酶升高	肝功能不全、肝充血、药物毒性	诊断性检查、肝充血、审查治疗药物
肌钙蛋白升高	心肌细胞坏死、缺血时间过长、严重HF、心肌炎、败血症、肾衰竭	评估升高程度（严重心力衰竭时轻度升高常见）、灌注/存活力研究、冠状动脉造影、评估血管重建
肌酸激酶升高	遗传性或获得性肌肉疾病（包括肌炎）	考虑遗传性心肌病、肌营养不良、他汀类药物使用
甲状腺功能异常	甲状腺功能亢进、甲状腺功能减退、胺碘酮	治疗甲状腺异常、重新考虑胺碘酮应用
尿液分析	蛋白尿、糖尿、细菌尿	诊断性检查、排除感染、糖尿病
INR>3.5	抗凝剂过量、肝充血（肝病）、药物相互反应	审查抗凝药剂量、评估肝功能、审查治疗药物
CRP>10 mg/L，中性白细胞升高	感染、炎症	诊断性检查

2. 利钠肽的检测及意义　目前研究最多的利钠肽包括B型利钠肽（BNP）和N-末端B型利钠肽前体（NT-pro BNP）。

BNP测定有助于心力衰竭诊断和预后判断。慢性心力衰竭包括症状性和无症状性左心室功能障碍患者血浆BNP水平均升高。血浆BNP可用于鉴别心源性和肺源性呼吸困难，BNP正常的呼吸困难基本可除外心源性。多项研究已检查了BNP排除心力衰竭的阈值浓度。对急性起病或症状恶化（即须到医院急诊室）的患者与较缓慢症状发作的患者，排出的阈值不同。在非急性患者，BNP诊断心力衰竭的敏感性和特异性是低的，对表现非急性的患者，最佳排除切点为35 pg/mL。当BNP小于35 pg/mL时，基本可排除心力衰竭。

NT-pro BNP是BNP激素原分裂后没有活性的N-末端片段，比BNP半衰期更长、更稳定，其浓度可反映短暂时间内新合成的而不是储存的BNP的释放，因此更能反映BNP通路的激活。正常人血浆BNP和NT-pro BNP的浓度相似。在左心室功能障碍时，血浆NT-pro BNP水平超过BNP水平可达4倍。在非急性患者，NT-pro BNP诊断心力衰竭的敏感性和特异性是低的，对表现为非急性的患者，最佳排除切点为125 pg/mL。当NT-pro BNP小于125 pg/mL时，基本可排除心力衰竭。

（二）急性心力衰竭

1. 动脉血气分析　急性左心衰常伴有低氧血症，肺淤血明显者可影响肺泡氧气交换。应检测动脉血氧分压（PaO_2）、二氧化碳分压（$PaCO_2$）和氧饱和度，以评估氧含量（氧合）和肺通气功能，还应检测酸碱平衡状况。

2. 常规实验室检查　包括血常规和血生化检查，如电解质（钠、钾、氯等）、肝功能、血糖、清蛋白及高敏C-反应蛋白（hs-CRP）。研究表明，hs-CRP对评价急性心力衰竭患者的严重程度和预后有一定的价值。

3. 心力衰竭生物标志物　主要为利钠肽，包括BNP、NT-pro BNP，其针对急性心力衰竭的敏感性和特异性较高。目前，对于急性发作患者最佳排除切点为100 pg/mL。BNP小于100 pg/mL不支持心力衰竭的诊断，BNP在100～400 pg/mL时还应考虑其他原因，如肺栓塞、慢性阻塞性肺部疾病等。大多数心力衰竭患者BNP在400 pg/mL以上。对于急性或症状恶化的患者，目前的最佳排除切点为300 pg/mL，当NT-pro BNP＜300 pg/mL时，可排除心力衰竭，其阴性预测值达99%。

4．心肌坏死标志物　旨在评价是否存在心肌损伤或坏死及其严重程度。

（1）心肌肌钙蛋白T或I（cTnT或cTnI）：其监测心肌受损的特异性和敏感性均较高。急性心肌梗死时可升高3～5倍以上，不稳定型心绞痛和急性心肌炎也会显著升高；慢性心力衰竭可出现低水平升高；重症有症状心力衰竭存在心肌细胞坏死、肌原纤维不断崩解，血中心肌钙蛋白水平可持续升高。

（2）肌酸磷酸激酶同工酶（CK-MB）：一般在发病后3～8小时升高，9～30小时达高峰，48～72小时恢复正常；其动态升高可列为急性心肌梗死的确诊指标之一，高峰出现时间与预后有关，出现早者预后较好。

（3）肌红蛋白：其分子质量小，心肌损伤后即释出，故在急性心肌梗死后0.5～2小时便明显升高，5～12小时达高峰，18～30小时恢复，作为早期诊断的指标优于CK-MB，但特异性较差。伴急性或慢性肾功能损伤者肌红蛋白可持续升高，此时血肌酐水平也会明显增高。

三、辅助检查

（一）慢性心力衰竭

1．超声检查　超声心动图检查指所有的超声影像技术，包括二维/三维超声心动图、脉冲和连续波多普勒、彩色血流多普勒和组织多普勒成像。超声心动图可提供有关心室容量、心室收缩和舒张功能、室壁厚度检查和瓣膜功能的即时信息。心力衰竭时常见的超声心动图异常及意义（表10-5）。

表10-5　心力衰竭患者常见的超声心动图异常及临床意义

测　量	异　常	临床意义
与收缩功能相关参数		
LVEF	降低（＜50%）	左心室整体收缩功能不全
左心室内径缩短率	降低（＜25%）	左心室半径收缩功能不全
左心室局部功能	低动力、无动力、动力异常	心肌梗死/缺血、心肌病、心肌炎
左心室舒张末内径	增加（直径≥60 mm，＞32 mm/m^2，容量＞97 mL/m^2）	可能为容量负荷过重性心力衰竭
左心室收缩末内径	增加（直径≥45 mm，＞25 mm/m^2，容量＞43 mL/m^2）	可能为容量负荷过重性心力衰竭

续表

测　量	异　常	临床意义
左心室流出道速度时间积分	降低（<15 cm）	左心室搏出量降低
与舒张功能相关参数		
左心室舒张功能参数	二尖瓣流入模式异常，组织速度（e′）或E/e′率	表明左心室舒张功能不全程度并提示充盈压水平
左心房容量指数	增高（>34 mL/m²）	（过去或现在）左心室充盈压增高测量
左室质量指数	增加：女性>95 g/m²，男性>115 g/m²	高血压病、主动脉瓣狭窄、肥厚型心肌病
与瓣膜功能相关参数		
瓣膜结构和功能	瓣膜狭窄或反流（特别是主动脉瓣狭窄和二尖瓣反流）	可能是心力衰竭的原因或心力衰竭的并发原因或结果（继发于二尖瓣反流）；评估功能不全的严重性和血流动力学后果；考虑手术
其他参数		
右心室功能（如三尖瓣环水平收缩偏移-TAPSE）	降低（TAPSE<16 mm）	右心室收缩功能不全
三尖瓣反流峰值速率	增高（>3.4 m/s）	右心室收缩压增高
收缩期肺动脉压力	增高（>50 mmHg）	可能肺动脉高压
下腔静脉	扩张，不随吸气塌陷	右心房压增高；右心室功能不全；容量负荷过重；肺动脉高压可能
心包	心包积液、心包积血、钙化	考虑心脏压塞、恶性肿瘤、系统疾病、急、慢性心包炎、缩窄性心包炎

（1）左心室收缩功能不全的评估：正常LVEF值>50%，LVEF≤40%为收缩期心力衰竭诊断标准。

（2）左心室舒张功能不全的评估：对心力衰竭患者常测定的多普勒超声心动图舒张指标显示如下（表10-6）。值得注意的是，左心室舒张功能不全的超声心动图功能性指标的正常值，也可能取决于年龄、心率和身材大小。重要的是，没有单一超声心动图参数，足以准确而可重复地用于独立诊断左心室舒张功能不全。因此，应当结合所有相关的二维和多普勒资料进行综合的超声心动图检查。

这应当包括结构（左心室肥厚、左心房扩张）和功能异常的评价。

表10-6 在心力衰竭患者常用的左心室舒张功能不全超声心动图测量指标

测量指标	异 常	临床意义
二尖瓣环舒张早期速率-e	降低（室间隔<8 cm/s，侧壁<10 cm/s，或平均<9 cm/s）	左心室松弛延迟
E/e比率（二尖瓣流入E波与组织多普勒e′波的比率）	高（>15） 低（8） 中等（8～15）	左心室充盈压高 左心室充盈压正常 灰色区（无须其他参数）
舒张早期到晚期二尖瓣流入波的比率（E/A）	限制型（>2） 松弛受损（<1） 正常（1～2）	左心室充盈压高、容量负荷重 左心室松弛延迟、正常的左心室充盈压 （不能下结论）可能是“假性”
肺静脉淤血血流A波时间于二尖瓣反流A波之间的时间差异间期	>30 ms	左心室充盈压增高

（3）经食管心脏超声：经食管超声（TOE）对常规诊断评价是不需要的，除非经胸超声窗不够（如因为肥胖、慢性肺病、机械通气的患者）和一种替代模式[如心脏磁共振（CMR）成像]不可用或不适宜。然而，TOE对有复杂瓣膜疾病（特别是二尖瓣病变和人工瓣膜）、疑似心内膜炎患者和对有选择的先天性心脏病患者是有价值的。TOE还被用于检查左心耳的血栓。

（4）负荷超声心动图：应用运动或药物负荷超声心动图能检出可诱发的心肌缺血及其程度，并确定有无收缩力的心肌是否存活。这种技术还可用于评估疑似重度主动脉瓣狭窄、EF降低和跨瓣压力梯度低的患者。

2. 心电图 心电图对于疑似心力衰竭患者的诊断具有重要的意义（表10-7）。心电图显示心脏节律和电传导，即是否存在窦房结病变、房室传导阻滞或室内传导异常等。

表10-7 心力衰竭时心电图检查最常见的异常

异 常	原 因	临床意义
窦性心动过速	失代偿心力衰竭、贫血、发热、甲状腺功能亢进症	为临床评估提供依据，进一步行实验室检查
窦性心动过缓	β-受体阻滞药、洋地黄、维拉帕米、地尔硫䓬、抗心律失常药、甲状腺功能减退、病态窦房结综合征	审查治疗药物，实验室检查

续表

异　常	原　因	临床意义
房性心动过速/房扑/房颤	甲状腺功能亢进症、感染、二尖瓣病变、失代偿心力衰竭、心肌梗死	减慢房室传导、抗凝、药物复律、电复律、导管消融
室性心律失常	缺血、梗死、心肌病、心肌炎、低钾、低镁、洋地黄过量	实验室检查、运动试验、灌注/存活力研究、冠状动脉造影、电生理检查、置入式心脏除颤复律仪
心肌缺血/梗死	冠心病	超声心动图、灌注/存活力研究、肌钙蛋白、冠状动脉造影、血管重建
Q波	心肌梗死、肥厚性心肌病、左束支传导阻滞、预激	超声心动图、灌注/存活力研究、冠状动脉造影
左心室肥大	高血压、主动脉病变、肥厚性心肌病	超声心动图/心脏磁共振异常
房室传导阻滞	心肌梗死、药物中毒、心肌炎、结节病、遗传性心肌病、莱姆病	审查治疗药物、评估系统疾病、家族史（遗传检查）、起搏器、置入式心脏除颤复律仪
QRS低电压	肥胖、肺气肿、心包积液、淀粉样变性	超声心动图/心脏磁共振、X线胸片、针对性淀粉样变性进一步影像检查（心脏磁共振）心内膜心肌活检
QRS间期≥120 ms并呈现左束支传导阻滞图形	心电、机械同步失调	超声心动图、心脏再同步治疗-起搏器、心脏再同步治疗-除颤仪

3．胸部X线检查　肺静脉充盈期在X线检查时仅见肺上叶静脉扩张、下叶静脉较细，肺门血管阴影清晰。在肺间质水肿期可见肺血管影增粗、模糊不清，肺血管分支扩张增粗，或肺叶间淋巴管扩张。在肺泡水肿阶段，开始可见密度增高的粟粒状阴影，继而发展为云雾状阴影。急性水肿时可见自肺门伸向肺野中部及周围的扇形云雾状阴影。此外，左侧心力衰竭有时还可见到局限性肺叶间、单侧或双侧胸腔积液；慢性患者还可有叶间胸膜增厚，心影可增大（左心室增大）。在X线胸片上没有心脏增大，也可存在明显的左心室收缩功能不全。

（二）急性心力衰竭

1．心电图　能够提供许多重要信息，包括心率、心脏节律、传导，以及某些原因依据如心肌缺血性改变、ST段抬高或非ST段抬高心肌梗死以及陈旧性心肌梗死的病理性Q波等。还可检测出心肌肥厚、心房或心室扩大、束支传导阻滞、心律失常的类型及严重程度如各种房性或室性心律失常（房颤、心房扑动伴快速性心室率、室速）、QT间期延长等。

2．胸部X线检查　可显示肺淤血的程度和肺水肿，如出现肺门血管影模糊、蝶形肺门，甚至弥散性肺内大片阴影等。还可根据心影增大及其形态改变，评估基础或伴发的心脏和（或）肺部疾病以及气胸等。

3．超声心动图　可用以了解心脏的结构和功能、心瓣膜状况、是否存在心包病变、急性心肌梗死的机械并发症以及室壁运动失调；可测定左心室射血分数，检出急性心力衰竭时的心脏收缩/舒张功能的相关数据。超声多普勒成像可间接测量肺动脉压、左右心室充盈压等。此法为无创性，应用方便，有助于快速诊断和评价急性心力衰竭，还可用来检测患者病情的动态变化，对急性心力衰竭是不可或缺的检测方法。一般采用经胸超声心动图，如患者疑为感染性心内膜炎，尤其是人工瓣膜心内膜炎，在心力衰竭病情稳定后还可采用经食管超声心动图，能够更清晰显示赘生物和瓣膜周围的脓肿等。

四、特殊检查

（一）心脏磁共振（CMR）

CMR是一种无创的技术，可提供大部分从超声心动图得到的解剖和功能信息，包括对心肌缺血和心肌存活力的评估，以及另外的信息。CMR关于监测心腔容量、心肌质量和室壁运动的准确性和可重复性，被认为是金标准。因为CMR对大多数患者可产生良好的成像质量，故对超声心动图检查不能做出诊断的患者，它是最好的替代成像模式。CMR对检出炎症性和浸润性病变和预测这类患者的预后特别有价值。对检查疑似心肌病、心律失常、疑似心脏肿瘤（或肿瘤累及心脏）或心包疾病，CMR也是有用的，而对复杂性先天性心脏病患者，它是首选的成像方法。

（二）单光子发射计算机断层扫描（SPECT）

如果怀疑冠心病，SPECT可用于评估心肌缺血和心肌存活力，并可提供预后及诊断信息。门控SPECT还能提供关于心室容量和功能的信息，但是患者暴露于电离辐射。

（三）放射性核素检查

放射性核素心血池显影，除了有助于判断心室腔大小外，以收缩末期和舒张末期的心室影响的差别计算EF值，同时还可通过记录放射活性–时间曲线，计算左心室最大充盈速率以反应心脏舒张功能。

（四）正电子发射断层成像（PET）

PET（单用或与CT合用）可用于评估心肌缺血和心肌存活力，但流量示踪剂（N–13氨或O–15水）要求现场有一个回旋加速器。

（五）冠状动脉造影

对有心绞痛或心脏停搏史的患者，如果其他方面适合冠脉血供重建，应当考虑冠状动脉造影。根据无创检查，对有可逆的心肌缺血，特别是EF降低的患者，也应考虑冠状动脉造影（因为冠状动脉旁路移植术–CABG可能有益）。对急性心力衰竭（休克或急性肺水肿），尤其是伴有急性冠脉综合征的患者，可能需要紧急冠脉造影。

（六）心导管和心内膜心肌活检

对疑似缩窄性或限制性心肌病的患者，心导管与非侵入性成像技术联合应用可能有助于确立正确的诊断。对疑似心肌炎和浸润性疾病（如淀粉样变形），则需要心内膜心肌活检以证实诊断。

（七）运动试验

运动试验可客观评估运动能力和劳力性症状，如呼吸困难和疲劳。临床常用的运动试验包括6分钟步行试验、平板和脚踏车。

（八）基因检测

目前推荐对扩张型心肌病、房室传导阻滞或有早发意外猝死家族史的患者，进行基因检测，因为患者可能要预防性进行置入式心脏复律除颤仪治疗。

（九）动态心电图（DECG）监测

DECG监测对提示有心律失常或心动过缓症状（阵发性心悸或昏厥）患者的评价，以及监测房颤患者心室率的控制，具有重要的价值。对检出可引起或加重心力衰竭的房性和室性心律失常的类型、频率和持续时间，以及缺血、心动过缓、和传导障碍的无症状发作，亦具有重要的意义。

（十）心脏影像检查在评估疑似或确诊心力衰竭患者中的作用

影像检查对心力衰竭的诊断和指导治疗起着重要的作用。可用的几种影像模式中，超声心动图对疑似心力衰竭患者是首选的方法。其他影像检查如CMR、SPECT等对临床特殊问题的如疑似心肌病、心脏肿瘤的诊断更有价值，临床中应根据患者具体情况结合各种影像检查的适应证及禁忌证进行针对性地选择（表10-8）。

表10-8　各种成像技术在心力衰竭诊断中可能的应用

		Echo	CMR	Cath	SPECT	MDCT	PET
重构/功能不全							
左心室	EDV	++	+++	++	++	++	++
	ESV	++	+++	++	++	++	++
	EF	++	+++	++	++	++	++
	Mass	++	+++	—	—	++	—
右心室	EDV	++	+++	+	—	++	—
	ESV	++	+++	+	—	++	—
	EF	++	+++	+	—	++	—
Mass		++	+++	—	—	++	—
左室舒张功能不全		+++	+	+++		—	—
失同步		++	+		+	—	—
病因							
冠心病	心肌缺血	+++a	+++	+++b	+++	—	+++
	心肌休眠	+++	+++	—	+++	—	+++
	瘢痕	++	+++	—	++	—	++
	冠脉解剖情况	—	—	+++	—	+++	—
瓣膜	狭窄	+++	+	+++	—	++c	—
	反流	+++	++	++	—	—	—

续表

		Echo	CMR	Cath	SPECT	MDCT	PET
心肌炎			+ + +	+ + +d	—	—	—
结节病			+ + +	+ +d	—	—	+ +
肥厚型心肌病	肥厚型心肌病		+ +	+ +	—	—	-
	淀粉样变性		+ + +	+ + +d	—	—	—
扩张型心肌病	心肌炎		+ + +	+ + +d	—	—	—
	嗜酸粒细胞综合征		+ + +	+ + +d	—	—	—
	铁：血色病		+ + +	—	—	—	—
	铁：地中海贫血		+ + +	—	—	—	—
ARVC			+ + +	+ + +d	—	+	—
限制型心肌病	心包炎		+ +f	+ +e	—	+ +g	—
	淀粉样变性		+ + +	+ + +d	—	—	
	心内膜心肌纤维化		+ + +	+ + +d	—	—	—
	Anderson–Fabry		+	—	—	—	—
未分类心肌病	应激型心肌病	+ +	+ +	+ + +	—	—	—
主要优点		广泛可及；便于携带；无辐射；较便宜	成像质量好、较便宜	可及性好	可及性好	可及性合理；高质量成像	成像质量好
主要缺点		需要超声窗	可及性受限；禁忌证：如有心律失常，功能分析受限	有辐射，有创性	有辐射	有辐射，如有心律失常，成像质量受限	有辐射，可及性受限

ARVC：致心律失常型右心室心肌病；CAD：冠心病；Cath：心导管；CMP：心肌病；CMR：心脏磁共振；EDV：舒张末期容量；ESV：收缩末期

容量；HCM：肥厚型心肌病；MDCT=多排CT；PET：正电子发射断层扫描；SPECT：单光子发射计算机断层扫描。a.负荷（多巴酚丁胺）成像；b.部分血流储备或“多普勒”血流储备测量；c.包括测量主动脉环以进行经导管主动脉瓣置入；d.心内膜心肌活检；e.血流动力学评估（收缩）；f.通过对比剂增强的心脏磁共振描述病变活动性；g.钙化；h.无论患者习惯如何，质量良好；i.极好的衰减修正；j.特殊部位（如眼镜）的外来金属物体和电子装置（某些起搏器是磁共振兼容的）；相对禁忌证：幽闭恐惧症。

五、诊断

典型的心力衰竭诊断并不困难。左侧心力衰竭的诊断依据为原有心脏病的证据和肺循环充血的表现。右侧心力衰竭的诊断依据为原有心脏病的证据和体循环淤血的表现，且患者大多数有左侧心力衰竭的病史。测定循环中BNP水平可作为左心室功能异常或症状性心力衰竭的诊断依据，并有助于鉴别心力衰竭所致的呼吸困难和其他急症所致的呼吸困难。但该项检查不能区别收缩性功能障碍和舒张性功能障碍。

（一）收缩性心力衰竭的诊断

射血分数降低的心力衰竭（收缩性心力衰竭）诊断需要满足三个条件。

（1）心力衰竭的典型症状。

（2）心力衰竭的典型体征。

（3）左心室射血分数降低。

（二）舒张性心力衰竭的诊断

射血分数保留的心力衰竭（舒张性心力衰竭）诊断需要满足四个条件。

（1）心力衰竭的典型症状。

（2）心力衰竭的典型体征。

（3）左心室射血分数正常或轻度降低，左心室无扩大。

（4）相关的结构性心脏病变（左心室肥厚/左心房扩大）和（或）舒张功能不全。

（三）心力衰竭的诊断流程

对于慢性心功能不全的患者，利钠肽和ECG是可以检出患者是否需要做超声心动图的一种方法。若患者ECG完全正常、NT-pro BNP<125 pg/mL或BNP<35 pg/mL，则可排除心力衰竭的诊断，否则需要进一步做超声心动图以证实患者是否为心力衰竭。对于慢性心力衰竭患者，应当使用较低的利钠肽排除切点，以防止心力衰竭的“假阴性”诊断。对于先期检查有高度心力衰竭可能的患者，如有心肌梗死病史，可直接申请做超声心动图检查。

依据患者典型的症状、体征及相关的辅助检查，对于急性心力衰竭的诊断并不困难。

对于急性心力衰竭患者，推荐早期做超声心动图（对休克或血流动力学严重受损的患者立即行超声心动图检查）。如果利钠肽已检查，应当用较高的排除切点。

第三节　心功能不全的治疗

一、强心治疗

正性肌力药物适用于低心排血量（如伴低血压、肾功能下降）的患者，缓解组织低灌注引起的症状，保证重要脏器的血液供应。尤其适用于对血管扩张药和利尿药不耐受或反应不佳的患者，血压低或低灌注时应尽早应用，一旦器官灌注恢复和（或）循环淤血减轻，应尽快停用。

（一）洋地黄制剂

通过抑制心肌细胞膜上的Na^+/K^+-ATP酶，使细胞内Na^+水平升高，促进Na^+与Ca^{2+}交换，使细胞内Ca^{2+}水平提高，从而发挥正性肌力作用。此外，还能降低交感神经系统和肾素–血管紧张素–醛固酮系统的活性，降低窦房结的自律性，从而减慢心室率。

1．临床应用　适用于心动过速所致的心力衰竭，例如应用其他药物不足以控制心率的心房颤动并发快速室率。在急性心力衰竭病程中，严格控制快速性心律失常的心率能，控制心力衰竭的症状。静脉给药（毛花苷C或毒毛花苷K），一旦症状改善即改为口服给药。地高辛用量为0.125～0.25 mg/d，有些房颤患者可短期适当加量，将心率控制在70次/分左右为宜。

2．临床效果　轻度增加心排血量和降低左心室充盈压。对于多次发作急性失代偿的严重左心衰患者，可有效减少其复发，可提高运动耐力和提高生活质量，但不能降低病死率。

3．用药须知　常规心力衰竭推荐治疗剂量下，耐受性好，当过量或中毒时可出现下列反应。

（1）胃肠道反应：恶心、呕吐、食欲减退、腹泻、腹痛。

（2）中枢神经系统反应：头痛、头晕、疲劳、面部疼痛、无力、精神错乱。

（3）视觉异常：视物模糊、色视。

（4）心血管反应：心力衰竭加重、心律失常如期前收缩、折返性心律失常和传导阻滞。

（二）肾上腺素能激动药

1．多巴胺　在低浓度时[≤2 μg（kg·min）静脉给药]，仅作用于外周多巴胺能受体，降低外周阻力。血管舒张作用主要发生在肾脏等内脏、冠状动脉和脑血管床，在伴有肾脏血流灌注不足和肾衰竭的患者，这一浓度可改善肾脏血流和肾小球滤过率，增加尿量和钠排出率，并增强对患者利尿药的反应。在中等浓度时[10 μg/（kg·min）静脉给药]，增加心收缩力和心排血量。在高浓度时[＞10 μg/（kg·min）静脉给药]，作用α受体，使外周血管阻力增加，这对低血压患者可能有益，但可能增加血管阻力，从而增加左心室后负荷、肺动脉压和肺循环阻力。考虑小或中等剂量短期用于有低血压和尿量减少的失代偿性心力衰竭。

2．多巴酚丁胺　主要通过激动心肌β_1-受体产生剂量依赖性的正性肌力和变时作用，并反射性降低交感张力和血管阻力。在小剂量时，引起缓和的血管扩张，导致后负荷下降而使心脏每搏输出量增加；大剂量多巴酚丁胺可导致血管收缩。用于有低血压和尿量减少的心力衰竭患者，短期静脉滴注。一般剂量为2～3 μg/

（kg · min），静脉泵入，当心率增加超过10%时可引起或加重心肌缺血。

（三）磷酸二酯酶抑制药

通过抑制磷酸二酯酶活性，减少cAMP的灭活来增加细胞内cAMP和Ca^{2+}浓度。这类药物有显著的正性肌力和外周血管舒张的效应，使心排血量和每搏输出量增加，肺动脉压、肺动脉楔压、体循环血管和肺血管阻力下降。

1. 临床应用　米力农或氨力农静脉给药用于有低血压和尿量减少的心力衰竭患者。米力农常规用量为负荷量：50 μg/kg，于10 ~ 20分钟内静脉缓慢注射，继以0.25 ~ 0.5 μg/（kg · min）的速度静脉滴注维持。

2. 临床效果　在血流动力学方面，这类药物介于单纯扩血管药物（如硝普钠）和正性肌力药物（如多巴酚丁胺）之间。其作用部位远离β–受体，故即使在使用β–受体阻滞药时仍保持其作用。本品不良反应颇多，诸如低血压以及房、室心律失常等，治疗时应严密监测。建议短期用药，时间在1周左右。

（四）钙增敏剂-左西孟旦

可增强心肌肌钙蛋白C对钙离子敏感性，从而增强心肌收缩力。此外还能开放平滑肌ATP敏感性K^+通道，使外周血管扩张，并有轻度抑制磷酸二酯酶的作用，发挥正性肌力作用。推荐的负荷量为12 ~ 24 mg/kg，10分钟内缓慢静脉注射静脉注射静脉注射，继以0.05 ~ 0.2 mg/（kg · min）静脉维持。适用于症状性收缩性心力衰竭伴低心排血量无严重低血压患者的治疗。

二、体液控制（利尿药、超滤等）

（一）利尿药

利尿药是唯一能充分控制心力衰竭患者液体潴留的药物，是标准治疗中必不可少的组成部分。所有心力衰竭患者有或原先有过液体潴留者，均应给予利尿药。利尿药必须最早应用。因利尿药缓解症状最迅速，数小时或数天内即可发挥作用，而ACEI、β–受体阻滞药需数周或数月（表10–9）。

表10–9　慢性心力衰竭合并液体潴留治疗使用的口服利尿药

药　物	起始剂量（日）	用药频次	最大剂量（日）	作用时间
襻利尿药				

续表

药　物	起始剂量（日）	用药频次	最大剂量（日）	作用时间
丁尿酸	0.5 ~ 1 mg	1次	10 mg	4 ~ 6小时
呋塞米	20 ~ 40 mg	1次	600 mg	68小时
托塞米	10 ~ 20 mg	1次	20 mg	12 ~ 16小时
噻嗪类利尿药				
氯噻嗪	250 ~ 500 mg	1 ~ 2次	1 000 mg	6 ~ 12小时
氯噻酮	12.5 ~ 25 mg	1次	100 mg	24 ~ 72小时
氢氯噻嗪	25 mg	1 ~ 2次	200 mg	6 ~ 12小时
保钾利尿药				
阿米洛利	5 mg	1次	20 mg	24小时
螺内酯	12.5 ~ 25 mg	1次	50 mg	2 ~ 3天
氨苯蝶啶	50 ~ 75 mg	2次	200 mg	7 ~ 9小时

1．作用机制　通过促进水、钠和其他离子的排泄使尿量增加，从而减少血浆和细胞外液量及体内钠总量，降低心脏前负荷，降低心室充盈压，减轻周围循环淤血和肺水肿。静脉应用襻利尿药可降低右心房压和肺动脉楔压，即可降低肺循环阻力。对于容量负荷过重者，可在不影响心排血量的同时减低左心室充盈压。

（1）襻利尿药：呋塞米、托拉塞米及布美他尼等强效利尿药主要作用于髓襻升支髓质部，抑制NaCl的再吸收及肾脏的浓缩功能，产生强大利尿作用。

（2）噻嗪类利尿药：属于中效利尿药，主要作用于髓襻升支皮质部（远曲小管开始部位），抑制NaCl和水的再吸收，其作用持续时间较长，所需剂量较小，但在严重肾功能不全时，不能产生利尿作用。

（3）保钾利尿药：属于低效利尿药，主要作用远曲小管和集合管，抑制Na^+-K^+交换，减少Na^+的再吸收和钾的分泌，表现出排钠保钾作用。其中螺内酯（又名螺内酯）的化学结构与醛固酮相似，可与醛固酮竞争醛固酮受体，产生抗醛固酮作用。

2．临床应用　适用于伴肺循环和（或）体循环明显淤血、容量负荷过重的左心力衰竭，以及右心衰竭患者。首选襻利尿药静脉给药，噻嗪类或保钾利尿药仅作为襻利尿药的辅助或替代药物，或在必要时联合用药。不宜用于伴低血压、严重低钾血症或酸中毒的患者。根据症状，当潴留完全消退，利尿药应以最小有效量维持，以防止液体潴留重现；利尿药剂量应逐日调整，记录患者每日的体重变化，使体重每日减轻0.5～1.0 kg。

3. 用药须知　可能出现酸碱、水电解质紊乱，尤其见于长期大量使用时。水电解质失衡，可表现为头痛、肌肉痉挛、口干、低血压、无力、嗜睡。前列腺增生、排尿障碍、痛风患者慎用。

（二）超滤治疗

心力衰竭患者超滤的治疗目标是纠正失代偿心力衰竭患者的容量过度负荷，消除血管内容量不足或电解质浓度异常，恢复血管内和间隙容量正常化，且不会导致电解质异常或神经激素激活。血液超滤治疗适用于对利尿药抵抗的高容量负荷（如肺水肿或严重外周水肿）或伴有低钠血症症状的患者。

三、血管扩张药

血管扩张药物作为最早用于心力衰竭的一类药物，目前仍是心力衰竭的一线治疗药物，对改善急剧恶化的血流动力学变化尤为有效。血管扩张药可分为动、静脉扩张药（如硝酸酯类、硝普钠）。基因重组脑钠肽（rhBNP）作为新一类的血管扩张药，也已逐步应用于临床，其代表药物是奈西利肽。

（一）硝酸酯类

硝酸酯类的作用机制是在血管平滑肌细胞中通过生物转化，释放出活性代谢产物NO，形成亚硝基硫醇，刺激增加细胞内cGMP，引起一系列生物学效应，最主要表现为血管扩张。小剂量硝酸酯类药物仅扩张静脉，随剂量逐渐增加也扩张动脉，包括冠状动脉。在急性左心力衰竭尤其是合并急性冠状动脉综合征患者，硝酸酯类药物在减少肺淤血的同时，不增加心肌耗氧量，大量临床研究表明，硝酸酯类不但对心力衰竭具有良好的短时血流动力学效应，即减小左心室射血阻抗，降低左心室前负荷，同时增加心排血量及心搏指数，并能改善不同情况下出现的一过性缺血引起的区域性心肌灌注异常。鉴于此类药物对小动脉作用较弱，通常与ACEI类及利尿药合用治疗心力衰竭。

1．药理作用　硝酸酯进入血管平滑肌和内皮细胞后，通过释放一氧化氮（NO）激活鸟氨酸环化酶，使环磷酸鸟苷（cGMP）浓度增加，激活依赖于cGMP的蛋白激酶导致血管平滑肌舒张。随着剂量递增，依次扩张静脉血管、大中动脉和阻力小动脉包括冠状动脉，从而减低心室前后负荷。

2．临床应用　左心力衰竭早期的首选药物，尤其适用于伴冠心病、高血压、明显二尖瓣关闭不全的患者。可舌下含服、口腔吸入、口服或静脉滴注给药。静脉滴注用制剂：从低剂量开始给药，剂量调整主要依据缺血临床表现的改善以及是否达到相应的血压效应（既以往血压正常者收缩压不应＜110 mmHg，高血压患者的动脉压的下降幅度应＜25%）。连续静脉滴注可产生耐药，应采用间歇性偏心给药法，连续静脉滴注10～12小时后停药，间隔10～12小时的无药期后可重复给药。给药期间需注意维持动脉压正常，如有低血压宜与多巴酚丁胺合用。初始剂量25 μg/min，根据血压情况递增用药剂量，直至达到最佳治疗效果为止，常规用量100～200 μg/min，可持续应用3～9天，一般不超过2周。

（二）硝普钠

1．药理作用　扩张静脉和动脉，同时降低前负荷和后负荷，心室充盘压由于静脉容积的扩张而迅速下降。降低体循环血管阻力、提高主动脉壁顺应性，适当剂量下可改善心室血管耦联。还可降低肺血管阻力，同时改善右心室后负荷的其他指标。

2．临床应用　适用于重度心力衰竭早期，尤其是伴高血压、明显二尖瓣反流；或症状严重且原有后负荷增加的患者。静脉滴注期间注意维持动脉压正常，如有低血压宜与多巴酚丁胺（多巴胺）合用。通常以50 mg溶于5%葡萄糖溶液（GS）500 mL中，或50 mg加入氯化钠溶液（NS）50 mL中泵入，初始剂量为12.5 μg/min，每5分钟增加5～10 pg，直至疗效出现或有低血压不良反应为止，维持量50～100 μg/min。小剂量多巴胺20 mg与硝普钠50 mg联合应用，具有最佳的协同作用，一般用3～5天。

3．不良反应

（1）低血压状态。

（2）氰化物毒性反应，需监测血中硫氰酸盐水平，如出现恶心、呕吐、大汗、头晕时应警惕中毒。

（三）奈西立肽

1．药理作用　一种新的肽类血管扩张药，为B型利钠肽（BNP）的重组体，是一种内源性激素物质。利钠肽与特异性的利钠肽受体（该受体与鸟苷酸环化酶相耦联）相结合，引起了细胞内环磷酸鸟苷（cGMP）的浓度升高和平滑肌舒张。作为第二信使，cGMP能扩张动脉和静脉，降低全身动脉压、右房压和肺毛细血管楔压，从而降低心脏的前、后负荷。利钠肽还是肾素-血管紧张素-醛固酮系统（RAAS）的天然拮抗药，可拮抗心肌细胞、心纤维原细胞和血管平滑肌细胞内的内皮素、去甲肾上腺素和醛固酮，可提高肾小球滤过率，增强钠的排泄，减少肾素和醛固酮的分泌，亦抑制垂体加压素及交感神经的保钠、保水、升高血压作用。利钠肽参与了血压、血容量、水盐平衡的调节，增加血管通透性，降低体循环血管阻力及血浆容量，从而降低心脏前、后负荷，并增加心排血量。

2．临床应用　可减轻心力衰竭患者的呼吸困难程度和全身症状。扩张血管作用呈剂量依赖性，不引起反应性心动过速。与多巴酚丁胺的疗效相似，但较少引起心律失常，比硝酸甘油更安全有效。奈西利肽用法与用量：先给予负荷剂量1.5 μg/kg，静脉缓慢推注，继以0.0075～0.015 μg/（kg·min）静脉滴注；也可不用负荷剂量而直接静脉滴注。疗程一般3天，不超过7天。

四、防止心室重构（神经内分泌抑制药等）

心力衰竭时，由于肾血流量下降，激活肾素血管紧张素系统，使得肾素、血管紧张素水平升高，水、钠潴留，加重水肿、外周血管阻力升高，最终心力衰竭加重。阻断神经内分泌细胞因子系统的激活，从而阻断恶性循环，是治疗心力衰竭的关键。

（一）血管紧张素转化酶抑制药（ACEI）

1．药理作用　通过抑制血管紧张素转化酶，抑制血管紧张素Ⅰ向血管紧张素Ⅱ的转换，从而抑制肾素-血管紧张素系统（RAS）；同时作用于激肽酶Ⅱ，抑制缓激肽的降解，提高缓激肽水平。减轻后负荷，增加前向心排血量而减少反流，有助于改善心肌重构。

2．适应证　心力衰竭的首选药物。所有左心室收缩功能不全（LVEF＜40%）的患者均需终身应用，除非有禁忌或不能耐受。无症状的左室收缩功能不全（NYHA心功能Ⅱ级）患者也应使用，可预防和延缓发生心力衰竭。可用于左室收缩功能异常、有心力衰竭高发危险，或射血分数正常心力衰竭的患者。

3．临床应用 从很小剂量开始，逐渐递增，直至达到目标剂量。一般每隔1～2周剂量倍增1次。剂量调整的快慢取决于患者的临床状况。有低血压史、低钠血症、糖尿病、氮质血症、服用保钾利尿药者，递增速度宜慢。一旦调整到合适剂量应终身维持使用。避免突然撤药，目前或以往有体液潴留者应与利尿药合用。治疗前应注意利尿药已维持在最合适剂量，因液体潴留可减弱ACEI的疗效，而容量不足又可加剧ACEI的不良反应。与β–受体阻滞药合用有协同作用。与醛固酮拮抗药合用时，ACEI应减量。

4．临床效果 ACEI可改善各级心力衰竭患者的存活率、症状，并减少住院时间。症状改善往往出现于治疗后数周至数月。即使症状改善不显著，此类药物仍可减少疾病进展的危险性。

5．慎用的情况 双侧肾动脉狭窄；血肌酐水平显著升高（>3 mg/dL）；高钾血症（>5.5 mmol/L）；低血压（收缩压<80 mmHg）。低血压患者需先经其他处理，待血流动力学稳定后再决定是否应用ACEI。

（二）血管紧张素受体拮抗药（ARB）

1．药理作用 通过抑制血管紧张素Ⅱ与AT受体结合，阻断或改善因AT过度兴奋导致的诸多不良作用，如血管收缩、水钠潴留、组织增生、胶原沉积、促进细胞坏死和凋亡。有助于改善心肌重构。

2．适应证 不能耐受ACEI者的替代药物，也可作为轻、中度心力衰竭患者的一线用药。特别适用于心肌梗死后或高血压伴心肌肥厚的患者。

3．临床效果 对ACEI不耐受的LVEF降低患者，减低病死率和并发症（表10–10）。

表10–10 心力衰竭治疗中常用的ACEI、ARB

药 物	起始剂量（日）	用药频次	最大剂量（日）	用药频次
ACEI				
卡托普利	6.25 mg	3次	50 mg	3次
依那普利	2.5 mg	2次	10～20 mg	2次

续表

药　物	起始剂量（日）	用药频次	最大剂量（日）	用药频次
福辛普利	5 ~ 10 mg	1次	40 mg	1次
赖诺普利	2.5 ~ 5 mg	1次	20 ~ 40 mg	1次
哌道普利	2 mg	1次	8 ~ 16 mg	1次
喹那普利	5 mg	2次	20 mg	2次
雷米普利	1.25 ~ 2.5 mg	1次	10 mg	1次
ARBs				
坎地沙坦	4 ~ 8 mg	1次	32 mg	1次
氯沙坦	25 ~ 50 mg	1次	50 ~ 100 mg	1次
缬沙坦	20 ~ 40 mg	2次	160 mg	2次

（三）β-受体阻滞药

1. 药理作用　心力衰竭时，可发生肾上腺素能受体通路的持续、过度激活，并损害心肌细胞、介导心肌重构，长期应用β-受体阻滞药可拮抗交感神经系统、RAAS及过度激活的神经体液因子，阻断前述病理变化，从而治疗心力衰竭。β-受体阻滞药是一种负性肌力药，在治疗初期对心功能有明显抑制作用，LVEF降低；但长期治疗（>3个月时）则可改善心功能，LVEF增加；治疗4 ~ 12个月时，能降低心室肌重量和容量、改善心室形状，可使心肌重构延缓或逆转。

2. 适应证　除非禁忌或不能耐受，所有LVEF<40%的患者如病情稳定，均须终身使用。心功能Ⅳ级患者待病情稳定后（4天内未静脉用药，无液体潴留，体重稳定）可在严密监护下，由专科医生指导应用。对于LVEF正常的心力衰竭，适用于有症状、心力衰竭较快的患者，尤其适用于伴有高血压、左心室肥厚、心肌梗死、持续性或永久性房颤需控制心室率者。

3. 临床应用　慢性射血分数降低心力衰竭患者应尽早开始应用，不要等到其他疗法无效时才用。如患者有明显的液体潴留，应先利尿，达到干体重状态或能平卧后再开始使用，一般在利尿药的基础上加用β-受体阻滞药。从很小剂量开始，逐渐递增，直至达到目标剂量。一般每隔2 ~ 4周剂量加倍。如出现不良反应，可延迟加量至不良反应消失。剂量滴定应以心率为准：清晨静息心率55 ~ 60

次/分，不低于55次/分，即为达到目标剂量或最大耐受量。可用于ACEI之前或之后，宜尽早联合应用ACEI+β-受体阻滞药。通常不适用于急性失代偿性心力衰竭的抢救、需要静脉应用正性肌力药的难治性心力衰竭，以及因大量液体潴留需使用强效利尿药的患者。主动脉狭窄患者应避免应用β-受体阻滞药和其他负性肌力药物（表10-11）。

4．临床效果　症状改善常在治疗2～3个月后出现。即使症状未改善，仍可减少疾病进展的危险性。改善患者的临床状况和左心室功能，降低住院率，使死亡危险性下降36%。显著降低患者的心脏性猝死率达41%～44%。

5．禁忌证。

（1）支气管痉挛性疾病。

（2）心动过缓（心率<60次/分）。

（3）二度及以上房室传导阻滞（除非已安装起搏器）。

（4）有明显液体潴留，需大量利尿者。

表10-11　肾上腺素能受体阻滞药的治疗剂量

药　物	阻滞部位	初始剂量	频　次	目标剂量	频　次
美托洛尔	β_1	12.5～25 mg	Qd	200 mg	Qd
比索洛尔	β_1	1.25 mg	Qd	10 mg	Qd
卡维地洛	β_1、β_2、α_1	3.125 mg	Bid	6.25～25 mg	Bid

（四）醛固酮拮抗药

1．药理作用　醛固酮对心肌重构有不良作用，心力衰竭时，心室醛固酮生成及活化增加，且与心力衰竭严重程度成正比。在使用ACEI/ARB基础上加用醛固酮拮抗药螺内酯，进一步抑制醛固酮的有害作用。具有轻度利尿作用。

2．适应证　已经应用ACEI/ARB、β-受体阻滞药和利尿药，而近期或目前仍为NYHA心功Ⅳ级，可考虑加用此药。除非禁忌或不耐受，LVEF<35%及症状严重的患者均应考虑加用小剂量螺内酯。开始用药前，患者的血钾应该<5 mmol/L，血肌酐应<2.5 mg/dL（220 μmol/L）。一旦开始使用，应立即加用襻利尿药，停用钾盐，ACEI减量。

3．临床效果　小剂量的螺内酯与ACEI和利尿药合用可改善重度心力衰竭患者的生存率，降低恶化性心力衰竭的住院率。

第十一章　冠心病

第一节　概　述

一、冠心病的定义

冠状动脉粥样硬化性心脏病又称“冠心病”，指由于冠状动脉粥样硬化使管腔狭窄或阻塞导致心肌缺血、缺氧而引起的心脏病，为动脉粥样硬化导致器官病变的最常见类型。

冠状动脉性心脏病或冠心病（CHD），含义广泛，除冠状动脉粥样硬化外，可以导致心肌缺血、缺氧的冠状动脉病变，还有炎症（风湿性、梅毒性、川崎病和血管闭塞性脉管炎等）、痉挛、栓塞、结缔组织疾病、创伤和先天性畸形等。“冠状动脉性心脏病或冠心病”一词事实上应包括所有这些情况所引起的心脏病变，但由于绝大多数（95%～99%）由冠状动脉粥样硬化引起，因此，临床上常用冠状动脉粥样硬化性心脏病来代替冠状动脉性心脏病，亦即本书所指的冠心病。

二、流行病学

冠心病多发生于40岁以上，男性多于女性，且以脑力劳动者居多，是西方发达国家的流行病，其年病死人数可占到总死亡人数的1/3左右。但由于对本病二级预防的加强和干预措施的得力，自1968年后冠心病病死率开始下降，1976—1985年下降了48%。

我国冠心病发病率和病死率近40年来有升高的趋势。据1976年我国12个城市的统计，本病病死率为0.3‰，其中以北京、天津两市最高。据我国卫生部全国统计年报资料显示，1984—1988年我国城市冠心病病死率升高13.5%，为0.4‰；农村升高22.8%，为0.2‰。1996年城市冠心病病死率0.64‰，在8年内升高53.4%；农村为0.27‰，升高40.4%。2000年城市冠心病病死率为0.71‰，农村为0.32‰，仍在继续升高。在住院心脏病患者中本病所占比例也逐年增加，以上海两所大型综合性医院的资料为例，20世纪50年代占6.78%，60年代占15.71%，70年代占26.03%，80年代占26.80%，90年代占39.18%，20世纪80年代和90年代已成为第一位最常见的心脏病病种。

三、临床类型

按照1979年世界卫生组织（WHO）发表的“缺血性心脏病”的命名和诊断标准，将本病归类为：

（1）隐匿型或无症状性冠心病。

（2）心绞痛。

（3）心肌梗死。

（4）缺血性心肌病。

（5）猝死。

1980年第一届全国内科学术会议建议采用世界卫生组织的命名和诊断标准，以利于国际交流。近年来，从提高诊治效果和降低病死率出发，临床上提出了两种综合征的分类。

（一）慢性心肌缺血综合征

包括隐匿型冠心病、稳定型心绞痛和缺血性心肌病等。

（二）急性冠状动脉综合征（ACS）

包括非ST段抬高型ACS和ST段抬高型ACS两大类。前者包括不稳定型心绞痛（UA）、非ST段抬高型心肌梗死（NSTEMI），后者主要是ST段抬高型心肌梗死（STEMI）。

四、预后

（一）稳定型心绞痛

经治疗后症状可缓解或消失，充分的侧支循环建立后可长时间不发作疼痛。决定预后的主要因素为冠状动脉病变范围和心功能。左冠状动脉主干病变最为严重，左主干狭窄患者第一年的生存率为70%，三支血管病变及心功能减退的患者（LVEF＜25%）的生存率与左主干狭窄相同。

（二）隐匿型冠心病

预后与冠心病病变的范围、程度相关，而与有无症状无关。

（三）缺血性心肌病

预后不佳，5年病死率50%～84%，心脏明显扩大特别是进行性心脏增大，严重心律失常和射血分数明显降低为预后不佳的预测因素。死亡原因主要是进行性充血性心力衰竭、心肌梗死和严重心律失常。

（四）不稳定型心绞痛

约30%在发病3个月内发生心肌梗死，猝死较少见，其近期病死率低于NSTEMI或STEMI。但UA或NSTEMI的远期病死率和非致死性事件的发生率高于STEMI，这可能与其冠状动脉病变更严重有关。

（五）STEMI

预后与梗死范围的大小、侧支循环产生的情况、有无其他疾病并存，以及治疗是否及时有关。总病死率约30%，住院病死率约为10%，发生严重心律失常、休克或心力衰竭者病死率尤高，其中休克患者病死率高达80%。死亡多在第1周内，尤其是数小时内。出院前或出院6周内进行负荷心电图检查，运动耐量好不伴有心电异常者预后良好，运动耐量差者预后不良。MI长期预后的影响因素中主要为患者的心功能状况、梗死后心肌缺血及心律失常、梗死的次数和部位，以及患者的年龄、是否合并高血压和糖尿病等。AMI再灌注治疗后，梗死相关冠状动脉再通与否，是影响MI急性期良好预后和长期预后的重要独立因素。

第二节 临床特征

一、慢性心肌缺血综合征

（一）稳定型心绞痛

心绞痛是冠状动脉供血不足，心肌急剧的、暂时的缺血与缺氧所引起的临床综合征。其特点为阵发性的前胸压榨性疼痛感，疼痛主要位于胸骨后部，可放射至心前区与左上肢，常发生于劳力或情绪激动时，持续数分钟，休息或用硝酸酯制剂后消失。心绞痛多见于40岁以上男性，劳累、情绪激动、饱食、受寒、阴雨天气、急性循环衰竭等为常见的诱因。按心绞痛发作状况进行的分型，即Braunwald心绞痛分型，心绞痛分为：

1．稳定型心绞痛（SA）。

2．不稳定型心绞痛。

3．变异型心绞痛。

稳定型心绞痛，即稳定型劳力性心绞痛，亦称普通型心绞痛，是最常见的心绞痛，是指由心肌缺血、缺氧引起的典型心绞痛发作，其临床表现为：在1～3个月内相对稳定，即每日和每周疼痛发作次数大致相同，诱发疼痛的劳力和情绪激动程度相同，每次发作疼痛的性质和疼痛部位无改变，疼痛时限相仿，用硝酸甘油后也在相近时间内发生疗效。典型稳定型心绞痛发作是突然发生的位于胸骨体上段或中段之后的压榨性、闷胀性或窒息性疼痛，亦可能波及大部分心前区，可放射至左肩、左上肢前内侧，达环指和小指，范围有手掌大小，偶可伴有濒死的恐惧感觉，重者还可出汗，往往迫使患者立即停止活动。疼痛历时1～5分钟，很少超过15分钟；休息或含服硝酸甘油片后，在1～2分钟内（很少超过5分钟）消失。常在体力劳累、情绪激动（发怒、焦急、过度兴奋）、受寒、饱食、吸烟时发生贫血、心动过速或休克亦可诱发。不典型的心绞痛，疼痛可位于胸骨下段、左心前区或上腹部，放射至颈、下颌、左肩胛部或右胸前，疼痛可很轻或仅有左前胸不适或发闷感。心绞痛发作时，患者表情焦虑，皮肤苍白，冷或出汗。心率可正常、增快或减慢，血压可略增高或降低，以增高居多，可有房性或室性奔马律，心尖区可有收缩期杂音（二尖瓣乳头肌功能失调所致），第二心音可有逆分裂，还可有交替脉或心前区抬举性搏动等体征。

根据诱发心绞痛的体力活动量，加拿大心血管病学会（CCS）将劳力性心绞痛的严重程度分为四级。Ⅰ级：日常活动时无症状，较日常活动重的体力活动，如平地小跑、快速或持重物上三楼、上陡坡等时引起心绞痛。Ⅱ级：日常活动稍受限制。一般体力活动，如常速步行1.5～2千米、上三楼、上坡等即可引起心绞痛。Ⅲ级：日常活动明显受限。较日常活动轻的体力活动，如常速步行0.5～1千米、上二楼、上小坡等即可引起心绞痛。Ⅳ级：轻微体力活动（如室内缓行）即可引起心绞痛，严重者休息时亦发生心绞痛。

（二）隐匿型冠心病

隐匿型冠心病无临床症状，但有心肌缺血客观证据（心电活动、心肌血流灌注及心肌代谢等异常）的冠心病，亦称无症状性冠心病。本病有三种临床类型：

（1）患者有冠状动脉狭窄引起心肌缺血的客观证据，但无心肌缺血的症状。

（2）患者曾患心肌梗死，现有心肌缺血但无心绞痛症状。

（3）患者有心肌缺血发作，但有时有症状，有时无症状，此类患者临床最多见。

（三）缺血性心肌病

缺血性心肌病为冠状动脉粥样硬化病变使心肌的供氧和需氧不平衡而导致心肌细胞减少、坏死、心肌纤维化、心肌瘢痕形成的疾病，亦称心肌硬化或心肌纤维化。其临床特点是心脏变得僵硬，逐渐扩大，发生心律失常和心力衰竭。因此，也被称为心律失常型冠心病和心力衰竭型冠心病。

二、急性冠状动脉综合征

急性冠状动脉综合征（ACS）指冠心病中急性发作的临床类型，包括ST段抬高型心肌梗死、非ST段抬高型心肌梗死和不稳定型心绞痛。

（一）不稳定型心绞痛（UA）和非ST段抬高型心肌梗死（NSTEMI）

不稳定型心绞痛指介于稳定型心绞痛和急性心肌梗死之间的临床状态，包括除稳定型劳力性心绞痛以外的初发型、恶化型劳力性心绞痛和各型自发性心绞痛，它是在粥样硬化病变的基础上，发生了冠状动脉内膜下出血、斑块破裂、破损处血小板与纤维蛋白凝集形成血栓、冠状动脉痉挛，以及远端小血管栓塞引起的急性或亚急性心肌供氧减少所致，是ACS中的常见类型。若UA伴有血清心肌坏死标志物明显升高，则为非ST段抬高型心肌梗死（NSTEMI）。

UA的临床表现一般具有以下三个特征之一：

1. 静息时或夜间发生心绞痛持续20分钟以上。

2. 新近发生的心绞痛（病程在2个月内）且程度严重。

3. 近期心绞痛逐渐加重（包括发作的频率、持续时间、严重程度和疼痛放射到新的部位）。

发作时可有出汗、皮肤苍白、湿冷、恶心、呕吐、心动过速、呼吸困难、出现第三或第四心音等表现。而原来可以缓解心绞痛的措施，此时变得无效或不完全有效。UA患者中约20%发生NSTEMI，需通过血肌钙蛋白和心肌酶检查来判定。

UA或NSTEMI的Braunwald分级是根据UA发生的严重程度将之分为Ⅰ、Ⅱ、Ⅲ级，而根据其发生的临床环境将之分为A、B、C级。

Ⅰ级：初发的、严重或加剧型心绞痛。发生在就诊前2个月内，无静息时疼痛。每日发作3次或3次以上，或稳定型心绞痛患者心绞痛发作更频繁或更严重，持续时间更长，或诱发体力活动的阈值降低。

Ⅱ级：静息型亚急性心绞痛。在就诊前1个月内发生过1次或多次静息型心绞痛，但近48小时内无发作。

Ⅲ级：静息型急性心绞痛。在48小时内有1次或多次静息型心绞痛发作。

A级：继发性UA。在冠状动脉狭窄的基础上，同时伴有冠状动脉血管床以外的疾病引起心肌氧供和氧需之间平衡的不稳定，加剧心肌缺血。这些因素包括贫血、感染、发热、低血压、快速性心律失常、甲状腺功能亢进症、继发于呼吸衰竭的低氧血症。

B级：原发性UA。无可引起或加重心绞痛发作的心脏以外的因素，且患者2

周内未发生过MI。这是UA的常见类型。

C级：MI或UA。在确诊MI后2周内发生的UA。约占MI患者的20%。

（二）ST段抬高型心肌梗死（STEMI）

心肌梗死是在冠状动脉病变的基础上，发生冠状动脉血供急剧减少或中断，使相应的心肌严重而持久地急性缺血所致的部分心肌急性坏死。临床表现主要为胸痛，急性循环功能障碍，反映心肌急性缺血、损伤和坏死的一系列特征性心电图演变，以及血清心肌酶和心肌肌钙蛋白的变化。

第三节　诊断要点

一、临床表现

（一）无症状患者

有冠状动脉粥样硬化病理变化，但在安静或运动时均无心肌缺血表现。部分患者可通过心脏负荷试验诱发心肌缺血表现或心绞痛症状。

（二）心绞痛

为最常见的临床表现，因一支或多支冠状动脉有固定性的相当程度的（通常≥70%）狭窄性病变，因诱发心肌缺血而出现临床症状。

（三）不典型症状

临床可以表现为牙痛、肩背痛、腹痛、出汗、恶心、呕吐、腹胀、夜间阵发性呼吸困难、猝死等。

二、辅助检查

（一）冠状动脉造影

目前，认为冠状动脉造影是冠心病诊断的“金标准”。一般认为，管腔直径减少50%以上可诊断为冠心病，减少70%～75%以上会严重影响血供。冠状动脉造影的适应证包括：内科治疗不能控制的心绞痛；临床怀疑心绞痛或心肌缺血但不能确诊者；高危急性冠状动脉综合征患者考虑介入性治疗者；心肌梗死后心绞痛或并发左心功能不全者。

（二）放射性核素显像（MPI）

MPI是国际上公认诊断冠心病最可靠的无创性检查手段。该检查不但显示解剖形态，还能进行功能显像。运动试验MPI对于诊断冠心病的灵敏性为94%，特异性为82%。对急性冠状动脉综合征研究显示，在急诊室进行静态MPI检查对急性胸痛患者的处理有重要价值，即显像正常可排除急性心肌梗死和不稳定型心绞痛。急性心肌梗死后进行MPI检查可检测心肌梗死后心肌缺血，估计心肌活力和评估患者预后。大量研究资料表明，MPI正常预示患者预后良好，心脏事件发生率每年小于1%，与正常人群相似。即使冠状动脉造影显示有狭窄病变，但MPI正常的患者预后也是良好的。如MPI有多发性可逆性灌注缺损累及两个或多个冠状动脉血管床，定量分析为大面积灌注损伤，运动试验后左心室室腔一过性扩大称为“高危险状态”；在可疑或确诊冠心病患者，MPI显示的灌注缺损的程度是心脏事件独立预测因子；运动试验耐力好，达到预期最大心率85%，灌注显像无异常者，心肌梗死或其他严重心律失常发生率每年仅为0.3%；而运动耐力差，3个或更多节段心肌灌注异常，心脏事件发生率每年高达26%～78%。

（三）多层CT（MSCT）

MSCT对可疑阻塞性冠状动脉病变可提供较准确的冠状动脉解剖信息，但该项检查应满足以下条件：窦性心律且患者可憋气25秒，排除碘过敏、肾功能不全（肌酐＞120.2 μmol/L）、甲亢与曾接受外科血供重建术和急性冠状动脉综合征患者。

（四）静息心电图

静息时心电图记录对显示心肌缺血表现的能力有限。约1/2的冠心病患者静息心电图正常。部分患者可出现非特异性ST-T异常、房室传导阻滞、束支传导阻滞或房性、室性期前收缩等心律失常，但单独出现这些变化不能作为诊断冠心病依据。如捕捉到心绞痛发作时的心电图变化，则有较大诊断价值，因绝大多数患者在出现心绞痛发作、心内膜下心肌缺血时，ST段往往压低≥0.1 mV。心绞痛患者如出现左束支传导阻滞，一般提示有左心室功能不全和多支血管病变；胸前导联新出现对称倒置T波，提示左冠状动脉前降支近端病变。急性冠状动脉综合征患者出现ST段压低、T波异常，提示有非ST段抬高型心肌梗死可能。

（五）平板运动试验心电图

对临床可疑心绞痛且可排除急性冠状动脉综合征的患者，平板运动试验结果阳性有助于诊断；而结果阴性者，不能排除冠心病的诊断。对心绞痛症状不典型但可能为冠心病的患者，运动心电图的价值较大。在运动试验中，如心绞痛发作，同时心电图出现ST段水平型或下斜型压低≥1 mm，其诊断冠心病预测值大于90%；ST段水平型或下斜型压低＞2 mm，可以肯定是冠心病。试验过程中出现低血压对诊断冠心病有80%阳性预测率。

（六）动态心电图

动态心电图检查适合于不能进行运动试验的可疑冠心病患者，目前无诊断心肌缺血统一标准，多数学者认同“3个1标准”：

（1）ST段呈水平型或下斜型降低不少于1 mm（J点后0.08秒处测量）。

（2）ST段明显移位至少持续1分钟。

（3）每次心肌缺血的发作至少有1分钟的间隔。

第四节　冠心病的治疗

一、稳定型心绞痛

稳定型心绞痛的治疗意在提高生命质量，防止急性心肌梗死和死亡的发生。前者即以药物改善心肌的氧供需比，后者则是制止内在动脉硬化性过程的推进，促其恢复和消失。

（一）一般疗法

（1）戒烟。

（2）控制高血压。

（3）治疗糖尿病。

（4）减轻体重。

（5）运动。

（6）控制其他危险因素。

（二）控制症状

1. 发作时的治疗

（1）休息：发作时立刻停止活动，一般患者在停止活动后症状即可消除。

（2）药物治疗：控制症状及改善缺血的药物，应与预防心肌梗死和死亡的药物联合使用，其中有一些药物，如β–受体阻滞药，同时兼有两方面的作用。目前减轻症状及改善缺血的主要药物包括三类：硝酸酯类药物、β–受体阻滞药和钙拮抗药。

1）硝酸酯：通过扩张静脉及外周动脉血管及冠状动脉，降低心肌氧耗量，增加侧支循环血流，还有一定程度降低血小板黏附等作用，从而改善心肌局部及整体做功。

目前在临床比较常用的硝酸酯类药物包括硝酸甘油、硝酸异山梨酯（消心痛）、单硝酸异山梨酯等。

心绞痛较重的发作，可使用作用较快的硝酸酯制剂。这类药物能扩张血管，减少心肌需氧，改善心肌灌注，从而缓解心绞痛症状。舌下含服硝酸甘油及使用口腔喷雾可及时制止心绞痛，长效硝酸盐口服或经皮透入，可防止心绞痛，提高运动耐量，单硝酸异山梨酯口服给药则不会产生首关代谢，较硝酸甘油和硝酸异山梨酯更有优势。硝酸异山梨酯作用的持续时间为4～5小时，故以每日3～4次口服为妥，对劳力性心绞痛患者应集中在白天给药。5–单硝酸异山梨酯可采用每日2次给药。若白天和夜间或清晨均有心绞痛发学者，硝酸异山梨酯可采用每6小时给药1次（表11–1）。

硝酸酯类药物持续使用可发生耐药性，有效性下降，耐药的产生可能与血管平滑肌巯基受体减少，细胞NO耗竭，cGMP减少有关。故临床推荐：①小剂量使用；②降低用药次数；③切忌持续使用；④为机体提供6～8小时无硝酸酯类药物的空白期以防止耐药。

硝酸酯类药会反射性增加交感神经张力使心率加快。因此，常联合负性心率药物如β-受体阻滞药或非二氢吡啶类钙拮抗药治疗慢性稳定型心绞痛。联合用药的抗心绞痛作用优于单独用药。

硝酸酯类药不良反应主要为血管扩张引起的头晕、头胀感、面红、低血压，从小剂量开始可以减少其发生，首次用药，患者宜平卧片刻。此外，硝酸酯类药物会引起青光眼患者眼压升高。

表11-1　硝酸甘油和硝酸盐的临床应用

药　物	剂　量	作用时间	适应证
硝酸甘油			
舌下或雾化	0.15～1.5 mg	心绞痛缓解	发作前或开始时
油膏	7.5～40 mg	8～12小时	预防疼痛
经皮	0.2～0.8 mg/小时	8～16小时	预防心绞痛
静脉注射	5～1000 mg/小时	继续用药可能需增量	胸痛复发；系统性高血压；左心衰竭
硝酸异山梨酯			
口服	3～40 mg，每日3次	6～8小时	预防心绞痛
单硝酸异山梨酯			
口服	20 mg，每日2次	8～12小时	预防心绞痛
口服，缓释	每日30～240 mg	12～20小时	预防心绞痛

硝酸甘油：可用0.5～0.6 mg，舌下含服，1～2分钟即开始起作用，约半小时后消失，一般连用不超过3次，每次相隔5分钟。延迟见效或完全无效时提示患者并非冠心病或为严重的冠心病，也可能所含的药物已失效或未溶解，如属后者可嘱患者轻轻嚼碎后继续含化。长时间反复应用可由于产生耐受性而效力减低，停用10小时以上，即可恢复有效。本药不良反应包括头痛、头部跳动感、面色潮红、心率反射性加快和低血压，偶有血压下降，因此第一次用药时，患者宜平卧片刻；但是对于严重主动脉瓣狭窄或肥厚型梗阻性心肌病引起的心绞痛，不宜用

硝酸酯制剂。

硝酸异山梨酯：可用5～10 mg，舌下含化，2～5分钟见效，作用维持2～3小时。还有供喷雾吸入用的制剂。

在应用上述药物的同时，可考虑用镇静药。

2）β-受体阻滞药：在无明显禁忌证时，β-受体阻滞药是稳定型心绞痛患者的一线用药。β-受体阻滞药能抑制心脏β-肾上腺素能受体，从而减慢心率、减弱心肌收缩力、降低血压，以减少心肌耗氧量，可以减少心绞痛发作和增加运动耐量。该药的使用应个体化，从较小剂量开始，逐渐增加剂量，以能缓解症状，心室率不低于50次/分为宜。一般而言，用药后要求静息心率降至55～60次/分，严重心绞痛患者如无心动过缓症状，可降至50次/分。减量及停药时均应逐渐进行，以防症状加重。虽然各种β-受体阻滞药的药效学及药动学情况并不尽相同，但对劳力性心绞痛都有效。部分选择性抑制心脏的β_1受体，如美托洛尔、比索洛尔等。其他无特异性的对β_2受体也有作用，故可使支气管扩张，肌肉和肝内糖原分解。β_1受体选择性药物对心脏具有高选择性，对呼吸功能及脂类代谢的影响较小，目前临床已广泛使用。目前，常用无内在拟交感活性的β-受体阻滞药，如美托洛尔缓释片23.75～90 mg，1次/天；比索洛尔5～10 mg，1次/天；或用兼有α-受体阻滞作用的卡维地洛25 mg，2次/天等（表11-2）。

使用本药要注意：本药与硝酸酯类合用有协同作用，因而用量偏小，开始剂量尤其要注意减少，以免引起直立性低血压等不良反应；减量及停药时均应逐渐进行，以防症状加重。

β-受体阻滞药禁忌证：低血压、急性心衰、支气管哮喘，以及心动过缓、二度或以上房室传导阻滞者不宜应用。

β-受体阻滞药常见的不良反应：疲乏、噩梦、勃起障碍等。

表11-2 β-受体阻滞药的临床应用

药品名称	常用剂量	服药方法	选择性
普萘洛尔	10～20 mg	每日2～3次口服	非选择性
美托洛尔	25～100 mg	每日2次口服	β_1选择性
美托洛尔缓释片	50～100 mg	每日1次口服	β_1选择性
阿替洛尔	25～50 mg	每日2次口服	β_1选择性

续表

药品名称	常用剂量	服药方法	选择性
比索洛尔	5～10 mg	每日1次口服	$β_1$选择性
阿罗洛尔	5～10 mg	每日2次口服	α、β选择性

3）钙拮抗药（CCB）：钙离子拮抗药（CCB）抑制钙离子进入细胞内，抑制心肌细胞兴奋—收缩耦联中钙离子的利用。可扩张外周阻力血管及对冠状动脉起直接扩张作用，能够降低心肌氧耗及增加冠状动脉血流，某些钙拮抗药还能减慢心率，因而起到缓解心绞痛的作用，尤其适用于变异型心绞痛或以冠状动脉痉挛为主的心绞痛。钙离子拮抗药一般耐受好，能增加患者耐力及缓解症状，可用于稳定型心绞痛的治疗，一般认为它们与β–受体阻滞药具有相同的效果，特别适用于某些β–受体阻滞药禁忌的情况，例如哮喘、慢性阻塞性肺部疾患及外周血管疾病等。老年人对钙拮抗药较β–受体阻滞药更容易耐受。

常用制剂有：维拉帕米40～80 mg，3次/天，口服，或缓释剂240 mg，1次/天，口服；地尔硫䓬30～60 mg，3次/天，口服，其缓释制剂90 mg，1次/天，口服；硝苯地平控释片30～60 mg，1次/天，口服；氨氯地平5～10 mg，1次/天，口服。

二氢吡啶类钙拮抗药，例如硝苯地平在急性心肌梗死中不能降低病死率及再梗率；非二氢吡啶类钙拮抗药，例如地尔硫䓬及维拉帕米均未能证明可降低病死率。因而，临床选择时应当根据不同情况选择。

长效钙拮抗药和β–受体阻滞药联合用药比单用一种药物更有效。此外，两药联用时，β–受体阻滞药还可减轻二氢吡啶类钙拮抗药引起的反射性心动过速不良反应。

钙离子拮抗药常见的不良反应：头痛、外周水肿、便秘、心悸、面部潮红、心动过缓、传导阻滞及低血压等。

2. 缓解期的药物治疗　缓解期的治疗目的主要是预防心肌梗死和猝死，改善生存和生活质量。平时应尽量避免各种诱发因素，如过度的体力活动、受凉及饱餐等；调节饮食，特别是一次进食不应过饱，避免油腻饮食；戒烟限酒，积极治疗各种原发病。

缓解期药物治疗主要在于预防心肌梗死和猝死，改善生存；减轻症状和缺血发作，改善生活质量。在选择治疗药物时，应首先考虑预防心肌梗死和死亡。此外，应积极处理危险因素。

（1）抗血小板治疗

1）阿司匹林：阿司匹林是最常用的抗血小板药物，它通过不可逆抑制前列腺素合成酶，致使TXA2的合成减少，而后者引起血小板聚集、血管收缩，从而达到抑制血栓形成的目的。

它可以降低稳定型心绞痛患者心血管病变的发生。所有患者只要没有用药禁忌证都应该服用。疗效与剂量相关，并有累积性，始量300 mg抑制治疗前血小板库，以后每日75～150 mg抑制血小板库中每日产生的10%，即可充分收效。随机对照研究证实了慢性稳定型心绞痛患者服用阿司匹林可降低心肌梗死、脑卒中或心血管性死亡的风险。阿司匹林对无已知冠心病患者的一级预防也是有效的。

阿司匹林的主要不良反应为胃肠道出血或对阿司匹林过敏。不能耐受阿司匹林的患者，可改用氯吡格雷作为替代治疗。

2）氯吡格雷：通过选择性的不可逆的抑制血小板ADP受体而阻断ADP依赖激活的GPⅡb/Ⅲa复合物，有效地减少ADP介导的血小板激活和聚集。

主要用于冠状动脉支架置入术后及不能耐受阿司匹林的患者。该药起效快，顿服300 mg后2小时即能达到有效血药浓度。常用维持剂量为75 mg/d，口服。

氯吡格雷的胃肠不良反应较少，皮肤反应较多。

（2）硝酸酯类：硝酸酯类药物可扩张冠状动脉，增加冠状动脉的血供，此外还可对周围血管有扩张作用，降低心脏前后负荷和心肌的需氧，从而缓解心绞痛的症状。

1）硝酸异山梨酯：硝酸异山梨酯片剂或胶囊口服3次/天，每次5～20 mg，服后半小时起作用，持续3～5小时；缓释制剂药效可维持12小时，可用20 mg，2次/天。

2）5-单硝酸异山梨酯：无肝脏首关效应，生物利用度100%。20～40 mg，2次/天，口服，药效持续而缓慢释放，口服后半小时起作用，持续可达8～12小时，用2%硝酸甘油膏或橡皮膏贴片（5～10 mg）涂或贴在胸前或上臂皮肤而缓慢吸收，适于预防夜间心绞痛发作。

（3）他汀类：大量研究证明，早期给予他汀类药物治疗，可以改善冠心病稳定型心绞痛患者预后，可使患者死亡、复发性卒中、需住院治疗的不稳定型心绞痛和血管重建术的需要减少，降低冠心病终点事件的发生率。临床研究还发现，他汀干预对冠状动脉狭窄减轻程度相对较小，但冠心病事件减少十分显著。因此，除了降低LDL-C外，他汀的非降脂作用也参与其血管和心脏的保护作用：包括改善内皮功能、增进内皮NOS表达和一氧化氮合成，减少内皮素-1和抗氧化、抗感染作用，还可抑制白细胞内皮细胞黏附等。

目前国内常用的他汀类药物包括瑞舒伐他汀、阿托伐他汀、辛伐他汀、氟伐他汀、普伐他汀、血脂康等，以降总胆固醇（TC）和低密度脂蛋白胆固醇（LDL-C）为主，兼有一定程度降低三酰甘油（TG）和升高高密度脂蛋白胆固醇（HDL-C）的作用。常用剂量：瑞舒伐他汀5～10 mg，每晚1次；阿托伐他汀20～40 mg，每晚1次；血脂康600 mg，2次/天；辛伐他汀20～40 mg，每晚1次；氟伐他汀40～80 mg，每晚1次。

在应用他汀类药物时，应注意监测转氨酶及肌酸激酶等生化指标，及时发现药物可能会引起的肝损害和肌病。采用强化降脂治疗时，更应注意密切监测药物的安全性。

（4）钙通道阻滞药：本类药物抑制钙离子进入细胞内，也抑制心肌细胞兴奋-收缩耦联中钙离子的利用。

因而具有抑制心肌收缩、扩张冠状动脉、解除冠状动脉痉挛及扩张周围血管等作用，从而改善冠状动脉血流和减少心肌耗氧，起到缓解心绞痛的作用，尤其适用于变异型心绞痛或以冠状动脉痉挛为主的心绞痛。常用制剂有：维拉帕米40～80 mg，3次/天，或缓释剂240 mg，1次/天；地尔硫䓬30～60 mg，3次/天，其缓释制剂90 mg，1次/天；硝苯地平控释片30～60 mg，1次/天；氨氯地平5～10 mg，1次/天。

使用本药时当注意：该类药物常见的不良反应有头痛、外周水肿、便秘、心悸、面部潮红、心动过缓、传导阻滞及低血压等。

（5）β-受体阻滞药：β-受体阻滞药能阻断拟交感胺类对心率和心肌收缩力受体的刺激作用，减慢心率。降低心肌收缩力和氧耗量，从而减少心绞痛的发作次数。既可控制临床症状，也可改善预后。

β–受体阻滞药的使用剂量应个体化，从较小剂量开始，逐级增加剂量，以能缓解临床心绞痛症状、静息状态下心率不低于每分钟50为宜。推荐使用无内在拟交感活性的β–受体阻滞药。如美托洛尔缓释片23.75～90 mg，1次/天，口服；比索洛尔5～10 mg，1次/天，口服；或用兼有α受体阻滞作用的卡维地洛25 mg，2次/天，口服等。

使用本药要注意：本药与硝酸酯类合用有协同作用，因而用量偏小，开始剂量尤其要注意减少，以免引起直立性低血压等不良反应；减量及停药时均应逐渐进行，以防症状加重；低血压、支气管哮喘，以及心动过缓、二度或以上房室传导阻滞者不宜应用。

（6）血管紧张素转化酶抑制药（ACEI）：稳定型心绞痛患者从血管紧张素转化酶抑制药（ACEI）的降压作用和非降压作用中获得的益处不易区分。有研究显示，即便血压正常，动脉粥样病变进展也与血压下降相关；合并高血压、糖尿病、心力衰竭、心肌梗死等的心绞痛患者应合理使用ACEI。

常用的ACEI类药物：培垛普利4～8 mg，1次/天，口服；贝那普利10 mg，1次/天，口服；雷米普利5～10 mg，1次/天，口服；卡托普利12.5～25 mg，2次/天，口服等。

（7）曲美他嗪：通过抑制脂肪酸氧化和增加葡萄糖代谢，改善心肌氧的供需平衡而治疗心肌缺血，能改善心肌缺血及左心功能，缓解心绞痛。曲美他嗪20 mg，3次/天，饭后服。

3．心肌再血管化治疗

稳定型心绞痛的再血管化治疗是在优化的药物治疗无效，或者缺血症状比较严重的情况下选择的，主要包括经皮冠状动脉介入治疗（PCI）和冠状动脉旁路移植术（CABG）。

（1）经皮冠状动脉介入治疗（PCI）：是指通过心导管技术疏通狭窄甚至闭塞的冠状动脉管腔，从而改善心肌的血流灌注的治疗方法，是重建血供的有效方法，能够在最短时间内改善心肌供血，改善局部室壁运动，抑制心室重构，改善左心室功能，使病死率下降，由于该方法创伤小、恢复快、危险性相对较低，容易被医师和患者所接受。

1）PCI的分类：PCI的方法包括经皮冠状动脉球囊血管成形术（PTCA），单纯球囊扩张、冠状动脉支架术、冠状动脉旋磨术、冠状动脉定向旋切术等。

PTCA是将球囊沿导引钢丝送到狭窄的冠状动脉处，根据病变的特点采用适当的压力和时间进行扩张，达到解除狭窄的目的。由于单纯PTCA发生冠状动脉再狭窄率较高，目前已很少应用。

冠状动脉支架置入术是将以不锈钢或合金材料制成的网状带有间隙的支架置入冠状动脉内狭窄血管处，使血流再通的方法。且通过在裸支架表面增加良好生物相溶性的涂层和药物，可使术后再狭窄率进一步下降。

2）相关药物的应用

阿司匹林：术前3～5天开始服用，每天100～300 mg，术后100 mg/d长期服用。

氯吡格雷：术前4～6天开始服用，75 mg/d，术后每天服用75 mg，维持6个月（裸支架）或1年（药物涂层支架）。

替格瑞洛：负荷剂量180 mg，此后90 mg，每日2次口服。

此外，在PCI过程中还可以使用血小板Ⅱb/Ⅲa受体拮抗药，如阿昔单抗、替罗非班以及肝素等。PCI术后应长期口服阿司匹林100 mg/d，置入支架的患者还需要口服氯吡格雷（75 mg/d）或替格瑞洛，置入金属支架者至少需要双联抗血小板治疗1年，而置入裸支架者则需要双联抗血小板治疗6个月；抗心绞痛药物、他汀类药物及ACEI/ARB等药物。

3）PCI常见并发症：冠状动脉痉挛、造影剂过敏、造影剂肾病、冠状动脉穿孔、出血、支架内再狭窄及心脏破裂等。

（2）冠状动脉旁路移植术（CABG）：CABG是三支病变或左冠状动脉主干（LM）病变患者的标准治疗方法。常用的是取患者自身的血管（大隐静脉、桡动脉、乳内动脉等）作为旁路移植材料，一端吻合在主动脉，另一端吻合在有病变的冠状动脉段的远端；或游离内乳动脉与病变冠状动脉远端吻合，使主动脉的血流跨过狭窄血管的部位灌注到狭窄远端，从而改善病变心肌的血流供应。术后应当终身服用阿司匹林100 mg/d。

CABG主要适应于：LM狭窄＞50%；左前降支（LAD）和回旋支（LCX）近端狭窄≥70%；冠状动脉三支病变伴左心室射血分数＜50%；稳定型心绞痛对内科药物治疗反应不佳，影响工作和生活；有严重室性心律失常伴左主干或三支病变；介入治疗失败仍有心绞痛或血流动力异常。

（3）心肌再血管化治疗的禁忌证

1）一支或两支血管病变不包括LAD近段狭窄的患者，仅有轻微症状或无症状，未接受充分的药物治疗或者无创检查未显示缺血或仅有小范围的缺血/存活心肌。

2）非左主干冠状动脉边缘狭窄（50%～70%），无创检查未显示缺血。

3）不严重的冠状动脉狭窄。

4）操作相关的并发症或死亡风险高（病死率为10%～15%），除非操作的风险可被预期生存率的显著获益所平衡或者如不进行操作患者的生活质量极差。

4. 运动锻炼疗法

谨慎安排进度适宜的运动锻炼，有助于促进侧支循环的形成，提高体力活动的耐受量而改善症状。

二、不稳定型心绞痛（UA）

（一）一般处理

急性期应卧床休息1～3天，在治疗发生效应时，可适当放宽患者的活动。有呼吸困难、发绀者应给予氧气吸入，维持血氧饱和度在90%以上，烦躁不安、剧烈疼痛者给予吗啡5～10 mg，皮下注射。此类患者应当持续监测心电图变化。

（二）抗血小板治疗

1. 阿司匹林

阿司匹林为首选药物，急性期剂量应在150～300 mg/d，可达到快速抑制血小板聚集的作用，3天后可改为小剂量即50～150 mg/d维持治疗。

2. 氯吡格雷

对于阿司匹林禁忌的患者，可采用氯吡格雷替代治疗。

抗血小板治疗过程中，应注意经常检查血常规，一旦出现明显白血球或血小板降低应立即停药。

（三）抗凝血酶治疗

肝素尤其低分子肝素是UA治疗中的重要药物，可以降低UA患者进展为急性心肌梗死的发生率，其中低分子肝素较肝素有更优或至少相同的疗效，由于低分子量肝素不需血凝监测、停药无反跳、使用方便，故现在多采用低分子量肝素替代普通肝素。低分子肝素具有抑制血栓形成、血小板聚集活化、凝血酶形成等作用。常用药物有：依诺肝素0.4 mL，每次12小时，皮下注射；低分子肝素钠5 000 U，每次12小时，皮下注射。

（四）硝酸酯类药物

主要目的是控制心绞痛的发作。

心绞痛发作时应口含硝酸甘油，初次含硝酸甘油的患者以先含1片为宜，对于已有含服经验的患者，心绞痛症状严重时也可1次含服2片。心绞痛发作时若含1片无效，可在3～5分钟之内追加1次，若连续含硝酸甘油3～4片仍不能控制疼痛症状，需应用强镇痛剂以缓解疼痛，并随即采用硝酸甘油或硝酸异山梨酯静脉滴注，硝酸甘油的剂量以5 μg/min开始，以后每5～10分钟增加5 pg/min，直至症状缓解或收缩压降低10 mmHg，最高剂量一般不超过80～100 μg/min，一旦患者出现头痛或血压降低（SBP＜90 mmHg）应迅速减少静脉滴注的剂量。维持静脉滴注的剂量以10～30 μg/min为宜。对于中危和高危险组的患者，硝酸甘油持续静脉滴注24～48小时即可，以免产生耐药性而降低疗效。

常用的口服硝酸酯类药物为硝酸异山梨酯（消心痛）和5–单硝酸异山梨酯。对于频繁发作的ACS患者，口服硝酸异山梨酯短效药物的疗效常优于服用5–单硝类的长效药物。硝酸异山梨酯的使用剂量可以从每次10 mg开始，当症状控制不满意时可逐渐加大剂量，一般每次不超过40 mg，只要患者心绞痛发作时口含硝酸甘油有效，即是增加硝酸异山梨酯剂量的指征，若患者反复舌下含服硝酸甘油不能缓解症状，常提示患者有极为严重的冠状动脉阻塞病变，此时即使加大硝酸异山梨酯剂量也不一定能取得良好效果。

（五）β–受体阻滞药

当硝酸酯类制剂疗效不佳，并且没有禁忌证时，尽早开始口服β–受体阻滞药。β–受体阻滞药对UA患者控制心绞痛症状，以及改善其近、远期预后均有好处，除了有禁忌证如肺水肿、未稳定的左心衰竭、支气管哮喘、低血压（SBP＜90 mmHg）、严重缓慢性心律失常（窦性心动过缓或二度、三度房室传导阻滞）

者外，均主张常规服用。

首选具有心脏选择性的药物，如阿替洛尔、美托洛尔和比索洛尔等。除了少数症状严重者可采用静脉推注β-受体阻滞药外，一般主张直接口服给药。剂量应个体化，根据症状、心率及血压情况调整剂量。

（六）钙拮抗药

适用于硝酸酯类制剂、β-受体阻滞药两类药物无效的心绞痛反复发作者，或变异型心绞痛者，在没有严重心功能受损或其他禁忌证时，可以开始非二氢吡啶类CCB（如维拉帕米或地尔硫䓬等）治疗。

临床使用钙拮抗药以控制心肌缺血的发作为主要目的。治疗变异型心绞痛时可以与硝酸酯类同服。

钙拮抗药停用时宜逐渐减量，然后停服，以免诱发冠状动脉痉挛。

（七）他汀类

他汀类药物主要有调脂、稳定动脉粥样硬化斑块作用，还具有通过改善内皮功能、增进内皮NOS表达和一氧化氮合成、减少内皮素-1和抗氧化、抗感染等作用，并可抑制白细胞内皮细胞黏附等，从而使患者死亡、复发性卒中、需住院治疗的不稳定型心绞痛和血管重建术的需要得以减少。在UA早期给予他汀治疗，可以显著改善预后（详见本章稳定型心绞痛的药物治疗）。

（八）心肌再血管化治疗

对于药物保守治疗效果不佳，仍时有心绞痛发作，且发作时伴有心电图ST段动态改变，或伴有明显的血流动力学不稳定，或血肌钙蛋白持续升高，或心绞痛发作时ST段压低＞1 mm，持续时间＞20分钟者，或心功能下降，或出现恶性心律失常等，有条件的医院可行心肌再血管化治疗，包括PCI、CABG等治疗（详见本章稳定型心绞痛的心肌再血管化治疗）。

UA患者经治疗病情稳定，出院后应继续强调抗血小板聚集、控制心肌缺血症状和调脂（特别是他汀类药物）等治疗。此外，还应积极控制各种危险因素，如高血压、糖尿病、吸烟等。

缓解期的长期治疗方案与稳定型心绞痛相同。

三、ST段抬高性心肌梗死（STEMI）

STEMI的治疗强调“时间就是心肌，时间就是生命”，做到尽早发现，尽早住院，并加强住院前的紧急处理，尽量缩短发病至入院和心肌再血管化治疗的时间。STEMI的发病机制主要是完全性冠状动脉血管阻塞，因此尽早开通梗死相关血管是治疗的关键，尽量缩短发病至入院和心肌再血管化的时间（到达医院后30分钟内开始溶栓，或90分钟内开始介入治疗）以挽救濒死的心肌、防止梗死范围扩大或缩小缺血心肌范围，保护和维持心脏功能，及时处理严重心律失常（频发室性期前收缩、室性心动过速等）、泵衰竭和各种并发症，防止猝死，使患者不但能度过急性期，而且康复后还能保持尽可能多的有功用的心肌。

（一）院前急救

院前急救的基本任务是帮助STEMI患者迅速、安全地转运至医院，以便尽早地开始治疗，并完善相应的院前检查（包括询问病史、完善心电图等）。

（二）初始治疗

1．休息　急性期应卧床休息，保持环境安静，可以减少心肌耗氧量。对血流动力学稳定且无并发症者可根据病情卧床休息1～3天，一般第3天就可以在病房内走动；对病情不稳定的患者应当延长卧床休息的时间。

2．监测　在冠心病监护室（CCU）进行心电图、血压和血氧饱和度的监测，及时发现和处理心律失常、血流动力学异常等，除颤仪应随时处于备用状态。对于严重心功能衰竭、肺水肿者还需监测肺毛细血管压和静脉压。

3．吸氧　对有呼吸困难和血氧饱和度降低者，最初几日间断或持续通过鼻导管面罩吸氧，对严重低氧血症者，必要时给予气管插管机械通气。

4．建立静脉通道　STEMI患者一经入院即应建立有效的静脉通道，保持给药途径畅通。

5．镇痛治疗　STEMI时患者剧烈胸痛，使交感神经过度兴奋，产生心动过速、血压升高和心肌收缩功能增强，从而增加心肌耗氧量，并易诱发快速室性心律失常。当尽快给予有效药物解除疼痛，如吗啡3～5 mg肌内或者静脉注射，必要时每5分钟重复1次；或哌替啶50～100 mg肌内注射，注意防止对呼吸功能的抑制。

6．阿司匹林　无禁忌证者即服水溶性阿司匹林或嚼服肠溶阿司匹林150～300 mg，继以75～100 mg/d长期维持。对阿司匹林禁忌者可长期口服氯吡格雷75 mg/d。

7．硝酸酯类药物　只要患者没有禁忌证，通常使用硝酸甘油立即静脉滴注，起效后可改为口服硝酸酯类药物。

8．其他　此外，对于下壁心肌梗死患者出现窦性心动过缓、房室传导阻滞者，可以给予阿托品0.5～1 mg静脉注射，必要时每3～5分钟重复使用，同时还需注意纠正水电解质代谢紊乱。

（三）药物治疗

1．抗血小板治疗

（1）阿司匹林：通过抑制血小板环氧化酶使血栓素A2合成减少，达到抑制血小板聚集的作用。心肌梗死急性期，所有患者只要无禁忌证，均应立即口服水溶性阿司匹林或嚼服肠溶阿司匹林300 mg，继以100 mg/d长期维持。

（2）噻吩并吡啶类：氯吡格雷主要抑制ADP诱导的血小板聚集，口服后起效快。在首次或再次PCI之前或当时，应尽快服用氯吡格雷初始负荷量300 mg（拟直接PCI者最好600 mg）。不论患者是否溶栓治疗，若未服用过噻吩并吡啶类药物，应给予氯吡格雷负荷量300 mg。住院期间，所有患者继续服用氯吡格雷75 mg/d。对有阿司匹林禁忌证者，可长期服用氯吡格雷。正在服用氯吡格雷而准备择期行CABG的患者，应至少在术前5～7天停药。

（3）GPⅡb/Ⅱa受体措抗药：静脉溶栓联合GPⅡb/Ⅲa受体措抗药可提高疗效，但出血并发症也有所增加。

在前壁心肌梗死、年龄＜75岁而无出血危险因素的患者，阿昔单抗和半量瑞替普酶或替奈普酶联合使用，可能预防再梗死，以及STEMI的其他并发症。对＞75岁的患者，因为颅内出血风险明显增加，不建议使用。在经选择的STEMI患者于直接PCI时（行或不行支架术），静脉应用阿昔单抗、依替非巴肽和替罗非班是合理的。

阿昔单抗用法：静脉推注0.25 mg/kg，再以0.125 μg/（kg·min）（最大10 μg/min）维持静脉滴注12小时。

依替非巴肽用法：先静脉推注180 μg，10分钟后再推注180 μg，再以2.0 μg/

（kg·min）静脉滴注12～24小时。

替罗非班用法：静脉推注负荷量25 μg/kg，再以0.15 μg/（kg·min）维持静脉滴注24小时。

在当前双重抗血小板治疗及有效抗凝血治疗的情况下，GPⅡb/Ⅲa受体拮抗药不推荐常规应用，可选择性用于血栓负荷重的患者和噻吩并吡啶类药物未给予适当负荷量的患者，可能获益更多。

2．抗凝血治疗　凝血酶是使纤维蛋白原转变为纤维蛋白，最终形成血栓的关键，因此通过应用抗凝药来抑制凝血酶非常重要。主张所有STEMI患者急性期均进行抗凝血治疗。临床常用普通肝素和低分子肝素。

（1）普通肝素：已成为STEMI溶栓治疗的最常用的辅助抗凝血治疗用药，溶栓制剂不同，肝素用法亦不同。

rt-PA为选择性溶栓剂，故必须与充分抗凝血治疗相结合。溶栓前先静脉注射肝素60 U/kg（最大量4 000 U），继以12 U/（kg·h）（最大1 000 U/h），使APTT值维持在对照值1.5～2倍（50～70秒），至少应用48小时。

尿激酶和链激酶均为非选择性溶栓剂，对全身凝血系统影响很大，因此溶栓期间不需要充分抗凝血治疗，溶栓后6小时开始测定APTT，或活化凝血时间（ACT），待其恢复到对照时间2倍以内时开始给予皮下肝素治疗。

对于因就诊晚、已失去溶栓治疗机会、临床未显示有自发再通情况，或虽经溶栓治疗，但临床判断梗死相关血管未能再通的患者，静脉滴注肝素治疗是否有利并无充分证据。

使用肝素期间应监测血小板计数，及时发现肝素诱导的血小板减少症。

对静脉滴注肝素过程中行PCI的患者，需给予一定附加剂量，以使APTT值达到要求，注意：若需用GPⅡb/Ⅲa受体拮抗药，肝素剂量需酌情减量。

（2）低分子量肝素：由于其应用方便、不需监测凝血时间、肝素诱导的血小板减少症发生率低等优点，建议可用低分子量肝素代替普通肝素。低分子量肝素由于制作工艺不同，其抗凝疗效亦有差异，因此，应强调按各自说明书使用，并避免交叉应用。

依诺肝素用法：年龄＜75岁，血肌酐≤221 μmol/L（2.5 mg/dL）（男）或≤177 μmol/L（2.0 mg/dL）（女）者，先静脉推注30 mg，15分钟后开始1 mg/kg皮下

注射，每次12小时，直至出院，最长使用8天。≥75岁者，不用静脉负荷量，直接0.75 mg/kg皮下注射，每次12小时，最长使用8天。肌酐清除率<30 mL/min者，给予1 mg/kg皮下注射，每次12小时。

对已用适当剂量依诺肝素治疗而需PCI的患者，若最后一次皮下注射在8小时之内，PCI前可不追加剂量，若最后一次注射在8～12小时，应静脉注射依诺肝素0.5 mg/kg。

（3）磺达肝癸钠：是间接Xa因子抑制药。接受溶栓或不行再灌注治疗的患者，磺达肝癸钠有利于降低死亡和再梗死率，而不增加出血并发症。无严重肾功能不全的患者[血肌酐<265 μmol/L（3 mg/dL）]，初始静脉注射2.5 mg，随后每天皮下注射1次（2.5 mg），最长8天。不主张磺达肝癸钠单独用于STEMI直接PCI时，需联合普通肝素治疗，以减少导管内血栓形成发生。

（4）比伐卢定：直接PCI时可考虑用比伐卢定，不论之前是否用肝素治疗。

用法：先静脉推注0.75 mg/kg，再静脉滴注1.75 mg/（kg·h），不需监测ACT，操作结束时停止使用。若STEMI患者PCI术中出血风险高，推荐应用比伐卢定。

（5）口服抗凝药治疗：STEMI急性期后，以下情况需口服抗凝剂治疗：超声心动图提示心腔内有活动性血栓，口服华法林3～6个月；合并心房颤动者；不能耐受阿司匹林和氯吡格雷者，可长期服用华法林，维持INR值在2～3。若需在阿司匹林和氯吡格雷的基础上加用华法林时，需注意出血的风险，严密监测INR，缩短监测间隔。

3. β-受体阻滞药　通过降低交感神经张力、减慢心率、降低体循环血压和减弱心肌收缩力，以减少心肌耗氧量和改善缺血区的氧供需失衡，缩小心肌梗死面积，减少复发性心肌缺血、再梗死、心室颤动及其他恶性心律失常的发生，对降低急性期病死率有肯定的疗效。

无该药禁忌证时，应于发病后24小时内常规口服应用。

常用的有美托洛尔、阿替洛尔及比索洛尔等。

建议口服美托洛尔每次25～50 mg，每次时间间隔6～8小时，若患者耐受良好，可转换为相应剂量的长效控释制剂。

以下情况需暂缓使用β-受体阻滞药：

（1）心力衰竭体征。

（2）低心排血量的依据。

（3）心源性休克高危因素（年龄>70岁、收缩压<120 mmHg、心率<60/分钟或窦性心率>110/分钟及STEMI发作较久者）。

（4）其他β-受体阻滞药相对禁忌证（如PR间期>0.24秒、二度或三度AVB、活动性哮喘或反应性气道疾病）。

对于最初24小时内有β-受体阻滞药使用禁忌证的STEMI患者，应在重新评价后尽量使用；伴有中、重度左心衰竭的患者，应该使用β-受体阻滞药进行二级预防治疗，但注意从小剂量开始并谨慎地进行剂量调整；STEMI合并持续性心房颤动、心房扑动并出现心绞痛，但血流动力学稳定时，可使用β-受体阻滞药；STEMI合并顽固性多形性室性心动过速（室速），同时伴交感兴奋电风暴表现，可选择静脉使用β-受体阻滞药治疗。

4．血管紧张素转化酶抑制药（ACEI）和血管紧张素Ⅱ受体拮抗药（ARB）

ACEI主要通过影响心肌重构、减轻心室过度扩张而减少充盈性心力衰竭的发生，降低病死率。ACEI应是STEMI患者抑制肾素—血管紧张素—醛固酮系统活性的首选用药。

对于合并LVEF≤0.4或肺淤血，以及高血压、糖尿病和慢性肾病的STEMI患者，只要无使用此药禁忌证，都应该尽早应用。

如果患者不能耐受ACEI，但存在心力衰竭表现，或者LVEF≤0.40，可考虑给予ARB，如缬沙坦、替米沙坦或厄贝沙坦等。

STEMI患者不推荐常规联合应用ACEI和ARB；对能耐受ACEI的患者，不推荐常规用ARB替代ACEI。现已明确，STEMI早期使用ACEI能降低病死率（尤其是前6周的病死率降低最显著），高危患者应用ACEI临床获益明显，前壁心肌梗死伴有左心室功能不全的患者获益最大。

在无禁忌证的情况下，溶栓治疗后血压稳定即可开始使用ACEI，但剂量和时限应视病情而定。

一般来说，心肌梗死早期ACEI应从低剂量开始，逐渐加量，如卡托普利（起始6.25 mg，然后12.5～25 mg，2次/天），培哚普利（4～8 mg，1次/天），雷米普利（5～10 mg，1次/天）等。若心肌梗死（特别是前壁心肌梗死）合并左心功能不全时，则ACEI治疗期应延长。

ACEI的禁忌证：STEMI急性期动脉收缩压<90 mmHg、临床表现严重肾衰竭（血肌酐>265 μmol/L）、双侧肾动脉狭窄、移植肾或孤立肾伴肾功能不全、对ACEI制剂过敏或导致严重咳嗽者及妊娠、哺乳妇女等。

5．钙拮抗药（CCB） CCB在STEMI中不作为一线用药，不推荐使用短效二氢吡啶类钙拮抗剂。

对无左心室收缩功能不全或AVB的STEMI患者，为了缓解心肌缺血、控制房颤或心房扑动的快速心室率，如果β–受体阻滞药无效或禁忌使用（如支气管哮喘），则可应用非二氢吡啶类钙拮抗药，如地尔硫䓬、维拉帕米等。

STEMI后合并难以控制的心绞痛时，在使用β–受体阻滞药的基础上可应用地尔硫䓬。

STEMI合并难以控制的高血压时，在使用ACEI和β–受体阻滞药的基础上，应用长效二氢吡啶类钙拮抗药。

6．他汀类药物 除了调脂作用外，他汀类药物还具有抗感染、改善内皮功能、抑制血小板聚集的多效性，因此，所有无禁忌证的STEMI患者入院后应尽早开始他汀类药物治疗，且无须考虑胆固醇水平。他汀类治疗的益处不仅见于胆固醇升高患者，也见于胆固醇正常的冠心病患者。现有的资料证实，心肌梗死后及早开始强化他汀类药物治疗可以改善临床预后。

7．硝酸酯类 STEMI最初24～48小时静脉滴注硝酸酯类药物用于缓解持续缺血性胸痛、控制高血压或减轻肺水肿。

STEMI发病48小时后，为控制心绞痛复发或心功能不全，如不妨碍β–受体阻滞药和血管紧张素转化酶抑制药的使用，仍可静脉或口服应用。

虽然硝酸酯类药物改善STEMI患者病死率的作用有限，但是其通过扩张周围血管降低心脏前、后负荷，扩张冠状动脉改善血流，增加侧支血管开放，提高心内膜下与心外膜的血流比率，从而实现控制血压、减轻肺水肿和缓解缺血性胸痛的作用。

8．其他治疗

（1）极化液治疗：氯化钾1.5 g、普通胰岛素8U加入10%葡萄糖液500 mL中，静脉滴注，1～2次/天，7～14天为一疗程。可降低血浆游离脂肪酸浓度和改善心脏做功，还给缺血心肌提供必要的代谢支持，对大面积MI和心源性休克患者尤为重要。近年，还有建议在上述溶液中再加入硫酸镁5 g，但不主张常规补镁治疗。

（2）干细胞移植：干细胞移植为STEMI的治疗提供了一种新的治疗途径，通过干细胞移植，可以显著改善患者心功能。具体方法为：采取适当的骨髓，分离骨髓干细胞，然后注入梗死相关动脉中，术中及术后严密观察患者心绞痛症状、心电图及血压等指标的变化。

（四）治疗并发症

1．心律失常　STEMI后由于缺血性心电不稳定，极易出现心律失常，常见的为室性期前收缩、室性心动过速、心室颤动等；而同时由于窦房结缺血或自主神经反射可引起缓慢性心律失常，如窦性心动过缓、房室传导阻滞等。

一般通过缺血心肌再血管化，相应的药物治疗后，可以预防或减少心律失常的发生，但是对于上述治疗后仍然存在的心律失常，则需要进一步积极控制，以免演变为严重心律失常甚至猝死。

（1）快速室性心律失常：对于此类心律失常当积极控制。心室颤动、持续多形室性心动过速、持续性单形室性心动过速伴有血流动力学不稳定者应当立即电复律（同步或非同步），起始200 J，无效改为300 J；偶发室性期前收缩、非持续性室性心动过速可严密观察，若室性期前收缩较多时，立即予利多卡因50～100 mg静脉注射，每5～10分钟重复一次，至期前收缩消失或总量已达300 mg，继以1～3 mg/min的速度静脉滴注维持（1 000 mg加入5%葡萄糖液100 mL，滴注1～3 mL/min）。

（2）快速室上性心动过速：对于此类心律失常，若伴有血流动力学紊乱，应当立即予同步电复律；对于血流动力学稳定者，可以通过药物治疗的方法以减慢心室率为主，常用的药物有维拉帕米（5～10 mg缓慢静脉注射）、普罗帕酮（70 mg在10分钟内静脉推注，无效后10分钟重复一次，有效后改为口服150 mg，每8小时一次）及胺碘酮（以150～300 mg静脉推注，然后以1 mg/min维持6小时，6小时后减为0.5 mg/min，维持18小时，有效后改为口服200 mg，每8小时/次）等。

此外，对于上述两种心律失常，若药物治疗效果欠佳，可以选择射频消融的方法进一步治疗，通过心导管，将射频电流（频率为100 kHz～1.5M kHz）引入心脏内，产生电磁热，导致组织温度升高、脱水，造成心肌凝固性坏死，以破坏异常折返环路或消除异常病灶，从而达到治疗的目的。

（3）缓慢性心律失常：无症状性窦性心动过缓、一度房室传导阻滞者，可密切监测心电图变化，暂不予特殊处理；若患者出现血压降低、头晕、阿–斯综合征等症状，可给予阿托品0.5～1 mg肌内或静脉注射，3～5分钟重复一次。而当窦性心动过缓、一度房室传导阻滞经药物治疗无效，或二度Ⅱ型房室传导阻滞，或三度房室传导阻滞者，则需行临时或永久心脏起搏器治疗。

起搏器可以通过发放一定形式的电脉冲，刺激心脏并使之激动和收缩，即模拟正常心脏的冲动形成和传导，以治疗缓慢性心律失常。临时起搏器是将起搏电极放置时间控制在1～2周内，脉冲发生器置于体外；永久性起搏器则是将起搏电极长期置于心内膜下，脉冲发生器于胸前左侧或右侧部位胸肌膜与皮下组织之间的囊袋内。根据电极导线置入的部位不同，将起搏器的起搏方式分为：单腔起搏器（VVI起搏器：电极导线的头部放置在右室心尖部的肌小梁处；AAI起搏器：电极导线头部放置在右心耳的梳状肌内）；双腔起搏器：两支电极导线分别放在右心耳（心房）和右室心尖部（心室），进行房室顺序起搏；三腔起搏器：双房＋右室或双室＋右房；四腔起搏器：双房＋双室。临床上以双腔起搏器治疗为主。

（4）置入式心脏复律除颤器（ICD）：ICD具有除颤、复律、抗心动过速及抗心动过缓等作用，尤其对于快速致死性室性心律失常具有重要的治疗效果。置入方法与起搏器相似。

ICD的适应证：非一过性或可逆性原因引起的心室颤动（VF），或室性心动过速（VT）所致的心脏骤停；自发的持续性VT；原因不明的昏厥，在电生理检查时能诱发有血流动力学障碍的持续性VT或VF，而药物治疗无效，不能耐受或不可取；伴发于冠心病、陈旧性MI和左心室功能障碍的非持续性VT，在电生理检查时可诱发持续性VT或VF，而不能被Ⅰ类抗心律失常药物所抑制；自发性VT、无器质性心脏病、其他治疗方法无效或不适合。

2．控制休克　此种休克为心源性休克，伴有严重低血压，有组织器官低灌注的表现，治疗手段如下。

（1）应用升压药：在严重低血压时，而肺小动脉楔压和心排血量正常时，可静脉滴注多巴胺5～15 μg/（kg·min），或多巴酚丁胺3～10 μg/（kg·min）。

（2）IABP：在经升压治疗后无反应的患者，可考虑应用主动脉内球囊反搏（IABP）治疗，通过将特制球囊置于锁骨下动脉下2～3 cm与肾动脉开口之间的主动脉内，进行与心动周期相应的充盈扩张和排空，使血液在主动脉内发生时相性变化，从而起到机械辅助循环作用的一种治疗方法。此法可降低主动脉阻力，增加主动脉舒张压，从而降低心肌耗氧，增加氧供，达到纠正休克的目的。

IABP的适应证：心源性休克药物治疗难以恢复；顽固性心力衰竭；大面积的心肌梗死；顽固性室性心动过速反复发作伴血流动力学不稳定；顽固的心绞痛；二尖瓣严重关闭不全等。

IABP的禁忌证：中度以上主动脉瓣关闭不全；主动脉夹层形成；严重出血性倾向合并出血性疾病，尤其是脑出血等。

（3）其他：治疗休克的其他措施包括纠正酸中毒、避免脑缺血、保护肾功能等，必要时应用洋地黄制剂等。

3．治疗心力衰竭　主要是治疗急性左心衰竭，以利尿药（静脉注射呋塞米20～40 mg）为主，亦可选用血管扩张药（静脉滴注硝酸甘油，从10 μg/min开始，逐渐加量，亦可选用其他硝酸酯制剂）减轻左心室的负荷，严重肺水肿合并高血压时尽早开始静脉滴注硝普钠，以10 μg/min开始，根据血压逐渐加量，及早开始使用短效ACEI，从小剂量开始等治疗。洋地黄制剂可能引起室性心律失常宜慎用。有右心室梗死的患者应慎用利尿药，而伴有严重低氧血症者可行机械通气辅助治疗。

4．其他

（1）并发栓塞时，采用溶栓和（或）抗凝疗法。

（2）心室壁瘤如果影响心功能或者引起严重心律失常，考虑手术切除或同时做主动脉-冠状动脉旁路移植手术。

（3）心脏破裂和乳头肌功能严重失调可考虑手术治疗。

（4）梗死后综合征可用糖皮质激素或阿司匹林、吲哚美辛等进行治疗。

（五）恢复期的处理

如病情稳定，可考虑出院。近年主张出院前做症状限制性运动负荷心电图、放射性核素和（或）超声显像检查，如显示心肌缺血或心功能较差，宜行冠状动脉造影检查考虑进一步处理。AMI恢复后，尽早进行康复治疗，逐步做适当的体育锻炼，有利于体力和工作能力的增进。经2～4个月的体力活动锻炼后，酌情恢复部分或轻工作，以后部分患者可恢复全天工作，但应避免过重体力劳动或精神过度紧张。

（六）右心室心肌梗死的处理

治疗措施与左心室梗死略有不同。右心室MI以引起右心衰竭伴低血压为主要表现，治疗以维持右心室前负荷为其主要目标。对合并低血压与右心室功能不全的右心室梗死患者的治疗原则是：

（1）尽快开通梗死相关血管（溶栓或者PCI）。

（2）积极扩张血管内容量，在血流动力学监测下静脉快速输注生理盐水。

（3）必要时使用正性肌力药以尽快提升血压：如输液1～2 L血压仍不回升，可静脉滴注正性肌力药多巴胺或多巴酚丁胺。

（4）为指导临床扩张容量治疗，应当置入漂浮导管测定肺毛细血管楔嵌压（使达到18 mmHg）。

（5）右心室梗死患者禁用利尿药与血管扩张药（包括硝酸酯、ACEI）。

（6）伴有房室传导阻滞者可予以心脏起搏器置入。

四、非ST段抬高性心肌梗死（NSTEMI）

NSTEMI患者梗死相关血管以白血栓和混合性血栓为主，住院期间病死率较低，但再梗死率、心绞痛再发生率和远期病死率则较高，因此其治疗措施与STEMI有所区别。

NSTEMI也多是非Q波性，因梗死相关动脉中的血栓以白血栓（血小板血栓）和混合性血栓为主，此类患者不宜进行溶栓治疗，当根据危险分层选取不同的治疗方法。

中低危组（不伴反复胸痛发作、无并发症、血流动力稳定者）以阿司匹林、低分子肝素及GPⅡb/Ⅲa受体拮抗药（阿昔单抗、替罗非班等）治疗为主，择期行冠状动脉造影及介入治。

中危组（心电图无变化或ST段压低1 mm以上、持续胸痛发学者）和高危组

（并发心源性休克、肺水肿或持续性低血压者）首选介入治疗，但若合并心源性休克时应先插入IABP，待血压稳定后再行介入治疗。

其余治疗原则同STEMI。

第五节　再次血运重建：对冠状动脉旁路移植术术后患者进行介入治疗

一、引言

随着冠状动脉血运重建（冠脉搭桥术，CABG或介入治疗，PCI）患者不断增加和生存寿命延长，相应地需要再次血运重建的患者也逐年增加。CABG术后的再次血运重建，无论是再次CABG或PCI，在操作难度和危险度上明显高于初次血运重建。一方面，此类患者具有更高龄、并发症更多见、冠状动脉病变和桥血管病变更弥漫和复杂等特点。另一方面，合并更多的心血管危险因素和病变弥漫及钙化亦是导致支架扩张不充分、桥血管与原位冠状动脉吻合不良的直接原因。

据统计，14%～17%的冠脉搭桥术后患者在术后10年内需要接受再次血运重建。过去30年，由于人口老龄化、病变进展和桥血管退化等因素，导致接受一次以上介入治疗的患者数量也急剧增加。患者第一次介入治疗的年龄与行再次介入治疗密切相关，年龄越年轻，行再次介入治疗的可能性增加。因此，对于此类患者的最优化处理越来越受到大家的关注。

二、搭桥失败的PCI

搭桥失败可以发生在CABG术后早期（急性搭桥失败）或几个月至几年后（晚期搭桥失败），桥血管病变类型与患者缺血的发作时间密切相关。早期搭桥失败多与CABG操作本身有关，比如不充分血运重建或血管损伤。晚期搭桥失败多与病变进展、桥血管退化和动脉粥样硬化有关。CABG术后时间越长，再次血运重建处理复杂、高危栓塞病变可能性越大，尤其是静脉桥血管病变。

（一）急性搭桥失败

围术期心肌梗死（PMI）是CABG术后最严重的并发症，伴随围术期病死率增加和远期预后不良。围术期心肌梗死、发生率介于3%～30%，其与不同研究的诊断标准和患者特点不同有关。PREVENTIV研究中发现CABG术后PMI的发生率约为10%，PMI与并发症增加、机械通气时间延长、重症监护时间和住院时间延长密切相关，2年随访发现，出现PMI的患者预后更差。

早期搭桥失败的发生率为8%～30%，围术期冠脉造影发现大约8%的静脉桥和7%的内乳动脉桥存在问题，但是其中只有少数患者出现缺血症状。早期静脉桥血管闭塞的发生率为3%～12%，桡动脉桥为4%，内乳动脉桥为1%。

大多数患者CABG术后出现胸痛是由于早期搭桥失败导致缺血，其他原因包括心包炎、冠脉痉挛等。搭桥失败的早期识别能使患者获得及时的介入治疗或再次开胸搭桥的机会。然而，由于CABG术后5%～30%的患者出现心肌标志物升高和（或）缺血性心电图改变，使得围术期心肌缺血的早期诊断充满挑战性。如患者同时出现缺血性心电图改变、心肌标志物动态改变、节段性室壁运动异常和心律失常应该高度怀疑急性搭桥失败。一旦怀疑急性搭桥失败就应该行冠脉造影评价，尤其是合并血流动力学不稳定时。

CABG术后心肌损伤分为桥血管相关和非桥血管相关损伤两类。围术期心肌缺血大部分是由于桥血管的问题所致（桥血管相关损伤），13%～42%的冠脉造影不能发现桥血管失败或新发的原位冠状动脉闭塞，此类患者症状常与空气栓塞、微循环受损或不充分的心脏保护有关（非桥血管相关损伤）。

桥血管相关的心肌缺血多与桥血管的功能和结构有关，比如吻合口狭窄、桥血管扭曲、过度拉伸、严重痉挛、血栓形成或桥血管和原位血管形成竞争血流等。

诊断桥血管相关心肌缺血的重要指标，桥血管相关心肌缺血的患者肌钙蛋白水平也显著高于非桥血管相关的心肌缺血，尤其是CABG术后24小时仍然显著升高，多是由于与桥血管相关。

30天以内的早期搭桥失败常由于搭桥术中桥血管内皮损伤和功能障碍，最终导致桥血管血栓形成，其中细胞因子和炎症因子激活诱导局部的炎症反应导致内皮功能紊乱、血小板聚集发挥重要作用，其他原因还包括血管直径过小和静脉桥自身病变。虽然有极少数的早期搭桥失败的患者冠脉造影也不能找到原因，但还是推荐对于怀疑早期搭桥失败的患者行冠脉造影，以避免不必要的再次开胸手术。早期搭桥失败的患者行急诊PCI能挽救坏死心肌，有限的数据显示对于PMI的患者行急诊PCI的临床疗效等同或优于再次CABG。

相对于其他类型的PCI，早期搭桥失败的补救性PCI的危险度明显升高，术后桥血管吻合口穿孔的危险性增加和病死率增加，一项研究显示补救性PCI的病死率高达21%（院内15%，随访6%）。

（二）晚期搭桥失败

晚期搭桥失败（CABG术后6个月以上）多由于桥血管退化和原位冠状动脉粥样硬化病变进展所致。大隐静脉是最常用的冠状动脉移植血管，其缺点是术后自身粥样硬化加速发展，最终导致再狭窄和完全闭塞。研究显示，大隐静脉桥早期闭塞约10%，1年内20%，10年内50%，10年随访70%以上的大隐静脉出现弥漫性动脉粥样硬化病变。

慢性静脉桥闭塞与患者的预后是否有关，目前仍未完全清楚。慢性静脉桥闭塞显然与相应心肌的梗死和再发心肌缺血有关。PREVENT-Ⅳ研究亚组分析显示静脉桥失败亚组的复合终点事件（再次血运重建、死亡、心肌梗死）明显增加，主要是由于再次血运重建增加所致，而死亡和心肌梗死与其他亚组并无差异。

大隐静脉桥受到来自动脉系统的高速血流切变力冲击，平滑肌细胞增生，再内皮化和局部炎症介质激活等是导致静脉桥粥样硬化快速进展的原因。搭桥术后6个月内移植血管重构，比如新生内膜形成，导致血管壁僵硬度增加和弹性减退，新生平滑肌细胞增生，尤其是吻合口部位是导致吻合口或血管腔逐渐狭窄的原因，而CABG术后1年后的晚期搭桥失败，多是由于粥样硬化病变快速发展所致。

静脉桥退化主要是由于动脉粥样硬化加速进展，其特征为斑块不稳定和容易形成血栓和栓塞。IVUS发现静脉桥动脉化包括内皮纤维增生、中膜增厚和脂质沉积。OCT能显示极早期的静脉桥退化，比如血管壁增厚。

动脉桥的远期通畅率远远高于静脉桥血管。动脉桥血管很少出现类似静脉桥的动脉粥样硬化快速发展的病理改变。搭桥术时吻合口损伤所致的吻合口狭窄是再次血运重建常见原因。由于介入术中桡动脉容易痉挛，使得桡动脉桥的介入治疗较静脉桥或内乳动脉桥介入更具挑战性。

（三）PCI再次CABG和药物治疗

对于强化药物治疗仍有缺血症状、无或轻微症状行无创检查证实心肌缺血的搭桥失败患者，建议行再次血运重建。最新欧洲心肌血运重建指南推荐，对于CABG 5年以上的无症状患者行运动负荷试验。对于特殊人群，比如不完全血运重建、术后出现并发症（比如PMD、糖尿病、多支血管中度狭窄、无痛性心肌缺血），即使患者无症状也应行早期无创检查。

有症状的患者可以行负荷试验、负荷超声心动图、负荷心肌显像、心肌磁共振或心肌灌注显像进行危险分层。低运动量出现心肌缺血、多节段室壁运动异常或反常灌注缺损的中高危患者推荐及时行冠脉造影检查。负荷试验证实，为低危患者建议强化药物治疗和改善生活方式。

与原位冠状动脉PH相比，CA13G术后PCI的早期和长期预后差，再次CABG较首次CABG的病死率高2～4倍。有关比较CABG术后患者行PC1或再次CABG疗效的研究较少，AWESOMERCT研究显示，再次CABG的院内病死率为9.1%，PCI为0.5%。而另一项倾向性分析研究显示，对于伴有高危特征的多支血管患者接受再次CABG或PCI的1年和5年的病死率类似。

对于冠脉造影证实，搭桥失败的患者建议心脏内外科讨论决定最佳血运重建方式，综合考虑冠脉病变、桥血管特征、缺血心肌范围、患者一般情况、并发症及患者意愿等因素决定血运重建方式。

对于早期搭桥失败和急性冠脉综合征患者、体质弱、并发症多，尤其并发肾功能不全或呼吸功能不全、左前降支（LAD）桥通畅的患者和单个桥血管病变优先选择PCI。

再次手术操作风险可控、可移植血管充足、多处桥血管病变或原位冠状动脉完全闭塞和大面积心肌缺血优先选择再次CABG。如果内乳动脉桥闭塞，再次CABG应优先移植解决LAD供血，对于合并瓣膜疾病需要置换的患者也推荐行再次CABG加换瓣术。

（四）桥血管PCI操作要点

任何时候只要有可能，应对桥血管完全闭塞的相应供血冠状动脉进行介入治疗。一项大规模研究证实，桥血管PCI较原位PCI的住院病死率和介入术后并发症高，术中主动脉球囊反搏（IABP）支持更常见、造影剂用量多、X线曝光时间长、置入支架后T1MI血流3级更少和需输血的患者更多。

原位血管慢性完全闭塞病变（CTO）的PCI，有经验的专家成功率高达80%以上。推荐对有心肌缺血症状、中大面积的存活心肌、非透壁心肌梗死的患者，对靶血管的CTO病变行PCI，可以应用桥血管做逆向通路CTO行PCI。

如果原位血管不能行PCI闭塞桥血管亦可以血管成形术。但是，由于血流动力学不稳定、急性心肌梗死和T1MI血流不能达到3级概率增加，使得闭塞桥血管的PCI操作风险显著增加。

静脉桥PCI容易发生无再流，比例高达10%～15%。静脉桥病变中机化的血栓常常是斑块的主要组成部分，斑块常缺乏纤维胶原组织，富含脂质，多为软斑块、管腔大斑块负荷重，支架机械力作用下容易碎裂脱落，这是导致无复流的主要原因，其他原因还包括血管痉挛及血栓形成。

慢性闭塞静脉桥病变较非闭塞的静脉桥病变的PCI操作成功率低，并发症和再狭窄率高。因此，慢性闭塞静脉桥不应常规作为PCI的靶血管，而静脉桥急性闭塞导致急性冠脉综合征时可以行PCI。

大量研究证实，血栓保护装置能降低无再流、术后心肌坏死，目前已成为静脉桥血管的标准治疗，根据静脉桥病变特点选择合适的血栓保护装置，对于近端病变首选远端保护装置，近端保护装置用于远端病变。

静脉桥病变置入支架的临床预后优于单纯球囊成形术。药物涂层支架（DES）能进一步降低静脉桥支架再狭窄率，但受益程度明显不如原位冠状动脉置入DES。BASKET-SAVAGE研究通过对大样本量患者的短期和长期随访，结合应用远端保护装置和糖蛋白Ⅱb/Ⅲa受体抑制剂评估DES与金属裸支架（BMS）在SVG-PCI中的疗效和安全性。入组173人，平均年龄（71±8）岁，主要终点为12个月时的MACE率。次要终点则包括支架内血栓、大出血及长期随访情况（24个月、36个月以及60个月）。12个月随访DES组MACE率为2.3%、BMS组为17.9%（$F<0.001$）；非致命性心肌梗死DES组为2.3%、BMS组为11.9%（$P=0.025$）；

靶血管血运重建DES组为0、BMS组为11.9%（$F<0.001$）。3年随访DES组MACE率为12.4%、BMS组为29.8%（$P=0.0012$）；非致命性心肌梗死DES组为6.7%、BMS组为15.5%，靶血管血运重建DES组为4.5%、BMS组为19.1%（$P<0.001$）。DES组与BMS组的心源性病死率、非心源性病死率、支架内血栓方面没有统计学意义。因此，对于静脉桥PCI倾向置入DES。

静脉桥PCI的另一种策略是直接支架术，避免球囊前扩张和后扩张以降低远端栓塞的危险性，支架扩张不充分时可以在置入远端保护装置后再行球囊后扩张。带膜支架一般不用于静脉桥PCI，如出现静脉桥穿孔时应用尤其有效。PCI术中应用IVUS或OCT发现远端栓塞，评价支架贴壁情况和血管损伤程度，确认支架充分扩张命指导介入治疗。

桥血管PCI仅对功能性狭窄病变行PCI，这点对于弥漫性病变尤其重要。此类患者术前行功能性检查，确定缺血或存活心肌部位，对于决定再次血运重建的靶病变十分重要。

激光心肌血运重建术可以作为无PCI或再次CABG机会的晚期患者的一种治疗方式。但临床应用相对较少。

三、冠状动脉杂交术

冠状动脉杂交术是部分冠状动脉先行CABG，然后对其他冠状动脉血管行PCI。常见的杂交术式为LAD移植左侧内乳动脉桥，其他冠状动脉病变行PCI，这种治疗策略具备了CABG和PCI各自的优点。内乳动脉-LAD桥的长期高通畅率使得其优于PCI，一方面与PCI相比，杂交术能降低死亡、心肌梗死、心肌缺血和再次血运重建的发生率。另一方面，与静脉桥相比，原位冠状动脉常规应用DES的远期通畅率更高和预后更佳。与传统CABG术相比，冠状动脉杂交术具有手术损伤小，无须胸骨切开和体外循环，患者恢复更快和并发症更少等优点。

冠状动脉杂交术时立即行血管造影，有助于发现桥血管的缺陷，发现吻合口有缺陷可以再次手术，桥血管本身有病变，可以在后续的PCI进行干预，从而保证桥血管近期和远期高通畅率。

四、总结

总而言之，桥血管的介入治疗明显不同于原位冠状动脉介入治疗，其操作难度和危险度明显增加和预后更差，尤其是静脉桥的介入治疗。对于此类患者，应该综合考虑患者的临床特点、冠脉病变特点、桥血管特点、心肌缺血的范围和部位及术者的经验等因素，决定最佳的血运重建方式。最后引用2014 ESC指南建议：有缺血症状的早期桥血管闭塞的患者如技术上可行，建议优先选择PCI治疗，而非再次CABG（ⅡaC）；对药物难以控制症状的晚期桥血管闭塞患者，建议行再次血运重建治疗（ⅡaC）；如技术上可行，建议首选PCI，而非再次CABG（ⅡaC）；LAD动脉桥闭塞的患者建议行再次CABG（ⅡaB）；动脉桥通畅的患者建议选择PCI治疗（ⅡbC）；SVG病变PCI治疗建议置入DES（IA）；建议对SVG病变行PCI治疗时，应用远端保护装置（IB）。

第六节　ST段抬高型心肌梗死的病理生理：新机制与新治疗

急性ST段抬高型心肌梗死（STEMI）是一类严重危害人类生命健康的心血管危重症，具有很高的病死率及并发症发生率。近年来，随着对其发病机制研究的深入，其诊疗模式也不断发展与完善，本文将简要概述STEMI在病理生理机制与治疗领域的部分新进展。

一、心肌梗死分型

根据2012年第三版心肌梗死定义，将心肌梗死分为五型。

Ⅰ型：自发性心肌梗死。由于动脉粥样斑块破裂、溃疡、裂纹、糜烂或夹层，造成冠脉内血栓形成，导致心肌血流减少或远端血小板栓塞伴心肌坏死。

Ⅱ型：继发于心肌氧供需失衡的心肌梗死。如冠脉内皮功能异常、冠脉痉挛或栓塞、心律失常、贫血、呼吸衰竭、低血压、高血压导致缺血的心肌梗死。

Ⅲ型：心脏性猝死。心脏性死亡伴心肌缺血症状和新的缺血性心电图改变或左束支阻滞，但无心肌损伤标志物检测结果。

Ⅳa型：经皮冠状动脉介入治疗（PCI）相关心肌梗死。Ⅳ型：支架血栓形成引起的心肌梗死。

Ⅴ型：外科冠状动脉旁路移植术（CABG）相关心肌梗死。

二、从易损斑块到易损患者

心血管介入专家及病理学家习惯将引起急性冠脉综合征（ACS）及心源性猝死（SCD）的斑块形象地称为罪犯斑块，这是一个回顾性的命名，不涉及斑块的组织病理学特征。在临床实践中，如何在急性心血管事件发生前识别可能的罪犯斑块并进行危险度评估，对于预防或避免急性冠脉事件及心源性猝死的发生具有重要的临床价值。1989年，Muller及其同事提出易损斑块这一前瞻性概念，描述为具有破裂倾向的、非阻塞性的粥样硬化斑块，认为其是导致大多数急性冠脉事件的根本原因，并指出此类斑块通常具有大的脂质核心、薄纤维帽及巨噬细胞浸润。随后的临床研究发现，单一斑块破裂难以解释所有急性冠脉事件，大量尸检资料也表明，罪犯斑块具有多种组织病理类型，其中约70%为破裂斑块，约30%为非破裂斑块，后者主要表现为斑块侵蚀和钙化性结节。因此Naghavi等于2003年进一步拓宽了易损斑块的定义，将其定义为具有血栓形成倾向或极有可能快速进展成为“罪犯斑块”的动脉粥样硬化斑块，涵盖了具有形成血栓和（或）快速进展风险的各种斑块类型。

值得注意的是，易损斑块破裂并不都意味着急性冠脉事件发生，更常见的是无症状性的斑块破裂与修复循环，它参与到动脉粥样化的自然进程，最终导致管腔狭窄，而引起症状的斑块破裂仅为少数迅速进展的中重度易损斑块。因此，能够解释事件发生的往往非狭窄本身，而是与之密切相关的粥样斑块进展。Buffon等研究发现，在不稳定性心绞痛患者心绞痛发作时，冠状动脉存在广泛的炎症，且独立于罪犯斑块的位置，这一发现具有重要的病理生理学意义，即不稳定的冠脉综合征与整个冠脉血管床炎症有关，这对单一易损斑块解释急性冠脉事件的传统观念构成挑战。事实上，即使斑块性质类似，其临床表现也可不同，这与血液的高凝状态（易损血液）、引发致死性心律失常的心肌易感性（易损心肌）均密切相关。因此，专家们提议以斑块、血液或心肌易损性为基础，将易发生急性冠状动脉综合征或心脏性猝死的患者定义为易损患者，通过综合分析各成分易损性的总积分来量化个体发生心脏事件的危险性，这种从关注单一要素到整体的观念转变，对于预防心脏病学的发展具有重要意义。

三、缺血再灌注损伤与炎症反应

近年来，得益于各种血运重建技术及抗栓药物的发展与普及，有效减轻了缺血导致的心肌损伤和坏死，挽救了大量的存活心肌。然而，缺血心肌恢复血液再灌注本身也可能加重心肌功能障碍及结构损伤，甚至导致心肌细胞死亡，这一现象被称为心肌缺血再灌注损伤。主要包括再灌注性心律失常、心肌顿抑、微血管阻塞、致死性心肌再灌注损伤四种表现形式，其发生机制尚未完全阐明，实验研究发现，包括氧化应激、细胞内钙超载、炎症反应等多种机制参与其中。

炎症反应是现今再灌注领域的研究热点，尤以白细胞（主要是中性粒细胞）在炎症反应中的表现最为突出。动物实验及临床研究均表明，缺血–再灌注可以诱发体循环及心肌缺血区域内的白细胞聚集与激活，以犬心肌缺血为例，再灌注仅5分钟，心内膜中性粒细胞就增加25%，而缺血轻的组织白细胞集聚则较少。中性粒细胞富含细胞毒素、过氧化物和蛋白水解酶，其在再灌注早期的聚集与激活是心肌损伤延展的重要机制，主要通过以下途径发挥损伤效应：①呼吸爆发（氧爆发），再灌注期间组织重新获得氧供，激活的中性粒细胞耗氧量显著增加，产生大量氧自由基直接损伤组织细胞；②促进无复流现象发生，由于中性粒细胞体积较大，变形能力弱，大量浸润时在黏附分子的参与下黏附于血管内皮细胞上，并与血小板形成微聚体，造成微血管阻塞；活化的中性粒细胞释放大量促炎因子及活性氧，使微血管通透性增加，加重间质水肿及血管外压迫，并造成血液浓缩；释放大量内皮素、血栓素A2、血管紧张素Ⅱ等缩血管物质，导致微血管持续收缩、痉挛，而无复流与STEMI患者恶性心律失常、心衰及心室重塑的发生密切相关，是PCI术后心肌梗死再发与心源性猝死的独立危险因素。再灌注后期，中性粒细胞通过凋亡相关过程发挥抗感染作用，其在缺血区的聚集持续3～7天，而后进入程序性死亡，通过释放膜联蛋白A1、乳铁蛋白等凋亡相关因子，抑制进一步的中性粒细胞募集并指导巨噬细胞的聚集，从而促进凋亡进程，凋亡的细胞碎片最终被巨噬细胞所吞噬，通过激活巨噬细胞中的抗感染程序，促进白细胞介素–10、转化生长因子–β等抗炎物质的分泌，这一过程有助于心肌梗死后瘢痕的形态与稳定。

因此，缺血再灌注损伤中的炎症反应是一柄“双刃剑”，既是心肌损伤延展的重要因素，又是损伤心肌修复的必要条件。

四、STEMI的心肌保护治疗

虽然早期血运重建可以显著改善STEMI患者的临床预后，但是再灌注后的心肌损伤延展依然存在。研究发现，当总缺血时间下降至一定程度后，STEMI的病死率未进一步降低，如何进一步降低STEMI的病死率及并发症的发生率，国内外学者将研究重点转向心肌保护。

（一）抗中性粒细胞治疗

20世纪70年代初，Hill和Ward在大鼠实验中通过眼镜蛇毒因子耗竭补体C3，发现阻断补体激活，能够显著降低梗死区中性粒细胞的聚集与活化，Maroko等进一步研究发现上述过程能够减轻心肌缺血损伤，缩小心肌梗死面积，在此基础上，20世纪80—90年代的研究者们在鼠、兔、犬、猪等多种心肌梗死动物模型上进行了更为广泛的抗炎实验（包括非甾体类抗炎药如布洛芬、白细胞滤器、抗中性粒细胞抗血清、细胞黏附分子抑制剂及单克隆抗体等应用）。多数研究表明，在心肌梗死再灌注阶段靶向抑制白细胞介导的炎症反应，可以显著减少心肌梗死区面积，阻止缺血心肌损伤的扩大。然而，新近研究却发现，敲除动物模型的细胞间黏附分子-1或β选择素基因后，心肌梗死区面积无明显缩小；同时，应用晶体液（无细胞成分）灌注缺血心肌，同样可以观察到各种形式的再灌注损伤，以FESTIVAL、LIMIT-AMI试验为代表的临床研究的失败，使得靶向白细胞治疗的临床转化陷入困境。究其根本，是对心肌梗死后缺血再灌注损伤的确切机制缺乏认识，通过直接结扎冠状动脉制备的心肌梗死动物模型，不具备易损斑块、易损血液或易损心肌的病理基础，难以反映人类心肌梗死后再灌注损伤的真实情况。

（二）蛋白激酶（CPKC）抑制剂

蛋白激酶C的激活和转位是再灌注期细胞内钙超载的重要机制之一。动物研究显示抑制PKC激活可以显著减少损伤心肌细胞数目，缩小心肌梗死区面积。2007年公布的DELTAMI研究首次将PCK抑制剂应用于人体试验，研究纳入154例前壁STEMI患者，发现PCK抑制组左室心肌梗死面积较对照组显著缩小，初步探索了PKC抑制剂临床应用的安全性及有效性。然而，2014年公布的多中心、双盲、随机对照的PROTECTIONAMI研究未能验证其疗效，研究纳入1010例前壁STEMI患者，发现PKC抑制组左心室功能、梗死区面积及临床终点发生率较对照组均无改善，因此，PKC抑制剂的临床应用价值仍需进一步探究。

（三）靶向线粒体治疗

线粒体膜损伤是再灌注期氧化应激与细胞内钙超载的重要机制，再灌注使线粒体通透性转换孔（MPTP）开放，既抑制线粒体呼吸功能，又诱导细胞色素C释放及凋亡蛋白酶激活，启动细胞凋亡途径。动物实验及部分小规模临床试验提示，抑制线粒体通透性转换孔的开放，可以减轻再灌注损伤，缩小心肌梗死区面积。然而，无论是应用MPTP抑制剂，如TR040303的MITOCARE研究、环孢素A的CIRCUS研究，还是应用Bendavia靶向改善线粒体功能的EMBRACESTEMI研究，均未获得明确的临床获益。

尽管目前尚无治疗心肌缺血再灌注损伤的有效方法，但是随着再灌注病理生理机制研究的深入，针对氧化应激、钙超载及炎症反应的靶向治疗策略，包括缺血预适应、缺血后处理、亚低温等疗法及抗氧化剂、腺苷、利钠肽、艾塞那肽等药物，在一些小规模研究中已表现出了广阔的临床应用前景。

五、STEMI的干细胞治疗

人类左心室包含20亿～40亿个心肌细胞，一次急性心肌梗死可以在数小时内丢失约25%的心肌细胞，有效的血运重建、药物保护虽然能够挽救濒死的缺血心肌，却无法解决心肌再生问题。干细胞具有活跃的增生与多向分化潜能，可以被诱导分化为心肌细胞、血管内皮细胞、平滑肌细胞。以REPAIR-AMI、SCIPIO及CADUCEUS试验为代表的临床研究，已初步显示出骨髓及心脏干细胞治疗在改善心肌梗死后心功能，缩小心肌梗死区面积中的潜能，为STEMI的根治开辟了一条崭新的道路。

第十二章　心血管内科其他疾病

第一节　急性肺源性心脏病

急性肺源性心脏病指肺动脉主干或其分支栓塞，并发神经体液因素和低氧引起的肺动脉收缩，导致肺动脉压急剧升高，右心排血受阻，右心扩张和右心衰竭。栓子来源主要为周围静脉血栓和右心血栓，其他为癌栓、脂肪栓和气栓等。栓子为血栓时称为肺血栓栓塞（PTE）。

一、诊断

（一）症状

（1）呼吸功能损害和肺梗死表现为呼吸困难、胸闷、发绀、胸痛、咳嗽、咯血和发热。肺部叩诊呈浊音，呼吸急促，呼吸音减弱，干、湿啰音，可有胸膜摩擦音甚至胸腔积液。

（2）急性肺动脉高压、右心扩大和衰竭表现为肺动脉瓣区第二音亢进、分裂，收缩期喀喇音和杂音。心脏浊音界向两侧扩大，心率加快。三尖瓣区收缩期杂音和奔马律，可有心律失常、颈静脉怒张、肝肿大、双下肢水肿。

（3）心排血量下降表现为肺动脉主干栓塞时，可因心排血量减少和室间隔左移，使左心排血量剧减，收缩压下降，引起昏厥、心绞痛、休克甚至猝死。

（二）体征

病变广泛时可有发绀。肺大块梗死区叩诊浊音，呼吸音减弱或伴有干、湿性啰音。如病变累及胸膜，可出现胸膜摩擦音和胸腔积液体征。心率多增快，心浊音界扩大。胸骨左缘第2、3肋间隙浊音界增宽，搏动增强，肺动脉瓣区第二心音亢进，并有收缩期和舒张早期杂音，三尖瓣区也有收缩期杂音及舒张期奔马律，可有心律失常（如房性、室性期前收缩，心房扑动、心房颤动等），也可发生心搏骤停。右心衰竭时，颈静脉怒张，肝肿大并有压痛可出现黄疸，双下肢水肿，可有血栓性静脉炎的体征。

（三）检查

1．血浆D–二聚体酶联免疫吸附分析　<500 ng/mL时可基本排除诊断。

2．动脉血气分析　可有或无低氧血症和低碳酸血症。

3．肺部X线检查　典型的X线胸片异常表现：

（1）肺栓塞（PE）表现

1）灶性缺血（westmark征）：区域性血管纹理减少，透亮度增加，表示巨大中心性栓子。

2）横膈上方、外周楔形阴影（Hampton驼峰征）：表示较小周围性栓子导致肺梗死。

3）肺门动脉扩张，但外周分支血管迅速变细。

（2）心影增大。

4．心电图检查　电轴右偏，极度顺时针转位，右束支传导阻滞，Ⅰ导联深S波、Ⅲ导联Q波和T波倒置（SⅠQⅢTⅢ波型），心律失常，ST–T缺血改变。这些变化可在数日后恢复，动态观察有助于诊断。

5．超声心动图检查　是识别PE后右心室负荷过度的一种快速、简便、敏感的方法。可显示右心室扩张、活动减弱，室间隔异常活动，三尖瓣反流，肺动脉扩张。少数患者可检出右心或肺动脉血栓。

6．放射性核素肺显像　安全、无创、有价值。肺灌注显像敏感性好，但特异性差。典型表现为部分肺段灌注缺损，可根据灌注缺损的肺段多少评估，分为高、中或低度可疑肺通气显像能提高诊断特异性，当前者异常、后者正常时，应高度怀疑该病。

7．增强螺旋CT和MRI　有较高的PE诊断价值，提供相似于导管血管造影的显像。

8．选择性肺动脉造影　是诊断PE最可靠的方法，可检出肺动脉内的栓子。表现为肺动脉血管充盈缺损，堵塞（截断现象）和节段性血流减少或血管缺乏等，为有创检查、可发生致命性并发症，应严格掌握指征，如果其他检查能确诊，而且拟采用内科治疗时，则不必做该检查。

9. 下肢超声检查和静脉对比造影　可诊断深静脉血栓。

（四）诊断要点

（1）突然发病、剧烈胸痛、与肺部体征不相称的呼吸困难、发绀和休克，尤其发生在长期卧床、手术、分娩后，以及心力衰竭患者身上。

（2）肺动脉高压体征和支持肺动脉高压的心电图（SⅠQⅢTⅢ型改变）、心电向量图和X线检查的结果。

（3）选择性肺动脉造影或强化螺旋CT则可以确诊肺动脉栓塞的诊断以及栓塞部位和范围。

（五）鉴别诊断

根据突然发病、剧烈胸痛、与肺部体征不相称的呼吸困难、发绀和休克，尤其发生在长期卧床、手术或分娩后，以及心力衰竭患者，结合肺动脉高压体征、心电图、心电向量图和X线检查的结果可以诊断选择性肺动脉造影，则可以确诊栓塞的部位和范围，严重肺梗死需与心肌梗死相鉴别。

二、治疗

病情急剧恶化，血压降低、严重呼吸困难、发绀或休克，属于大块肺动脉栓塞，必须紧急溶栓治疗。病情平稳且血流动力学稳定者，卧床休息、吸氧、镇痛、扩张肺血管，加强抗凝而不溶栓治疗。

（一）缓解疼痛和呼吸困难

病情急剧恶化，血压降低、严重呼吸困难、发绀或休克，必须积极抢救。卧床休息，吸氧；剧烈胸痛时可皮下或静脉注射罂粟碱30～60 mg，具有止痛、扩张肺血管、解除血管痉挛的作用。

（二）抗休克处理

可用羟乙基淀粉羧甲淀粉（706羧甲淀粉）或生理盐水500～1 000 mL尽快补充血容量，以提升血压。若血压仍低，液体中加入多巴酚丁胺以2.5～10.0 μg/（kg·min）静脉滴注。

（三）解除血管痉挛

静脉推注阿托品0.75～1.0 mg，以降低迷走神经张力，防止或改善肺动脉栓塞发生时肺血管和冠状动脉的反射性痉挛。

（四）抗凝及溶栓治疗

1．溶栓治疗　是大块肺动脉栓塞并发严重血流动力学不稳定、病情急剧恶化时的急救措施。血压降低、严重呼吸困难、发绀或休克时，唯一能紧急解除肺循环急性梗阻的措施为尽快溶栓。链激酶、尿激酶和组织型纤溶酶原激活剂（tPA）能使血浆纤溶酶原快速转换成纤溶酶，并强化纤溶酶活性，使肺动脉栓塞溶解，肺循环急性梗阻状态开通或改善。溶栓治疗的禁忌证包括颅内疾病（脑出血史、颅内肿瘤、脑创伤或手术、脑卒中未超过2个月）、任何部位的活动性出血、原有出血性因素（如肝肾功能障碍）、妊娠、严重未控制的高血压（血压＞180/110 mmHg）、10日内的手术史等是溶栓治疗的主要禁忌证。

2．溶栓方法

（1）链激酶；患者可先用氢化可的松100 mg或地塞米松5～10 mg，静脉推注，然后每12小时重复推注1次，可减轻链激酶的过敏反应和发热反应。首先静脉推注链激酶25万U的负荷剂量，继之以每小时10万U连续静脉滴注24小时。

（2）尿激酶：首次剂量为4400 U/kg，静脉推注10分钟，随后以每小时4400 U/kg连续滴注12小时。

（3）tPA：可用每小时50 mg静脉滴注2小时，如果重复肺动脉造影未见血块溶解，且无出血并发症，可在随后4小时用40 mg（每小时10 mg）连续静脉滴注，输入溶栓剂tPA前后，应该使用肝素，应使APIT值升至正常对照值的1.5～2.5倍，然后肝素维持连续静脉滴注。

所有接受溶栓治疗者出血危险性均会增加，尤其是近期手术伤口部位、静脉穿刺部位、有创性操作部位和消化道出血部位。因此，应该尽量避免有创性操作，必要可加压包扎阻止渗血。严重大出血则需停止溶栓剂，并给予冷冻，或给予新鲜血浆以补充新鲜的纤维蛋白原。此外，即刻用抗纤溶药物氨基己酸5 g加入100 mL生理盐水或5%葡萄糖中，在15～30分钟内静脉滴注，然后以每小时1 g维持滴注，可逆转纤维蛋白溶解状态。

3．防止进一步血栓形成和栓塞　重点是防止血栓形成进一步发展和再发栓塞。可用肝素持续静脉滴注，应使AHT值升至正常对照值的1.5～2.5倍，或使APTT值保持在60～80秒。有证据表明，肝素持续静脉滴注可减少出血性并发症，可避免肝素间歇性静脉推注引起的肝素血浓度出现高峰和低谷。快速静脉推注肝素负荷剂量（100 U/kg）后，若采用间歇给药方法，则肝素的剂量需能维持部分促凝血酶原激酶时间（APIT）达对照值的1/5～2倍，最初24小时内达到治疗作用的APIT非常关键，否则静脉血栓栓塞的复发率高。开始治疗后，可每4小时复查APTT，可根据APTT测定结果追加肝素或减少肝素静脉注射，以达到足够的APTT值，并在肝素治疗的第1日开始口服华法林，口服华法林与肝素静脉推注可重叠5～7日，直到INK（INR2.0～3.0为宜）达到治疗范围。第1日口服华法林10 mg，随后调整每日剂量，以保持凝血酶原时间在正常对照的2.0～3.0倍。抗凝治疗的疗程需根据病情个别调整，对于病因明确且属可逆性者（如手术后），抗凝治疗可在2～3个月后停止。否则，抗凝治疗可根据经验维持3～6个月，对慢性疾病有血栓栓塞高发因素者，需要考虑长期抗凝治疗。

（五）外科治疗

个别病例可考虑外科手术取出血栓，肺栓子切除术适用于大范围肺栓塞发生后，收缩血压≤90 mmHg，排尿量少和PaO_2≤60 mmHg，持续达1小时。应在栓子切除前做好肺血管造影，以证实肺栓塞的诊断，并继以下腔静脉阻断和静脉给药肝素治疗。大范围肺栓塞造成心搏骤停，通常的复苏措施往往无效，因为肺脏的血流受阻塞。在此情况下，肺栓子切除术应紧急进行。

（六）放置滤器

采用下腔静脉过滤器阻断下肢静脉血栓来源。抗凝治疗有禁忌的患者，或虽进行足量的抗凝治疗仍反复出现肺栓塞的患者，放置下腔静脉过滤器是一种治疗选择。过滤器通过导管经颈内静脉导入下腔静脉，阻断的最合适部位为肾静脉入口的下方。接受腔静脉阻断治疗者，在处理深静脉血栓塞后，需抗凝治疗至少6个月。

第二节　慢性肺源性心脏病

慢性肺源性心脏病是由于肺、胸廓或肺动脉血管慢性病变所致的肺循环阻力增加、肺动脉高压，进而导致右心肥厚、扩大，甚至发生右心衰竭的心脏病。

本病是我国比较常见的一种心脏病。1973年起全国进行了大面积的肺心病普查，综合1900多万我国人口普查的结果，平均患病率为0.48%，居住在高寒、日照不足、潮湿地区的人群及吸烟者发病率高，随职业的不同患病率也有差异。

一、诊断

（一）症状

本病病程进展缓慢，可分为代偿与失代偿两个阶段，但其界限有时并不清楚。

1．功能代偿期　患者都有慢性咳嗽、咳痰或哮喘史，逐步出现乏力、呼吸困难。体检示明显肺气肿表现，如桶状胸、肺部叩诊呈过度清音、肝浊音上界下降、心浊音界缩小甚至消失。听诊呼吸音低，可有干湿啰音。心音遥远有时只能在剑突下听到。肺动脉区第二音亢进，剑突下有明显心脏搏动，是病变累及心脏的主要表现。颈静脉可有轻度怒张，但静脉压并不明显增高。

2．功能失代偿期　肺组织损害严重，引起缺氧、二氧化碳潴留，进而可导致呼吸和（或）心力衰竭。

（1）呼吸衰竭：多见于急性呼吸道感染后。缺氧早期主要表现为发绀、心悸和胸闷等。病变进一步发展时发生低氧血症，可出现各种精神神经障碍症状，称为肺性脑病。

（2）心力衰竭：也多发生在急性呼吸道感染后，因此常伴有呼吸衰竭，以右心衰竭为主，可出现各种心律失常。由于肺心病是以心、肺病变为基础的多脏器受损害的疾病，因此在重症患者中，可有肾功能不全、弥散性血管内凝血、肾上腺皮质功能减退所致面颊色素沉着等表现。

（二）体征

1．肺、心功能代偿期（包括缓解期）的主要体征　胸廓畸形或有明显肺气肿的征象，肺部听诊呼吸音减弱，偶有干、湿啰音；下肢水肿，晨轻暮重；心浊音界常因肺气肿而不易叩出，肺动脉瓣区第二心音亢进，三尖瓣区出现收缩期杂音，心尖搏动位于剑突下。

2．肺、心功能失代偿期（包括急性加重期）的主要体征　发绀、球结膜充血，肢体温暖多汗，颈静脉怒张，肝颈反流征阳性，肝、脾大，双下肢水肿，部分患者出现胸腹腔积液。

（三）检查

1．血液检查　红细胞计数和血红蛋白增高，血细胞比容正常或偏高，全血黏度、血浆黏度和血小板黏附率及聚集率常增高，红细胞电泳时间延长，红细胞沉降率一般偏快；动脉血氧饱和度常低于正常，二氧化碳分压高于正常，以呼吸衰竭时显著在心力衰竭期，可有丙氨酸氨基转移酶和血浆尿素氮、肌酐、血及尿β_2-微球蛋白（β_2-MG）、血浆肾素活性（PRA）、血浆血管紧张素Ⅱ含量增高等肝肾功能受损表现。并发呼吸道感染时，可有白细胞计数增高。在呼吸衰竭不同阶段可出现高钾、低钠、低钾或低氯、低钙、低镁等变化。

2．痰细菌培养　旨在指导抗生素的应用。

3．肺功能检查　肺活量、最大通气量下降，残气量增加等。

4．血气分析　可有动脉血氧分压降低，二氧化碳分压升高。当呼吸衰竭时，两者分别达到＜8 kPa（60 mmHg）和＞6.7 kPa（50 mmHg）。

5．X线检查

（1）肺、胸基础疾病的表现。

（2）桶状胸表现：肋间隙增宽，横膈下移，肺透光度增高，心脏呈垂悬位。

（3）肺动脉高压表现：右下肺动脉横径≥15 mm或与支气管横径之比值≥1.07，肺动脉段凸出高度≥3 mm，中央肺动脉扩张而外围分支纤细、对比鲜明。肺动脉圆锥凸出高度≥7 mm（右前斜位45°）。

（4）右心扩大。

6．心电图检查　右心室肥大表现：（QRS波额面平均电轴≥90°，极度顺时针转位V_5R/S≤1），V_1R/S≥1，RV_1+SV_5＞1.05 mV，aVRR/S或R/Q≥1，V_1～V_3呈Qs，Qr或qr。肺型P波。可有低电压和右束支传导阻滞。诊断特异性高，但敏感性低。

7．超声心动图　可显示右心室增大、右心室壁增厚、三尖瓣关闭不全。

8．磁共振成像　能提供最好的右心室图像，被作为测定右心室的金标准。

9．右心导管检查　经静脉送入漂浮导管至肺动脉，直接测定肺动脉和右心室压力，可作为肺心病的早期诊断。

10．其他　肺阻抗血流图及其微分图的检查，用放射性同位素作肺灌注扫描，均可作为肺心病诊断时的参考。

（四）诊断要点

1．患者有慢性支气管炎、肺气肿、其他肺胸疾病或肺血管病变，并引起肺动脉高压、右心室增大或右心功能不全表现，如颈静脉怒张、肝肿大压痛、肝颈静脉反流征阳性、下肢水肿及静脉高压等。

2．有心电图电轴右偏、顺钟向转位、肺型P波，V导联QRS波群呈qR，V_5导联R/S＜1，$RV+SV_5$≥1.05 mV。

3．X线表现，X线胸片正位中央肺动脉增宽，右肺下动脉增宽（≥15 mm，其直径与主气管横径比≥1.07），肺动脉段明显凸出（其高度≥3 mm）；外周血管纤细，形成“残根征”。右心室扩大征为心影向两侧扩大，当心力衰竭控制后则心影不大或缩小。

4．慢性肺源性心脏病心功能代偿期即可出现低氧血症和高碳酸血症，血气分析显示低氧血症（PaO_2＜60 mmHg）和（或）高碳酸血症（$PaCO_2$＞50 mmHg）时即为呼吸衰竭。

5．参考肺功能检查和血液气体分析或其他检查，可以做出慢性肺源性心脏病的诊断。

（五）鉴别诊断

1．冠状动脉粥样硬化性心脏病（冠心病）　肺心病与冠心病均多见于老年人，有相似之处，且可合并存在。其鉴别在于冠心病多有心绞痛或心肌梗死病史、左心衰竭史，多与高血压、高血脂、糖尿病并存，体检及X线检查呈左心肥厚为主的征象。

2. 充血型原发性心肌病　肺心病心脏扩大，伴右心衰竭，可与本病相似。但本病多为全心扩大，无慢性呼吸道疾病史，X线无突出的肺动脉高压征。心电图无电轴右偏及心脏顺时针转位。

3. 风湿性心瓣膜病　肺心病心脏扩大时，可有三尖瓣相对关闭不全而出现明显的收缩期杂音，易与风湿性心脏病混淆。其鉴别可根据风湿性心瓣膜病发病年龄较轻，常有风湿性关节炎和心肌炎的病史，二尖瓣区有明显的杂音，X线检查除心室扩大外，有明显的左心房扩大，心电图有“二尖瓣型P波”，超声心动图有反映二尖瓣狭窄的“城垛样”改变的图形等征象，可与肺心病相区别。

二、治疗

治疗原则为积极控制感染，通畅呼吸道，改善呼吸功能，纠正缺氧和二氧化碳潴留，控制呼吸衰竭；翻身、叩背、体位引流的护理措施极为重要。

（一）缓解期治疗

缓解期治疗是防止肺心病发展的关键。可采用：

（1）冷水擦身和膈式呼吸及缩唇呼气，以改善肺脏通气等耐寒及康复锻炼。

（2）镇咳、祛痰、平喘和抗感染等对症治疗。

（3）提高机体免疫力药物如核酸酪素注射液（麻疹减毒疫苗的培养液）皮下或肌内注射，或核酸酪素口服液每支10 mL，每日3次，3～6个月为1疗程。气管炎疫苗皮下注射、卡介苗注射液肌内注射等。

（4）中医中药治疗，宜扶正固本、活血化瘀，以提高机体抵抗力，改善肺循环情况。对缓解期患者进行康复治疗及开展家庭病床工作，能明显降低急性期的发作。

（二）急性加重期治疗

1. 控制感染　参考痰菌培养及药物敏感试验结果选择抗生素。在培养结果报告前，根据感染的环境及痰菌涂片革兰染色结果选用抗生素。院外感染以革兰阳性菌占多数；院内感染则以革兰阴性菌为主。或选用两者兼顾的抗生素。常用的有青霉素类、氨基糖苷类、喹诺酮类及头孢类抗生素。原则上选用窄谱抗生素为主，选用广谱抗生素时必须注意可能继发真菌感染。

2. 通畅呼吸道，纠正缺氧和二氧化碳潴留　翻身、叩背、体位引流的护理措施对于引流痰液极为重要。在痰液堵塞气管、排除痰液极为困难、缺氧和二氧化碳潴留急剧加重时，应及时给予气管切开，可以方便吸出痰液，排除气管堵塞，并方便使用呼吸机。持续低流量吸氧为呼吸衰竭患者的供氧原则。

3. 控制心力衰竭　肺心病心力衰竭患者一般在积极控制感染、改善呼吸功能后心力衰竭便能得到改善，如尿量增多，水肿消退，肿大的肝缩小、压痛消失，不须加用利尿剂。但对治疗后无效的较重患者可适当选用利尿或血管扩张药。

（1）利尿剂：可减少血容量并减轻右心负荷，消除水肿。原则上宜选用利尿作用轻的利尿剂，小剂量应用。如氢氯噻嗪12.5～25 mg，每日1次；尿量多时需补钾或用保钾利尿剂，如选用螺内酯20～40 mg，每日1～3次；重度而急需利尿的患者可用呋塞米20 mg静脉注射。利尿剂应用后出现低钾、低氯性碱中毒，使痰液黏稠不易排痰和血液浓缩，应注意预防。

（2）强心剂：肺心病心力衰竭患者由于慢性缺氧及感染，对洋地黄类药物耐受性很低，疗效差，且易发生心律失常，原则上不用洋地黄制剂。若伴有左心衰竭时，应用洋地黄制剂前应注意纠正缺氧、低钾和酸中毒，以免发生毒性反应。若肺心病心力衰竭伴有低氧血症、感染等．不宜应用洋地黄制剂治疗时，可以短期采用非洋地黄类正性肌力药物，如多巴酚丁胺2.5～10 μg/（kg·min）。

（3）血管扩张剂的应用：血管扩张剂可减轻心脏前、后负荷，降低心肌耗氧量，增加心肌收缩力，对心力衰竭有一定效果。但是，血管扩张剂在呼吸衰竭时应用，有可能加重缺氧，并使二氧化碳分压上升，因而限制了血管扩张剂在肺心病的临床应用。

4. 改善呼吸功能，抢救呼吸衰竭采取综合措施　包括缓解支气管痉挛、清除痰液、畅通呼吸道。可用沐舒坦15 mg，每日2次，雾化吸入；或沐舒坦60 mg，每日2次，静脉滴注。持续低浓度给氧，应用呼吸兴奋剂、Bipap正压通气等；必要时施行气管切开、气管插管和机械呼吸器治疗等。

5. 控制心律失常　除常规处理外，须注意治疗病因，包括控制感染、纠正缺氧、纠正酸碱和电解质平衡失调等。病因消除后心律失常会自行消失。应用抗心律失常药物时还要注意避免应用普萘洛尔等β-受体阻滞剂，以免引起气管痉挛。

6. 增加心肌收缩力，提高心排血量　肺心病患者由于低氧、感染、电解质紊乱，对洋地黄类强心剂敏感，较易引起中毒。使用洋地黄类强心剂的原则是小剂量，约为常规剂量的1/2。选用作用速度快、排泄快制剂，如毛花苷C 0.2 mg，或毒毛花苷K 0.125 mg，均加10%葡萄糖20～40 mL静脉推注，每日1～2次。使用洋地黄的指征：

（1）经治疗呼吸衰竭虽已好转，但心力衰竭依然存在。

（2）利尿剂效果不佳，心力衰竭不能纠正。

（3）伴有左心衰竭。

（4）伴有室上性心动过速。

另外，可试用非洋地黄类强心药如沙丁胺醇、多巴酚丁胺，磷酸二酯酶抑制剂如氨力农、米力农与氨茶碱。氨茶碱作为支气管扩张药同时具有增加心肌与膈肌收缩力及利尿作用，近年来发现还有抗支气管炎症作用，肺心病患者常用量0.1～0.2 g，每日3次，口服；0.25 g加葡萄糖注射液40 mL缓慢静脉推注10～15分钟，也可静脉滴注；血浆药物浓度10 μg/mL是安全有效浓度，>20 μg/mL可有心律失常、头痛、烦躁，>40 μg/mL，可猝死。氨茶碱吸收个体差异较大，肝硬化、心肌病变、甲状腺功能减退等患者对本药敏感性增强，因此本药注射时要缓慢，有条件者应监测血药浓度。

7. 纠正酸碱失衡及电解质紊乱

（1）呼吸性酸中毒：一般无须补充碱性药物，经积极通畅气道，改善呼吸功能多可纠正。若血气pH在7.20以下时，可小量补充5%碳酸氢钠注射液50～100 mL观察。

（2）呼吸性酸中毒并发代谢性碱中毒：首先要消除诱发因素，补充氯化钾，每日5～10 g，直至纠正。单纯补钾不能纠正的低钾血症，要静脉同时滴注硫酸镁注射液2～5 g，每日1次。并发代谢性酸中毒的补充碳酸氢钠。对于由于利尿，大量出汗或长期低钠饮食，或肾上腺皮质功能减退，或抗利尿激素分泌失常等引起的缺钠性低钠，尤其是有低渗性脑病者，可补充3%氯化钠，一般补至

130 mmol/L即可，可根据公式测得：血钠mmol/L × 0.6 × 体重（kg），算出所需氯化钠（mmol/L）数，再根据17 mmol/L=1 g氯化钠换算成氯化钠克数。补钠原则：

1）分次给予，每1日补缺钠量的1/3。

2）宁少勿多，以免血容量急骤增加，加重心脏负荷。

3）速度不要过快，一般每小时50 mmol以下，或每分钟不超过25滴。

4）血清钠水平有所回升并且症状改善后及时改为口服，血清钠接近正常或出现口渴立即停止补钠。

对心力衰竭引起的稀释性低钠血症限制水的入量及改善心功能为治疗的根本措施。肺心病急性发作期患者进食减少，右心衰竭影响镁的吸收，利尿剂强心苷的使用增加镁的排泄，当血清镁低于0.75 mmol/L，24小时尿镁低于20 mmol/L时，认为机体有缺镁；当出现精神症状时，必须补镁治疗，一般使用25%硫酸镁10 ~ 20 mL加5%葡萄糖液500 mL静脉滴注，每日1次，直至症状缓解。低血磷患者，尤其血磷低于0.32 mmol/L时要静脉滴注磷酸钠或磷酸钾配制的溶液，首剂0.08 ~ 0.16 mmol/kg，并根据血磷及临床症状调整用量。静脉补磷可出现低血钙、迁延性钙化、低血压、高血钾、高血钠等不良反应，因而只适用于严重低磷患者。轻度低磷治疗基础疾病，增加饮食中磷的摄入即可。中度低磷可用磷酸盐制剂，每日1.2 ~ 2.5 g，分2 ~ 3次口服。

8．抗凝治疗　对血液流变学具有高黏血症的肺心病患者宜应用小剂量肝素治疗。应用方法是每日50 ~ 100 mg肝素加入5%葡萄糖液500 mL内静脉滴注，疗程7 ~ 10日，其疗效已较肯定。也有用蝮蛇抗栓酶0.5 U溶于5%葡萄糖注射液250 mL内静脉滴注，每日1次，疗程7 ~ 10日。

9．能量与营养素的补充治疗　肺心病急性发作期呼吸肌疲劳问题越来越受到注意，呼吸肌疲劳的原因是由于食欲差、进食少所致能量供应不足。治疗可给予高蛋白高热量饮食，补充不同疗程的氨基酸、脂肪乳。人体需要营养要素：糖类、脂肪和蛋白质的呼吸熵（氧消耗/二氧化碳排出量）分别为1、0.7、0.84，因而高脂营养相对能降低二氧化碳的产生，减轻呼吸肌的工作负担。一般用20%的脂肪乳250 mL，每日1次静脉滴注。

10．并发症的治疗　肺心病的发生、发展及影响预后的主要因素为低氧血症和（或）高碳酸血症，就其发生、发展的轻重缓急，临床上均有不同程度的心、肺功能障碍及多器官损害，因而并发症的治疗主要依靠综合治疗，如抗感染、给氧、改善心肺功能、矫正酸碱失衡及电解质紊乱等，一般随综合治疗病情好转，受损器官功能逐渐恢复，受损较重的器官可给予相应的处理。早期发现，早期处理是成功的关键，如消化道出血者，预防性应用制酸剂如西咪替丁或雷尼替丁等，对有出血先兆者安置胃管，注入8 mg的正肾盐水（生理盐水250 mL加肾上腺素1 mg），凝血酶2000 U胃管内注入，有较好止血效果，无DIC并存的给予酚磺乙胺、6–氨基己酸等。对肺血栓栓塞的给予肝素、链激酶或尿激酶等。肺性脑病酌情给予脱水剂及纳洛酮每次0.4 mg静脉滴注。肺心病易发生自发性气胸，且易漏诊，应注意发现和迅速排气治疗。

有条件时，危重患者应送入重症监护室，由有经验的医疗技术人员对患者进行呼吸功能、循环功能监测、气道管理、机械通气，可明显降低病死率。

（三）加强护理工作

本病多起病急，病情重、反复发作，多次住院，造成患者及其家属精神上和经济上的极大负担。加强心理护理，提高患者对治疗的信心，配合治疗十分重要。同时又因病情复杂多变，必须严密观察病情变化，宜加强心肺功能的监护、翻身、叩背，排除呼吸分泌物是改善通气功能的一项有效措施。

第三节　窦性心律失常

一、窦性心动过速

正常窦性心律的冲动起源于窦房结，频率为每分钟60 ~ 100次当成人窦性心律超过每分钟100次（一般不超过每分钟160次），称为窦性心动过速。窦性心律的频率可因性别、年龄、体力活动等不同而有显著差异。

（一）诊断

1．症状体征　患者的临床症状轻重不一，所有患者都有心悸、乏力、眩晕和憋闷等不适症状，少数病例可发生昏厥。昏厥可能是心率太快造成的心排血量下降所致的低血压引起，也可能是服用β-受体阻滞剂后所致的低血压引起。患者的运动耐量明显下降，晚期轻微活动都可能受限。当患者直立体位，心动过速发生时，无体位性低血压。为控制心率，患者常须服用较大剂量的β-受体阻滞剂和钙拮抗剂，此时可出现这些药物的明显不良反应，如头晕、四肢无力等。中晚期患者可合并心律失常性心肌病、顽固性心力衰竭等，因而还可出现相应的急性肺水肿、心力衰竭、心源性休克等危重症状。此时心功能极度下降，EF值常低于30%，预后极差，短期病死率较高。

2．检查　心电图检查可见窦性P波（Ⅰ、Ⅱ、avF导联直立，avR导联倒置，P-R间期>0.12秒）规律出现，P-P间期<0.6秒。

3．诊断要点　窦速指成人的窦性心律（以窦性P波为窦房结发放电激动的标志）>100次/分，是由窦房结病理改变或生理性电活动异常所致。窦速包括窦房结病理改变或生理性电活动异常所致窦速，如发热、感染、脱水、心力衰竭、血容量下降所致的窦速，窦房结生理性或病理性改变所致不适当窦速，以及房结折返性心动过速。

4．鉴别诊断　房性阵发性心动过速与窦性阵发性心动过速的心电图鉴别：

（1）房性阵发性心动过速：P波多低小而不清晰，P-P规则，心房率在160～280次/分。

（2）窦性阵发性心动过速

1）一系列规则而快速（100～200次/分）的窦性P波。

2）起始与停止均为阵发性的。

3）P波形态和方向与未发作时间窦性P波相同。

4）可有窦性期前收缩，其连接间期与发作心动过速开始时连接间期相等，发作停止后的间歇可恰等于一个窦性周期或更长。鉴别要点在于房性者其P波与窦性心律的P波不同。

（二）治疗

治疗原则为针对病因进行治疗。

（1）寻找窦速的病因，进行病因治疗。病因治疗后，如需处理窦性心动过速，可选用下列药物：如有心悸不适可用镇静剂、β-受体阻滞剂（如普萘洛尔

5～10 mg，每日3次）；或维拉帕米（异搏定）40～80 mg，每日3次。

（2）首选β-受体阻滞剂，若需迅速控制心率，可选用静脉制剂。

（3）不能使用β-受体阻滞剂时，可选用维拉帕米或地尔硫䓬。

二、窦性心动过缓

成人窦性心律低于60次/分，称为窦性心动过缓。

（一）诊断

1．症状与体征　一般无症状，部分患者可有头晕、胸闷等。心脏听诊心率慢而规则。

2．检查　心电图特征为窦性P波规律出现，P-P间距＞1．0秒。

3．诊断要点　与迷走神经张力增高有关。常见运动员和老年人。病理情况下，可见于颅内压增高、严重缺氧、低温、黏液性水肿、梗阻性黄疸、药物（β-受体阻滞剂、维拉帕米、洋地黄、奎尼丁等）作用、病态窦房结综合征等。急性下壁心肌梗死也常见窦性心动过缓。

（二）治疗

生理性窦性心动过缓不需治疗，病理性治疗原则应针对病因。

1．窦性心动过缓如心率≥50次/分，且无症状者，无须治疗。

2．如心率＜40次/分，且出现症状者可用提高心率药物（如阿托品、麻黄碱或异丙肾上腺素）。

3．显著窦性心动过缓伴窦性停搏且出现昏厥者可考虑安装人工心脏起搏器。

4．原发病治疗。

5．对症、支持治疗。

如心率显著减慢或症状明显者可选用阿托品0.3～0.6 mg，每日3次；口服山莨菪碱5～10 mg，每日3次，口服，或10～20 mg加入500 mL液体静脉滴注；异丙肾上腺素1 mg加入500 mL液体静脉滴注，但长期应用易发生严重不良反应，应考虑心脏起搏治疗。由药物引起者应酌情减量或停用。

第四节　期前收缩

期前收缩也称过期前收缩动（简称期前收缩），是最常见的一种心律失常，它是在窦性或异位性心律的基础上，心脏传导系统的某一点提早发出激动，过早地引起心脏的一部分或全部发生一次除极，这个兴奋点可以在心房、房室连接区和心室，因此根据异位节律点部位的不同，可将期前收缩分为房性、房室交界性及室性三种。引起期前收缩的原因有很多，有一些健康人也可能发生期前收缩，有心血管疾病者更易发生。健康人发生期前收缩往往有一些人为的诱因，如情绪激动、饱餐、过劳、上呼吸道感染、胆道系统疾病、电解质紊乱、药物作用等。期前收缩动约40%发生于心血管疾病，易发生期前收缩的心脏疾病有冠心病、高血压性心脏病、风湿性心脏病、肺源性心脏病、心肌炎、心肌病、心包炎等。引起期前收缩的其他疾病有甲状腺功能亢进症、贫血、低血钾等。

一、诊断

（一）症状

偶发期前收缩多无症状，也可有心悸或感到一次心跳突然加重或有心跳暂停感。频发期前收缩可有胸闷、乏力等症状，心脏听诊可发现有提早心跳，并于其后有一较长间歇，期前收缩时第一心音增强。

（二）体征

心脏听诊时期前收缩第一心音增强，第二心音减弱或消失，其后有一较长间歇。

（三）检查

1．实验室检查

（1）血钾测定：部分患者有血钾降低。

（2）甲状腺功能测定：甲状腺功能亢进引起本病的，甲状腺素T_3、T_4升高。

2. 特殊检查

心电图是主要诊断手段。

（1）室性期前收缩的心电图特点：提前出现的宽大畸形的QRS波群，QRS波间期＞0.11秒，期前无过早的P波出现，P波可出现在ST段上或埋在QRS、T波内，P波与提前的QRS波无关，ST段及T波方向常与QRS波方向相反，常有完全性代偿间歇（即期前收缩前后两窦性心搏相隔的时间为正常心动周期的2倍）；有时室早夹在两个连续窦性搏动之间，称为间位性或插入性室性期前收缩；有时形成二联律、三联律，或室性期前收缩形成短阵室速；在同一导联上，可见多源性室性期前收缩、室性期前收缩的形态不同。

（2）房室交界性期前收缩的心电图特点：提前出现的QRS-T波群与窦性QRS-T波群相同，如房室交界期前收缩出现较早，发生室内差异性传导，QRS波群与窦性相异，此时需与室性期前收缩鉴别。在提前的QRS波群前后可出现逆行P′波，其P′-R间期＜0.12秒，或R-P′间期＜0.20秒；交界性期前收缩后常有完全性代偿性间歇。

（3）房性期前收缩的心电图特点：提前出现的P′波（P′波可重叠于前一窦性搏动的T波中），P-R间期正常或轻度延长，P′波形态与窦性P波不同，P′后QRS波群可正常或畸形；如有畸形QRS波则称为房性期前收缩伴室内差异性传导；如P波后无QRS波，称为未下传房早；在同一导联上，如果P′的形态及配对间期不同，称为多源性房早，常有不完全的代偿间歇，即包括房早在内的两个正常P波之间的时间短于2倍的正常P-P间距。

（四）诊断要点

期前收缩的诊断主要依靠心电图检查。

（五）鉴别诊断

期前收缩的鉴别主要是室性期前收缩、房室交界性期前收缩及房性期前收缩的鉴别。一般依据典型的心电图特征即可鉴别。

二、治疗

治疗原则为针对病因、诱因和症状进行治疗。

（1）对于无器质性心脏病的患者，偶发期前收缩或无明显症状者，不必进行药物治疗；如症状明显，应解除患者的顾虑，纠正诱发因素；也可应用Ⅱ类抗心律失常药，如美托洛尔25 mg，每日2次，口服；或用美西律150 mg，每日3次，口服。

（2）对于有器质性心脏病的患者，应加强病因治疗，如控制高血压、改善冠脉供血和纠正心功能不全等，可同时选用抗心律失常药。室早可选用Ⅱ类、Ⅲ类抗心律失常药物，如美托洛尔25 mg，每日2次，口服；或用胺碘酮200 mg，每日3次，5～7日后改为200 mg，每日2次，7日后200 mg，每日1次，口服维持。

房早和房室交界性期前收缩可选用Ⅱ类、Ⅳ类抗心律失常药物，如美托洛尔25 mg，每日2次，口服；或用维拉帕米40～80 mg，每日3次，口服。

（3）严重器质性心脏病，且左室射血分数降低、心室晚电位阳性的期前收缩患者，在强有力病因治疗的同时，应加强心电监护和随访，如急性心肌梗死早期、不稳定性心绞痛等。出现多源性室早时，可应用利多卡因等药物。

参考文献

[1] 王灵台. 乙型肝炎（2版）. 北京：中国医药科技出版社， 2013.

[2] 秦惠基，秦南雄. 乙型肝炎诊断及药物治疗. 北京：金盾出版社， 2013.

[3] 宁琴. 乙型肝炎重症化基础与临床. 武汉：华中科技大学出版社， 2014.

[4] 刘沛. 乙型肝炎抗病毒治疗基础与实践. 沈阳：辽宁科学技术出版社， 2013.

[5] 龚国忠，成军，高志良. 丙型肝炎病毒感染的基础与临床. 北京：科学技术文献出版社， 2018.

[6] 蔡皓东. 直接抗病毒时代的丙型肝炎. 北京：中国医药科技出版社， 2016.

[7] 王永怡，张玲霞，罗生强. 丙型肝炎防治最新攻略. 北京：金盾出版社， 2012.

[8] 张学海. 肝硬化循证诊疗. 北京：中国协和医科大学出版社， 2017.

[9] 张明香. 实用肝硬化治疗学. 沈阳：辽宁科学技术出版社， 2016.

[10] 池肇春. 实用临床肝病学. 北京：人民军医出版社， 2015.

[11] 王凯，范晓鹏. 简明临床肝病学. 济南：山东大学出版社， 2010.

[12] 尼尔・卡普洛维茨. 药物性肝病. 上海：上海科学技术出版社， 2017.

[13] 李菲菲. 临床肝病诊断治疗精要. 天津：天津科学技术出版社， 2017.

[14] 杨震，郝春秋，刘光伟. 肝病用药策略. 北京：人民军医出版社， 2014.

[15] 陈国凤. 慢性肝病诊疗新进展. 北京：金盾出版社， 2015.

[16] 李晓斐. 临床常见肝病诊疗进展. 西安：西安交通大学出版社， 2015.

[17] 林小田. 现代肝病诊断与治疗. 北京：军事医学科学出版社， 2013.

[18] 彭淑牖，[美]格桑・阿布・阿尔法，[法]帕特里克・佩索. 肝癌. 长沙：中南大学出版社， 2017.

[19] 陈焕朝. 肝癌的治疗与康复. 武汉：湖北科学技术出版社， 2016.

[20] 丁世斌，司永仁，吴威. 肝癌诊疗影像学图谱. 沈阳：辽宁科学技术出版

社，2015.
[21] 彭彦辉. 肝癌多学科综合诊疗学. 石家庄：河北科学技术出版社，2017.
[22] 邵国良. 肝癌临床多学科综合诊断与鉴别诊断. 沈阳：辽宁科学技术出版社，2017.
[23] 吴宇旋. 肝癌消融治疗技术实战图解. 北京：科学技术文献出版社，2013.
[24] 邵志敏，[美]彼得 · G.科尔代鲁，达尔斯 · M.鲍尔奇. 乳腺癌. 长沙：中南大学出版社，2017.